Mirela Faldey
Peter Selg

ITA WEGMAN

UTSCHE GENERALKONSUL

GEMEENTE 'S-GRAVENHAGE

SCHES GENERALKONSULA

Elten B

– 4. JAN

Eing

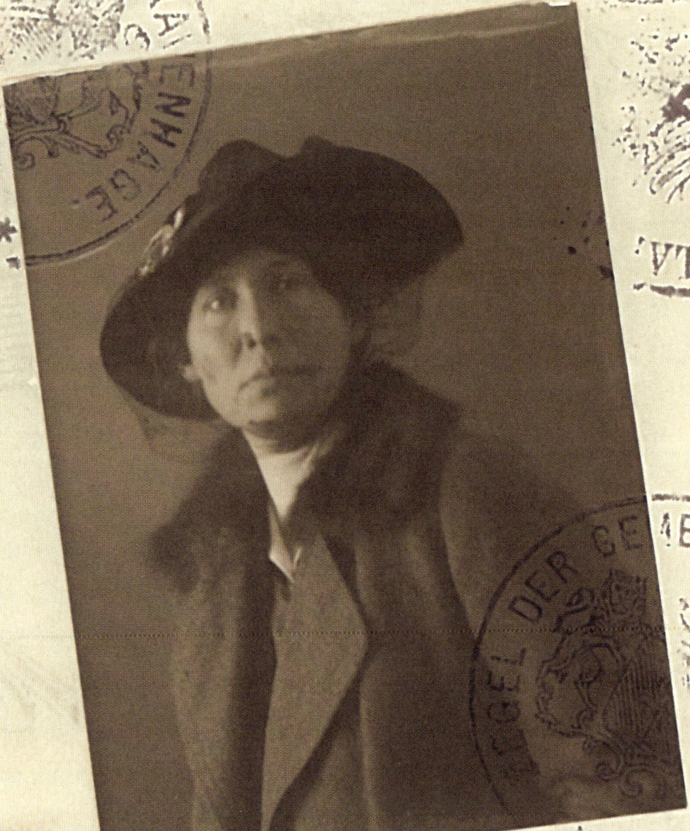

SIEGEL DER GEMEENTE 'S-GRAVENHAGE.

Dr I. Wegman

escheinigt, dass ~~der~~ die Pass

Mirela Faldey
Peter Selg

ITA WEGMAN

und das
Klinisch-therapeutische Institut
Eine fotografische Dokumentation

and the
Clinical-therapeutic Institute
A Photographic Documentation

VERLAG AM GOETHEANUM
VERLAG DES ITA WEGMAN INSTITUTS
UNIVERS ENCICLOPEDIC
STEINERBOOKS

Frontispiz: Pass, Rückseite, signiert «Dr. med. Ita Wegman». Haag, den 29. Dezember 1915.
Frontispiece: *Passport. Signed "Dr. med. Ita Wegman." The Hague, 29 December 1915.*

S. 6, 7: «Dornach, (erstes) Goetheanum, Dornachbrugg, Blick nach Westnordwesten (WNW)», 1922. Mittelholzer Walter. Fotoabzug Maße: 13 × 18 cm. ETH-Bibliothek Zürich, Bildarchiv/Stiftung Luftbild Schweiz. Signatur: LBS_MH01-002853.
Pp. 6, 7: *"Dornach, (first) Goetheanum, Dornachbrugg, view towards west-northwest (WNW)," 1922. Mittelholzer Walter. Print size: 13 × 18 cm. ETH-Bibliothek Zürich, Photo archive/foundation Luftbild Schweiz. Cat. no.: LBS_MH01-002853.*

www.goetheanum-verlag.ch

Gleichzeitig veröffentlicht bei / Published simultaneously by
Verlag des Ita Wegman Instituts, Arlesheim/Schweiz
Univers Enciclopedic, Bukarest/Rumänien
SteinerBooks, Hudson, NY/U.S.A.

Umschlagmotiv / Cover image: Ita Wegman, Ascona, Frühjahr / Spring 1942.
Foto / Photo: Margarita Marianne Fellerer. Ita Wegman Archiv 01.F.387

Umschlag und Satz / Cover and Layout: Wolfram Schildt, Berlin, Germany
Übersetzung / Translation: Marguerite Miller, Douglas Miller
Gedruckt in Lettland / Printed in Latvia by Jelgavas Tipogrāfija, Jelgava

ISBN 978-3-7235-1686-7 Verlag am Goetheanum
ISBN 978-3-906947-79-2 Verlag des Ita Wegman Instituts
ISBN 978-606-096-224-3 Univers Enciclopedic
ISBN 978-1-62148-318-2 SteinerBooks

Inhalt
Content

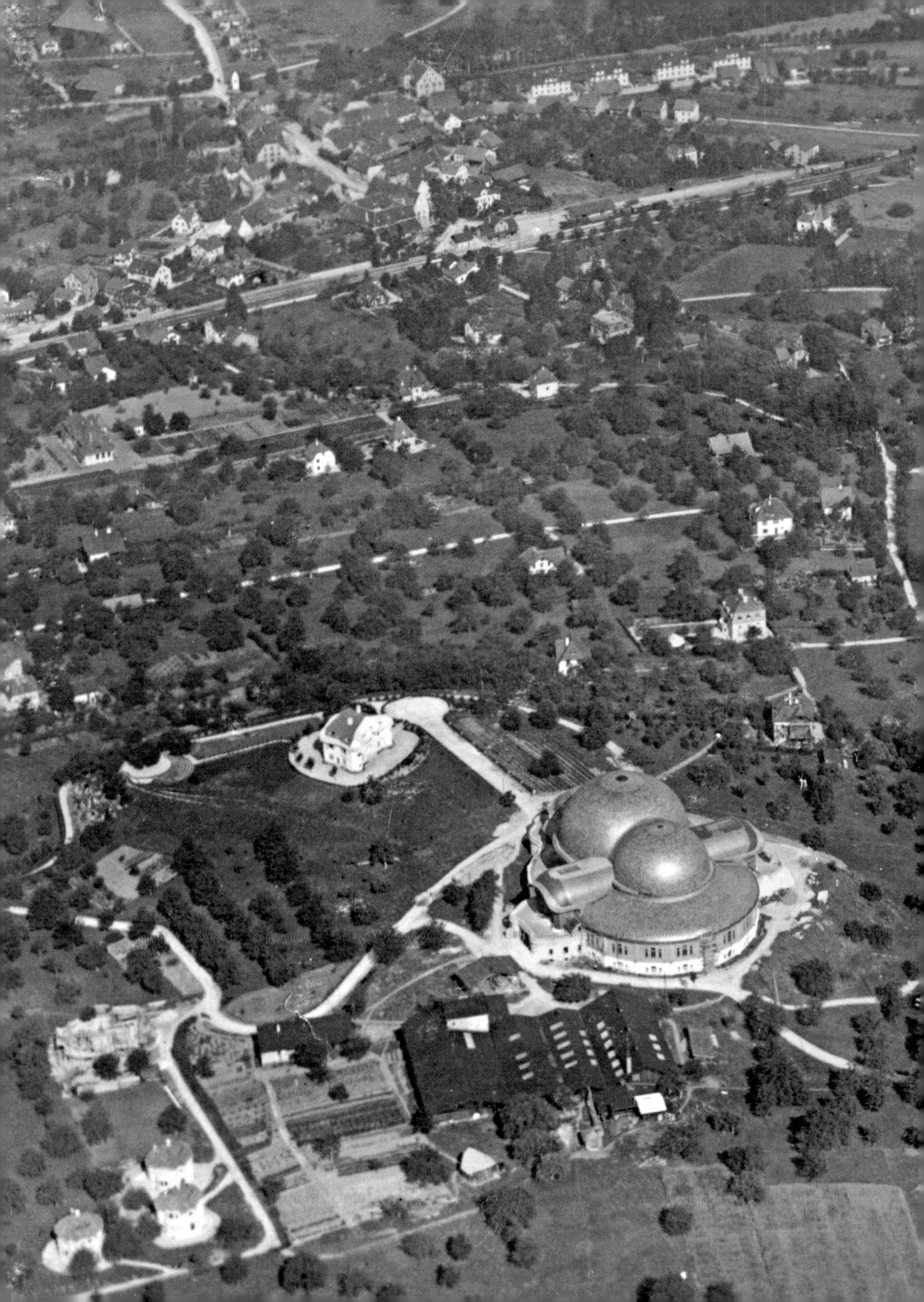

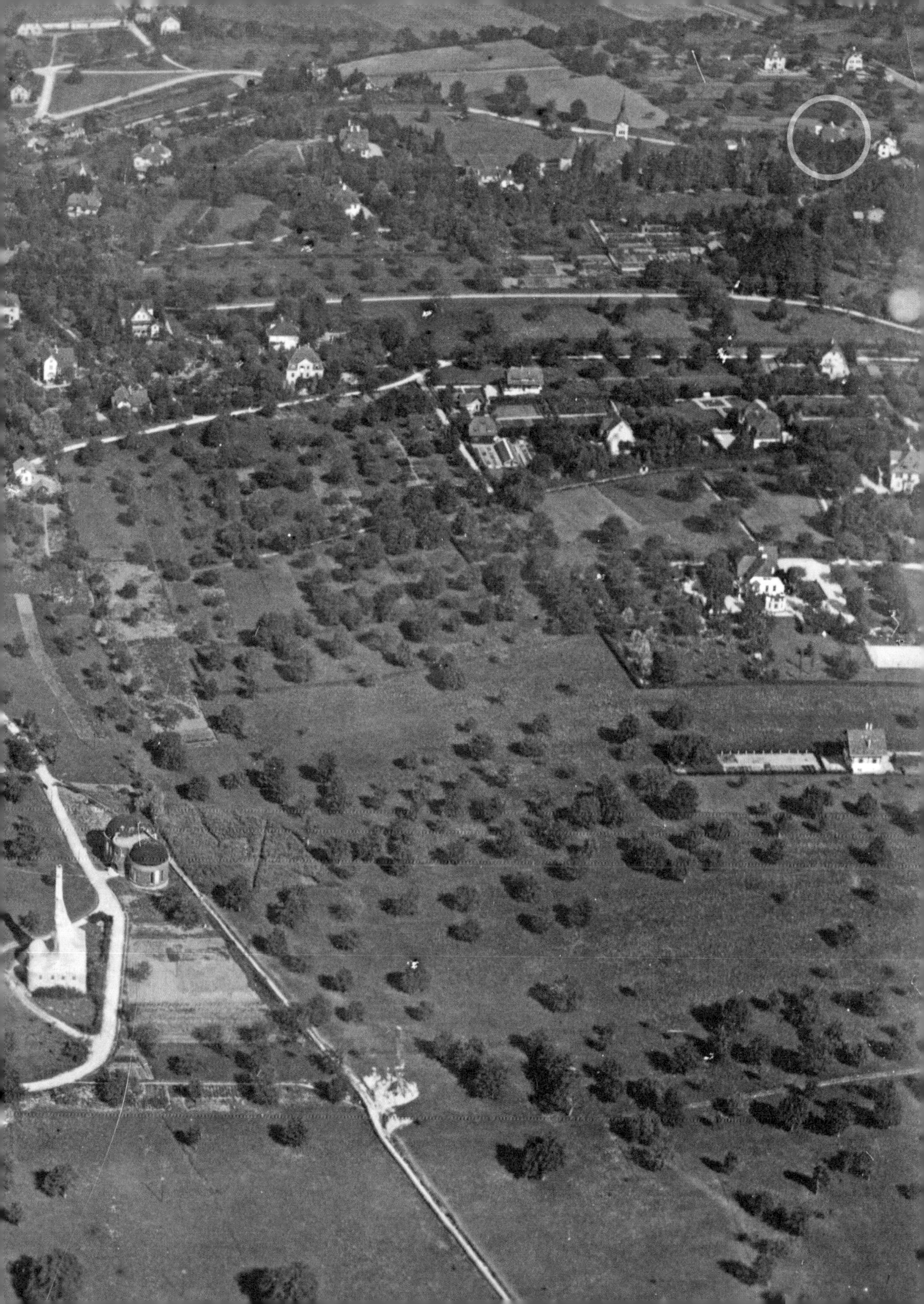

Vorwort
Foreword

Ita Wegman ist nicht nur ein impulsierender Genius der Anthroposophie, sondern auch ein heilsamer Genius der anthroposophischen Heilkunst. Ihr Wesen birgt Atem, Mut, Größe.

J. E. Zeylmans van Emmichoven

Dr. med. Ita Wegman (* 22. Februar 1876, Krawang/Java - † 4. März 1943, Arlesheim/Schweiz) gründete und leitete die erste anthroposophische Klinik weltweit, das *Klinisch-therapeutische Institut* in Arlesheim bei Basel. Zum 100. Geburtstag der Klinik, die im Juni 1921 ihre Arbeit aufnahm, wurde diese fotografische Dokumentation erarbeitet.

Die Biografie Ita Wegmans und die Entfaltung ihres Lebenswerkes sind durch die Arbeit von Johannes Emanuel Zeylmans van Emmichoven am Ende des 20. Jahrhunderts erschlossen worden. Seine dreibändige Studie «Wer war Ita Wegman» erschien 1990-1992 und wurde in verschiedene Sprachen übersetzt und mehrfach aufgelegt.[1] Weitere Aspekte von Wegmans Leben und Werk sind seit 2002 durch Monographien aus dem *Ita Wegman Institut für anthroposophische Grundlagenforschung* aufgearbeitet worden.[2] Auch wurde eine umfangreiche Studie über Wegmans belastete Beziehung zur Anthroposophischen Gesellschaft bzw. zur Goetheanum-Leitung nach Rudolf Steiners Tod publiziert.[3] Per Beschluss der Generalversammlung rehabilitierte die Anthroposophische Gesellschaft Ita Wegman am 24. März 2018 vollständig.[4] 2019 wurde sie in der von der Historischen Kommission bei der Bayerischen Akademie der Wissenschaften herausgegebenen *Neuen Deutschen Biographie* gewürdigt.[5]

Ita Wegman, die in Zürich Medizin studierte und gynäkologische Fachärztin war, entwickelte zusammen mit Rudolf Steiner (* 27. Februar 1861 Kraljevec/damals Ungarn, heute Kroatien - † 30. März 1925 Dornach/

Ita Wegman is not only an inspiring genius of anthroposophy but a healing genius for the anthroposophical art of healing. Her very being harbors within it breath, courage, greatness.

J. E. Zeylmans van Emmichoven

Dr. Ita Wegman (*22 February 1876, Karawang/Java - †4 March 1943, Arlesheim/Switzerland) founded and led the first-ever anthroposophical clinic, the *Clinical-therapeutic Institute* in Arlesheim near Basel. This photographic documentation was compiled for the 100th anniversary of the *Clinical-therapeutic Institute* which began its work in June 1921.

The biography of Ita Wegman and the unfolding of her life's work were made available at the end of the 20th century through the work of Johannes Emanuel Zeylmans van Emmichoven. His three-volume study, *Who was Ita Wegman,* appeared between 1990 and 1992, and has been translated into numerous languages and published in repeated editions.[1] Since 2002, further aspects of Wegman's life and work have been taken up in monographs from the *Ita Wegman Institute for Basic Research into Anthroposophy.*[2] In addition, a comprehensive study has been published detailing Wegman's fraught relationship with the Anthroposophical Society, or rather with the Goetheanum leadership after Rudolf Steiner's death.[3] On 24 March 2018, during its Annual General meeting, the General Anthroposophical Society made the decision to fully rehabilitate Ita Wegman.[4] And in 2019 she was recognized by the Historical Commission of the Bavarian Academy of Science in its publication, *Neuen Deutschen Biographie*.[5]

Ita Wegman studied medicine in Zurich and became a physician specializing in gynecology. Together with Rudolf Steiner (* 27. February 1861

Schweiz) grundlegende Ideen und konkrete Vorschläge für eine geisteswissenschaftliche Erweiterung und Vertiefung der Heilkunst - und sie zeigte in den von ihr begründeten Einrichtungen deren Wirksamkeit überzeugend auf. Wegman und ihre Mitarbeiterinnen und Mitarbeiter haben auf medizinisch-sozialem Feld Bemerkenswertes geleistet - von den Erfolgen bei der Therapie und Begleitung von Krebspatientinnen und -patienten mit einem innovativen medizinischen Ansatz[6] bis hin zur therapeutischen Begleitung von Kindern, Jugendlichen und Erwachsenen mit Behinderung oder Förderungsbedarf in heilpädagogischen und sozialtherapeutischen Gemeinschaften.

Was im *Klinisch-therapeutischen Institut* in Arlesheim auf vergleichsweise kleinem Raum begann, zog bald in die Welt hinaus - in der Medizin und Krankenpflege, im Bereich der klinischen Diätetik und der äußeren Anwendungen, der Pharmazeutik und Kunsttherapie, der intensiven Patientenbegleitung und therapeutischen Gemeinschaftsbildung, in Forschung und Praxis. Wegman gründete mit ihren Mitarbeiterinnen und Mitarbeitern nicht nur weitere «Dépendancen» ihrer Klinik, Therapeutika und heilpädagogische Institute in verschiedenen Ländern, sondern gestaltete Arlesheim seit 1925 zu einem faktischen Ausbildungszentrum der Anthroposophischen Medizin. Sie leitete seit Ende 1923, mit Unterstützung Rudolf Steiners, die medizinische Abteilung (Sektion) der Freien Hochschule für Geisteswissenschaft am Goetheanum[7] und trug die Gesamtverantwortung für die Lehre, Ausbildung, Forschung und Praxis der neuen medizinischen Methode.

Bis heute ist viel zu wenig bekannt, wie konsequent sich Wegman in der Zeit des deutschen Faschismus und in den Jahren des Zweiten Weltkriegs verhielt, wie früh sie den Nationalsozialismus durchschaute und welche Flucht- und Überlebenshilfe sie gefährdeten Menschen leistete, darunter zahlreichen jüdischen Kolleginnen und Kollegen; wie sie die anthroposophisch-heilpädagogischen Institute in Deutschland rettete und mit ihren Mitarbeiterinnen und Mitarbeitern Sorge für die ihnen anvertrauten Kinder und Jugendlichen trug. Ita Wegman, die - wie ihr Lehrer und Freund Rudolf Steiner - eine politisch hoch interessierte und wache Persönlichkeit war, konnte von der Schweiz aus zumindest einzelnen Menschen durch ihre vielen internationalen Kontakte helfen und sie tat dies mit vollem Einsatz.[8] An ihre heilpädagogischen Mitarbeiter in England, Fried Geuter und Michael Wilson, schrieb sie am 28. April 1933 über die Emigranten aus Deutschland: «Es handelt sich dabei doch um Menschen, die mit der jetzigen Regierung gar nicht ein-

Kraljevec/former Hungary, now Croatia - † 30. March 1925 Dornach/Switzerland) she developed fundamental ideas and concrete recommendations for the spiritual scientific extension and deepening of medical science - and, in the institutions she founded, she convincingly demonstrated their efficacy. What Wegman and her co-workers achieved is noteworthy - from successes in the treatment of cancer patients by means of an innovative medical approach[6] to therapeutic support for children, adolescents, and adults with disabilities or requiring other support in curative education and social-therapeutic communities.

What began in the *Clinical-therapeutic Institute* in Arlesheim as a relatively small space soon moved out into the world. Through medicine and care of the ill, through clinical dietetics and external applications, through pharmaceutics and art therapy, through intensive patient support and therapeutic community building, through research and practice, Wegman and her co-workers founded not only further "dependencies" of her clinic, therapies, and curative education institutes in various countries but established Arlesheim as the de facto training center for anthroposophical medicine since 1925. Beginning at the close of 1923, with the support of Rudolf Steiner, she led the medical department (section) of the School for Spiritual Science at the Goetheanum,[7] and carried full responsibility for the teaching, training, and research and practice of the new medical methods.

Even today, much too little is known about how resolutely Ita Wegman conducted herself during the period of German fascism and during the Second World War, how early she saw through National Socialism, and the extent to which she provided escape and survival aid to endangered people, among them numerous Jewish colleagues; how she saved anthroposophical-curative education institutes in Germany and how, along with her co-workers, she carried on caring for the children and adolescents who had been entrusted to them. Ita Wegman - like her teacher and friend, Rudolf Steiner - was an awake, alert personality and highly interested in politics; from Switzerland, she was able to help at least some people through her many international contacts and she did so with wholehearted dedication.[8] On 28 April 1933 she wrote to her curative education co-workers in England, Fried Greuter and Michael Wilson, about emigrants from Germany: "It is thus a matter of people who are not at all in agreement with the current government, and because they are not in agreement run all sorts of risks; and a matter of those of Jewish descent who verstanden sind und weil sie nicht einverstanden sind, allerlei Gefahren laufen, auch um diejenigen, die von jüdischer Herkunft sind und deshalb herausgestoßen werden. Ich bitte Sie also dringlich, sich mit diesen Fragen zu befassen. Wir müssen doch eine internationale Organisation schaffen, um auch geistig gegen dieses Ungeistige der jetzigen nationalistischen Regierungen, die wie es mir scheint überall jetzt anfangen, in die gleichen Bahnen zu gehen, entgegenzutreten.»[9]

All diese Zusammenhänge sind in einer fotografischen Dokumentation nicht wirklich darstellbar. Angestrebt wird mit dem hier vorgelegten Buch vielmehr eine Art bildlicher Einführung in Wegmans Lebensleistung, anlässlich des Jahrhundertjubiläums ihrer Arlesheimer Klinik. Die Zeittafeln ordnen die einzelnen Fotografien in den Lebensgang Ita Wegmans und in die Werdegeschichte ihres Werkes ein - und bieten eine erste Orientierung. Das *Klinisch-therapeutische Institut Arlesheim* und alle assoziierten Einrichtungen wären ohne Ita Wegman, ihre Arbeit und ihre persönliche Ausstrahlung nicht entstanden. Sie schuf und ermöglichte die besondere «Atmosphäre» Arlesheims und desjenigen, was aus dem *Klinisch-therapeutischen Institut* hervorging - in ihrer weltoffenen und weltbejahenden, kosmopolitischen Haltung, ihrem lebensfördernden, mutigen und ermutigenden Geist, ihrer Menschenliebe, Aufmerksamkeit und Begegnungsfreude, ihrer Begeisterungskraft und Einsatzfähigkeit, ihrem Ernst, ihrer Tiefe und ihrer Ausgelassenheit. Von all dem - und vielem anderen - sprechen die Aufnahmen, vor allem die Porträts. «Es gibt große Augenblicke der Photographie» - mit diesem Satz begann der Literaturnobelpreisträger Heinrich Böll, der die Anthroposophische Medizin in Arlesheim schätzte,[10] vor vielen Jahren (1964) seinen bemerkenswerten Essay «Die humane Kamera». In seinem Aufsatz sprach Böll unter anderem von der Möglichkeit des Fotografen, das «Geheimnis» des Anderen und seine «Menschwerdung» zu respektieren, auch wenn er durch seine Arbeit das «Geheimnisvolle» bis zu einem gewissen Ausmaß sichtbar mache.[11] Viele der hier vorgelegten Aufnahmen zeugen, so meinen wir, von einer solchen Haltung des Fotografen; die Bilder sind ausdrucksstark und respektvoll zugleich. Auch deshalb haben wir uns - nach langjährigen Vorüberlegungen - nun zu ihrer chronologischen Publikation entschlossen.

Mein Dank gilt in erster Linie *Mirela Faldey*, die die Initiative zu diesem Buch entwickelte und sich professionell um die Fotografien kümmerte, sie so genau wie liebevoll erfasste und zur vorliegenden Dokumentation are being expelled because of that. Therefore, I ask you urgently to focus on this question. We must create an international organization in order to oppose spiritually what is unspiritual about these current nationalistic governments that in my view, are now beginning to follow the same course."[9]

It is not really possible to present all of these connections in a photographic documentation. The present volume is much more an attempt - in conjunction with the centenary celebration of the Clinic in Arlesheim - to provide a kind of introduction in pictures to what Ita Wegman accomplished during her life. The timelines arrange the individual photographs in the course of Ita Wegman's life and in the historical context of her work - and provide the beginnings of an orientation to them. The *Clinical-therapeutic Institute* and all the institutions associated with it would not have arisen without Ita Wegman, her work, and her personal charisma. She created and made possible the special "atmosphere" of Arlesheim and of what emerged from the *Clinical-therapeutic Institute* - through her broad-minded, world-affirming, cosmopolitan attitude; her courageous and encouraging spirit that supported life; her love for people, attentiveness, and enthusiasm for meeting others; her power of enthusiasm and capacity to be of service; her earnestness, her depth, and her exuberance. The photographs - especially the portraits - speak about all this and much more. "There are great moments in photography." - many years ago (1964), the Nobel laureate for literature Heinrich Böll (who valued the anthroposophical medicine in Arlesheim[10]) began his noteworthy essay *The Humane Camera* with this sentence. In his essay, among other things, Böll spoke about the possibility for the photographer to respect the "mystery" of the other and the "evolution of his humanity" even when, through his work, he makes the "mystery" visible to a certain extent.[11] We believe that many of the images included here bear witness to such an approach by the photographer; the images are expressive and respectful at the same time. It is for this reason as well that - after years of consideration - we decided on their publication in chronological order.

First and foremost, I extend my thanks to *Mirela Faldey*, who cultivated the initiative for this book and tended to the photographs with utmost professionalism, collected them both accurately and lovingly, and assembled them for this documentation. Further, my thanks to *Gunhild Pörksen* komponierte. Des Weiteren danke ich *Gunhild Pörksen* für ihre Mitarbeit an den Zeittafeln, *Péter Barna* (Rudolf Steiner Archiv), *Kurt Remund* (Planarchiv am Goetheanum), sowie *Thomas Didden* und *Wolfram Schildt* (Verlag am Goetheanum). Die Übersetzung aller Texte dieses Buches in die englische Sprache besorgten einmal mehr unsere Freunde *Marguerite und Douglas Miller* (Flushing, Michigan, USA).

Prof. Dr. med. Peter Selg
Allgemeine Anthroposophische Sektion am Goetheanum
Ita Wegman Institut
Dornach und Arlesheim, August 2022

1 Vgl. Bibliografie, S. 330-334.
2 Ebd.
3 Vgl. Peter Selg: *Rudolf Steiner. Briefe und Meditationen für Ita Wegman. Zur Rehabilitierung Ita Wegmans.* Band 1 und Peter Selg: *Die Intentionen Ita Wegmans 1925-1943. Zur Rehabilitierung Ita Wegmans.* Band 2. Vgl. Bibliografie, S. 330-334.
4 Vgl. Peter Selg: «Die Anthroposophische Gesellschaft und die Welt. Zur gesamtgesellschaftlichen Bedeutung einer Rehabilitierung». In: *Initiative und Entwicklungsrichtung Anthroposophie. Ein Nachrichtenblatt für Mitglieder und Freunde.* Nr. 9, 21. April 2019.
5 Vgl. Peter Selg: «Ita Wegman». In: *Neue Deutsche Biographie.* Herausgegeben von der Historischen Kommission bei der Bayrischen Akademie der Wissenschaften. 27. Band. Berlin 2020, S. 547-548.
6 Vgl. Peter Selg: *Mensch und Mistel. Die Begründung der onkologischen Viscum-Behandlung durch Rudolf Steiner und Ita Wegman. Band 1: 1917-1925.* Vgl. Bibliografie, S. 330-334.
7 Zu Ita Wegmans Leitung der medizinischen Hochschulabteilung vgl. Emanuel Zeylmans van Emmichoven: *Wer war Ita Wegman. Eine Dokumentation* und Peter Selg: *Ich bin für Fortschreiten. Ita Wegman und die Medizinische Sektion.* Vgl. Bibliografie, S. 330-334.
8 Zu Wegmans Verhalten in der Zeit des Nationalsozialismus vgl. Peter Selg: *Geistiger Widerstand und Überwindung. Ita Wegman 1933-1935* sowie *Die Intentionen Ita Wegmans 1925-1943. Zur Rehabilitierung Ita Wegmans.* Band 2. Vgl. Bibliografie, S. 330-334.
9 Ita Wegman Archiv, Arlesheim.
10 Vgl. Peter Selg: *«Daheim in der Güte». Erinnerung an Heinrich Böll.* Arlesheim 2018, S. 58ff.
11 Vgl. Museum Ludwig, Köln: *Die humane Kamera. Heinrich Böll und die Photographie.* Katalog der Ausstellung 1.9.2017-7.1.2018. Hg. Miriam Halwani, S. 3.

for her collaborative work on the Time Line, *Péter Barna* (Rudolf Steiner Archive), *Kurt Remund* (Plan Archive at the Goetheanum), as well as *Thomas Didden* and *Wolfram Schildt* (Verlag am Goetheanum). The translation into English of all of the texts in this book are provided once again by our friends *Marguerite and Douglas Miller* (Flushing, Michigan USA).

Prof. Dr. med. Peter Selg
General Anthroposophical Section at the Goetheanum
Ita Wegman Institute
Dornach and Arlesheim, Switzerland August 2022

1 Cf. Bibliography, pp. 330-334.
2 Ibid.
3 Cf. Peter Selg: *Rudolf Steiner. Briefe und Meditationen für Ita Wegman. Zur Rehabilitierung Ita Wegmans.* Band 1 [Letters and mediations for Ita Wegman. On the rehabilitation of Ita Wegman. vol. 1] und Peter Selg: *Die Intentionen Ita Wegmans 1925-1943. Zur Rehabilitierung Ita Wegmans.* Band 2 [Ita Wegman's intentions: 1925-1943. On the rehabilitation of Ita Wegman, vol. 2]. cf. Bibliography, pp. 330-334.
4 Cf. Peter Selg: "Die Anthroposophische Gesellschaft und die Welt. Zur gesamtgesellschaftlichen Bedeutung einer Rehabilitierung" ["The Anthroposophical Society and the world. On the significance of a rehabilitation for the entire society"]. In: *Initiative und Entwicklungsrichtung Anthroposophie. Ein Nachrichtenblatt für Mitglieder und Freunde* [In: Initiative and developmental direction of anthroposophy. A newssheet for members and friends]. No. 9, 21 April 2019.
5 Cf. Peter Selg: "Ita Wegman." In: *Neue Deutsche Biographie,* ed. by the Historical Commission of the Bavarian Academy of Sciences, vol. 27, (Berlin 2020), pp. 547-548. ["The Anthroposophical Society and the world. On the significance of a rehabilitation for the entire society." In: Initiative and developmental direction of anthroposophy. A newssheet for members and friends]. No. 9, 21 April 2019.]
6 Cf. Peter Selg: *Mensch und Mistel. Die Begründung der onkologischen Viscum-Behandlung durch Rudolf Steiner und Ita Wegman. Band 1: 1917-1925.* [The human being and mistletoe. The founding of the oncological viscum treatment by Rudolf Steiner and Ita Wegman. Vol. 1: 1917-1925]. Cf. Bibliography, pp. 330-334.
7 On Ita Wegman's leadership of the Medical Section of the School for Spiritual Science see Emanuel Zeylmans van Emmichoven, *Who was Ita Wegman: A Documentation,* and Peter Selg: *I am for going ahead. Ita Wegman's Work for the Social Ideals of Anthroposophy.* Cf. Bibliography, pp. 330-334.
8 On Wegman's activity during the time of National Socialism see *Spiritual Resistance. Ita Wegman 1933-1935,* as well as *Die Intentionen Ita Wegmans 1925-1943. Zur Rehabilitierung Ita Wegmans.* Band 2. [Ita Wegman's intentions: 1925-1943. Towards the rehabilitation of Ita Wegman, vol. 2]. Cf. Bibliography pp. 330-334.
9 Ita Wegman Archive, Arlesheim.
10 Cf. Peter Selg: *„Daheim in der Güte". Erinnerung an Heinrich Böll* [At home in the good. In memory of Heinrich Böll]. Arlesheim 2018, p. 58 ff.
11 Cf. Museum Ludwig, Cologne: *The Humane Camera. Heinrich Böll und Photography.* Exhibition catalogue, 1 September 2017-7 January 2018, ed. Miriam Halwani, p. 3.

Ita Wegman und das Klinisch-therapeutische Institut

Eine fotografische Dokumentation

Ita Wegman and the Clinical-therapeutic Institute

A Photographic Documentation

1876–1911

22. FEBRUAR 1876 Geburt von Maria Hendrika, genannt Ita Wegman, in Parakantroes auf Java, Niederländisch-Indien (heute Indonesien).

Eltern: Charlotte Henriëtte Maria Wegman, geb. Offers (1851–1935) und Hendrik Willem Wegman (1845–1917), Verwalter der Zuckerfabrik *Parakanterus* in Krawang, West-Java.

Fünf Geschwister: Hendrik Victor August Wegman, Halbbruder (1872–1890); Charlotte Jacoba Cornelia, genannt Charlien (1877–1956); Hendrika Wilhelmina (1878–1879); Hendrik Wilhelm Manta (1879–1927); Henri Charles-Marie (1881–1890).

1882 Umzug nach Gending, Ost-Java, bei der Hafenstadt Probolinggo.

1882–1888 Schulbesuch sowie Privatunterricht der Schwestern Ita und Charlien.

27. AUGUST 1883 Ausbruch des Vulkans Krakatau zwischen Sumatra und Java, Aschenregen und Tsunamis verwüsten die Küstenregionen, mindestens 36 000 Menschen sterben; größte Naturkatastrophe seit Beginn der Geschichtsschreibung.

1892 fünfwöchige Seereise nach Holland. Ita und Charlien Wegman als Gastschülerinnen in Arnheim (Hauptstadt der Provinz Gelderland) bei Familie Wenting. Bis 1894 Besuch der *Middelbar School voor Meisjes* [Mittelschule für Mädchen]. Ferienreisen in europäische Großstädte, z.B. Brüssel, London, Paris, Berlin, Köln; vielfältige kulturelle Eindrücke.

16. DEZEMBER 1894 Abschiedsgedicht von Ita Wegman für ihre Arnheimer Gastmutter Mevrouw Wenting. Ita und Charlien werden am 27. Dezember in Genua eingeschifft, Heimreise nach Java auf der *Prinses Sophie*. Begegnung mit einem jungen Offizier, Freundschaft und später Verlobung. Tod des Verlobten nach schwerer Lungenentzündung.

22 FEBRUARY 1876 Maria Hendrika, known as Ita Wegman is born in Parakantroes, Java in the Dutch East Indies (what is today Indonesia).

Parents: Charlotte Henriëtte Maria Wegman, née Öffers (1851–1935) and Hendrik Willem Wegman (1845–1917), manager of *Parakanterus* sugar factory in Karawang, West-Java.

Five siblings: Hendrik Victor August Wegman, half-brother (1872–1890); Charlotte Jacoba Cornelia, known as Charlien (1877–1956); Hendrika Wilhelmina (1878–1879); Hendrik Wilhelm Manta (1879–1927); Henri Charles-Marie (1881–1890).

1882 Family moves to Gending, East-Java, near the port city of Probolinggo.

1882–1888 Sisters Ita und Charlien attend school in addition to being given private instruction.

27 AUGUST 1883 Eruption of the volcano Krakatoa, between Sumatra and Java; ash rain and tsunamis devastate coastal regions, at least 36,000 people die; the largest natural disaster in written history.

1892 Five-week sea voyage to Holland. Ita und Charlien Wegman are guest pupils in Arnheim (capital of the province of Gelderland), staying with the Wenting family. Until 1894, attended the *Middelbar School voor Meisjes* [Middle school for girls]. Vacation trips to major European cities, e.g., Brussels, London, Paris, Berlin, Cologne; many and varied cultural impressions.

16 DECEMBER 1894 Farewell poem by Ita Wegman for her host mother in Arnheim, Mevrouw Wenting. On 27 December in Genoa Ita and Charlien board ship for their journey home to Java on the *Prinses Sophie*. Engagement to a young officer who soon after becomes seriously ill and dies.

1895 beruflicher Aufstieg des Vaters zum Inspektor (Superintendent) über fünf Zuckerfabriken.

1896 Heirat der Schwester Charlien.

Freundschaft mit Hendrika Wilhelmina, genannt Henny Steinbuch-Bastiaans (Musikerin, verheiratet, ein Kind); Gesangs- und Klavierunterricht, gemeinsame Lektüre theosophischer Literatur.

1900 schwere Erkrankung des Vaters und Rückkehr in die Niederlande; laut Anzeige in der Zeitung *de locomotief* Abreise der Familie Wegman am 18. August 1900 und Ankunft sechs Wochen später in Genua: «*Am 29. September debarkieren Herr und Frau Wegman mit ihrer Tochterin Genua, nach der Reise mit der Prins Hendrik von Batavia.*»

VOR 1902 Eintritt in die Theosophische Gesellschaft.

1902 Ausbildung zur Gymnastiklehrerin in Haarlem.

30. AUGUST 1902 Abschlussdiplom nach Examen *Akte van bekwaamheid voor Middelbar Schoolonderwijs in de Gymnastick* [Gymnastiklehrerin bis zur Mittelstufe] an «*Maria Hendrika Wegman aus Java*».

1902 Umzug nach Berlin.

3. NOVEMBER 1902 «*Amsterdam, 3. November 1902*»: Empfehlungsschreiben des holländischen Generalsekretärs der Theosophischen Gesellschaft für «*Miss Mary Wegman*». Begegnung mit Rudolf Steiner als neu ernanntem Generalsekretär der deutschen Sektion. «*Rudolf Steiner frug, was ich in Berlin tat. Studieren und das Leben kennen lernen, war meine Antwort. Er sah mich forschend an, übergab mir schweigend ein Programm seiner Vorlesungen [...]. Wir verstanden uns sehr gut [...].*»

1895 Father is promoted to superintendent inspector of five sugar factories.

1896 Marriage of sister Charlien.

Friendship with Hendrika Wilhelmina, known as Henny Steinbuch-Bastiaans (musician, married, one child); singing and piano lessons, shared reading of theosophical literature.

1900 Ita Wegman's father becomes seriously ill; return to the Netherlands; according to an announcement in the newspaper *de locomotief*, the Wegman family leaves on 18 August 1900 and arrives in Genoa six weeks later: "*On 29 September Mr. and Mrs. Wegman disembark with their daughter in Genoa following the journey from Batavia aboard the Prins Hendrik.*"

BEFORE 1902 Ita Wegman joins the Theosophical Society.

1902 Ita Wegman undertakes training as a teacher of gymnastics in Haarlem.

30 AUGUST 1902 Receives diploma after completion of exams: *Akte van bekwaamheid voor Middelbar Schoolonderwijs in de Gymnastiek* [Certificate of competence to teach gymnastics in middle school awarded to "Maria Hendrika Wegman from Java."]

1902 Move to Berlin.

3 NOVEMBER 1902 "*Amsterdam, 3 November 1902*": Letter of recommendation from the General Secretary of the Dutch Theosophical Society for "Miss Mary Wegman." Meeting with Rudolf Steiner as the newly named General Secretary of the German Section; "*Rudolf Steiner inquired about what I did in Berlin. Study and learn about life, was my reply. He looked at me inquiringly, silently handed me a program of his lectures ... We understood one another very well ...*"

20. DEZEMBER 1902 Zeugnis von «Dr. med. Thure Brandt, Berlin, Bülowstr. 107 u. Waltersdorfer-Schleuse» bestätigt Ausbildung und Prüfung in folgenden Therapien: *«Schwedische Heilgymnastik und Massage, einschliesslich [der] Thure Brandt'schen Behandlungsmethode gegen Frauenleiden»*; Ita Wegman wird attestiert, sie habe sich *«mit Fleiss und Geschick der Massage gewidmet»*.

1902–1905 Arbeit in Berlin in einem Institut für physikalische und hydrologische Therapien; Entschluss zum Medizinstudium in der Schweiz, nach Gespräch mit Rudolf Steiner und Marie von Sivers; handschriftliche Notiz von 1933: *«Gespräch, das zum Medizinstudium führt»*.

25. MAI 1905 Eintrag beim Einwohnermeldeamt der Stadt Zürich.

11. SEPTEMBER 1905 Aufnahme durch Rudolf Steiner in die Esoterische Schule der Theosophischen Gesellschaft.

1905/1906 Ablegen der Matura und Vorbereitung zur Zulassung zum Medizinstudium.

APRIL 1906 Immatrikulation an der Medizinischen Fakultät der Universität Zürich: Beginn des 1. Semesters am 18. April. - Studium 1906 bis 1911, insgesamt 11 Universitätssemester, überwiegend in Zürich mit Ausnahme des 7. und 8. Semesters an der Universität München. Besucht viele Vorträge Rudolf Steiners in Zürich und in anderen Städten in der Schweiz, auch in Deutschland. Intensive Auseinandersetzung mit der Anthroposophie. Wichtige Gespräche mit Rudolf Steiner in Zürich und München.

18.–21. MAI 1907 Teilnahme am *Kongress der Föderation europäischer Sektionen der Theosophischen Gesellschaft* in München. Entscheidung für die weitere Mitarbeit in der esoterischen Schule Rudolf Steiners.

20 DECEMBER 1902 Certificate from "Dr. med. Thure Brandt, Berlin, Bülowstr. 107 and Waltersdorfer-Schleuse" confirming the training and examination in the following therapies: "Swedish curative gymnastics and massage, including [the] Thure-Brandt treatment method for women's ailments;" Ita Wegman is certified as having "dedicated herself to massage with industriousness and skill."

1902–1905 Work in Berlin for an institute for physical and hydrological therapies; decision to study medicine in Switzerland after a conversation with Rudolf Steiner and Marie von Sivers; handwritten note from 1933: "Conversation that leads to studying medicine."

25 MAY 1905 Residency registration with the city of Zurich.

11 SEPTEMBER 1905 Admission by Rudolf Steiner into the Esoteric School of the Theosophical Society.

1905/1906 University entrance exam taken, and preparation for admission to medical school.

APRIL 1906 Enrollment in the medical school of the University of Zurich; begins the first semester on 18 April. - Study from 1906-1911, a total of 11 university semesters, primarily in Zurich with the exception of the 7th and 8th semesters at the University of Munich. Attends many of Rudolf Steiner's lectures in Zurich and other Swiss cities, as well as in Germany. Intensive engagement with anthroposophy. Significant conversations with Rudolf Steiner in Zurich and Munich.

18–21 MAY 1907 Participation in the *Congress of the Federation of European Sections of the Theosophical Society* in Munich. Decision to continue participation in Rudolf Steiner's esoteric school.

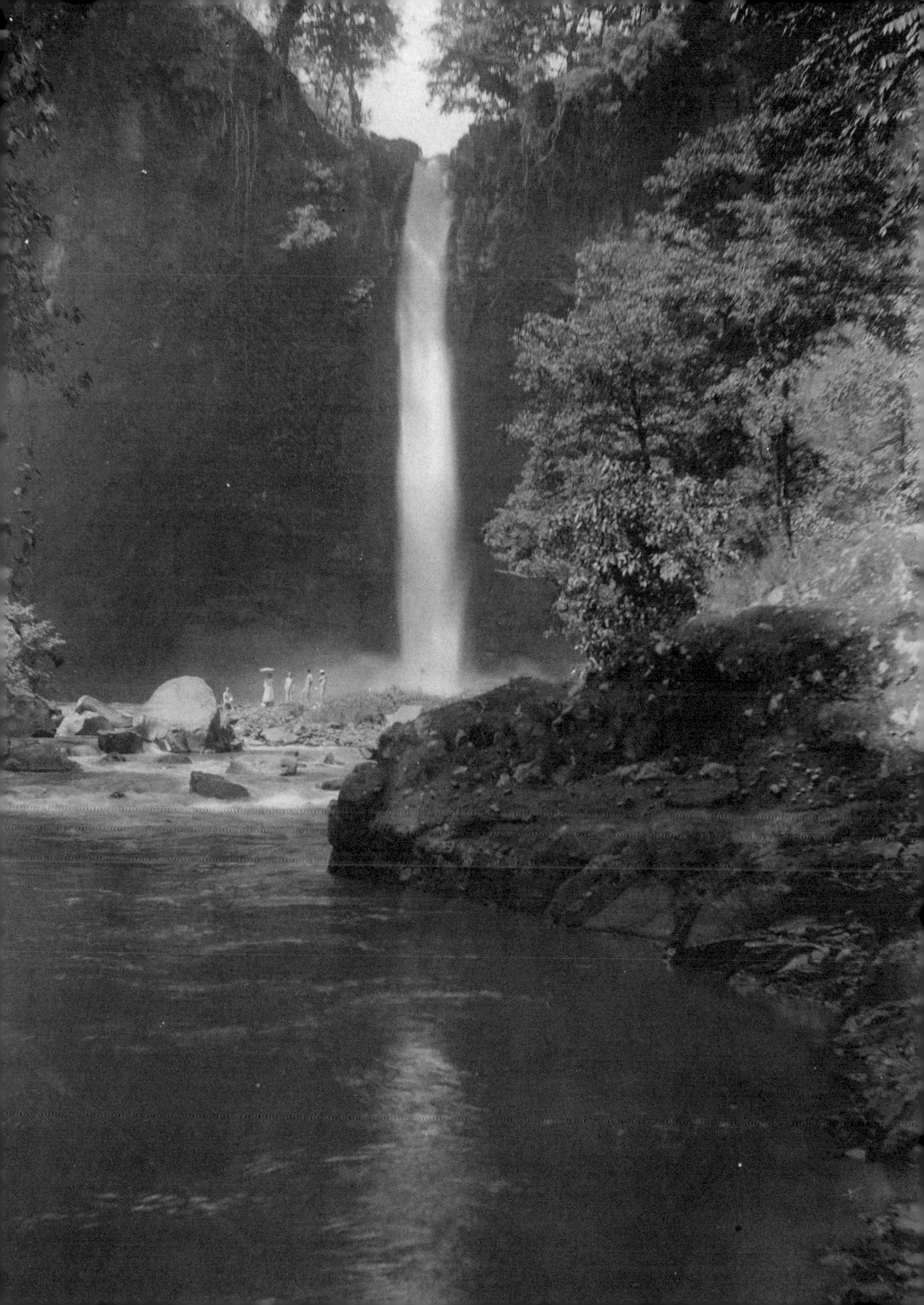

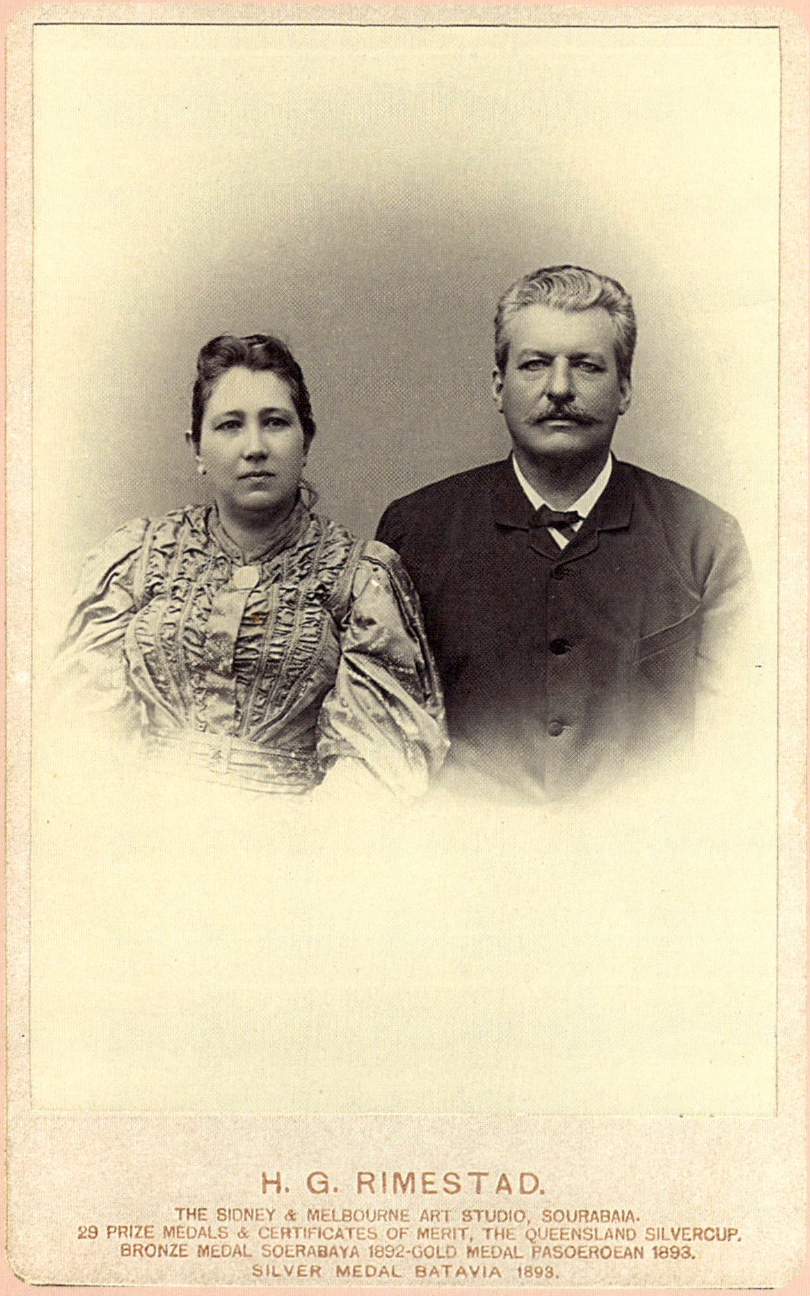

1 (Seite/Page 21)
Wasserfall, Java, ohne Datum (ca. 1900).
Waterfall, Java, undated (ca. 1900).

2
Ita Wegmans Eltern: Henriëtte Charlotte Maria Offers und Hendrik Willem Wegman. Batavia, ohne Datum (nach 1893).
Ita Wegman's parents: Henriëtte Charlotte Maria Offers and Hendrik Willem Wegman. Batavia, undated (after 1893).

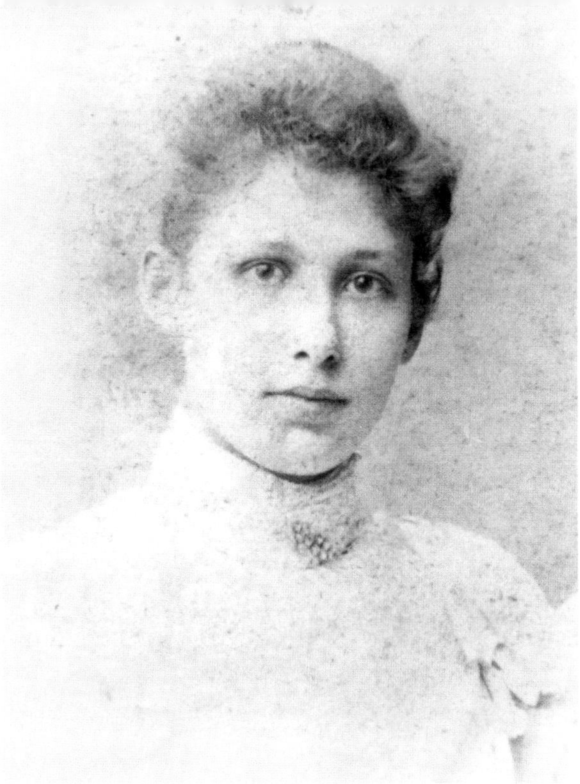

3
Ita Wegman, ohne Datum.
Ita Wegman, undated.

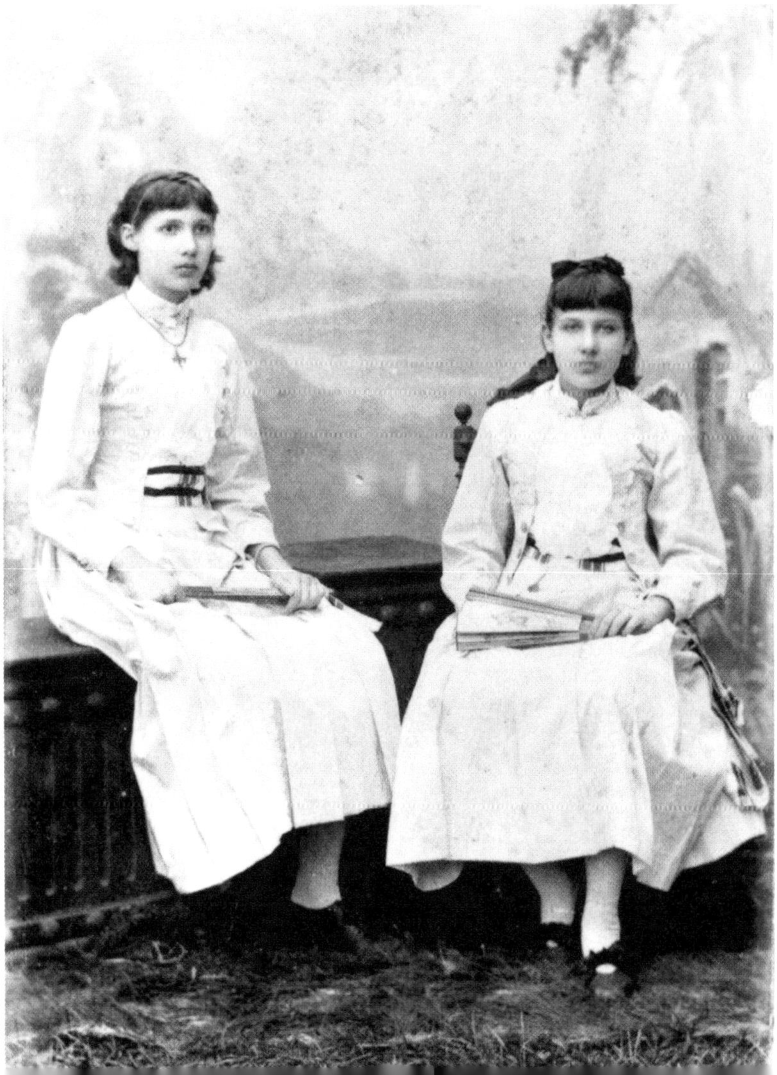

4
Ita Wegman (links) mit ihrer Schwester Charlien. Probolinggo, 15. Mai 1890.
Ita Wegman (left) with her sister Charlien. Probolinggo, 15 May 1890.

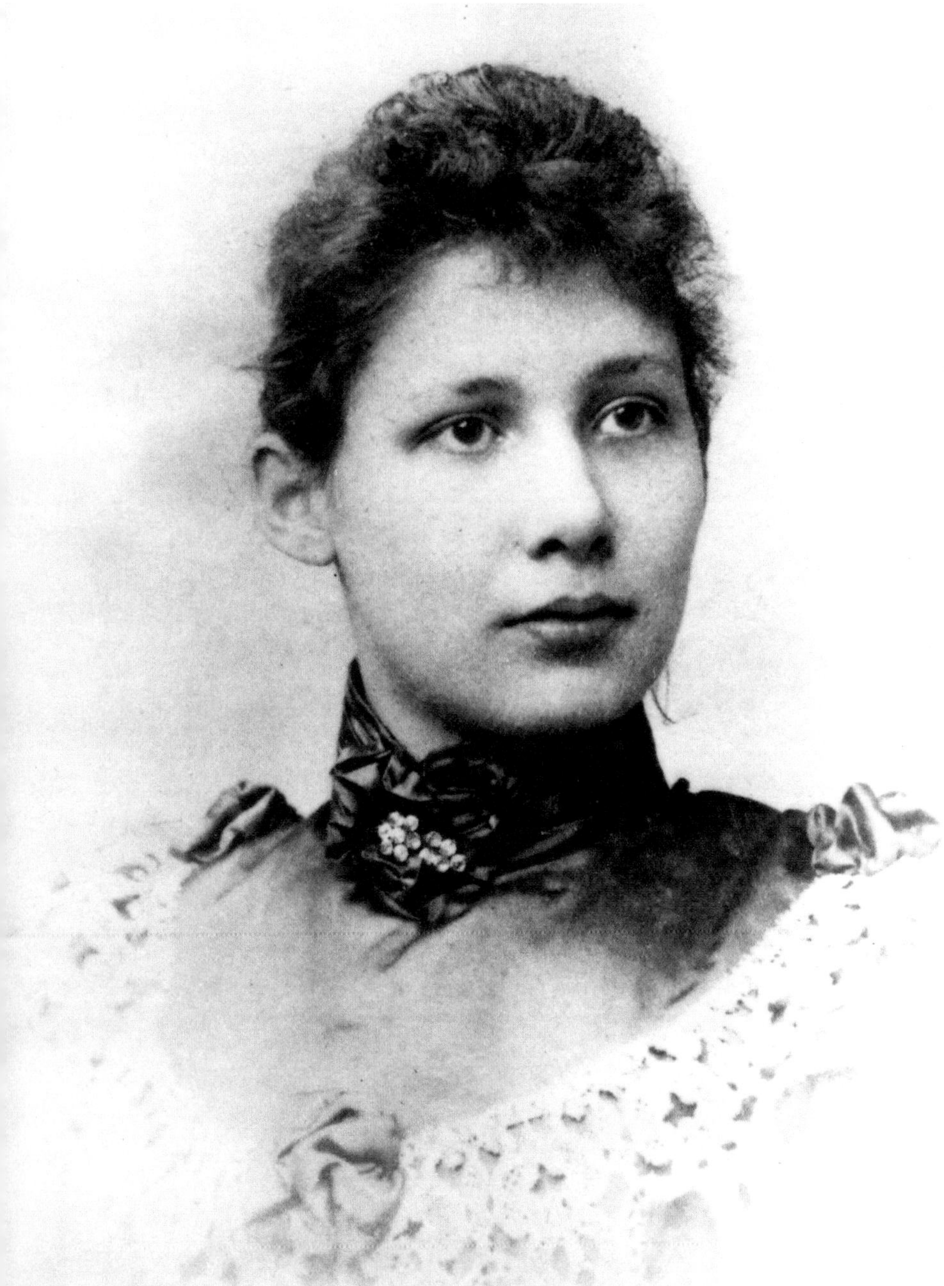

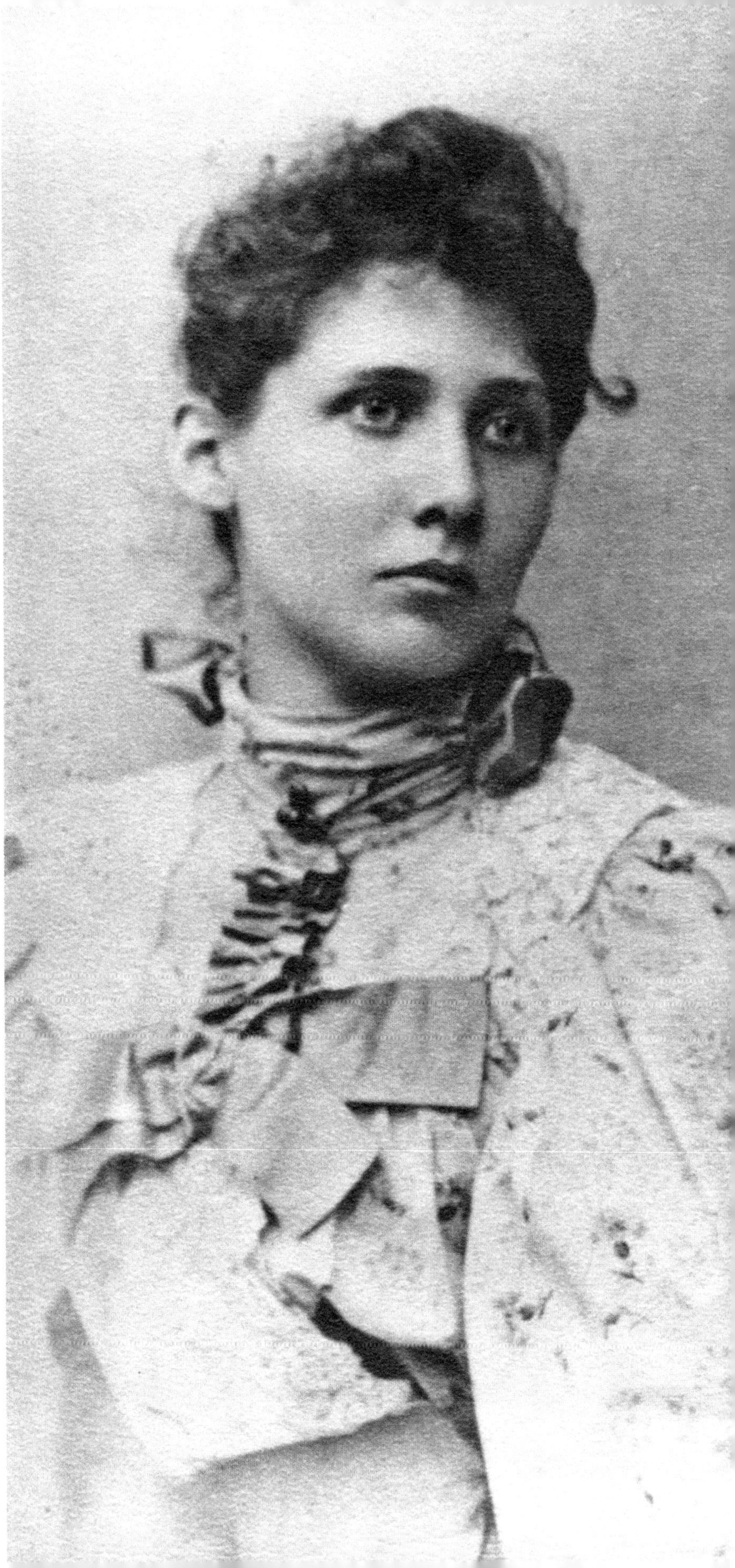

5
Ita Wegman, ohne Datum.
Ita Wegman, undated.

6
Ita Wegman in Arnheim, 1892.
Ita Wegman in Arnheim, 1892.

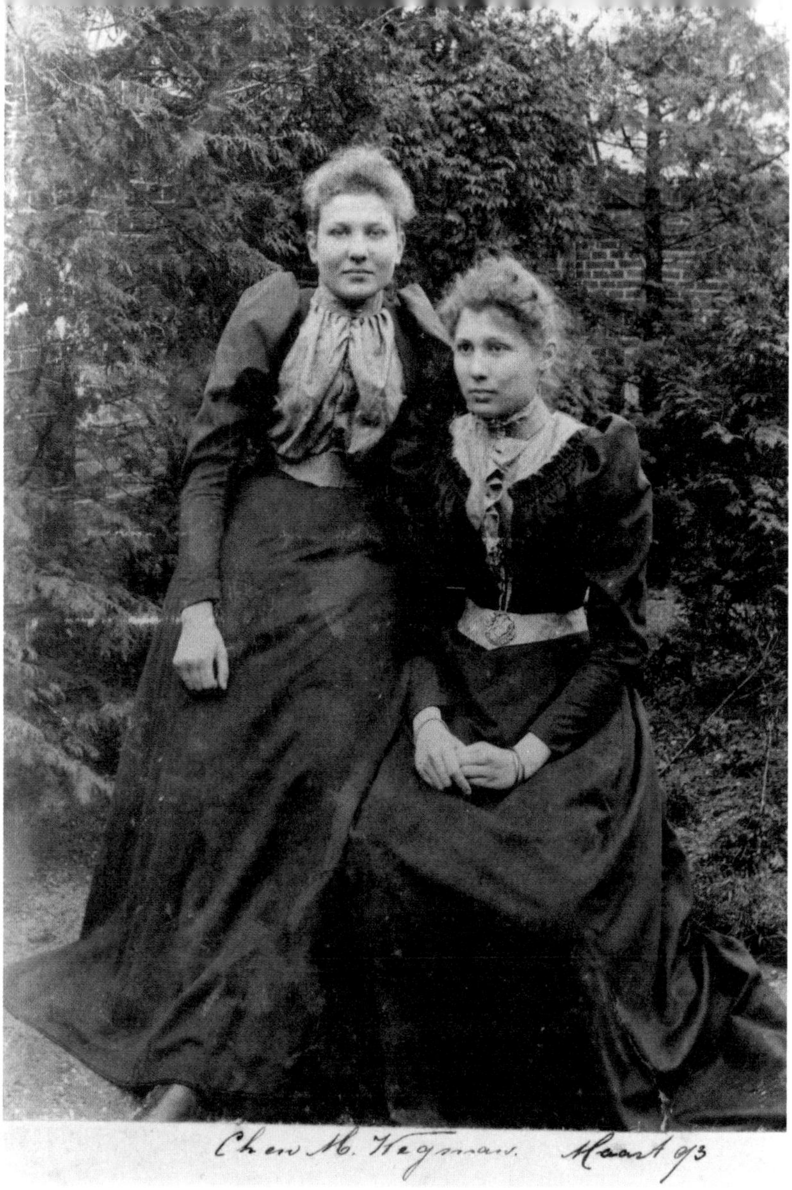

7

Ita Wegman (rechts) und ihre Schwester Charlien im Garten von Geertruida Maria Wenting, Arnheim, März 1893.

Ita Wegman (right) and her sister Charlien in the garden of Geertruida Maria Wenting. Arnheim, March 1893.

8

Fotografie aus dem Nachlass Ita Wegmans. Java, ohne Datum (ca. 1900). Ita Wegman (hinten, Erste von links). Im Hintergrund rechts steht Henny Steinbuch-Bastiaans. Rückseitige handschriftliche Beschriftung «Iet» (der Spitzname von Ita Wegman) und «1».

Photograph from the Ita Wegman Estate. Java, undated (ca. 1900). In the background on the right, Henny Steinbuch-Bastianns. Handwritten inscription on the back "Iet" (Ita Wegman's nickname) and "1."

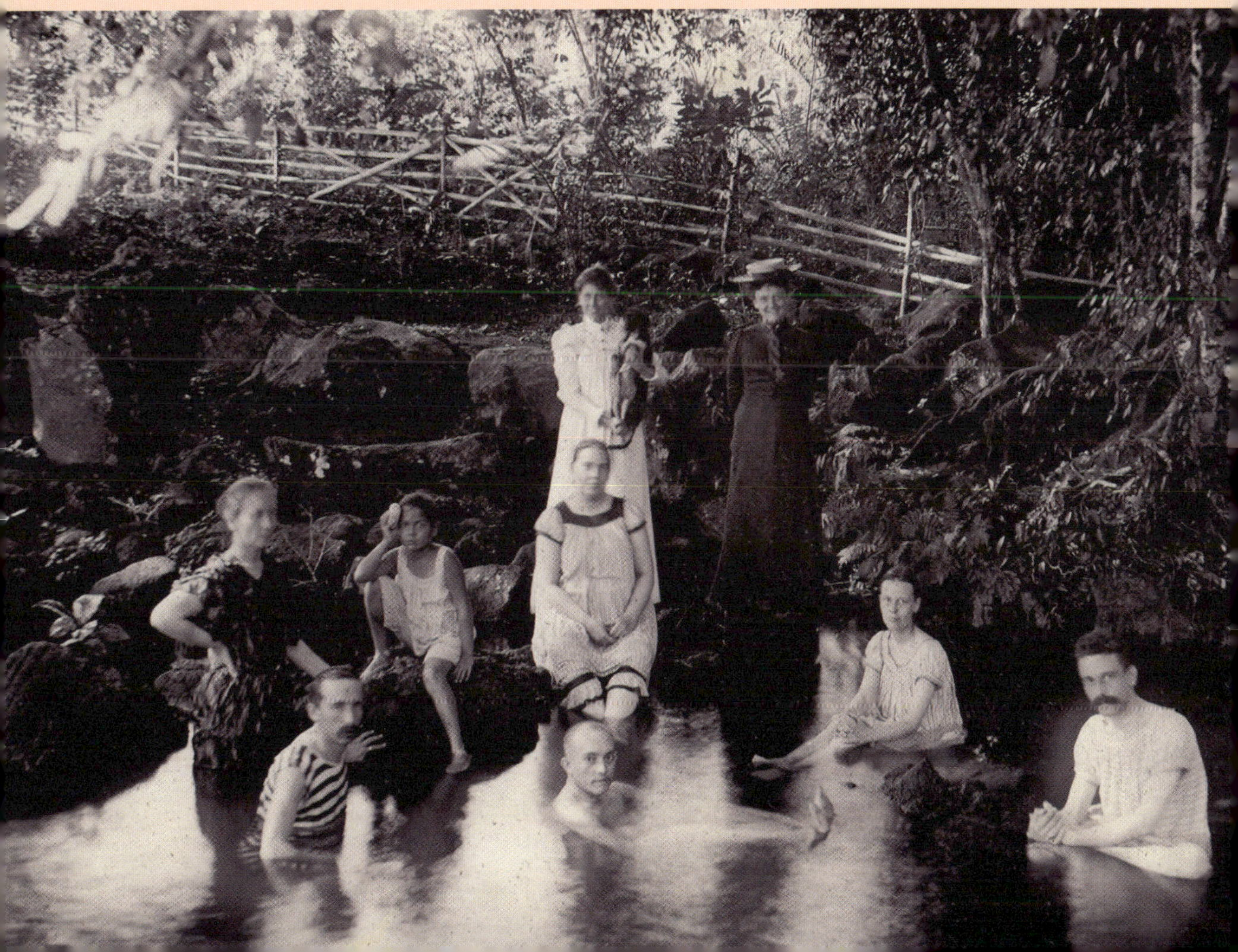

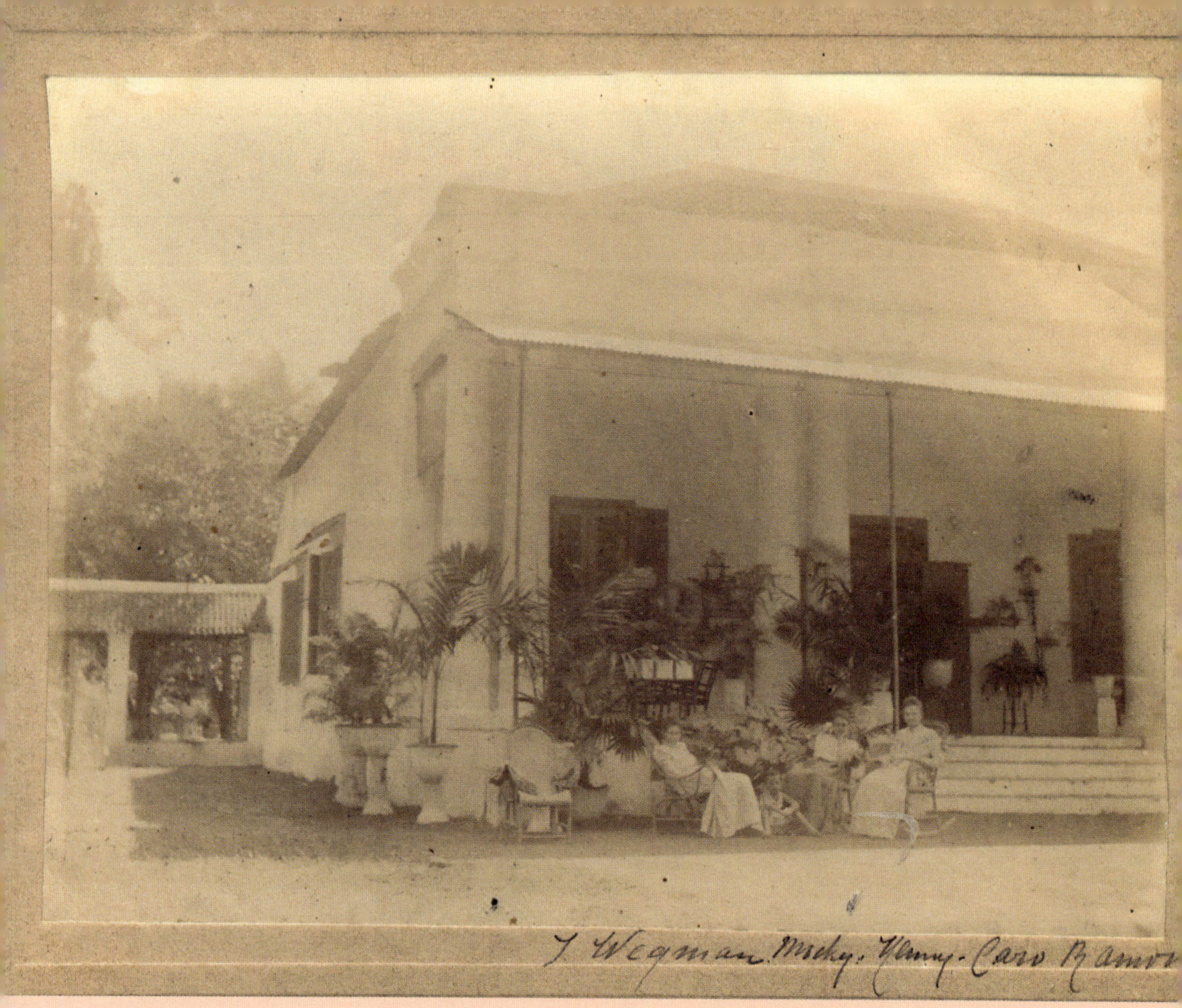

9

Ita Wegman (Erste von links). Java, vermutlich vor dem Haus Wegman oder vor dem Haus von Henny Steinbuch-Bastiaans, ohne Datum.

Ita Wegman (far left). Java, possibly in front of the Wegman house or the house of Henny Steinbuch-Bastiaans, undated.

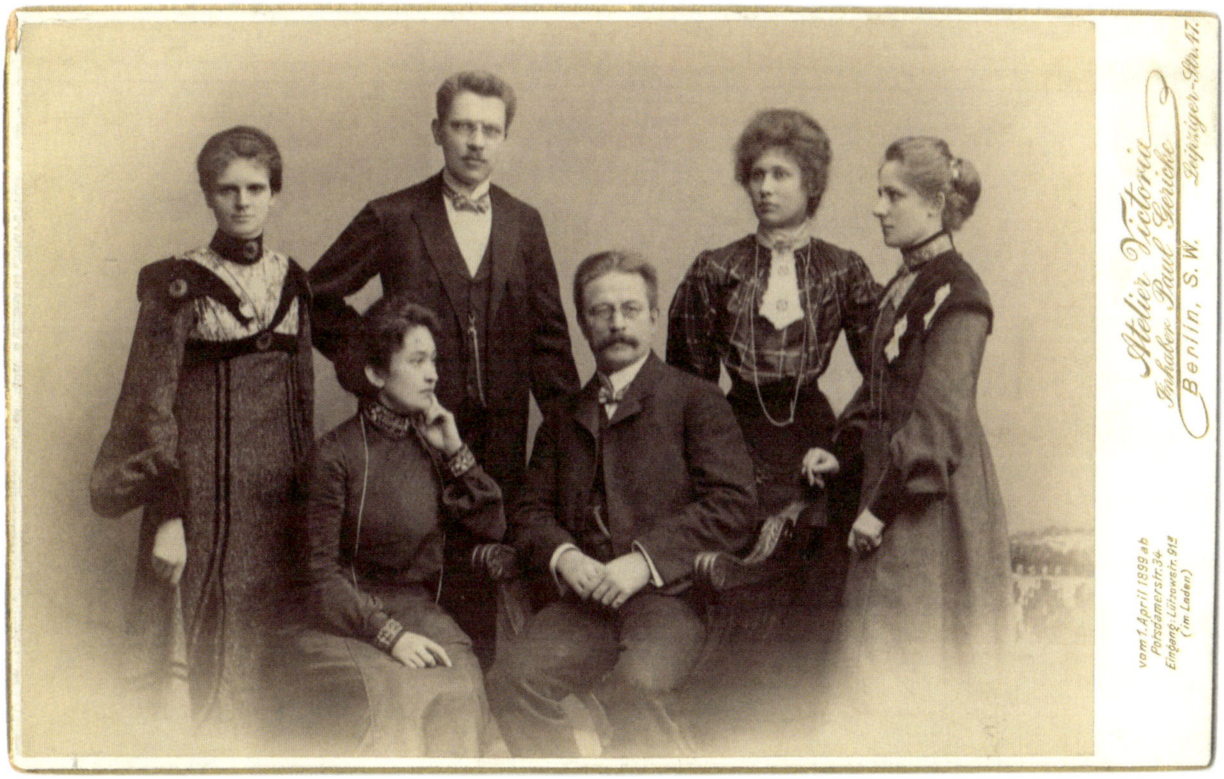

10

Ita Wegman (Zweite von rechts).
Berlin, ohne Datum (1902–1905).

Ita Wegman (second from right).
Berlin, undated (1902–1905).

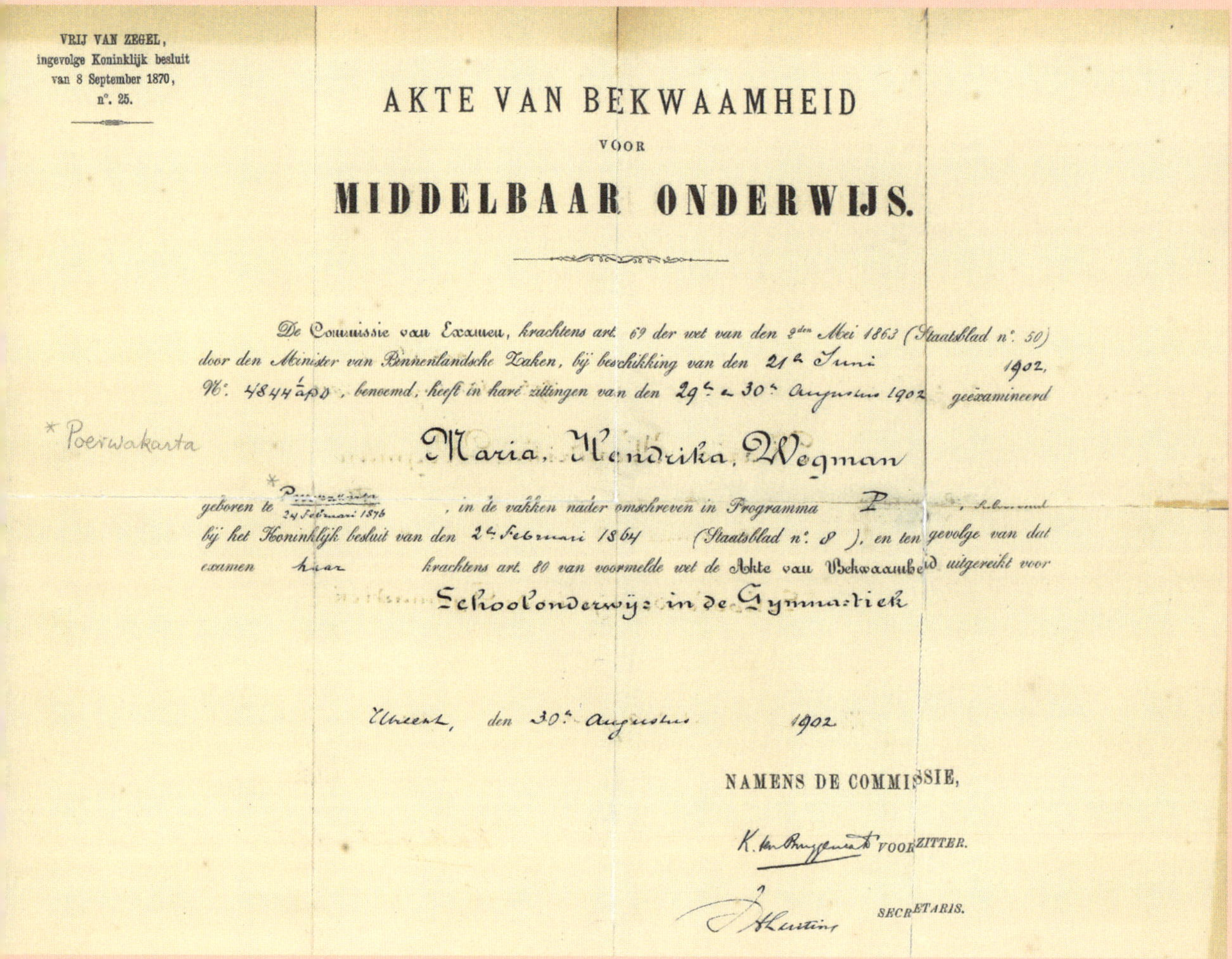

VRIJ VAN ZEGEL,
ingevolge Koninklijk besluit
van 8 September 1870,
nº. 25.

AKTE VAN BEKWAAMHEID

VOOR

MIDDELBAAR ONDERWIJS.

De Commissie van Examen, krachtens art. 69 der wet van den 2den Mei 1863 (Staatsblad nº. 50) door den Minister van Binnenlandsche Zaken, bij beschikking van den 21e Juni 1902, Nº. 4844 afd [illegible], benoemd, heeft in hare zittingen van den 29e en 30e Augustus 1902 geëxamineerd

* Poerwakarta

Maria Hendrika Wegman

geboren te * Poerwakarta 24 Februari 1876, in de vakken nader omschreven in Programma P [illegible], behoorend bij het Koninklijk besluit van den 2e Februari 1864 (Staatsblad nº. 8), en ten gevolge van dat examen haar krachtens art. 80 van voormelde wet de Akte van Bekwaamheid uitgereikt voor

Schoolonderwijs in de Gymnastiek

Utrecht, den 30e Augustus 1902

NAMENS DE COMMISSIE,

K. [illegible] VOORZITTER.

[illegible] SECRETARIS.

11
«Akte van Bekwaamheid voor Middelbaar Onderwijs […] Schoolonderwijs in de Gymnastiek». Lehrdiplom Gymnastik für Schulen der Sekundarstufe für «Maria Hendrika Wegman». Utrecht, den 30. August 1902.
"Akte van Bekwaamheid voor Middelbaar Onderwijs … Schoolonderwijs in de Gymnastiek". Diploma for teaching gymnastics in secondary schools for "Maria Hendrika Wegman". Utrecht, 30 August 1902.

12
Dr. med. Aimé Thure-Brandt, Zeugnis «Schwedische Heilgymnastik und Massage, einschliesslich die Thure Brandt'schen Behandlungsmethode gegen Frauenleiden» für «Fräulein Agnes Wegman», vom 20. Dezember 1902.
Dr. med. Aimé Thure-Brandt, Certificate: "Swedish curative gymnastics and massage, including the Thure-Brandt treatment method for women's ailments" for "Fräulein Agnes Wegman", 20 December 1902.

Dr. med. Thure-Brandt
Berlin, Bülowstr. 107
u. Woltersdorfer-Schleuse.

Fräulein Agnes Wegman
ist von mir in Schwedische
Heilgymnastik und Massage
einschliesslich die Thure Brandt'sche
(Behandlungsmethode gegen Frauenleiden
ausgebildet und geprüft worden.
Da sich Fräulein Wegman, während
der Zeit, die nöthigen Kenntnisse
in Anatomie und Physiologie
erworben hat, und sich mit
Fleiss und Geschick der Massage
gewidmet hat, so erkläre ich
Sie für befähigt dieselbe aus-
zuführen

Berlin den 20. Dec. 1902
Thure-Brandt
Dr. med.

13
Ita Wegman. Berlin, ohne Datum (1902–1905).
Ita Wegman. Berlin, undated (1902–1905).

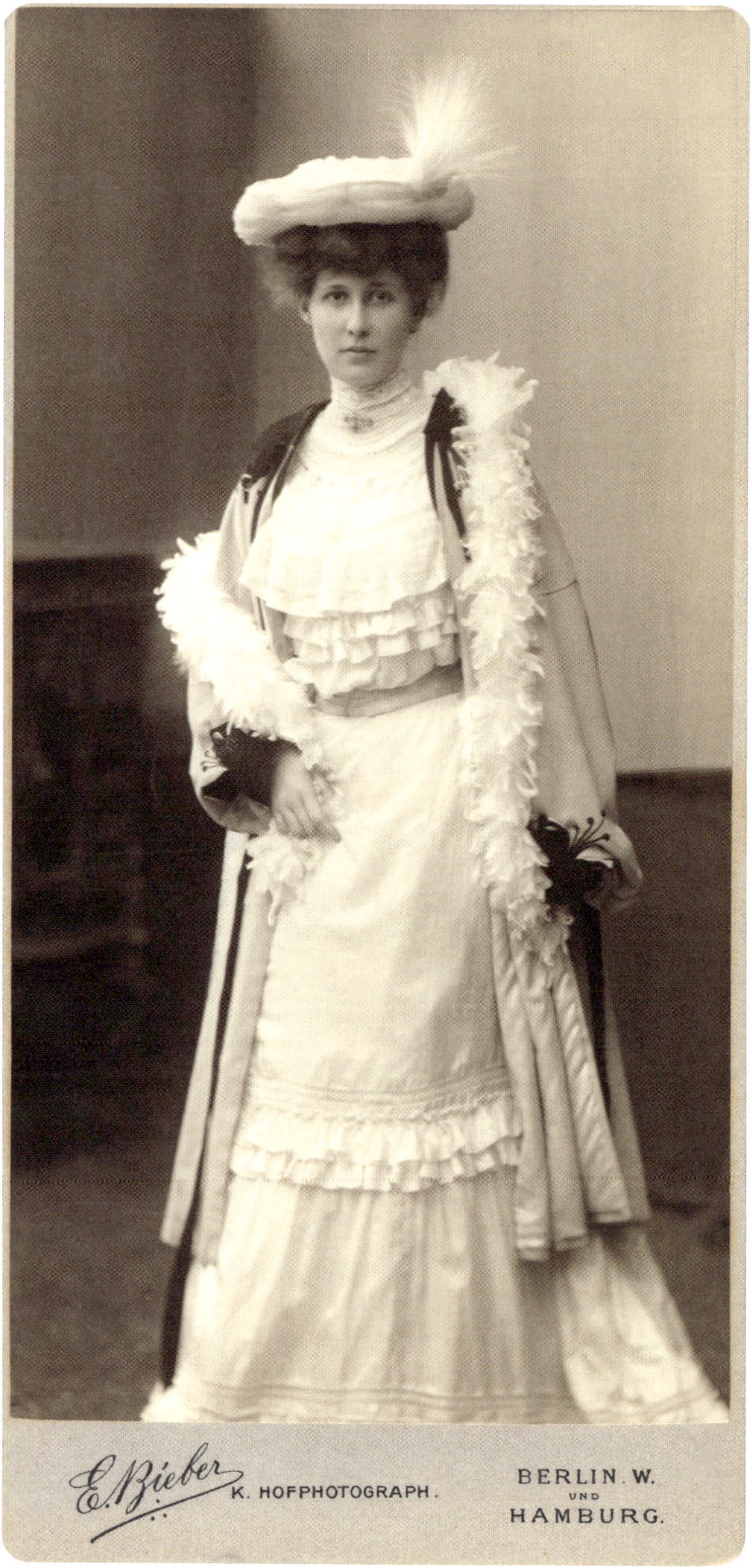

14
Ita Wegman. Zürich, ohne Datum (1906–1911).
Ita Wegman. Zurich, undated (1906–1911).

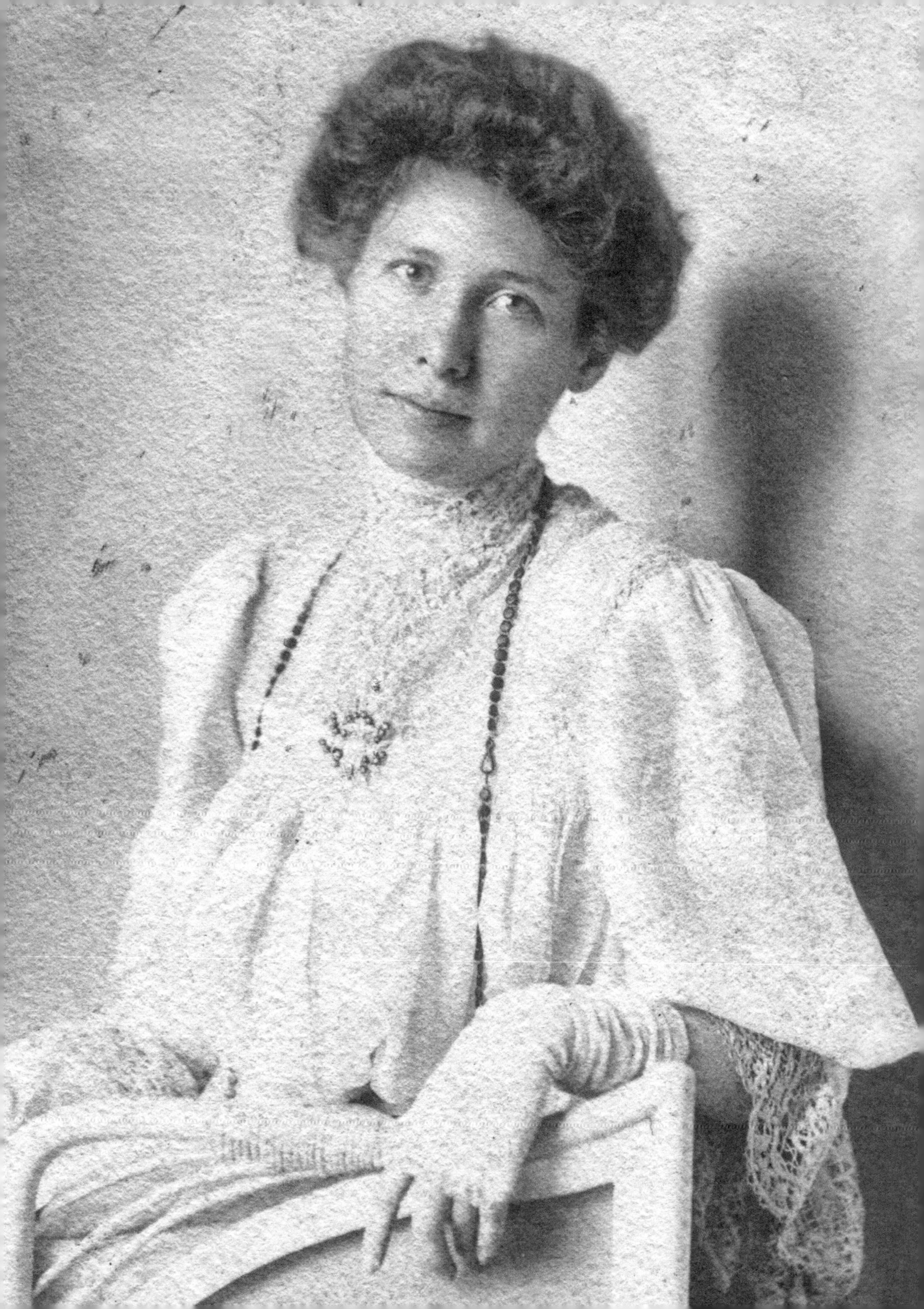

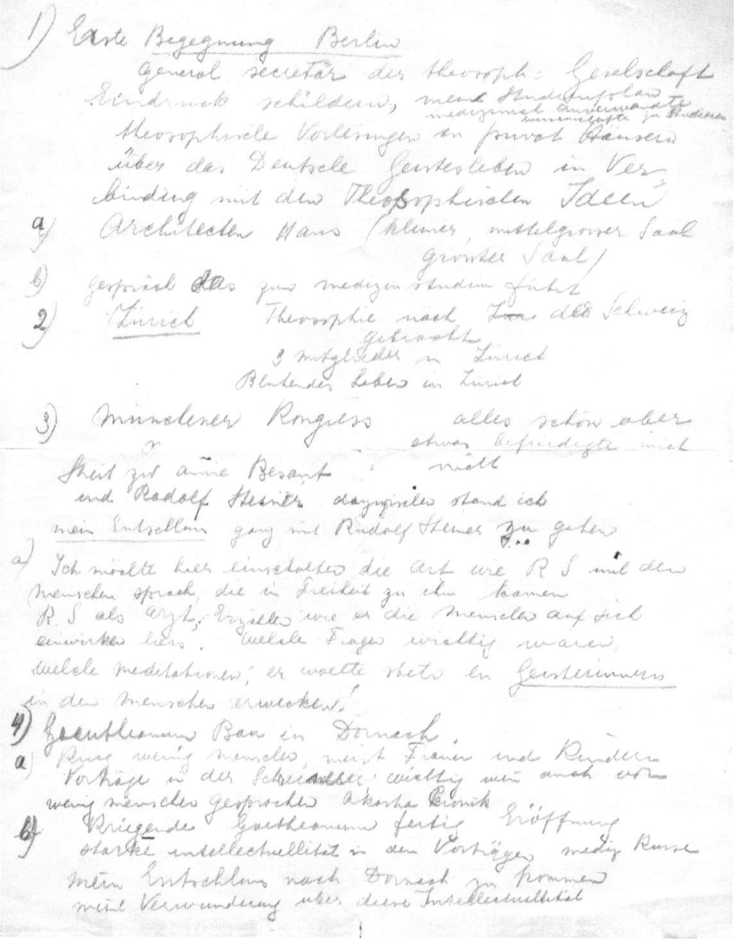

1) Erste Begegnung Berlin
Generalsecretär der theosoph. Gesellschaft
Eindruck schildern, mein Studienplan medizinisch anzuwenden ... zu studieren
theosophische Vorlesungen in privat Häusern
über das Deutsche Geistesleben in Verbindung mit den Theosophischen Ideen
a) Architekten Haus (kleiner, mittelgrosser Saal grosser Saal)
b) Gespräch das zum medizin studium führt
2) Zürich Theosophie nach der Schweiz gebracht
3 mitglieder in Zürich
Blühendes Leben in Zürich
3) Münchener Kongress alles schön aber etwas befriedigte mich nicht
Streit zw. Annie Besant und Rudolf Steiner dazwischen stand ich
mein Entschluss ganz mit Rudolf Steiner zu gehen
a) Ich möchte hier einschalten die Art wie R S mit den Menschen sprach, die in Freiheit zu ihm kamen
R. S. als Arzt, Erzieher wie er die Menschen auf sich einwirken liess. Welche Fragen wichtig waren, welche Meditationen; er wollte stets den Geisterinnern in den Menschen erwecken.
4) Goetheanum Bau in Dornach
a) Kurse wenig Menschen, meist Frauen und Kinder
Vorträge in der Schreinerei wichtig wenn auch vor wenig Menschen gesprochen Akasha Chronik
b) Kriegende Goetheanum fertig Eröffnung
starke Intellectualität in den Vorträgen mediz. Kurse
mein Entschluss nach Dornach zu kommen
mit Verwunderung über diese Intellectualität

15
Ita Wegman: Notizen für einen Gedenkvortrag in London, 27. Februar 1933; u. a. Stichworte zur ersten Begegnung mit Rudolf Steiner in Berlin und zur Unterredung über ein Medizinstudium.
Ita Wegman: Notes for a memorial lecture held in London, 27 February 1933; among other things, reminders to speak about her first meeting with Rudolf Steiner in Berlin and discussion about studying medicine.

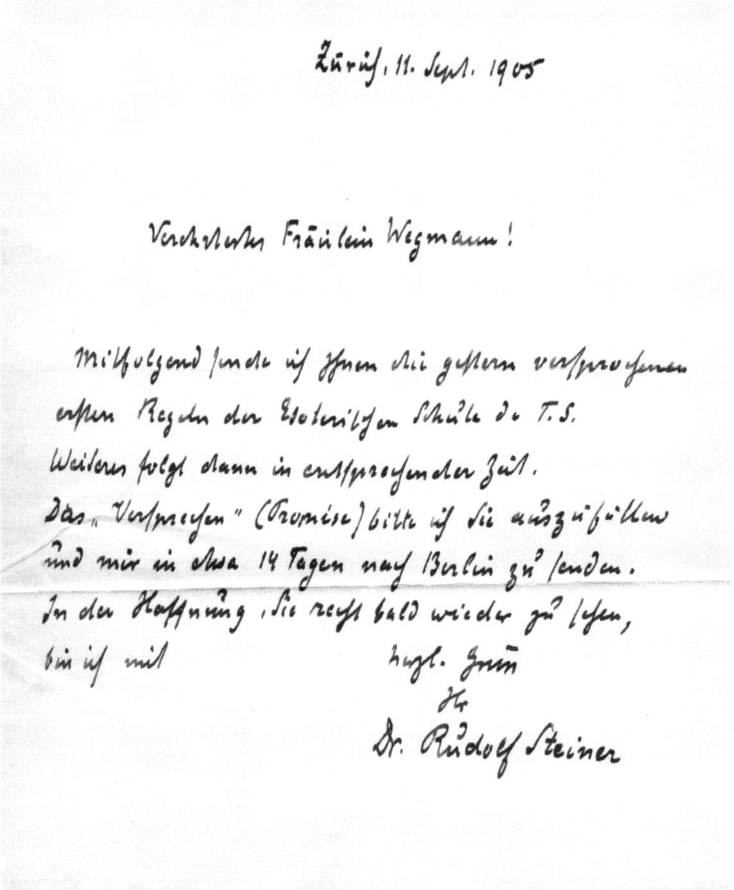

Zürich, 11. Sept. 1905

Verehrtes Fräulein Wegmann!

Mitfolgend sende ich Ihnen die gestern versprochenen ersten Regeln der Esoterischen Schule d. T. S.
Weiteres folgt dann in entsprechender Zeit.
Das „Versprechen" (Promise) bitte ich Sie auszufüllen und mir in etwa 14 Tagen nach Berlin zu senden.
In der Hoffnung, Sie recht bald wieder zu sehen, bin ich mit herzl. Gruss
Ihr
Dr. Rudolf Steiner

16
Rudolf Steiner: Brief an Ita Wegman. Zürich, 11. September 1905.
Rudolf Steiner: Letter to Ita Wegman. Zurich, 11 September 1905.

«1) Erste Begegnung Berlin
General secretär der theosoph. Geselschaft
Eindruck schildern, mein Studienplan
medizinich anverwandte
wissenschafte zu Studieren
theosophische Vorlesungen in Privat Häusern
über das Deutsche Geistesleben in Ver
bindung mit den Theosophischen Ideen
a) Architecten Haus (kleiner, mittelgroßer Saal
größter Saal)
b) Gespräch das zum Medizinstudium führt
2) Zürich Theosophie nach Zür der Schweiz
gebracht
3 Mitglieder in Zürich
Blühendes Leben in Zürich
3) Münchner Kongress alles schön aber
etwas befriedigte mich
nicht
Streit zw Annie Besant
und Rudolf Steiner dazwischen stand ich
mein Entschluss ganz mit Rudolf Steiner zu gehen
a) Ich möchte hier einschalten die Art wie RS mit den
Menschen sprach, die in Freiheit zu ihm kamen
R. S. als Arzt. Erzählen wie er die Menschen auf sich
einwirken ließ. Welche Fragen wichtig waren,
welche Meditationen; er wollte stets ein Geisterinnern
in den Menschen erwecken!
4) Goetheanum Bau in Dornach.
a) Krieg wenig Menschen, meist Frauen und Kinder
Vorträge in der Schreinerei; wichtig wenn auch vor
wenig Menschen gesprochen Akasha Cronik
b) Kriegende Goetheanum fertig Eröffnung
starke intellectuallität in den Vorträgen mediz Kurse
mein Entschluss nach Dornach zu kommen
Meine Verwunderung über diese Intellectuallität»

"1) First Meeting Berlin
General Secretary of the Theosoph. Society
Describe my impression, my plan of study
medically applied
sciences for study
theosophical lectures in private homes
about German spiritual life in connection
with theosophical ideas
a) Architecten Haus [sic] (small, medium-sized room
largest room)
b) Conversation leading to study of medicine
2) Zurich Theosophy brought to Zur Switzerland
3 members in Zurich
flourishing life in Zurich
3) Munich Congress. Everything fine but
I find something unsatisfactory
Argument between Annie Besant
and Rudolf Steiner I stood between
My decision to go entirely with Rudolf Steiner
a) Here I would like to insert the way RS
spoke with the people who came to him in freedom
R. S. as physician. Tell how he allowed people to
have an effect on him. What questions were important?
What meditations: He always wanted to awaken
a memory of the spirit
in people!
4) Goetheanum building in Dornach
a) War few people, mostly women and children
Lectures in the Carpentry Building; important even
if only spoken for a few people. Akasha Chronicle
b) End of war Goetheanum completed opening
strong intellectuality in the lectures medic courses
my decision to come to Dornach
My astonishment about this intellectuality"

«Zürich, 11. Sept. 1905
Verehrtes Fräulein Wegmann!

Mitfolgend sende ich Ihnen die gestern versprochenen
ersten Regeln der Esoterischen Schule der T. S.
Weiteres folgt dann in entsprechender Zeit.
Das ‹Versprechen› (Promise) bitte ich Sie auszufüllen
und mir in etwa 14 Tagen nach Berlin zu senden.
In der Hoffnung, Sie recht bald wieder zu sehen,
bin ich mit
herzl. Gruss
Ihr
Dr. Rudolf Steiner»

"Zurich, 11 September 1905
Dear Fräulein Wegman!

To follow up, I am sending you as promised yesterday
the initial rules for the Esoteric School of the T. S.
More will follow at the appropriate time.
I would ask you to fill out the 'Versprechen' (Promise)
and send it to me in Berlin in about 14 days.
In hopes of seeing you again very soon, I am
With heartf. greetings
Yours,
Dr. Rudolf Steiner"

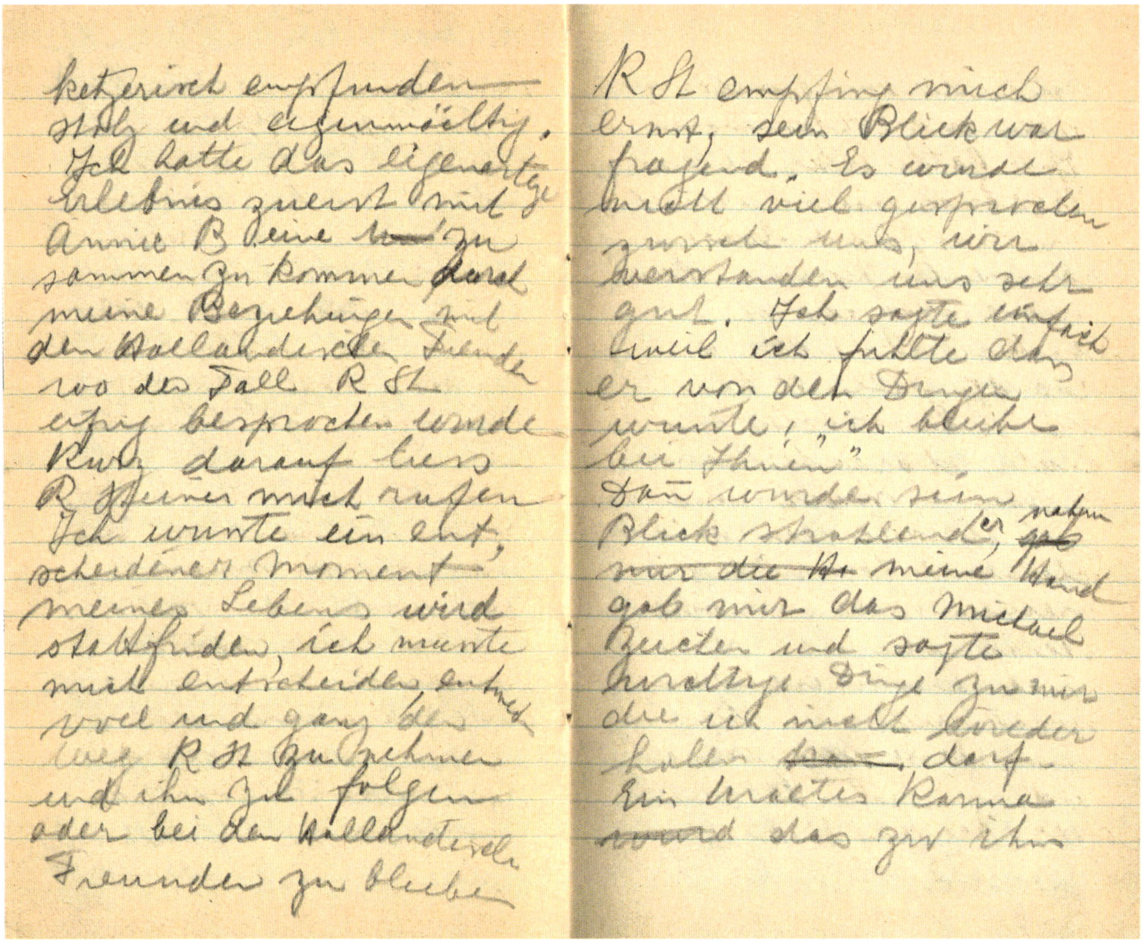

17

Ita Wegman: Erinnerungsnotiz, ohne Datum (1933). Notizbuch 42.

Ita Wegman: Reminder note, undated (1933). Notebook 42.

«R. St. empfing mich ernst, sein Blick war fragend. Es wurde nicht viel gesprochen zwischen uns, wir verstanden uns sehr gut. Ich sagte einfach weil ich fühlte, dass er von den Dingen wusste: ‹ich bleibe bei Ihnen›
Dann wurde sein Blick strahlend, er nahm meine Hand gab mir das Michael Zeichen und sagte wichtige Dinge zu mir, die ich nicht wiederholen darf.
Ein uraltes Karma das zw. ihm und mir bestand, wurde erneut. Die Tragweite dieser Begegnung wurde mir erst viele Jahre später bewusst.»

"R. St. received me earnestly, his gaze was questioning. Not much was said between us; we understood one another very well. Because I felt that he knew about things, I said simply:
'I remain with you'
His gaze then became radiant, he took my hand and gave me the Michael sign and said significant things to me that I may not repeat. An ancient karma that existed betw. him and me was renewed. Only many years later did I become conscious of the implication of this meeting."

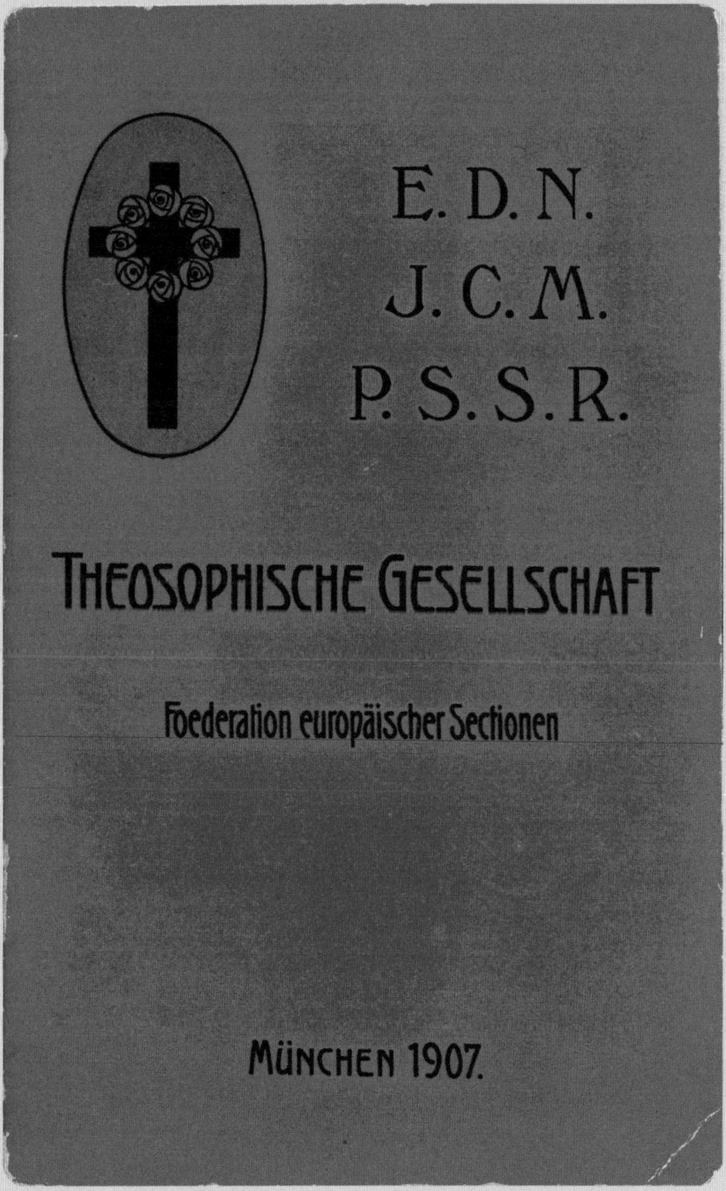

18
Programmheft des Kongresses der Föderation der europäischen Sektionen der Theosophischen Gesellschaft. München, 18. Mai – 21. Mai 1907.
Program booklet for the Congress of the Federation of European Sections of the Theosophical Society, Munich. 18–21 May 1907.

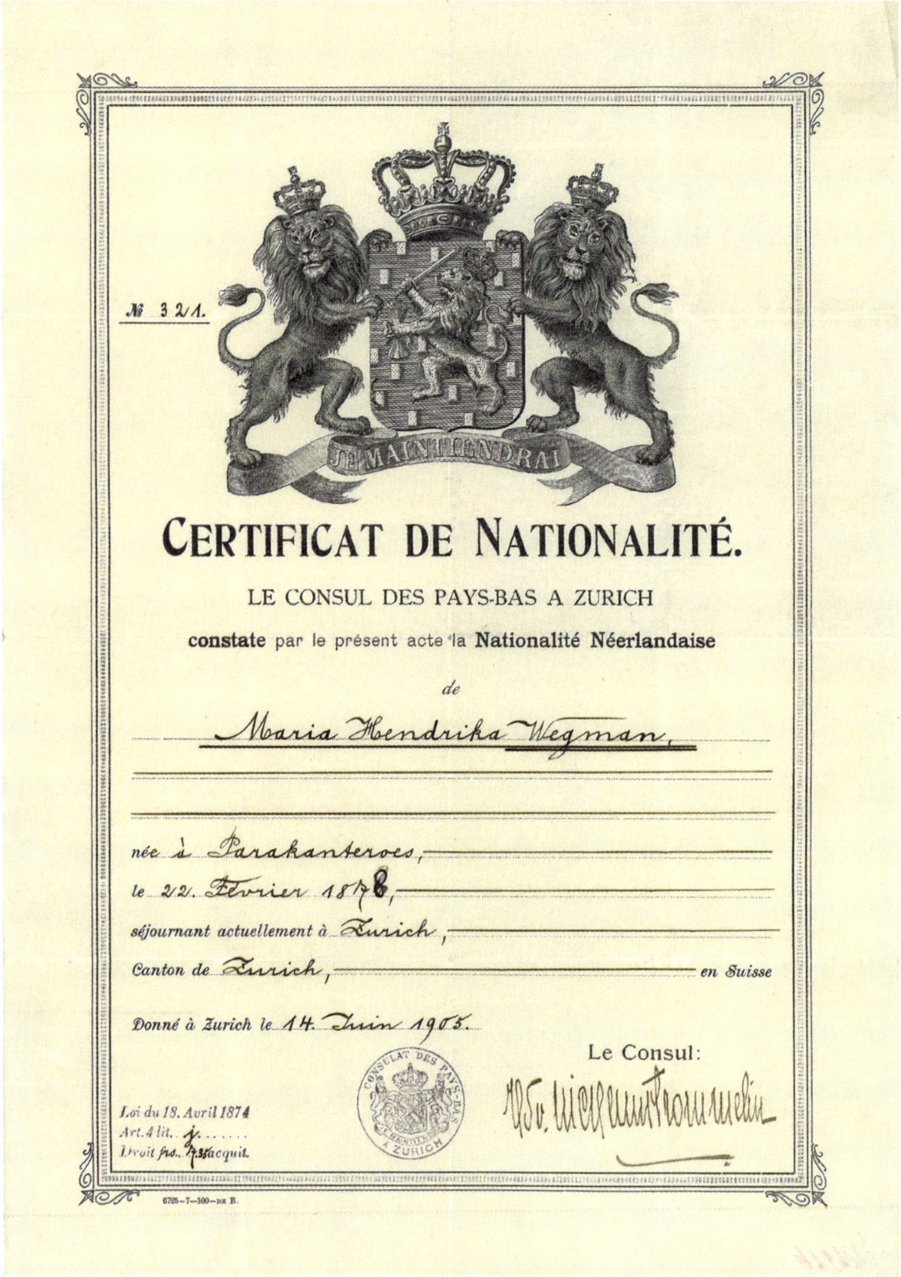
№ 3 2/1.

JE MAINTIENDRAI

CERTIFICAT DE NATIONALITÉ.

LE CONSUL DES PAYS-BAS A ZURICH

constate par le présent acte la **Nationalité Néerlandaise**

de

Maria Hendrika Wegman,

née à Parakanteroes,

le 22. Février 1878,

séjournant actuellement à Zurich,

Canton de Zurich, *en Suisse*

Donné à Zurich le 14. Juin 1905.

Le Consul:

Loi du 18. Avril 1874
Art. 4 lit. j.
Droit frs. 7.35 *acquit.*

CONSULAT DES PAYS-BAS A ZURICH

6725–7–100–DE B.

19

«Certificat de Nationalité [Staatsangehörigkeitsbescheinigung]. Le Consul des Pays-Bas à Zurich [Der Konsul der Niederlande in Zürich]» für «Maria Hendrika Wegman». Zürich, den 14. Juni 1905.

"Certificat de Nationalité [Certificate of nationality]. Le Consul des Pays-Bas à Zurich [The consul of the Netherlands in Zurich]" for "Maria Hendrika Wegman". Zurich, 14 June 1905.

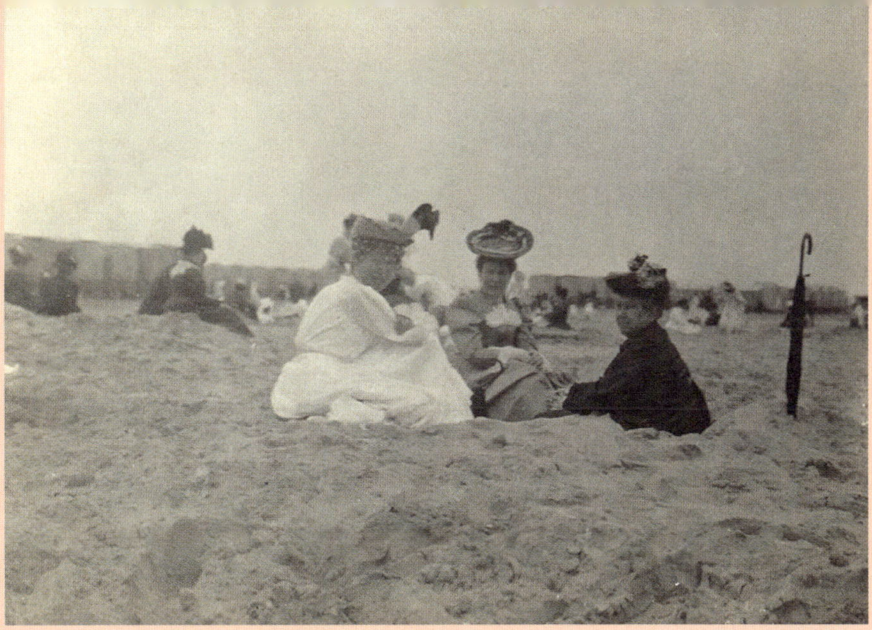

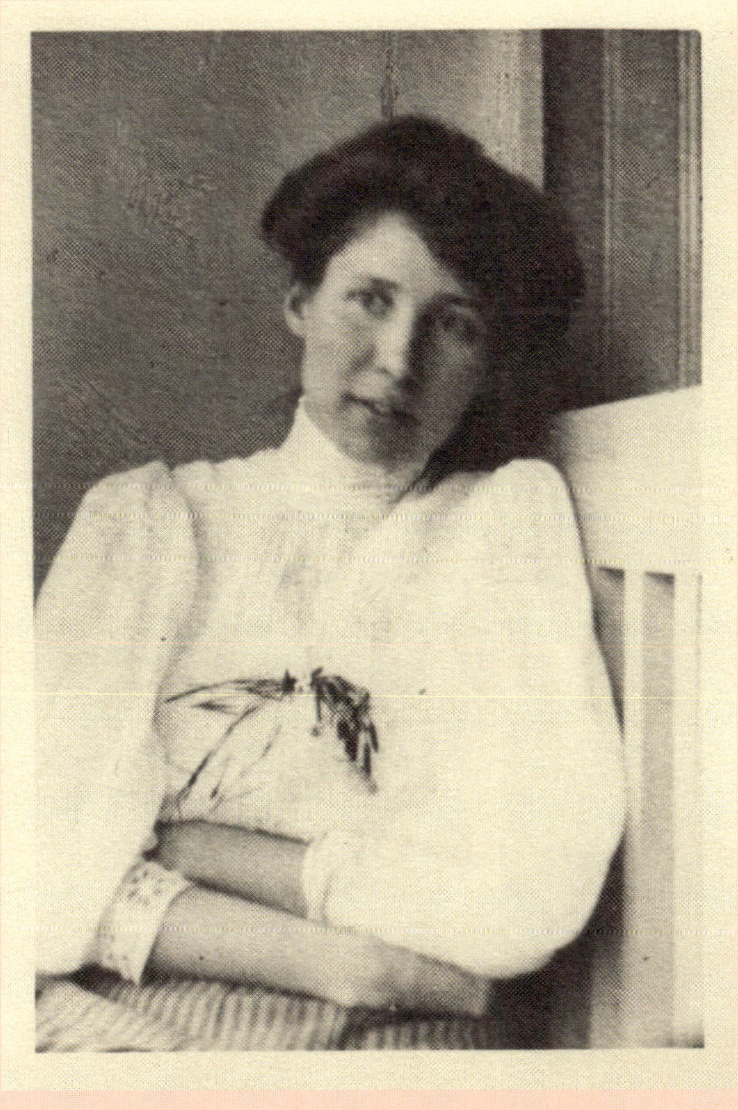

20
Ita Wegman (links) und Ihre Schwester Charlien Hupkes (Mitte), rechts vermutlich eine Familienangehörige aus der Familie Hupkes. Am Strand von Scheveningen, 12. August 1906.
Ita Wegman (left) and her sister Charlien Hupkes (center), possibly a member of the Hupkes family (right). On the beach at Scheveningen, 12 August 1906.

21
Ita Wegman. Zürich, ohne Datum (1906–1911).
Ita Wegman. Zurich, undated (1906–1911).

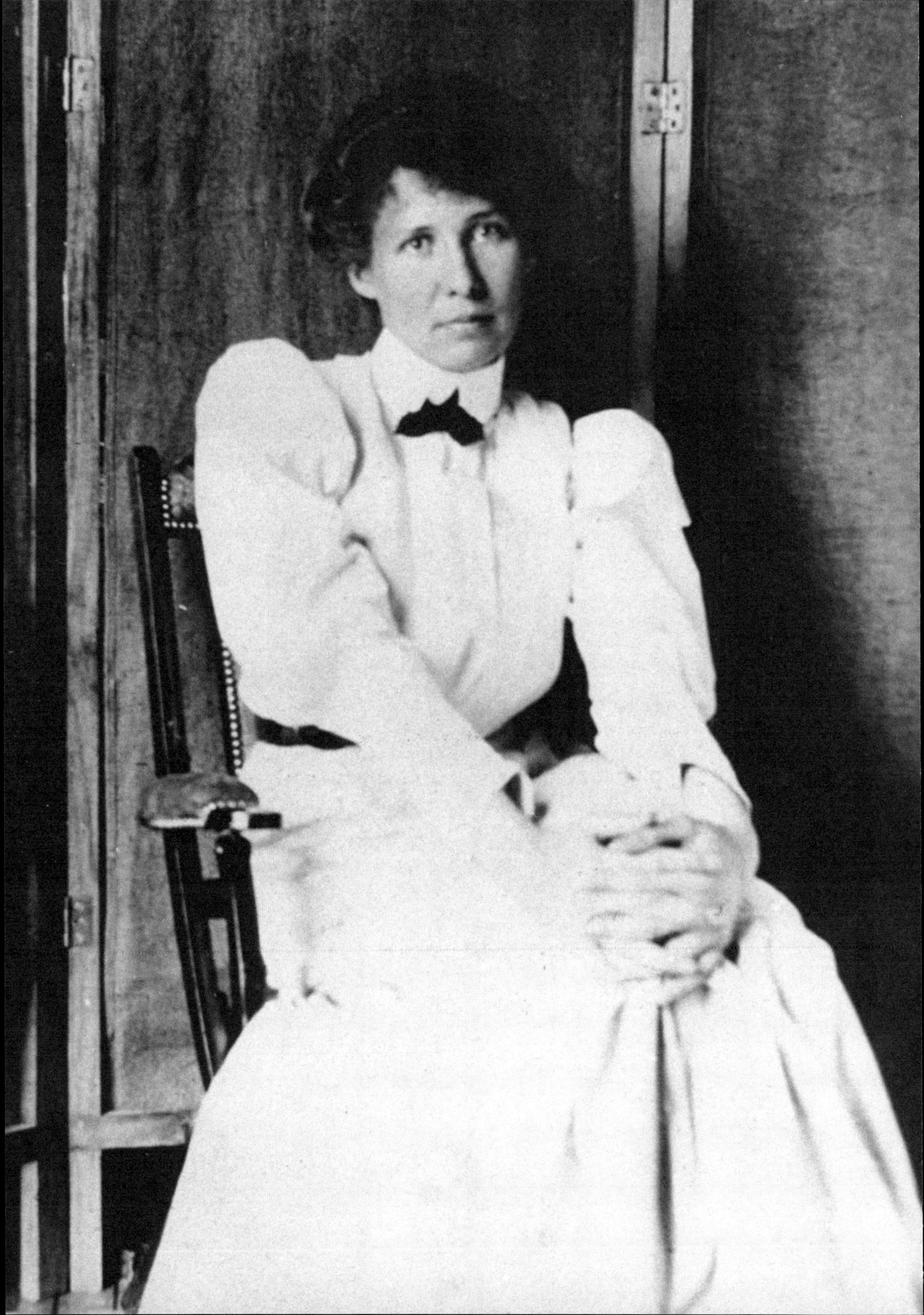

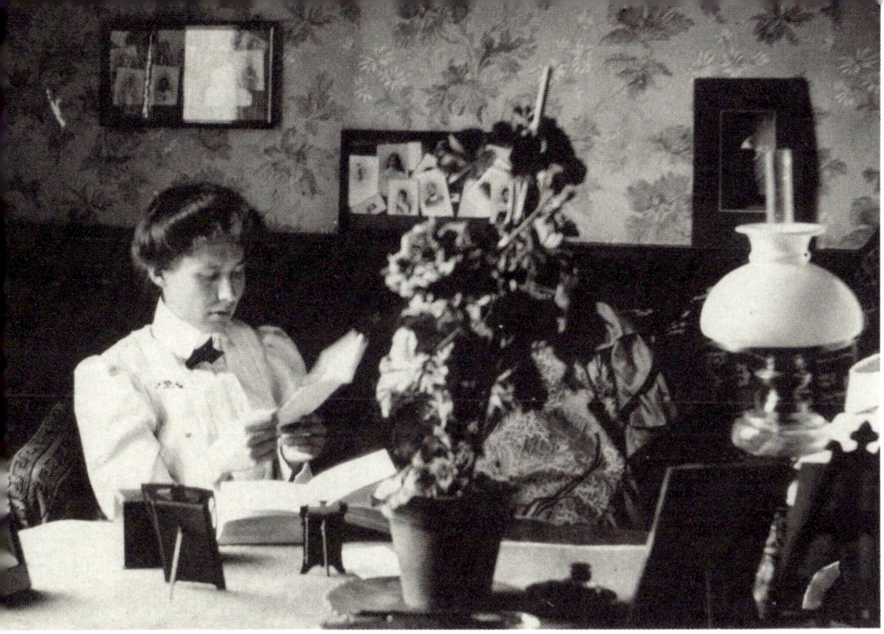

23
Ita Wegman. Zürich, ohne Datum (1906–1911).
Ita Wegman. Zurich, undated (1906–1911).

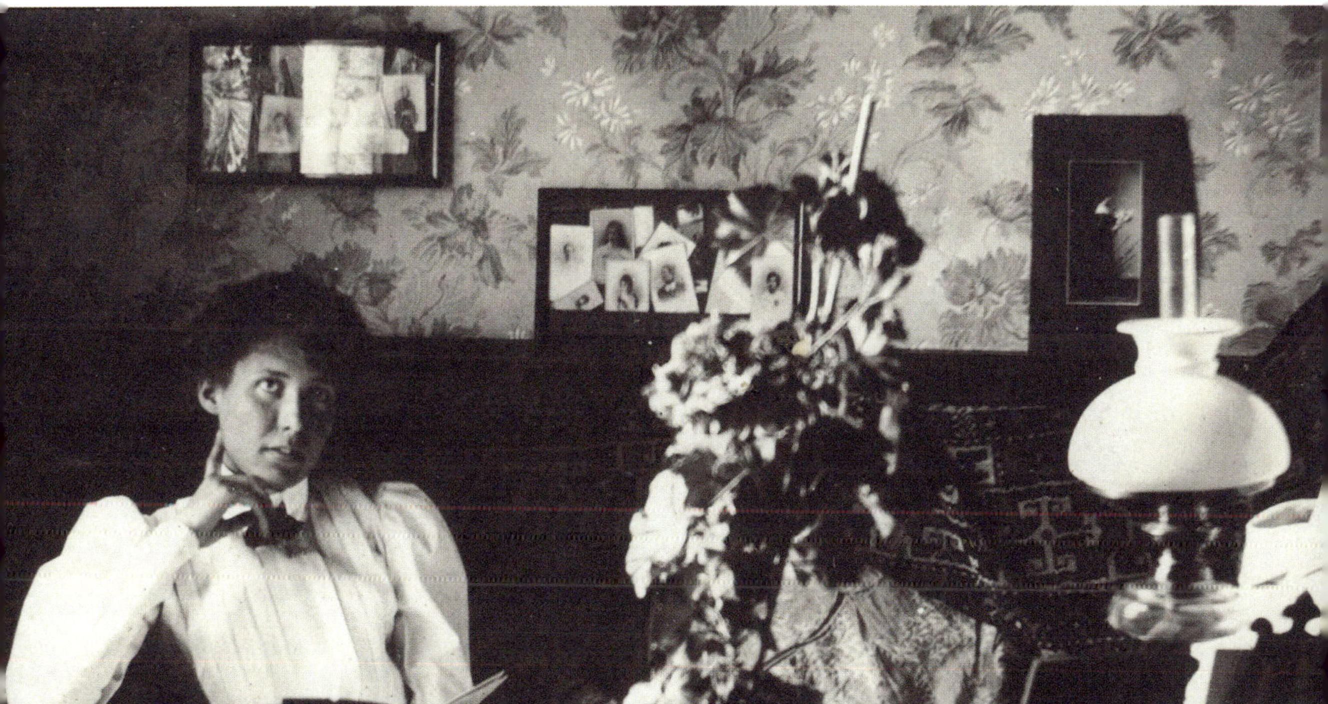

22
Ita Wegman. Zürich, ohne Datum (1906–1911).
Ita Wegman. Zurich, undated (1906–1911).

24
Ita Wegman. Zürich, ohne Datum (1906–1911).
Ita Wegman. Zurich, undated (1906–1911).

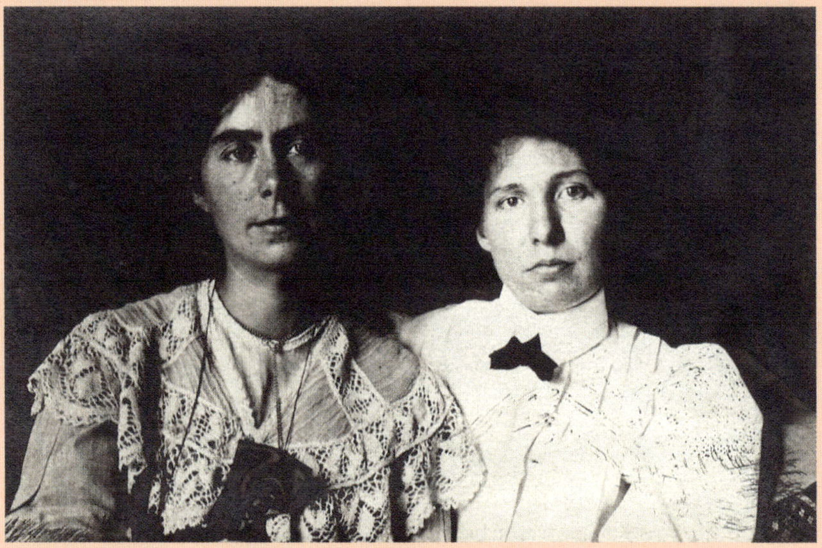

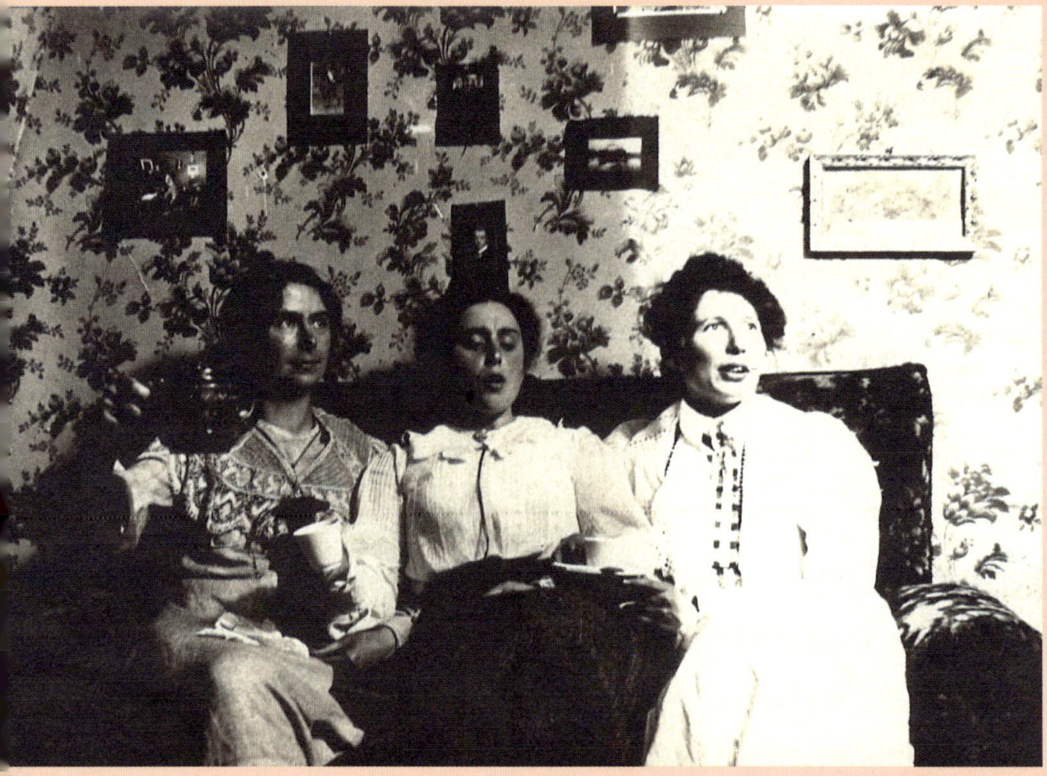

25
Ita Wegman (rechts) mit Kommilitonin Frieda Wulff. Zürich, ohne Datum (1906–1911).
Ita Wegman (right) with classmate Frieda Wulff. Zurich, undated (1906–1911).

26
Ita Wegman (rechts) und Frieda Wulff (links) mit einer Kommilitonin. Zürich, ohne Datum (1906–1911).
Ita Wegman (right) and Frieda Wulff (left) with a classmate. Zurich, undated (1906–1911).

27
Ita Wegman im Hörsaal mit Kommilitonen und Professoren. Universität Zürich, ohne Datum (1906–1911). Rechts neben Ita Wegman steht Victor Müller.
Ita Wegman in a lecture hall with classmates and professors. University of Zurich, undated (1906–1911). Victor Müller stands on the right next to Ita Wegman.

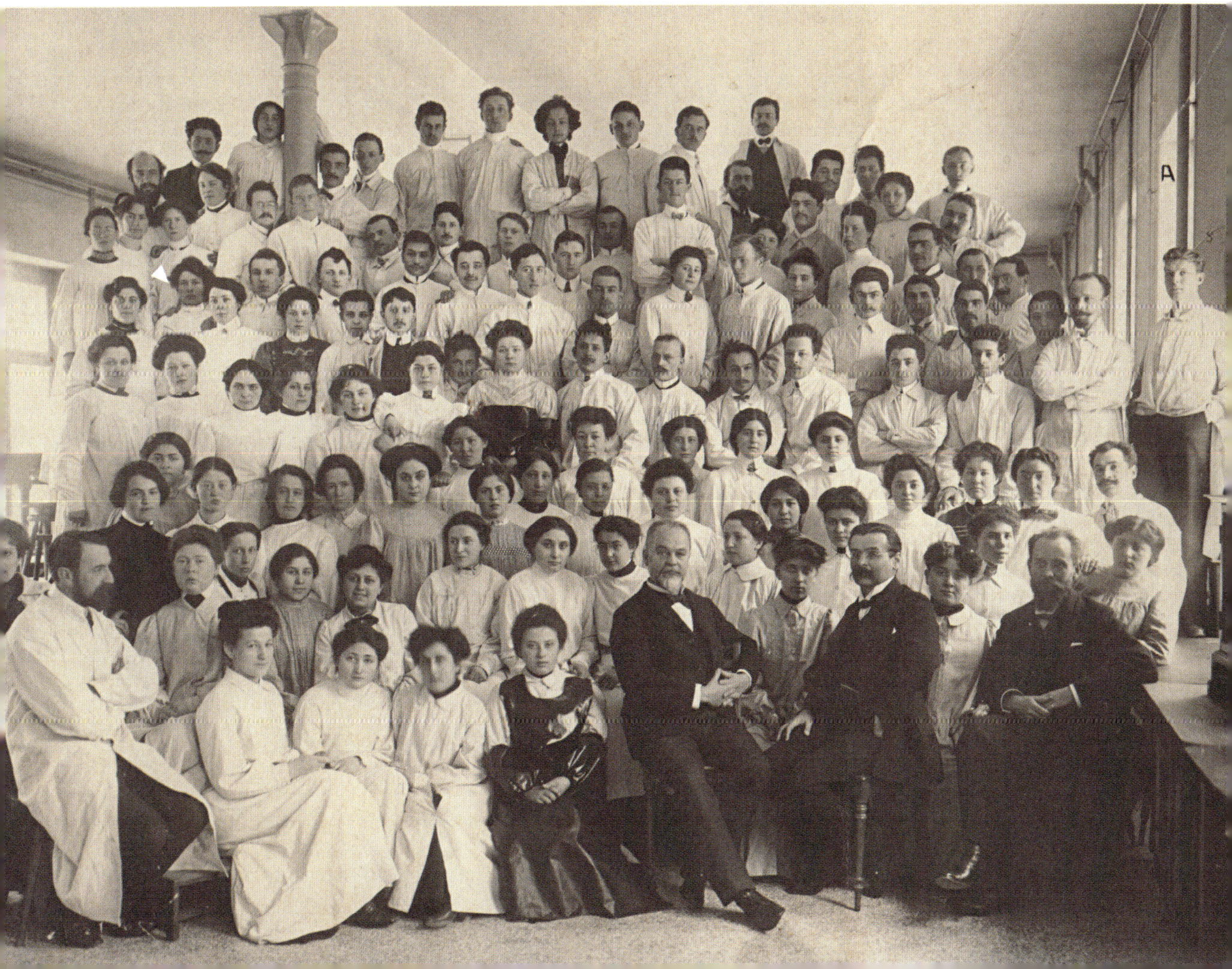

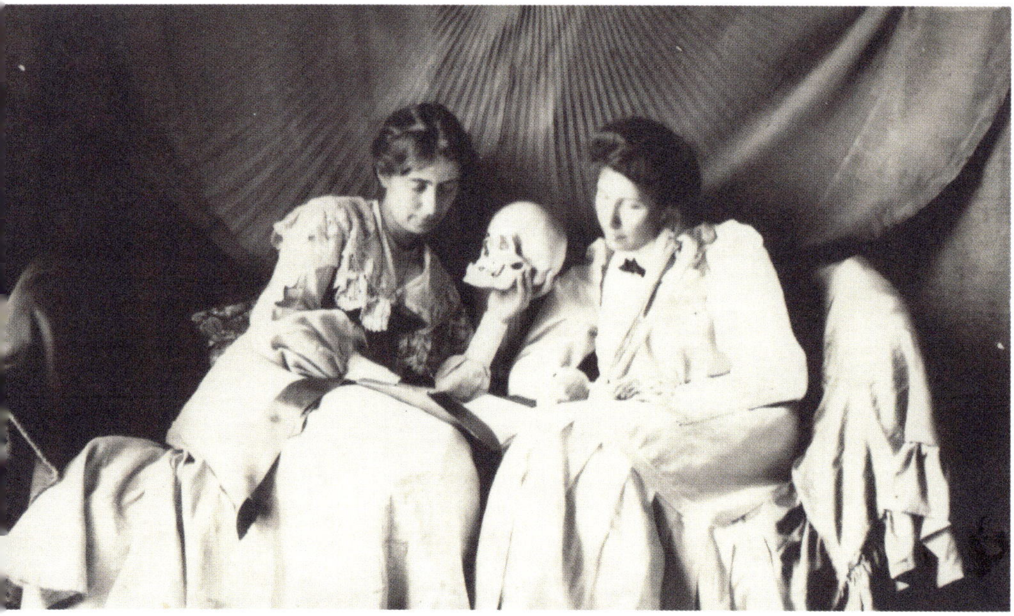

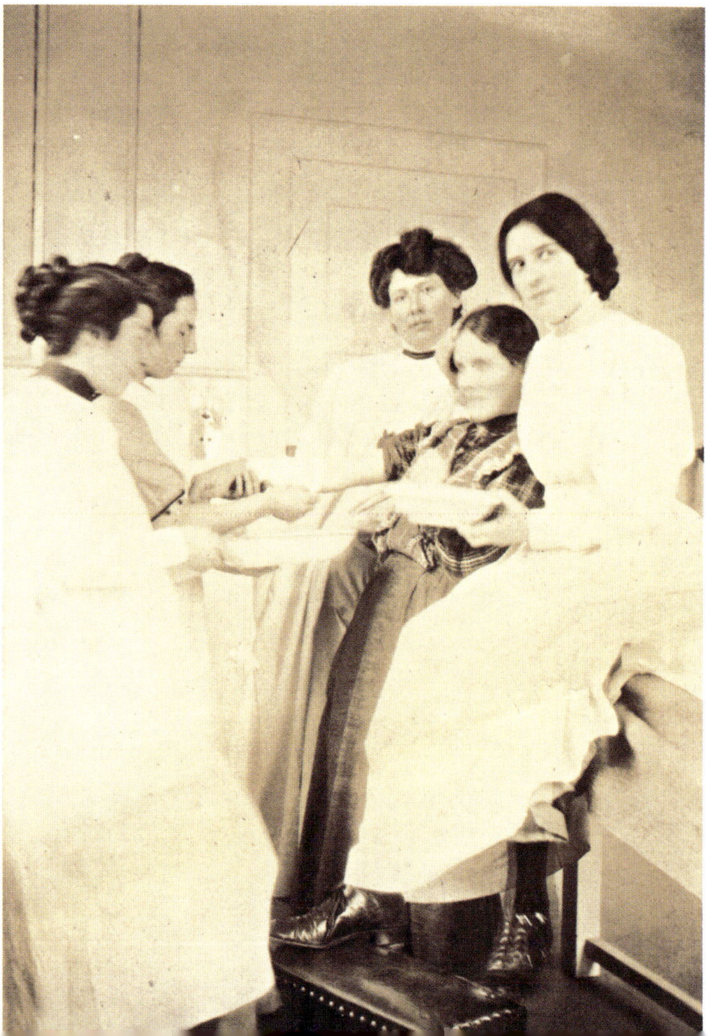

28
Ita Wegman (rechts) mit Kommilitonin Frieda Wulff. Zürich, ohne Datum (1906–1911).
Ita Wegman (right) with classmate Frieda Wulff. Zurich, undated (1906–1911).

29
Ita Wegman mit Kommilitoninnen und einer Patientin. Zürich, ohne Datum (1906–1911).
Ita Wegman with classmates and a patient. Zurich, undated (1906–1911).

1911–1920

11. JULI 1911 Medizinisches Diplom der Schweizerischen Eidgenossenschaft: «*Nachdem Fräulein Maria Wegmann aus Java (holländisch Indien) die reglementarische Prüfung zur Ausübung der ärztlichen Praxis vor der Prüfungs-Kommission zu Zürich bestanden hat, wird ihr hierdurch die Berechtigung erteilt, ihren Beruf als Arzt in allen Kantonen der Schweiz [...] auszuüben.*»

Ausarbeitung der Dissertation «*Zur Kenntnis der Heimkehrfälle bei Scharlach*», unter Leitung von Prof. Feer, Kinderklinik Zürich. Untersuchung von 32 Fällen; mithilfe von Hausbesuchen auch Erfassung des sozialen Aspekts des Infektionsgeschehens - Milieu, Wohnqualität, Familienstrukturen. «*[...] Mangelhafte Aussage der Mutter, traurige Familienverhältnisse. Wohnung sehr schmutzig, sehr ärmlich, Kinder ungepflegt, haben alle Conjunctivitis phlyctacnulosa, sind rachitisch. Elisa ist gestorben (unbekannte Ursache). Camilla sieht blass aus, mager, hustet. Desinfektion nach dem Scharlachfall zu Hause drei Tage nach dem Transport ins Spital.*»

AB APRIL 1912 Assistenzärztin an mehreren Kliniken überwiegend in und um Zürich, aber auch in Winterthur und Liestal; außerdem im Kreisspital Oberengadin-Samaden.

OKTOBER 1913 BIS AUGUST 1914 im Theodosianum Zürich.

1915/1916 Besucht regelmäßig Rudolf Steiners Vorträge im Saal der Schreinerei am Goetheanum in Dornach.

1. JUNI 1915 BIS JANUAR 1917 Ärztin an der *Frauenklinik Zürich.*

7. MAI 1917 Tod des Vaters Hendrik Wegman.

11 JULY 1911 Medical diploma from the Swiss Confederation: *"Following the successful completion by Miss Maria Wegmann from Java in the Dutch East Indies of the examinations for the practice of medicine given by the examination commission in Zurich, she is hereby granted the license to practice her profession as a doctor in all of the cantons of Switzerland."*

Work on her dissertation, *"Towards an understanding of cases caused by scarlet fever patients returning home,"* under the guidance of Prof. Feer, Children's Clinic, Zurich. Study of 32 cases; consideration, through home visits, of the social aspects of the incidence of infection (environment, quality of the home, family structures). "*... Insufficient statements by the mother, tragic family relationships, housing very dirty, very poor, children untended, all have conjunctivitis phlyctacnulosa, have rickets. Elisa died (unknown cause). Camilla looks pale, emaciated, coughing. Disinfection of the house after the appearance of scarlet fever, three days after transport to the hospital.*"

FROM APRIL 1912 Assistant physician in numerous clinics, primarily in and around Zurich but also in Winterthur and Liestal; in addition, in the district hospital of Oberengadin-Samaden.

OCTOBER 1913 UNTIL AUGUST 1914 in the Theodosianum Zurich.

1915/1916 Regular attendance at Rudolf Steiner's lectures in the hall of the Carpentry Building at the Goetheanum, Dornach.

1 JUNE 1915 UNTIL JANUARY 1917 Physician in the *Women's Clinic Zurich.*

7 MAY 1917 Death of her father, Hendrik Wegman.

1. JULI 1917 als praktische Ärztin und Fachärztin für Frauenheilkunde Eröffnung einer eigenen Praxis in Zürich-Hottingen, Gemeindestr. 25 (später Nr. 27); angeboten wird auch Massage-Behandlung, Anwendung von medizinischen Bädern sowie die Unterbringung von drei bis vier Patienten.

1917 Herstellung und Erprobung des ersten injizierbaren Mistelpräparats ISCAR zur Krebstherapie (auf Anregung von Rudolf Steiner) in Zusammenarbeit mit Adolf Hauser, dem Apotheker und zeitweiligen Präsidenten des Zürcher Apothekenvereins.

19. APRIL 1918 Patentierung ISCAR. Einsatz von ISCAR in Wegmans Praxis wahrscheinlich ab Frühjahr 1918; signifikante therapeutische Wirksamkeit.

11. APRIL 1919 Umzug der Praxis in die ehemalige Sauerbruch-Villa und -Privatklinik Holderstr. 9 (heute Hölderlinstr.); gemeinsam mit ihrer Kollegin Anna Baltischwiller. Am **14. APRIL 1919** Eröffnung einer Belegklinik mit 20 Betten: «*Genossenschaft Privatklinik und Sanatorium Holderstr. 9, Frau Dr. med. Ita Wegman, Spezialärztin für innere Krankheiten und Frauenleiden.*»

21. MÄRZ – 9. APRIL 1920 Teilnahme am ersten Medizinerkurs in Dornach. Überlegung, ein Haus in Goetheanumnähe zu suchen, um ein Forschungsinstitut und eine Klinik zur engen Zusammenarbeit mit Rudolf Steiner zu gründen. **8. APRIL** Kasuistisches Referat Ita Wegmans über ihre onkologischen Mistel-Therapien.

SEPTEMBER 1920 Kauf eines Hauses mit väterlichem Erbe, Pfeffingerweg 1, Arlesheim - «*ein kleines Haus in einem grossen Garten*» - zum Ausbau für eine Klinik. Entschluss nach Arlesheim zu ziehen.

1 JULY 1917 Establishes her own general practice with a specialty in gynecology in Zurich-Hottingen, Gemeindestr. 25 (later Nr. 27); massage therapy is also offered, use of medicinal baths, as well as the housing of three to four patients.

1917 Making and testing of ISCAR, the first injectable mistletoe preparation, as cancer therapy (as suggested by Rudolf Steiner) in collaboration with Adolf Hauser, the pharmacist and the then-president of the Zurich Association of Pharmacists.

19 APRIL 1918 Patent granted for the ISCAR. Use of ISCAR in Wegman's practice, likely after Spring 1918; significant therapeutic efficacy.

11 APRIL 1919 Practice is moved to the former Sauerbruch-Villa and -Private Clinic, Holderstr. 9 (today Hölderlinstr.), along with her collegue Anna Baltischwiller. Opening of an in-patient clinic with 20 beds on **14 APRIL 1919**. "*Cooperative clinic and sanitarium, Holderstr. 9, Dr. Ita Wegman, Specialist in Internal Medicine and Women's Ailments.*"

21 MARCH – 9 APRIL 1920 Participates in the first medical course in Dornach. Considers looking for a house in the vicinity of the Goetheanum in order to found research institute and a clinic in close collaboration with Rudolf Steiner. **8 APRIL** Scholarly presentation by Ita Wegman on her oncological mistletoe therapies.

SEPTEMBER 1920 Purchase of a house with funds inherited from her father, Pfeffingerweg 1, Arlesheim - "*a small house in a large garden*" - for development into a clinic. Decision to move to Arlesheim.

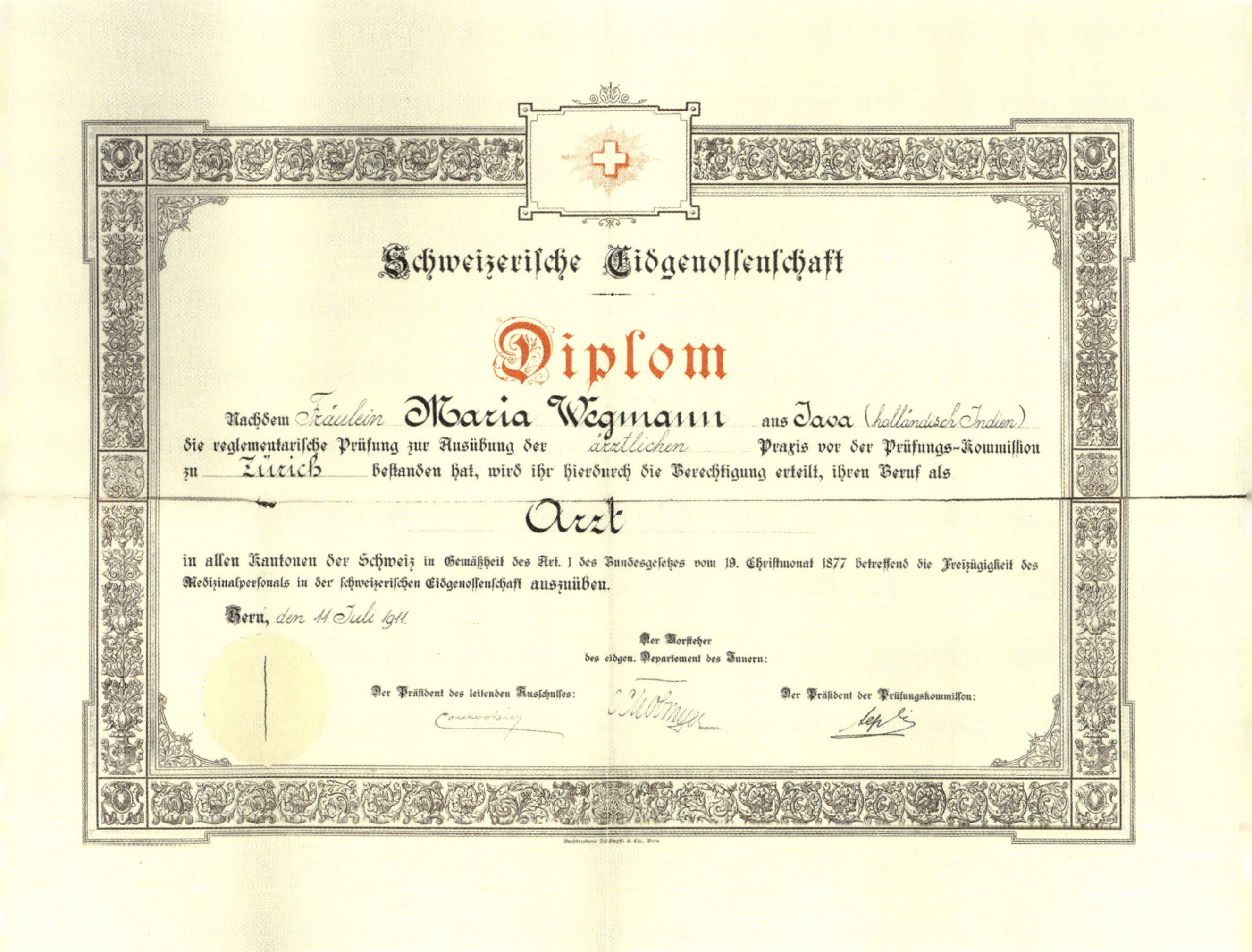

Schweizerische Eidgenossenschaft

Diplom

Nachdem Fräulein Maria Wegmann aus Java (holländisch Indien) die reglementarische Prüfung zur Ausübung der ärztlichen Praxis vor der Prüfungs-Kommission zu Zürich bestanden hat, wird ihr hierdurch die Berechtigung erteilt, ihren Beruf als

Arzt

in allen Kantonen der Schweiz in Gemäßheit des Art. 1 des Bundesgesetzes vom 19. Christmonat 1877 betreffend die Freizügigkeit des Medizinalpersonals in der schweizerischen Eidgenossenschaft auszuüben.

Bern, den 11. Juli 1911.

Der Vorsteher des eidgen. Departement des Innern:

Der Präsident des leitenden Ausschusses:

Der Präsident der Prüfungskommission:

30

Das Arztdiplom: «Schweizerische Eidgenossenschaft. Diplom. Nachdem Fräulein Maria Wegmann aus Java (holländisch Indien) die regelmäßige Prüfung zur Ausübung der ärztlichen Praxis vor der Prüfungs-Kommission zu Zürich bestanden hat, wird ihr hierdurch die Berechtigung erteilt, ihren Beruf als Arzt in allen Kantonen der Schweiz [...] in der Schweizerischen Eidgenossenschaft auszuüben. Bern, den 11. Juli 1911».

Medical diploma: "Swiss confederation. Diploma. Following the successful completion by Miss Maria Wegmann from Java (Dutch East Indies) of the examinations for the practice of medicine given by the examination commission in Zurich, she is hereby granted the license to practice her profession as a doctor in all of the cantons of Switzerland ... in the Swiss Confederation. Bern, 11 July 1911."

Aus der Kinderklinik in Zürich.
Direktor: Prof. Dr. E. Feer.

Zur Kenntnis der Heimkehrfälle bei Scharlach

INAUGURAL-DISSERTATION
ZUR
ERLANGUNG DER DOKTORWÜRDE
DER
HOHEN MEDIZINISCHEN FAKULTÄT
DER
UNIVERSITÄT ZÜRICH
VORGELEGT VON

Maria Jta Wegman
prakt. Ärztin aus **Java** (Holländisch Indien)

Genehmigt auf Antrag von
Herrn Prof. Dr. E. FEER

ZÜRICH ◻ 1912
Dissert.-Druckerei Gebr. Leemann & Co.
Stockerstr. 64.

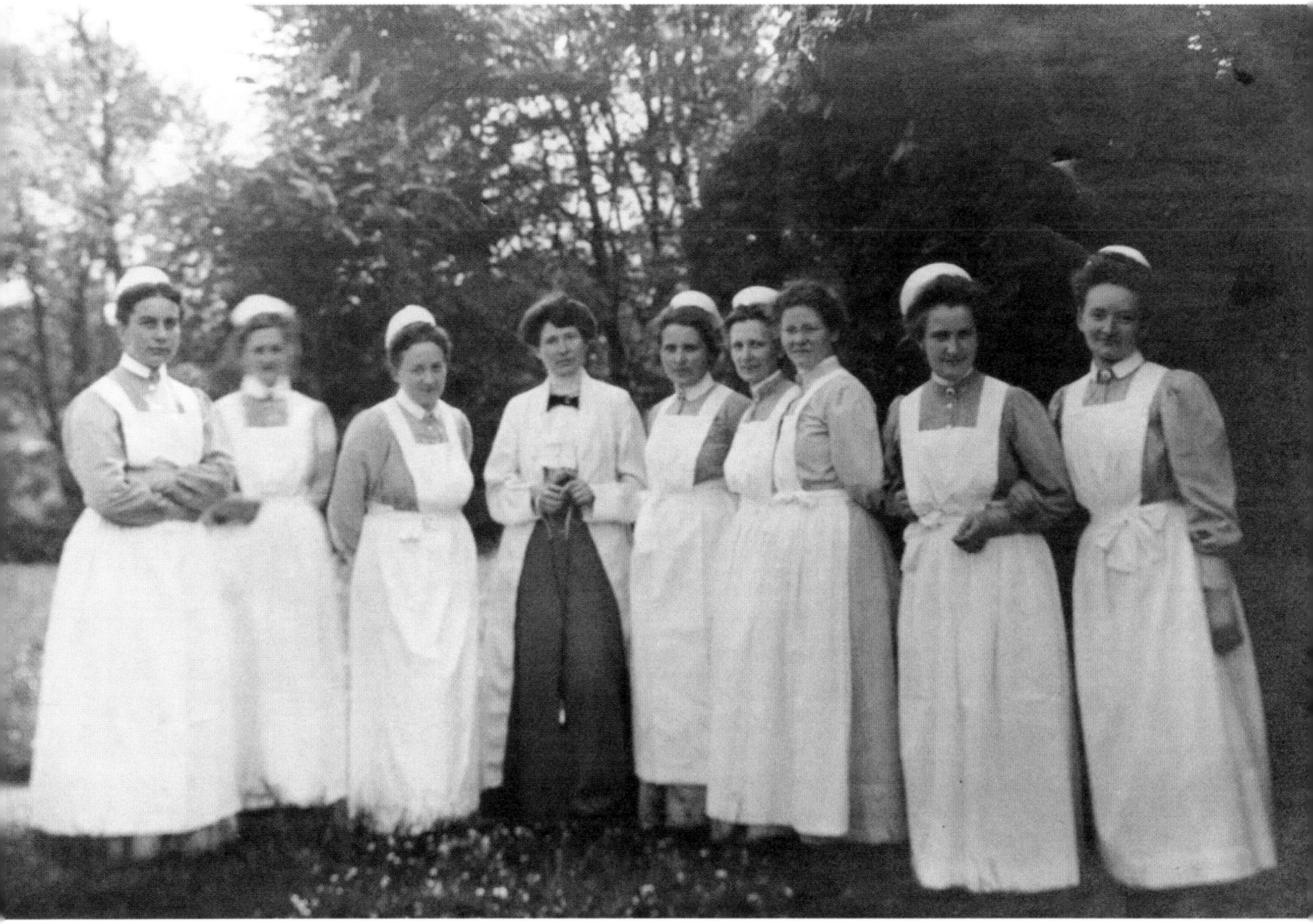

31
«Zur Kenntnis der Heimkehrfälle bei Scharlach. Inaugural-Dissertation zur Erlangung der Doktorwürde der Hohen Medizinischen Fakultät der Universität Zürich. Vorgelegt von Maria Ita Wegman prakt. Ärztin aus Java (Holländisch Indien). Genehmigt auf Antrag von Herrn Prof. Dr. E. Feer. 1912 Zürich.» Vorsatztitel.
"Towards an Understanding of Cases Caused by Scarlet Fever Patients Returning Home. Inaugural dissertation for the doctoral degree awarded by the medical faculty of the University of Zurich. Submitted by Maria Ita Wegman, general practice physician from Java (Dutch East Indies). Approved by Dr. E. Feer. 1912 Zurich." Title on cover page.

32
Ita Wegman (Vierte von links) mit Krankenschwestern eines Schwesternkurses. Winterthur, 13. Mai 1912.
Ita Wegman (fourth from left) with nurses at a nursing course. Winterthur, 13 May 1912.

33 (Seite/Page 50)
Ita Wegman. Zürich, ohne Datum (1912).
Ita Wegman. Zurich, undated (1912).

34 (Seite/Page 51)
Ita Wegman. Zürich, ohne Datum (1912).
Ita Wegman. Zurich, undated (1912).

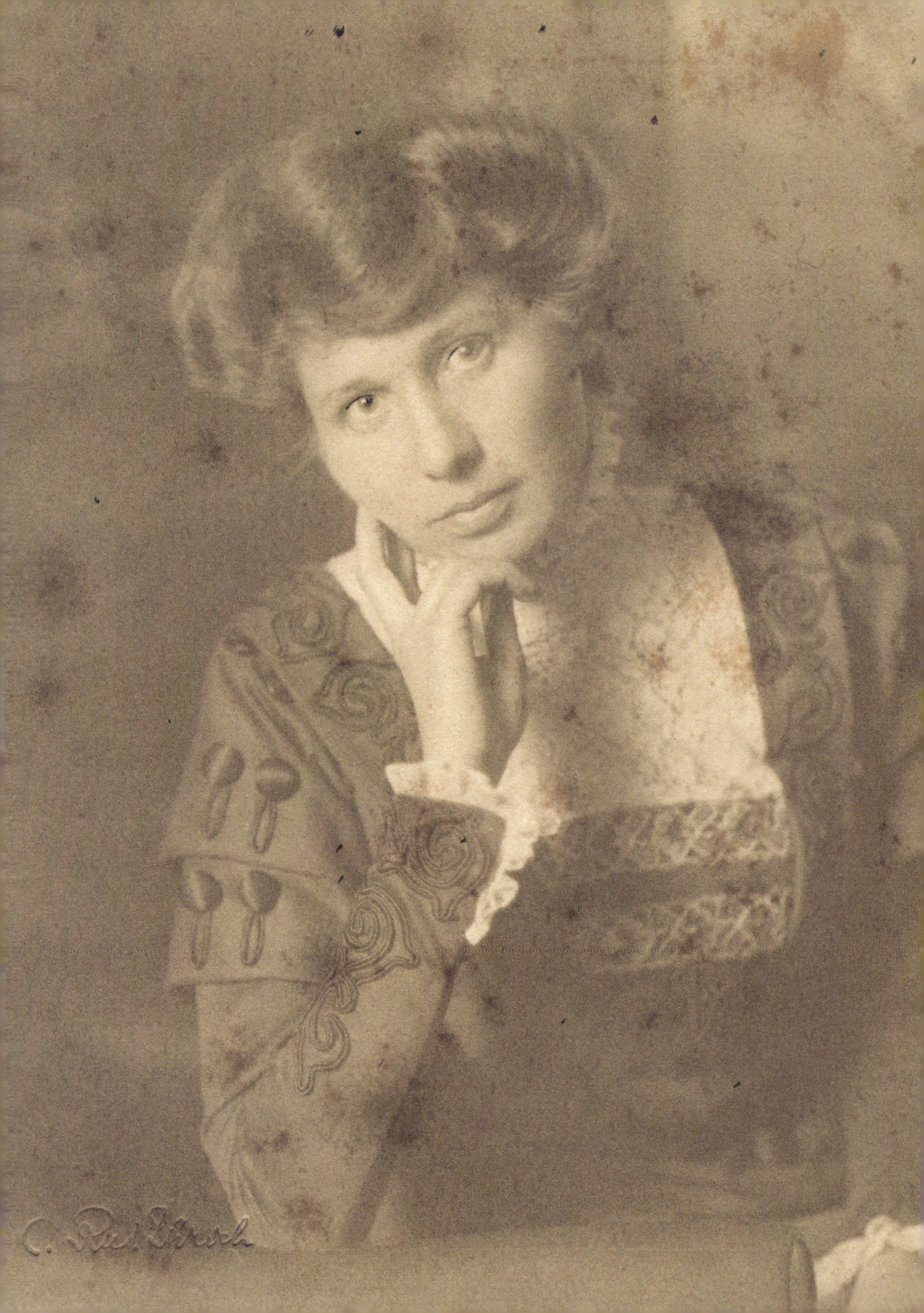

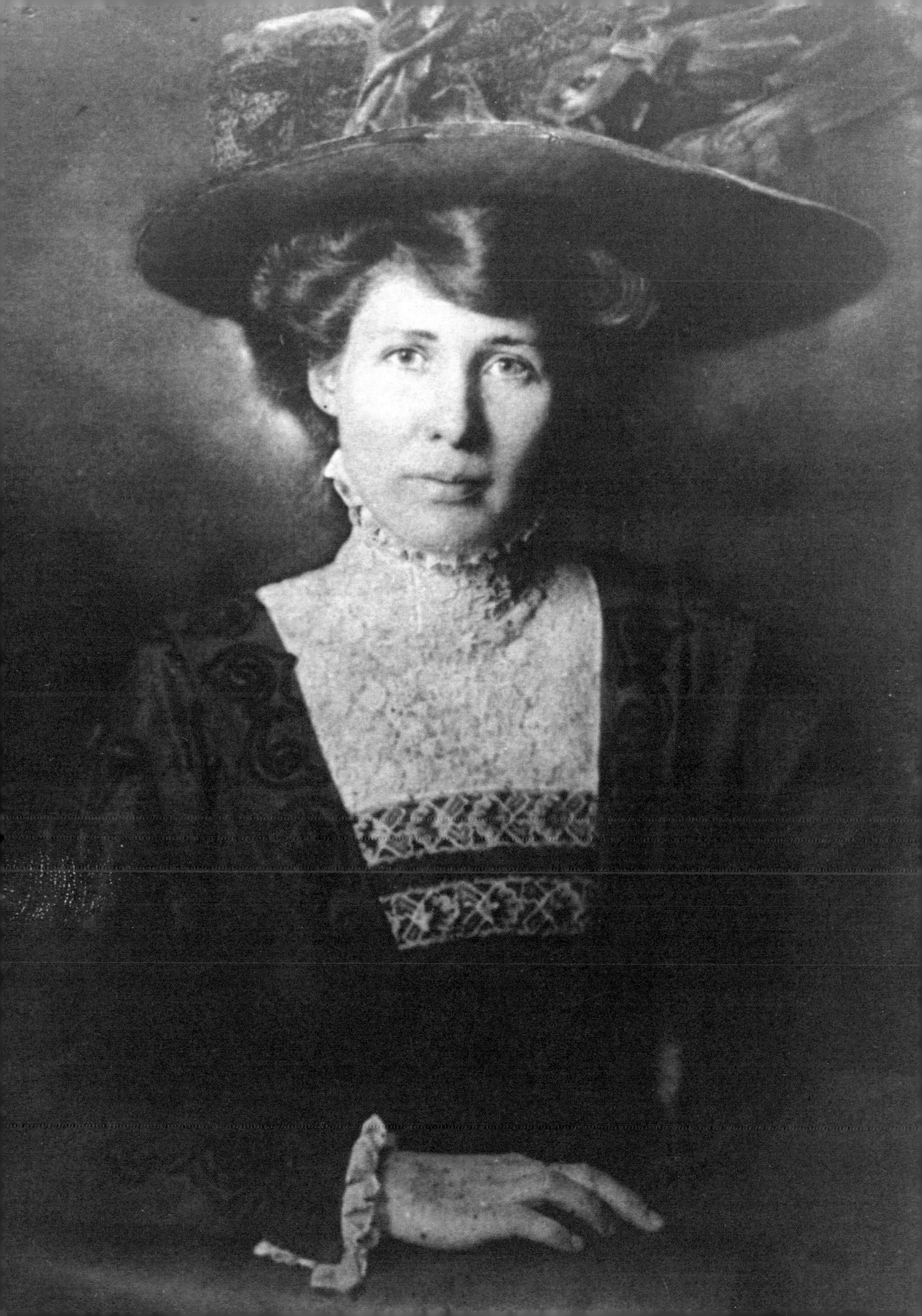

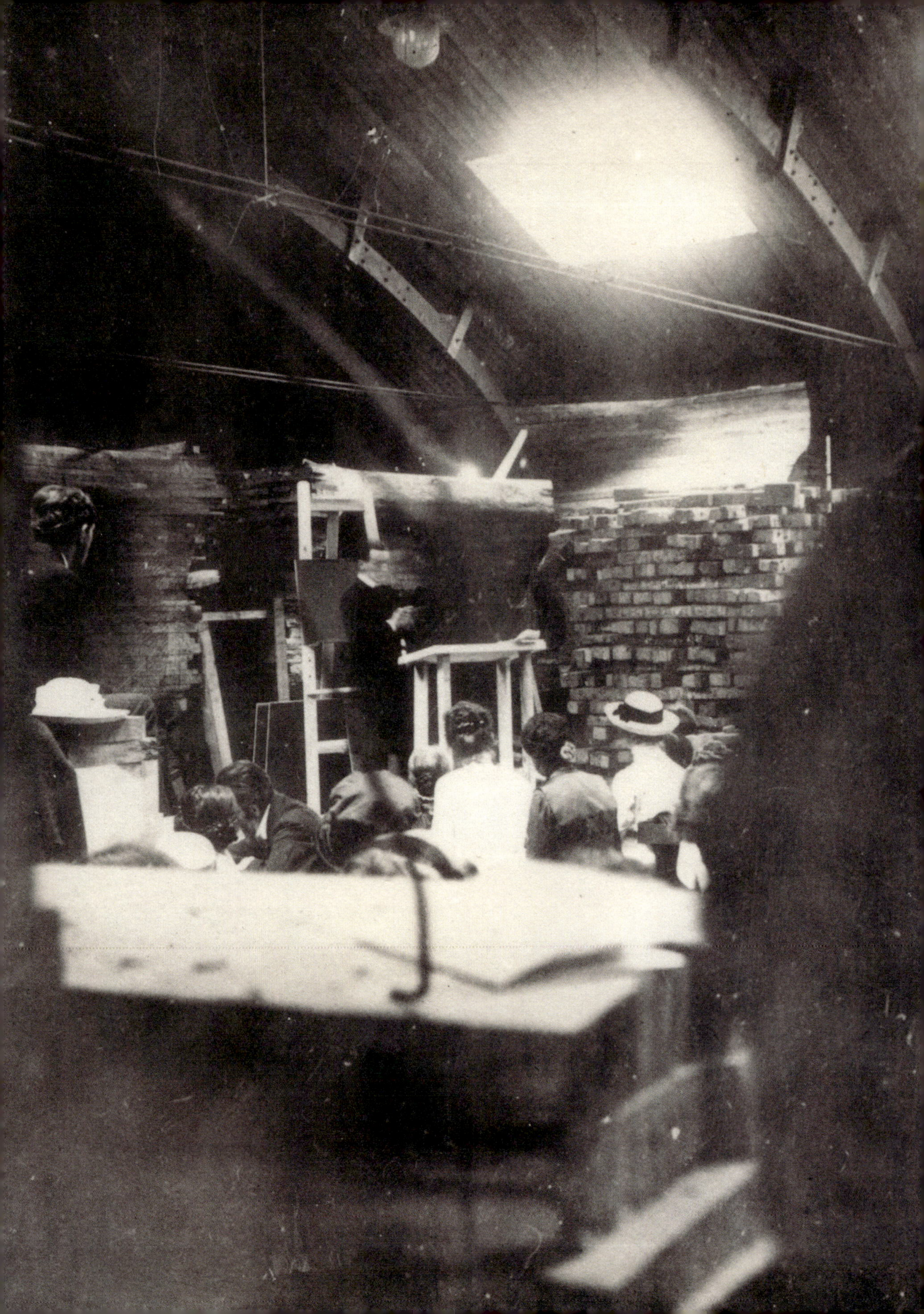

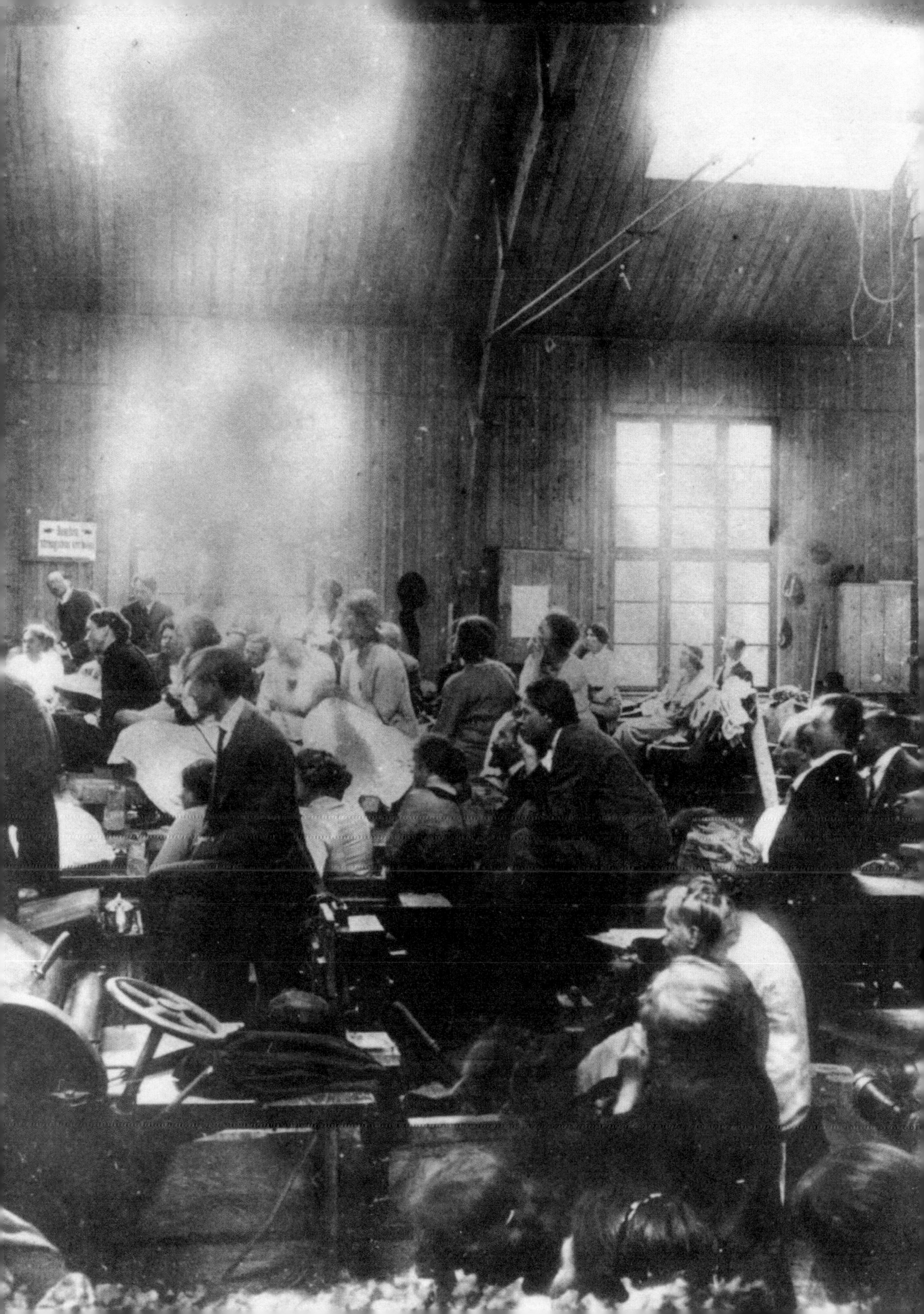

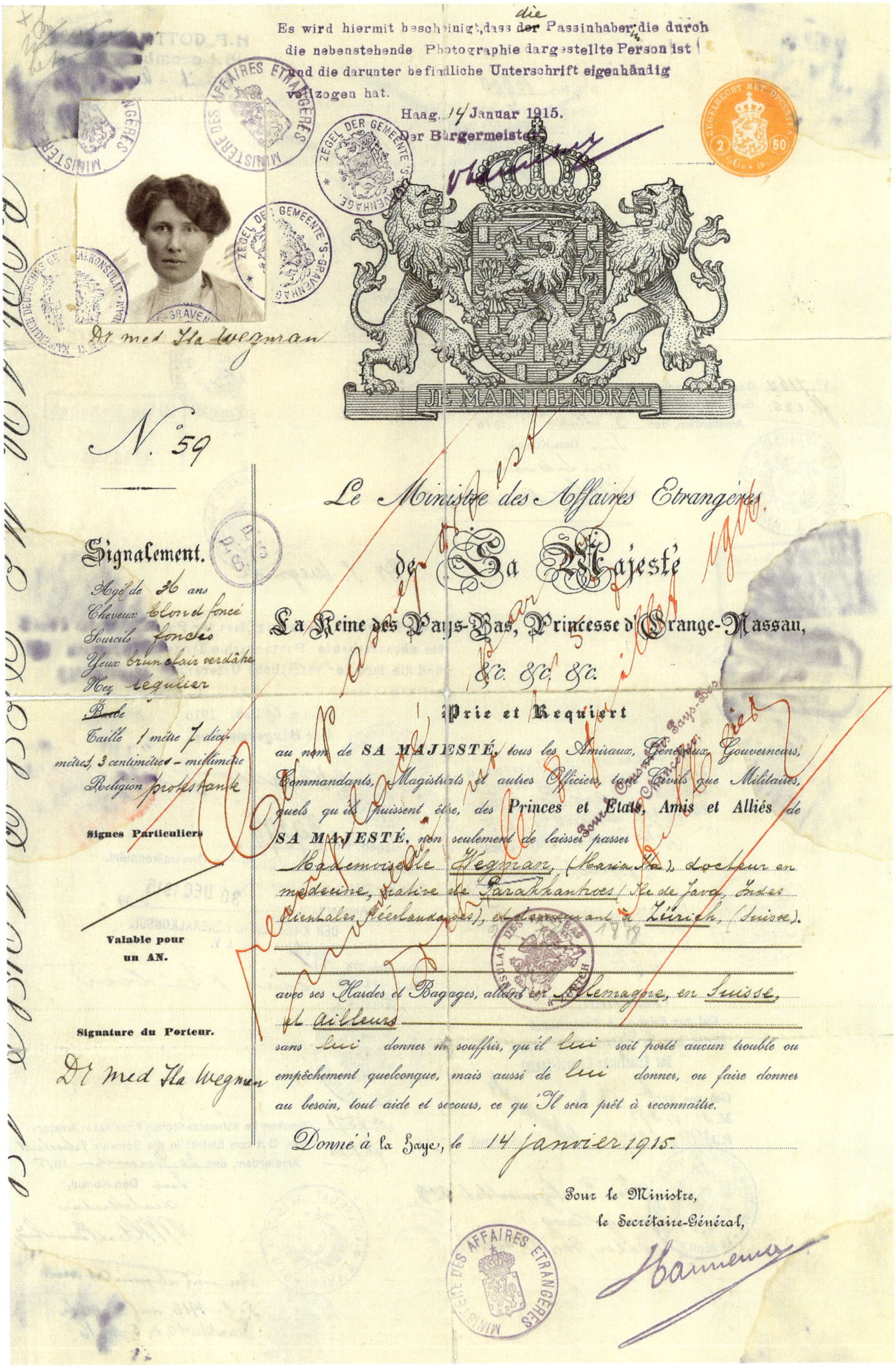

Es wird hiermit bescheinigt, dass die Passinhaberin die durch die nebenstehende Photographie dargestellte Person ist und die darunter befindliche Unterschrift eigenhändig vollzogen hat.

Haag, 14 Januar 1915.

Der Bürgermeister

Dr. med Ita Wegman

N.° 59

Signalement.

Agé de 36 ans

Cheveux blond foncé

Sourcils foncés

Yeux brun clair verdâtre

Nez regulier

Barbe

Taille 1 mètre 7 décimètres, 3 centimètres — millimètre

Religion protestante

Signes Particuliers

Valable pour un AN.

Signature du Porteur.

Dr med Ita Wegman

JE MAINTIENDRAI

Le Ministre des Affaires Etrangères

de Sa Majesté

La Reine des Pays-Bas, Princesse d'Orange-Nassau,

&c. &c. &c.

Prie et Requiert

au nom de **SA MAJESTÉ**, tous les Amiraux, Généraux, Gouverneurs, Commandants, Magistrats et autres Officiers, tant Civils que Militaires, quels qu'ils puissent être, des **Princes et Etats, Amis et Alliés** de **SA MAJESTÉ**, non seulement de laisser passer

Mademoiselle Wegman, (Maria Ita), docteur en médecine, native de Parakhantoes (Ile de Java, Indes Orientales Néerlandaises), et demeurant à Zürich, (Suisse).

avec ses Hardes et Bagages, allant en Allemagne, en Suisse, et ailleurs

sans lui donner ni souffrir, qu'il lui soit porté aucun trouble ou empêchement quelconque, mais aussi de lui donner, ou faire donner au besoin, tout aide et secours, ce qu'Il sera prêt à reconnaître.

Donné à la Haye, le 14 janvier 1915.

Pour le Ministre,

le Secrétaire-Général,

Hannema

H.P. GOTTMADINGEN
16. Dezember 1915.
Zurich – Amsterdam
HP. Gottmadingen
6. Januar. 1916
Amsterdam – Zurich

P. I. No. 10900
Gesehen im Kaiserlich Deutschen Generalkonsulat
Gut zum Eintritt in das Reichsgebiet.
AMSTERDAM, den 3. Mai 1915
DER KAISERLICH DEUTSCHE GENERALKONSUL
I. V.
Gebühr Pos. 27b
M. 3, - Fl. 1.80

KAISERLICH DEUTSCHES GENERALKONSULAT IN AMSTERDAM

ZEGEL DER GEMEENTE 'S-GRAVENHAGE

№ 7160 Gesehen im schweizerischen Konsulat in Amsterdam. Gut zum Eintritt in die Schweiz. / Austritt.
fl. 1.25.
Amsterdam, den 3. Mai 1915.
Für Den Konsul,
der Sekretär,

CONSULAT SUISSE À AMSTERDAM

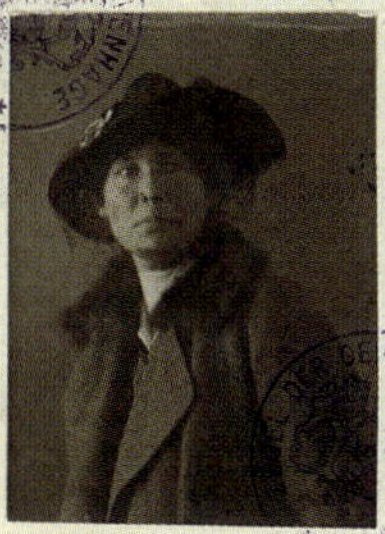

Dr. J. Wegman

Elten Bahnhof
4 JAN. 1916
Eingang.

Grenzwache
6 - MAI 1915
Ottersdorf

Es wird hiermit bescheinigt, dass der Pass die die nebenstehende Photographie darge... und die darunter befindliche Untersch... vollzogen hat.

Haag, 29 Dez: 1915.
Der Bürgermeister,

ZEGEL DER GEMEENTE 'S-GRAVENHAGE

Vu au Consulat des Pays-bas à Zurich pour visum du passeport et bon pour aller aux Pay-Bas
Zurich, le 9 décembre 1915.
Le Consul des Pays-Bas:
Alfred Meier

CONSULAT DES PAYS-BAS ZURICH

Loi du 18 Avril 1874
Art. 4 lit. c
Droit fr. 2.50 acquit.
fr. 6.50

Passtageb. Nr. 29398
Gesehen im Kaiserlich Deutschen Generalkonsulat.
Gut zur Reise nach Deutschland,
Amsterdam, den 30 DEC. 1915, 19
DER KAISERLICHE GENERALKONSUL.
I. V.
4927
Geb. Pos. 27b
M. 3, - Fl. 1.80

Gesehen.
Gut zur Reise nach Deutschland
Zürich, den 9. Dezember 1915
Der Kaiserliche General-Konsul
Geb. pos. 27 b J. A.
M. 3 - Fr. 3.75
P. J. 25190 E. B. 2775
Vizekonsul

KAISERLICH DEUTSCHES GENERALKONSULAT IN ZÜRICH

An u. abgemeldet P. A.
nach Haag.
Cöln, den 17. 12. 15.

№ 8571 Gesehen im schweizerischen Konsulat in Amsterdam. Gut zum Eintritt in die Schweiz. / Austritt
fl. 1.25
Amsterdam, den 30. Dezember 1915
Für Den Konsul,
der Sekretär

CONSULAT SUISSE À AMSTERDAM

An und abgemeldet am
5. 1. 1916 nach Zurich
Frankfurt a. M. 5. 1. 16

DER KÖNIGLICHE POLIZEI...

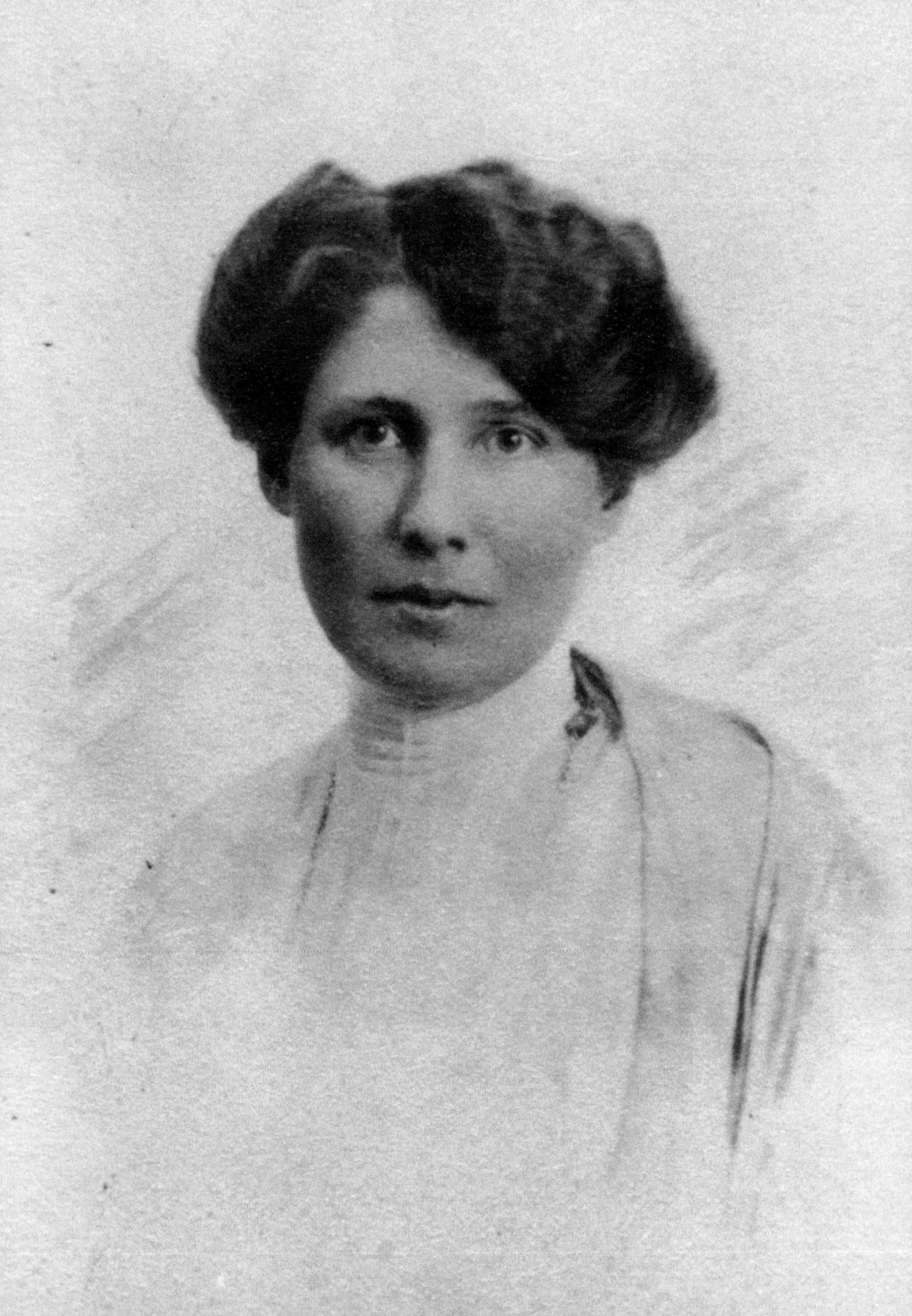

35 (Seite/Page 52)
Rudolf Steiner beim Vortrag am Rednerpult. Schreinereisaal, Goetheanum, Dornach, 7. Juni 1914.
Rudolf Steiner standing at the lectern during a lecture. Carpentry Building Hall, Goetheanum, Dornach, 7 June 1914.

36 (Seite/Page 53)
Ita Wegman neben Assja Turgenieff und Andrej Belyj (rechtes Fenster) beim Vortrag Rudolf Steiners. Schreinereisaal, Goetheanum, Dornach, 7. Juni 1914.
Ita Wegman next to Assja Turgenieff and Andrej Belyj (right window) at the lecture by Rudolf Steiner. Carpentry Building Hall, Goetheanum, Dornach, 7 June 1914.

37 (Seite/Page 54)
Pass, signiert «Dr. med. Ita Wegman». Haag, den 14. Januar 1915.
Passport, signed "Dr. med. Ita Wegman." The Hague, 14 January 1915.

38 (Seite/Page 55)
Pass, Rückseite, signiert «Dr. med. Ita Wegman». Haag, den 29. Dezember 1915.
Passport. Signed "Dr. med. Ita Wegman." The Hague, 29 December 1915.

39
Ita Wegman. Passfotografie. Zürich, ohne Datum (ca. 1915).
Ita Wegman. Passport photo. Zurich, undated (ca. 1915).

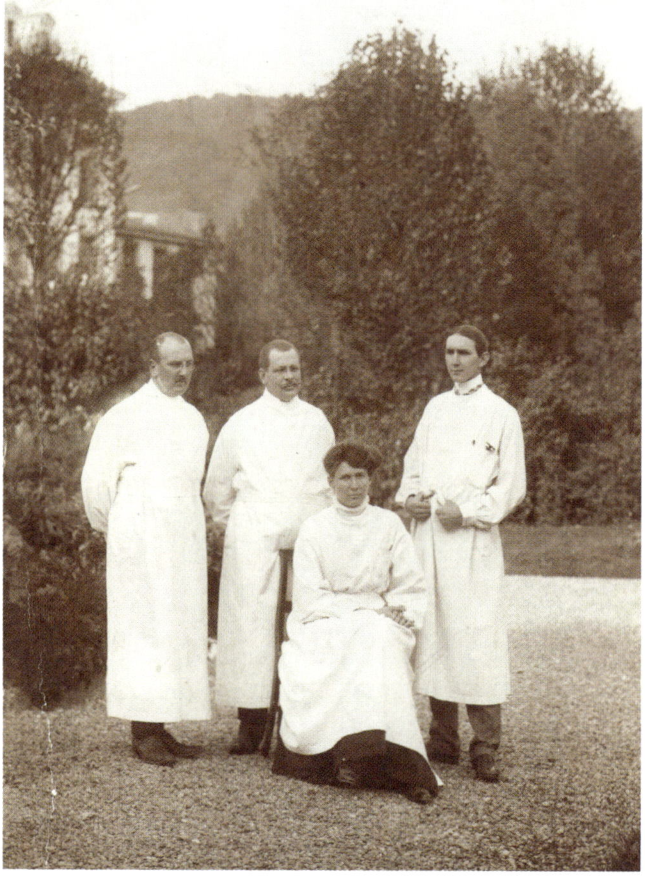

40
Ita Wegman mit Kollegen (Dymont, Eschler, Victor Müller) im Garten der Universitätsfrauenklinik Zürich, ohne Datum (1915/1916).
Ita Wegman with colleagues (Dymont, Eschler, Victor Müller) in the garden at the women's clinic of the University of Zurich, undated (1915/1916).

41
Ita Wegman mit Kollegen (Dymont, Eschler, Victor Müller) im Garten der Universitätsfrauenklinik Zürich, ohne Datum (1915/1916).
Ita Wegman with colleagues (Dymont, Eschler, Victor Müller) in the garden at the women's clinic at the University of Zurich, undated (1915/1916).

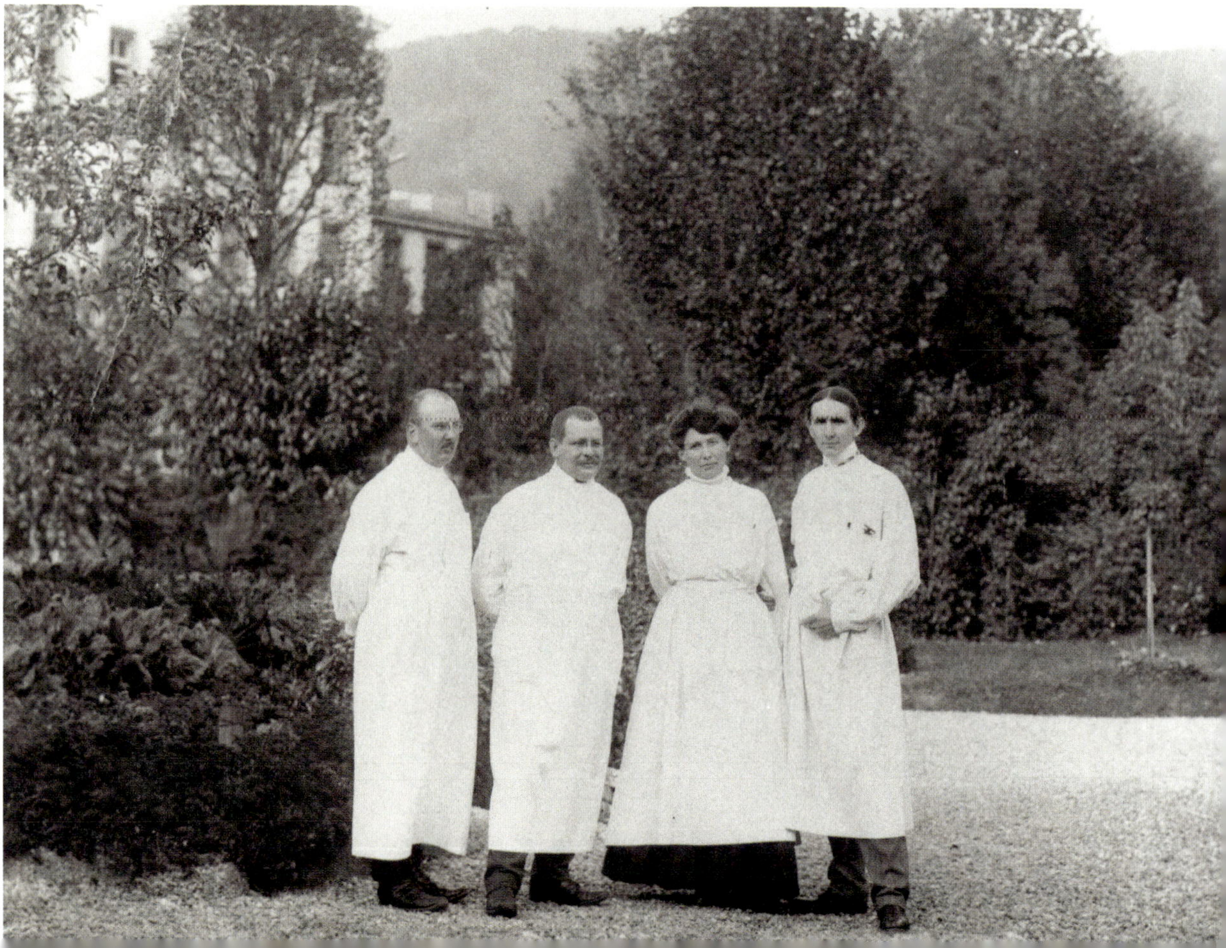

Duplikat.

№ 298.

Die Direktion des Gesundheitswesens

des

KANTONS ZÜRICH

erteilt

dem ~~Herrn~~ Fräulein Marie Wegmann, Dr. med.

aus Java, holländisch Indien

auf vorgewiesenes eidgenössisches Diplom d. d. 11. Juli 1911

die gesetzliche Berechtigung zur Ausübung der

ärztlichen Praxis

im Kanton Zürich.

Zu Urkund dessen wird demselben, nachdem er die getreue Erfüllung der damit verbundenen Pflichten angelobt hat, gegenwärtiges Patent ausgestellt.

Zürich, den 17. April 1917.

DER DIREKTOR
DES GESUNDHEITSWESENS:

DER SEKRETÄR:

Taxe: Fr. 10 Rp. 20

42
«Die gesetzliche Berechtigung zur Ausübung der ärztlichen Praxis im Kanton Zürich» für «Fräulein Marie Wegmann, Dr. med. aus Java, holländisch Indien», erstellt am 17. April 1917 durch «Die Direktion des Gesundheitswesens des Kantons Zürich».
"Authorization to practice medicine in the canton of Zurich" for "Miss Marie Wegmann, Doctor of Medicine from Java, Dutch East Indies," issued on 17 April 1917 by the "Department of Health for the Canton of Zurich".

Dr. med. Ita Wegmann

gew. Assistenzärztin d. int. Abteilung des Theodosianums, d. Universitätsfrauenklinik Zürich, d. Kreisspitals Oberengadin Samaden, gew. Volontärärztin am Kinderspital Zürich

hat sich in der Gemeindestrasse 25 als prakt. Aerztin und Frauenärztin niedergelassen.

Elektro-hydrotherapeutisches Institut.

Aufnahme von Patienten im Hause.

Sprechstunden: 10—11 u. 1—3 Uhr.

Telephon: 3.11 [7241c

43
Anzeige: «Dr. med. Ita Wegmann [...] hat sich in der Gemeindestrasse 25 als prakt. Aerztin und Frauenärztin niedergelassen.» *Neue Züricher Zeitung*, 3. Mitteilungsblatt vom Montag, den 2. Juli 1917.
Announcement: "Dr. Ita Wegmann ... has established her general practice with a specialty in gynecology at Gemeindestrasse 25." *Neue Züricher Zeitung*, 3rd Newsletter, Monday, 2 July 1917.

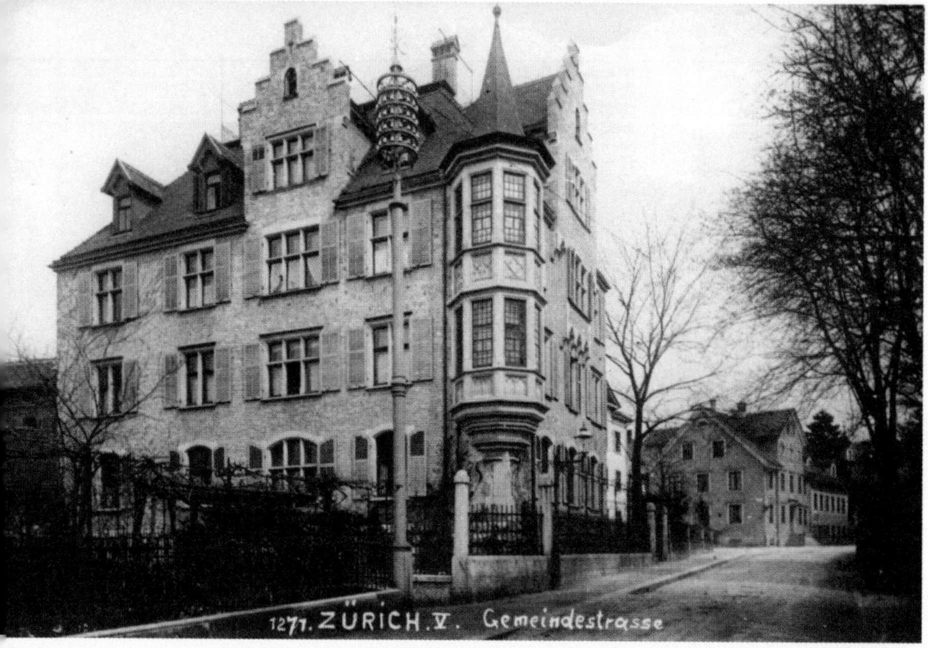

44
Die erste Praxis: Zürich, Gemeindestrasse 25. Ohne Datum (1917/1918).
First medical office: Zurich, Gemeindestrasse 25. Undated (1917/1918).

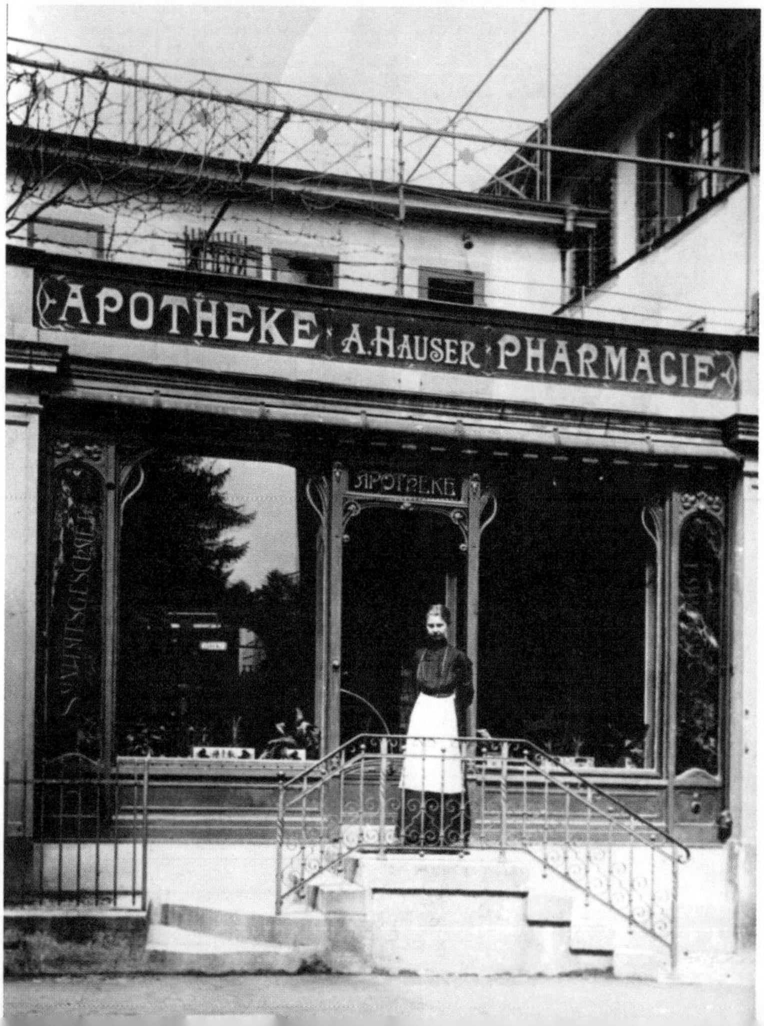

45
APOTHEKE A. HAUSER PHARMACIE. Herstellung des ersten injizierbaren Mistelpräparats. Zürich, Gemeindestrasse 7, ca. 1918.
APOTHECARY A. HAUSER PHARMACY. Production of the first injectable mistletoe preparation. Zurich, Gemeindestrasse 7, ca. 1918.

46

Anzeige: «Dr. med. Ita Wegmann. Spezialärztin für Innere Krankheiten und Frauenleiden. Privatklinik und Sanatorium. Holderstrasse 9, Zürich 7.» *Neue Zürcher Zeitung,* Abendblatt vom Montag, den 7. Juli 1919.

Announcement: "Dr. med. Ita Wegmann. Specialist for internal illnesses and women's ailments. Private clinic and sanitarium. Holderstrasse 9, Zurich 7." *Neue Züricher Zeitung*, evening edition of Monday, 7 July 1919.

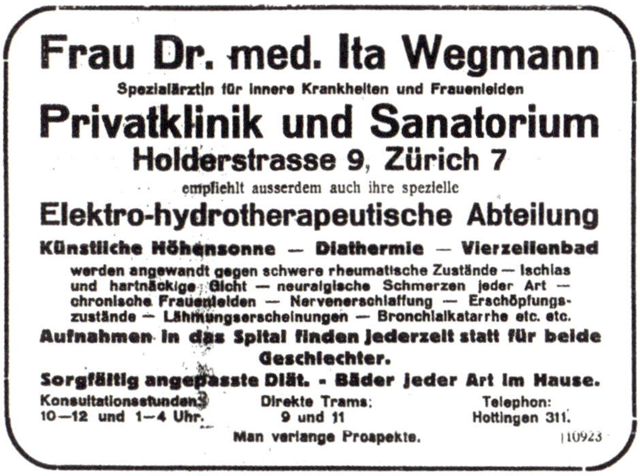

Frau Dr. med. Ita Wegmann
Spezialärztin für innere Krankheiten und Frauenleiden
Privatklinik und Sanatorium
Holderstrasse 9, Zürich 7
empfiehlt ausserdem auch ihre spezielle
Elektro-hydrotherapeutische Abteilung
Künstliche Höhensonne — Diathermie — Vierzellenbad
werden angewandt gegen schwere rheumatische Zustände — Ischias und hartnäckige Gicht — neuralgische Schmerzen jeder Art — chronische Frauenleiden — Nervenerschlaffung — Erschöpfungszustände — Lähmungserscheinungen — Bronchialkatarrhe etc. etc.
Aufnahmen in das Spital finden jederzeit statt für beide Geschlechter.
Sorgfältig angepasste Diät. - Bäder jeder Art im Hause.
Konsultationsstunden: 10—12 und 1—4 Uhr.
Direkte Trams: 9 und 11
Telephon: Hottingen 311.
Man verlange Prospekte.
10923

47

Die Belegklinik Ita Wegmans und Anna Baltischwillers. Zürich, Holderstrasse 9, ohne Datum (ca. 1919). Am Eingangsschild in der ersten Zeile unter Vergrößerung lesbar: [Dr.] Med. Ita Wegman.

Inpatient clinic of Ita Wegman and Anna Baltischwiller. Zurich, Holderstrasse 9, undated (ca. 1919). With magnification, the first line of the sign at the entrance reads "[Dr.] Med. Ita Wegman."

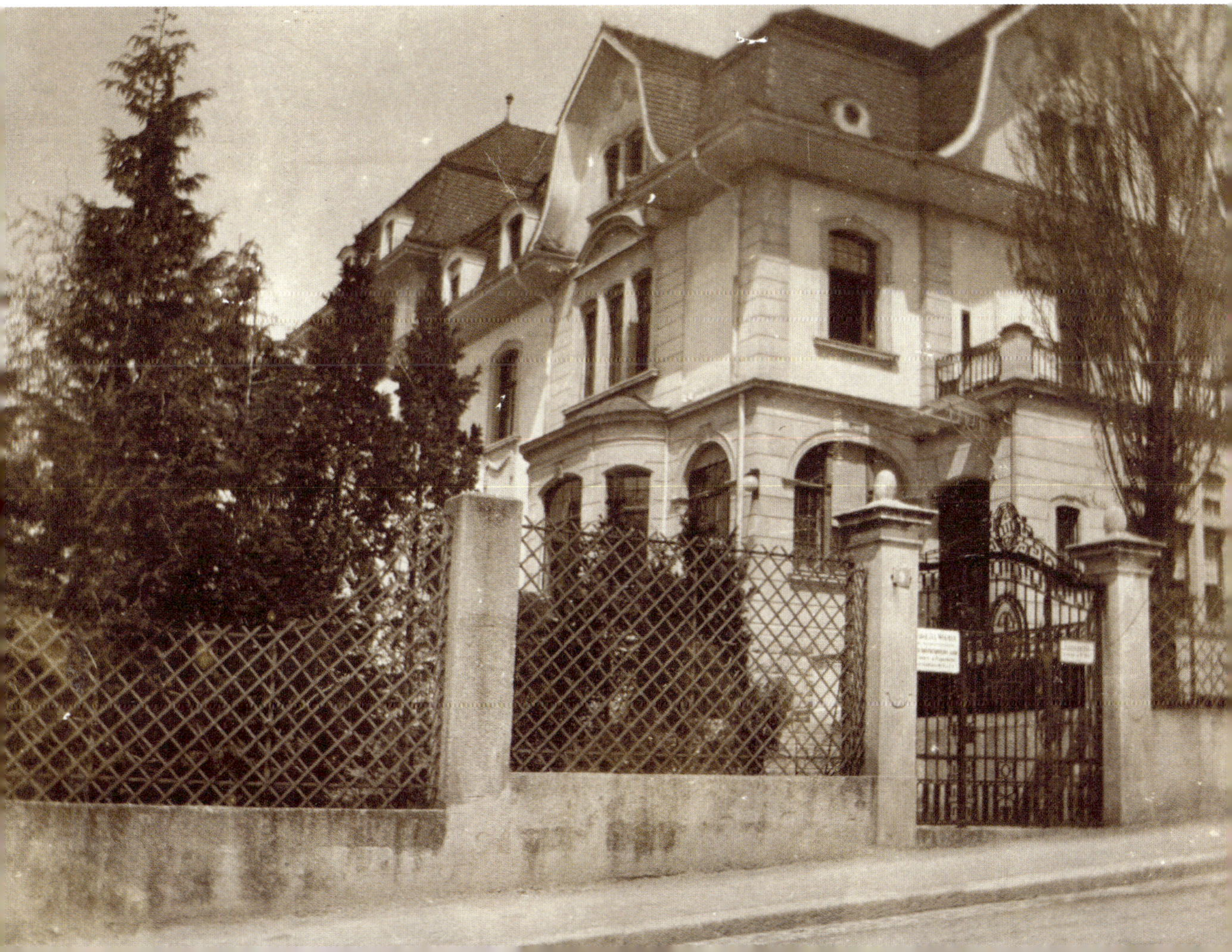

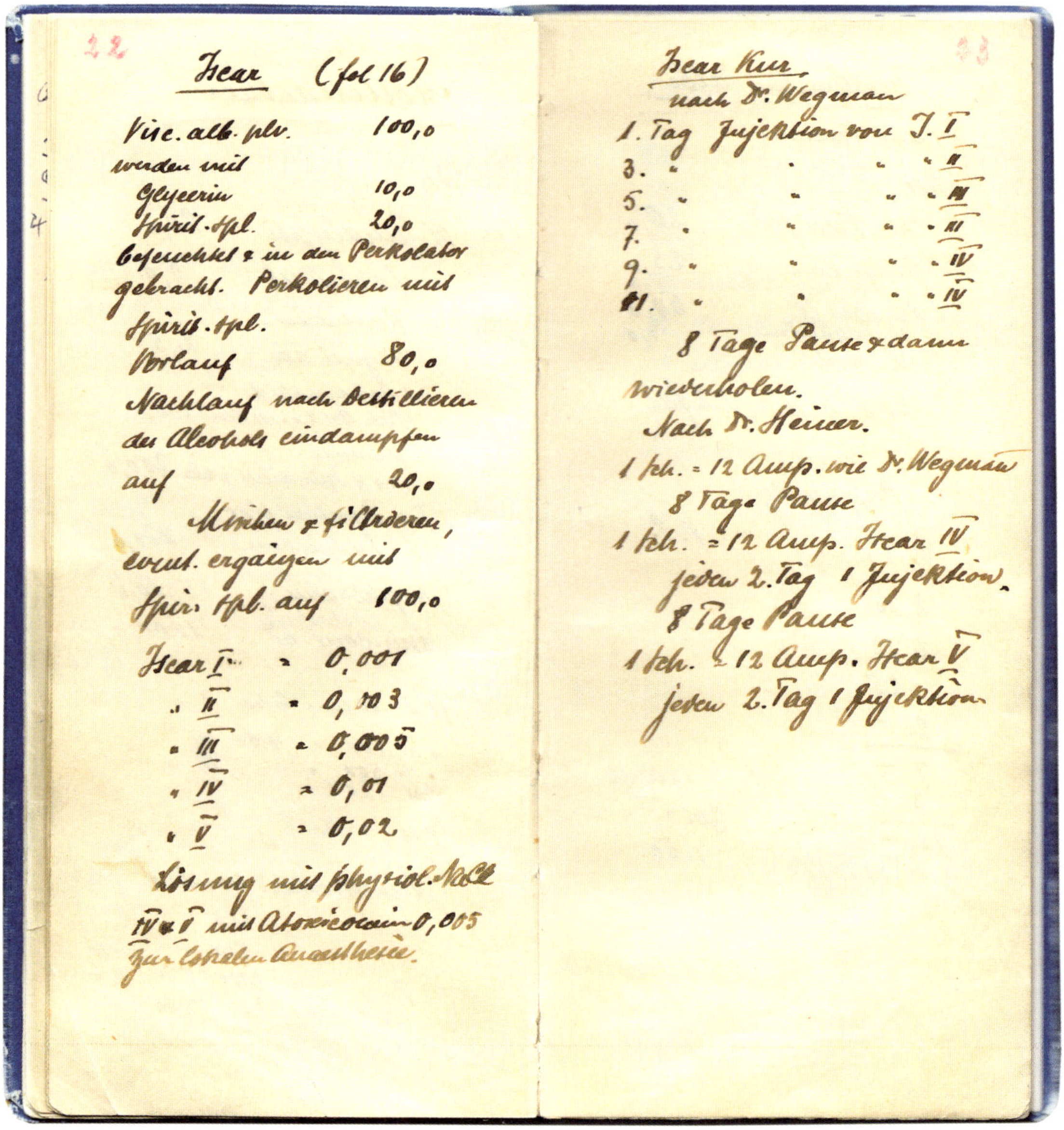
22

Iscar (fol 16)

Visc. alb. plv. 100,0
werden mit
Glycerin 10,0
Spirit. dil. 20,0
befeuchtet & in den Perkolator
gebracht. Perkolieren mit
Spirit. dil.
Vorlauf 80,0
Nachlauf nach Destillieren
des Alcohols eindampfen
auf 20,0
Mischen & filtrieren,
event. ergänzen mit
Spir. dil. auf 100,0

Iscar I = 0,001
" II = 0,003
" III = 0,005
" IV = 0,01
" V = 0,02

Lösung mit physiol. NaCl
IV & V mit Atoxicocain 0,005
zur lokalen Anaesthesie.

33

Iscar Kur
nach Dr. Wegman
1. Tag Injektion von I. I
3. " " " II
5. " " " III
7. " " " III
9. " " " IV
11. " " " IV
8 Tage Pause & dann
wiederholen.
Nach Dr. Heiner.
1 Sch. = 12 Amp. wie Dr. Wegman
8 Tage Pause
1 Sch. = 12 Amp. Iscar IV
jeden 2. Tag 1 Injektion.
8 Tage Pause
1 Sch. = 12 Amp. Iscar V
jeden 2. Tag 1 Injektion

48
Adolf Hauser: Rezeptbuch. Zürich, ohne Datum.
Adolf Hauser: Remedy compounding notebook. Zurich, undated.

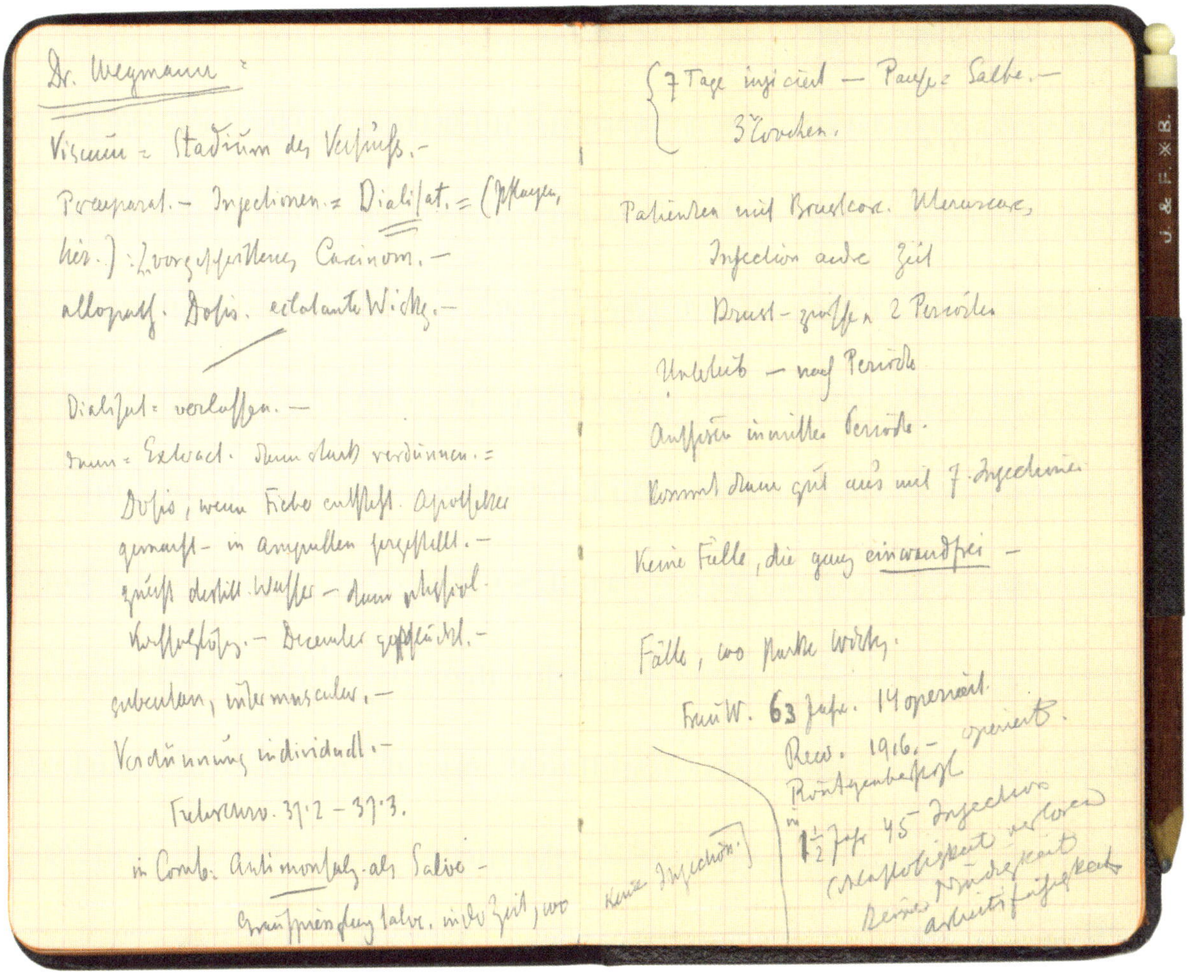

49

Rudolf Steiner: Notizen zum Vortrag Ita Wegmans am 8. April 1920 während des ersten Dornacher Ärztekurses.

Rudolf Steiner: Notes for Ita Wegman's lecture in Dornach on 8 April 1920 during the first course for doctors.

50
Ita Wegman in der Zürcher Praxis, ohne Datum (ca. 1920).
Ita Wegman in her Zurich practice, undated (ca. 1920).

51
Ita Wegman: Brief an Oskar Schmiedel, 11. Mai 1920, Holderstrasse 9, Zürich, S. 1–2.
Ita Wegman: Letter to Oskar Schmiedel, 11 May 1920, Holderstrasse 9, Zurich, pp. 1–2.

«Zürich 11/V 1920.
Holderstr 9.

Sehr geehrter Herr Dr. Schmiedl,
nach unserm gestrigen Gespräch bin ich der Ansicht, dass wir so rasch als möglich handeln müssen. Ich habe auf der Rückreise nach Zürich mit Gimmi gesprochen und er war auch meiner Ansicht und gab mir den Rat mit Ihnen ein Komité zu bilden, die zum Zweck hat das Forschungsinstitut und das Sanatorium zu gründen. Wir wollen aber nicht zu viel darüber reden, das wichtigste ist, dass Sie und ich zusammen gehen. Es ist mir volkommen klar, dass diese Sachen von dem Kommenden Tag nicht unterstützt werden können vorläufig, diese müssen Unternehmungen gründen, die viel Geld aufbringen um das Goetheanum zu helfen. Wir müssen also dafür sorgen, dass wir auf irgend einer Art an Geld kommen. Nun habe

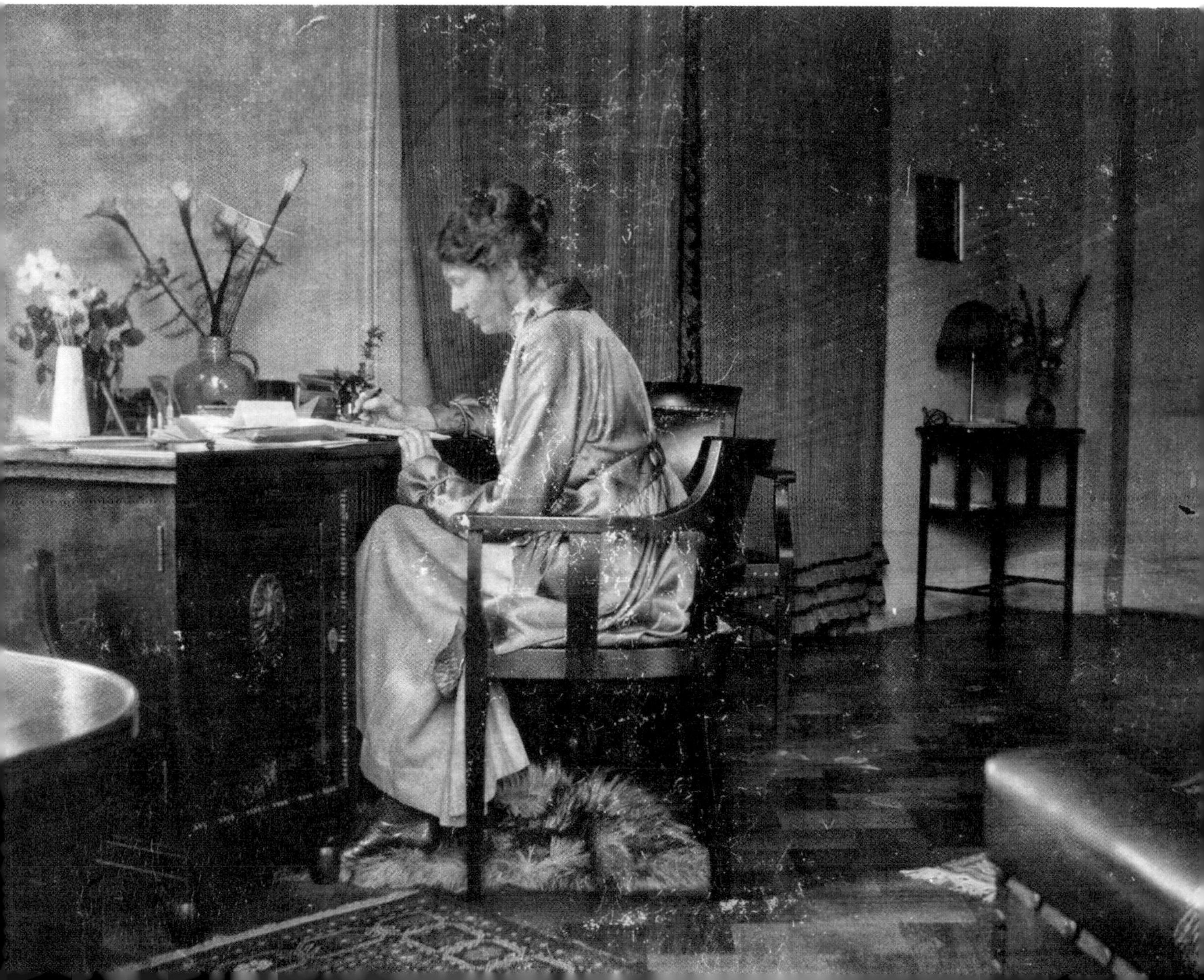

ich von Holländischen Freunden schon 50.000 frs versprochen bekommen, und es wird noch mehr kommen. Dieses Geld wurde wohl für die Gründung des Sanatoriums gegeben. Natürlich ist diese Summe noch lange nicht genügend, aber der Anfang ist da.» (S. 1).

«Gimmi erzählte mir, dass Sie ein Haus in Auge hatten, das event. gekauft werden könnte. Wo befindet sich dasselbe? Es ist unbedingt nötig, dass Sie Vertrauen in mir haben, und nicht so tun, dass Sie links gehen und ich rechts. Damit werden wir nichts erreichen. Wir wohnen nun einmal in der Schweiz und müssen nun einmal hier etwas gründen, damit wir mit dem Dokter arbeiten können. [...]» (S. 2).

"Zurich 11/V 1920.
Holderstr 9.

Dear Doctor Schmiedl,
After our conversation yesterday I am of the opinion that we need to act as quickly as possible. I spoke with Gimmi on the trip back to Zurich, and he shared my opinion and advised me to form a committee with you for the purpose of founding the research institute and sanitarium. But we don't want to do a lot of talking about it; the most important thing is that you and I proceed together. It is entirely clear to me that for the moment these things cannot be supported by Der Kommende Tag it must found enterprises that will raise a lot of money to help the Goetheanum. Hence we will somehow have to find the money. Now I have already been promised 50,000 CHF by Dutch friends, and there is more to come. I think this money is being donated for founding the sanitarium. Of course, this sum is not enough by far, but it is a beginning." (p. 1)

"Gimmi told me that they are keeping their eyes on a house that may go up for sale. Where is it? It is absolutely essential you trust me and that we don't act so that you go left and I go right. We will accomplish nothing that way. It's simply true that we live in Switzerland, and we must now found something here so that we can work with the Doctor [Rudolf Steiner]..." (p. 2).

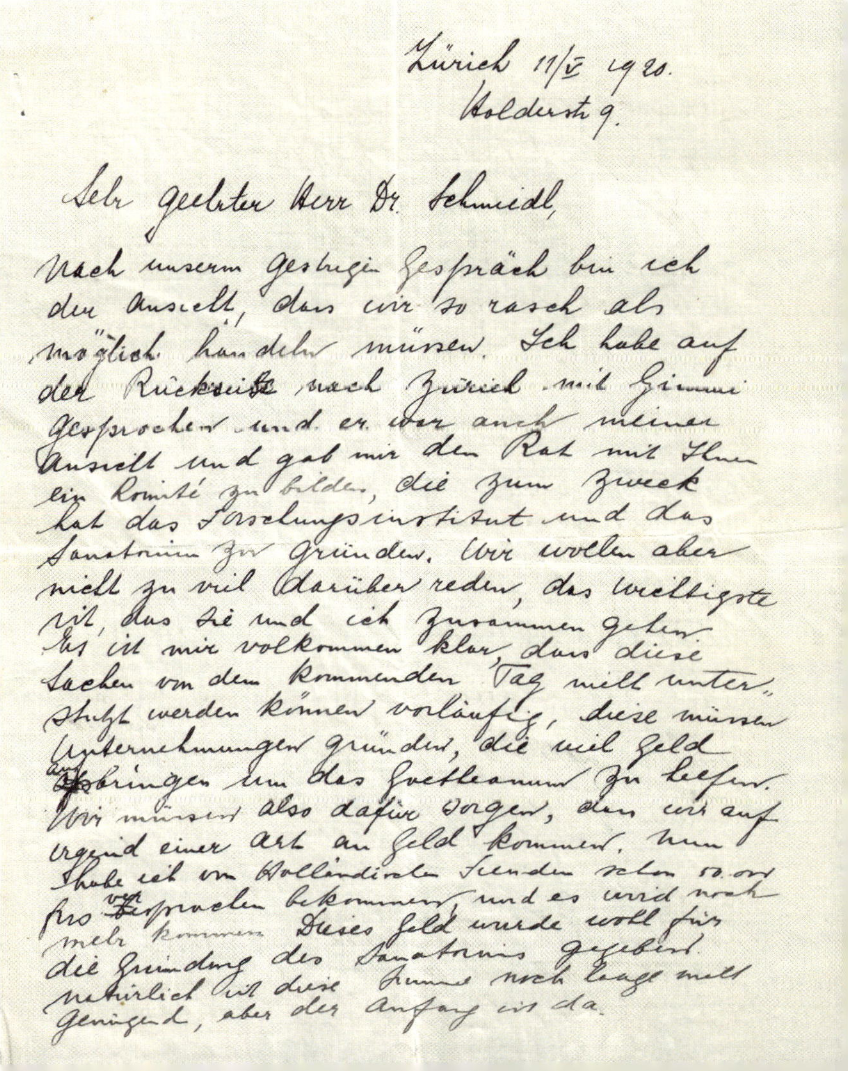
Zürich 11/V 1920.
Holderstr 9.

Sehr geehrter Herr Dr. Schmiedl,

Nach unserm gestrigen Gespräch bin ich der Ansicht, dass wir so rasch als möglich handeln müssen. Ich habe auf der Rückreise nach Zürich mit Gimmi gesprochen und er war auch meiner Ansicht und gab mir den Rat mit Ihnen ein Komité zu bilden, die zum Zweck hat das Forschungsinstitut und das Sanatorium zu gründen. Wir wollen aber nicht zu viel darüber reden, das wichtigste ist, dass Sie und ich zusammen gehen. Es ist mir vollkommen klar, dass diese Sachen von dem Kommenden Tag nicht unterstützt werden können vorläufig, diese müssen Unternehmungen gründen, die viel Geld aufbringen um das Goetheanum zu helfen. Wir müssen also dafür sorgen, dass wir auf irgend einer Art an Geld kommen. Nun habe ich von Holländischen Freunden schon 50.000 frs versprochen bekommen, und es wird noch mehr kommen. Dieses Geld wurde wohl für die Gründung des Sanatoriums gegeben. Natürlich ist diese Summe noch lange nicht genügend, aber der Anfang ist da.

29. JANUAR 1921 Eröffnung einer Praxis in Basel, Blumenrain 1. Umbauarbeiten am Haus in Arlesheim.

8. JUNI 1921 Eröffnung der Klinik mit zunächst fünf Patientenzimmern in unterschiedlichen Farben. Hausführung für Rudolf Steiner. *«Und unvergesslich bleibt mir der Moment, als wir in der obersten Etage angelangt zur offenen Veranda uns begaben, um den schönen Ausblick zu sehen, den Arlesheim auf die Vogesen hat, Rudolf Steiner sich mir zuwendete, mir die Hand gab und die Worte aussprach, dass er mit mir arbeiten wolle und dass es ihm Freude gemacht, dass das Institut zustande gekommen ist, dem er den Namen Klinisch-therapeutisches Institut geben wollte und für das er jetzt mit mir zusammen einen Prospekt ausarbeiten wollte.»*

Erste Mitarbeiterinnen im *Klinisch-therapeutischen Institut* (KTI): Hilma Walter aus Deutschland, Ärztin; Käthe Krebs aus Norwegen, Krankenschwester; Mien Viehoff aus Holland, Büro; Martha Staub aus der Schweiz, Praxishelferin.

Beginn der Erarbeitung und Herstellung neuartiger Heilmittel im sog. *«Versuchslaboratorium»* Dr. Oskar Schmiedels im *Haus Büchler,* in unmittelbarer Nähe des KTI.

9. JUNI 1921 Brief Polizeidirektion des Kantons Baselland an *«Frl. Dr. med I. Wegman, Blumenrain 1, Basel». «Nach Einsichtnahme Ihrer mit Schreiben vom 7. ds. Mts. an das Department des Innern eingesandten Ausweise, die wir hiermit zurücksenden, teilen wir Ihnen mit, dass der von Ihnen beabsichtigten Einrichtung eines klinisch-therapeutischen Instituts in Arlesheim nichts entgegensteht.»*

15. AUGUST 1921 Das *Klinisch-therapeutische Institut* in Stuttgart wird eröffnet.

29 JANUARY 1921 Opens a practice in Basel, Blumenrain 1. Renovation work on the house in Arlesheim.

8 JUNE 1921 Opening of the clinic, initially with five patient rooms in various colors. Rudolf Steiner is given a tour of the house. *"And the moment is for me unforgettable; as we arrived at the uppermost floor and found our way to the open veranda in order to look out on the beautiful view that Arlesheim has of the Voges, Rudolf Steiner turned to me and extended his hand to me, and spoke the words that he would like to work with me, and that it made him happy that the Institute has become reality. And that he wants to give it the name Clinical-therapeutic Institute, and that he would like to work with me now to create a brochure for it."*

First co-workers in the *Clinical-therapeutic Institute* (KTI): Hilma Walter from Germany, physician; Käthe Krebs from Norway, nurse; Mien Viehoff from Holland, office; Martha Staub from Switzerland, medical assistant.

Begins the development and production of new forms of medications in Dr. Oskar Schmiedel's so-called *"Experimental Laboratory"* in *House Büchler,* in close proximity to the KTI.

9 JUNE 1921 Letter from the police department of the canton of Baselland to *"Doctor Ita Wegman, Blumenrain 1, Basel." "After inspection of your correspondence and identity documents (which we are returning to you now) sent on the 7th of this month to the Department of the Interior, we are writing to inform you that nothing stands in the way of your proposed establishment of a clinical-therapeutic institute in Arlesheim."*

15 AUGUST 1921 The *Clinical-therapeutic Institute* in Stuttgart is opened.

1. APRIL 1922 Klinik und Labor werden in die Aktiengesellschaft ILAG - *Internationale Laboratorien und Klinisch-Therapeutisches Institut A.G.* - organisatorisch eingegliedert.

1 APRIL 1922 Clinic and laboratory are integrated organizationally into the shareholder company, ILAG - *Internationale Laboratorien und Klinisch-therapeutisches Institut A.G.*

SILVESTERNACHT 1922/1923 Totale Zerstörung des Goetheanum durch Brandstiftung. Begegnung mit Rudolf Steiner in der Brandnacht.

NEW YEAR'S EVE 1922/1923 The Goetheanum is completely destroyed by an arsonist's fire. Meeting with Rudolf Steiner during the night of the fire.

1923 Weitere Intensivierung der klinischen Zusammenarbeit mit Rudolf Steiner. Einsatz für den Wiederaufbau des Goetheanum und die Neuorganisation der Anthroposophischen Gesellschaft. Mit Rudolf Steiner in England und Wales. Gespräche über die Zukunft des Goetheanum und der anthroposophischen Medizin. Ärztevorträge Steiners in London (Harley Street).

1923 Further intensification of the clinical collaboration with Rudolf Steiner. Commitment to the rebuilding of the Goetheanum and the new organization of the Anthroposophical Society. Accompanies Rudolf Steiner in England and Wales. Conversations about the future of the Goetheanum and anthroposophical medicine. Rudolf Steiner's medical lectures in London (Harley Street).

ENDE SEPTEMBER Aufnahme des ersten seelenpflegebedürftigen Kindes in das KTI (Sandroe Staughton); in der Folge Aufbau des Kinderheimes *Sonnenhof* im Zentrum von Arlesheim, nahe des Domes.

Mit Rudolf Steiner in Wien und in Holland, u.a. zu Ärztebesprechungen und medizinischen Vorträgen.

END OF SEPTEMBER First child in need of care for the soul (Sandroe Staughton) is admitted to the KTI; as a result, the *Sonnenhof*, a home and care facility for children, is developed in the center of Arlesheim, near the cathedral.

With Rudolf Steiner in Vienna and Holland for, among other things, consultations and medical lectures.

ANFANG OKTOBER Anfang der gemeinsamen Arbeit an einem Lehrbuch der anthroposophischen Medizin (später GA 27).

BEGINNING OF OCTOBER Shared work on a textbook of anthroposophical medicine commences (later GA 27).

23. DEZEMBER 1923 - 1. JANUAR 1924 «Weihnachtstagung» in Dornach. Begründung der *Freien Hochschule für Geisteswissenschaft am Goetheanum* mit fünf Sektionen. Ernennung Ita Wegmans zur Leiterin der Medizinischen Sektion sowie zum Vorstandsmitglied der neugegründeten Allgemeinen Anthroposophischen Gesellschaft.

23 DECEMBER 1923 - 1 JANUARY 1924 "Christmas Conference" in Dornach. Founding of the *School for Spiritual Science at the Goetheanum* with five Sections. Ita Wegman is named the leader of the Medical Section as well as a member of the Executive Council of the newly founded General Anthroposophical Society.

JANUAR UND APRIL 1924 Rudolf Steiners Kurse für junge Mediziner, organisatorisch unterstützt durch Ita Wegman und Mitarbeiter des KTI.

Integration des *Klinisch-therapeutischen Instituts* in den Verein des Goetheanum auf Wunsch Rudolf Steiners.

Reisen nach Holland, Frankreich und England mit Rudolf Steiner. Gemeinsame Patientensprechstunden und weitere Vorträge zur Medizin.

AUGUST 1924 Erfolgreiche Arbeit des KTI mit kontinuierlich anwachsenden Patientenzahlen macht An- und Erweiterungsbauten der Klinik notwendig, u. a. auch Errichtung eines Mitarbeiterhauses, des *Holzhauses [«Wohnbaracke»],* im Klinikgarten nach Entwurf Rudolf Steiners. Intensiver gemeinsamer Einsatz für die anthroposophische Pharmazeutik und für den Aufbau der Medizinischen Sektion als Forschungs-, Lehr- und Ausbildungsstätte.

ENDE SEPTEMBER 1924 schwere Erkrankung Rudolf Steiners. Krankenlager im Atelier (Schreinerei am Goetheanum), ärztliche Betreuung durch Ita Wegman und Ludwig Noll.

30. MÄRZ 1925 Tod Rudolf Steiners im Beisein Ita Wegmans.

JANUARY AND APRIL 1924 Rudolf Steiner's courses for young doctors and medical students, supported organizationally by Ita Wegman and co-workers of the KTI.

Integration of the *Clinical-therapeutic Institute* into the Goetheanum Association at the behest of Rudolf Steiner.

Trips to Holland, France, and England with Rudolf Steiner. Collaborative patient consultations with Rudolf Steiner and further lectures about medicine.

AUGUST 1924 The successful work of the KTI and continuously growing patient numbers make necessary the addition of wings to the clinic and supplementary buildings, as well as the construction of a house for co-workers, the *Holzhaus* [Wooden House] (*"residential barracks"*), in the gardens of the clinic, based on sketches by Rudolf Steiner. Intensive shared efforts for anthroposophical pharmaceuticals and for the development of the Medical Section as a place for research, teaching, and training.

END OF SEPTEMBER 1924 Rudolf Steiner becomes seriously ill. Sickbed in the Atelier (Studio in the carpentry building at the Goetheanum). Medical care by Ita Wegman and Ludwig Noll.

30 MARCH 1925 The death of Rudolf Steiner, in the presence of Ita Wegman.

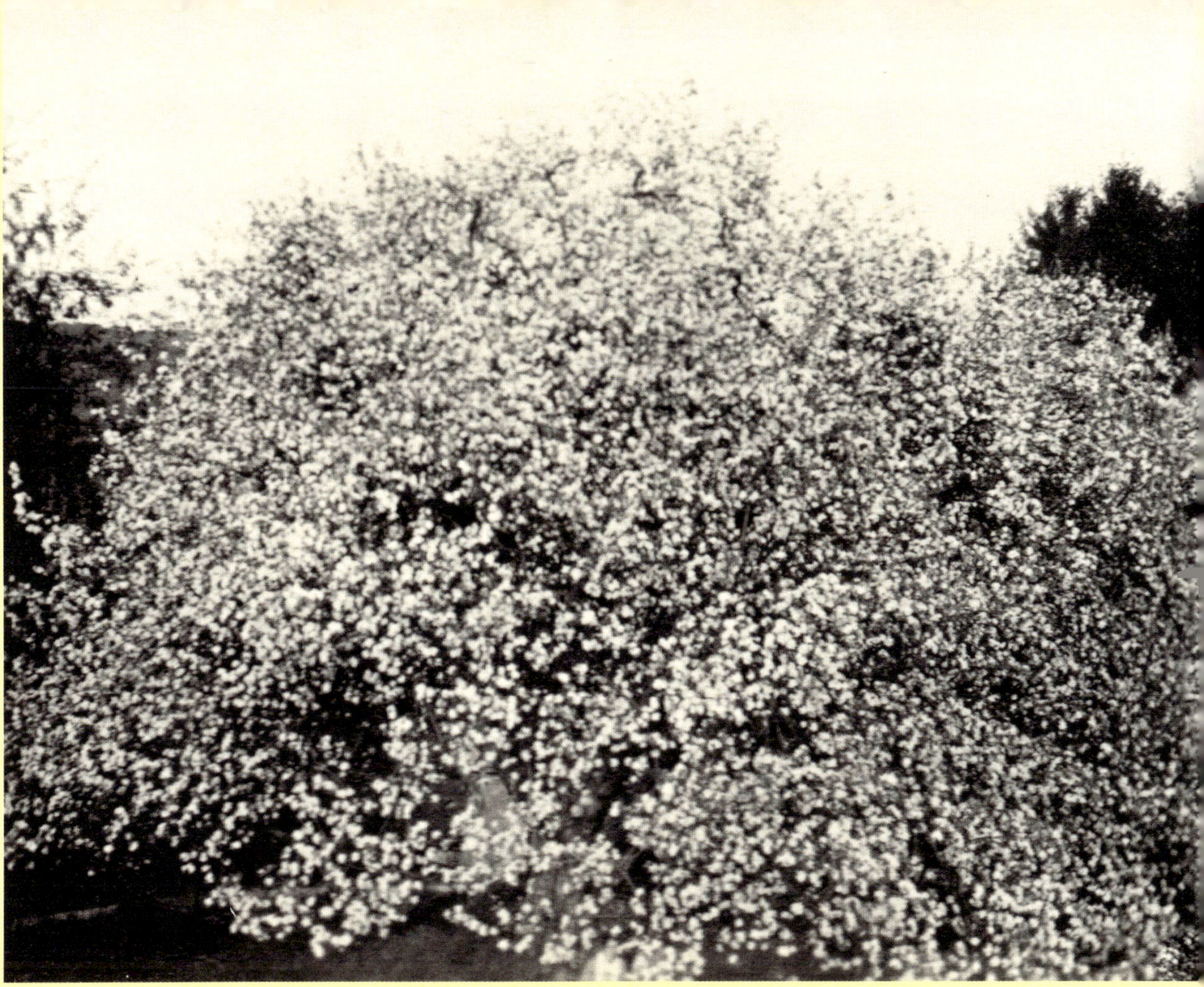

52

Apfelbaum in Blüte. Pfeffingerweg 1, Arlesheim, ca. 1920. «Ein kleines Haus in einem wilden, dicht bewachsenen Garten mit einem grossen Apfelbaum am Eingang – das war die äußere Umrahmung, in der die Geschichte des Klinisch-therapeutischen Instituts ihren Anfang nahm.»

Apple tree in blossom. Pfeffingerweg 1, Arlesheim, ca. 1920. "A small house in a wild, lush garden with a big apple tree at the entrance – that was the outer framework in which the history of the Clinical-therapeutic Institute began."

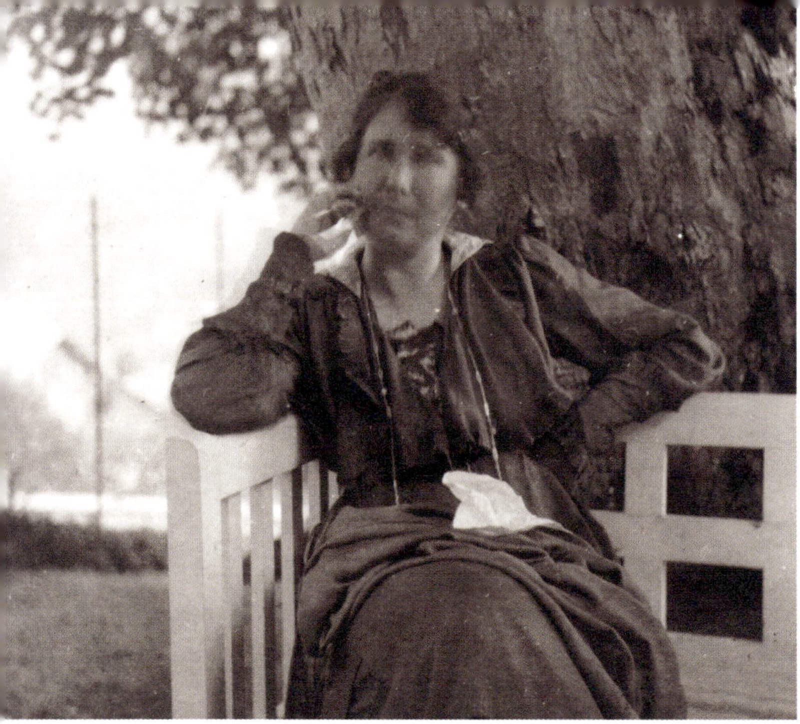

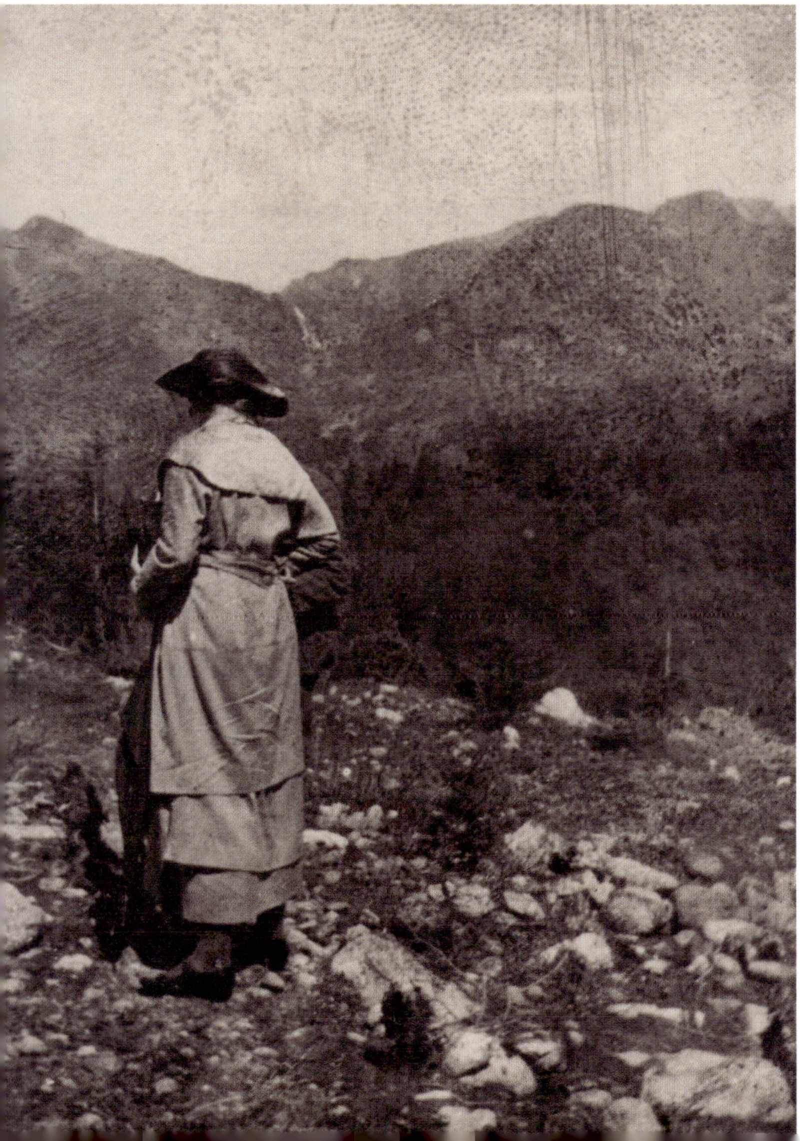

53, 54
Ita Wegman in Grindelwald, Juli 1920.
Ita Wegman in Grindelwald, July 1920.

55
Ita Wegman: Brief an Rudolf Steiner, 30. September 1920, S. 1.
Ita Wegman: Letter to Rudolf Steiner, 30 September 1920, p. 1.

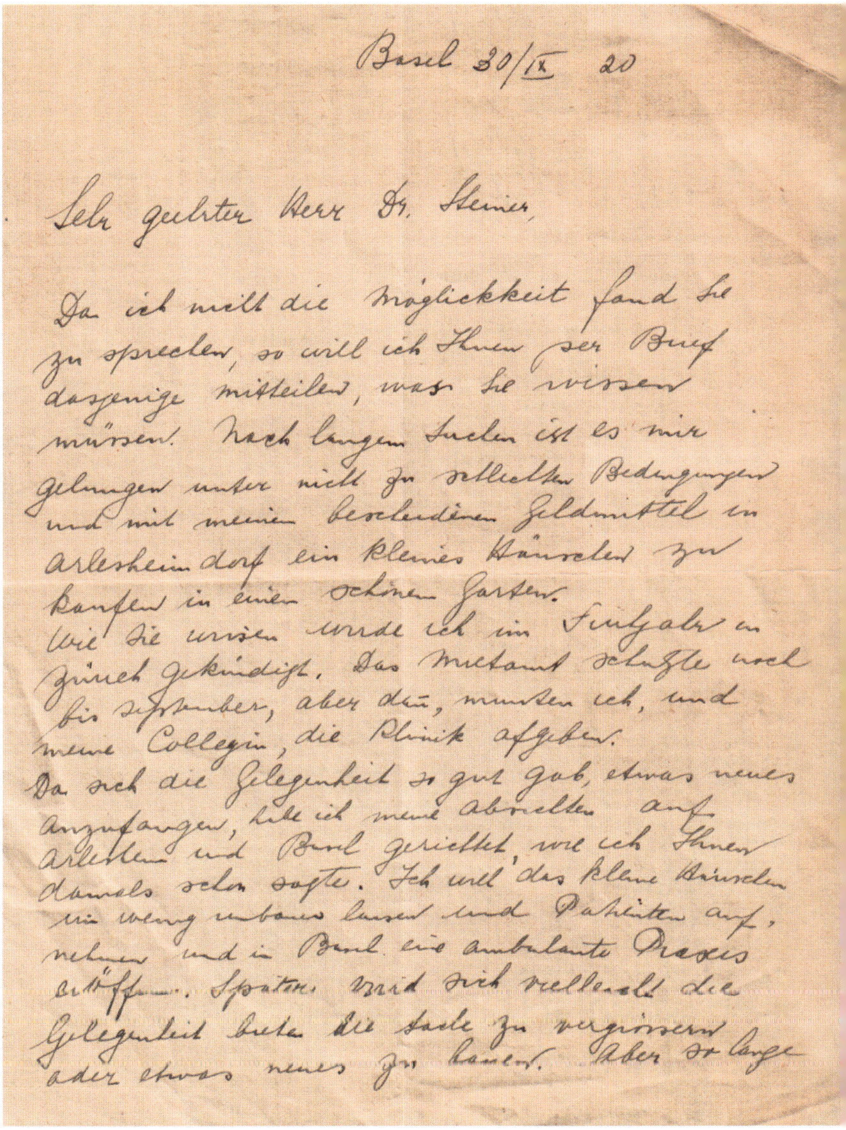
Basel 30/IX 20

Sehr geehrter Herr Dr. Steiner,

Da ich nicht die Möglichkeit fand Sie
zu sprechen, so will ich Ihnen per Brief
dasjenige mitteilen, was Sie wissen
müssen. Nach langem Suchen ist es mir
gelungen unter nicht zu schlechten Bedingungen
und mit meinen bescheidenen Geldmittel in
Arlesheimdorf ein kleines Häuschen zu
kaufen in einen schönen Garten.
Wie Sie wissen wurde ich im Frühjahr in
Zürich gekündigt. Das Mietamt schützte noch
bis September, aber dann mussten ich, und
meine Collegin, die Klinik afgeben.
Da sich die Gelegenheit so gut gab, etwas neues
anzufangen, habe ich meine Absichten auf
Arlesheim und Basel gerichtet, wie ich Ihnen
damals schon sagte. Ich will das kleine Häuschen
ein wenig umbauen lassen und Patienten auf-
nehmen und in Basel eine ambulante Praxis
eröffnen. Später wird sich vielleicht die
Gelegenheit bieten die Sache zu vergrössern
oder etwas neues zu bauen. Aber so lange

«Basel 30/IX 20
Sehr geehrter Herr Dr. Steiner,
Da ich nicht die Möglichkeit fand Sie zu sprechen, so will ich Ihnen per Brief dasjenige mitteilen, was Sie wissen müssen. Nach langem Suchen ist es mir gelungen unter nicht zu schlechten Bedingungen und mit meinen bescheidenen Geldmitteln in Arlesheimdorf ein kleines Häuschen zu kaufen in einem schönen Garten. Wie Sie wissen, wurde mir im Frühjahr in Zürich gekündigt. Das Mietamt schützte noch bis September, aber dann mussten ich, und meine Collegin, die Klinik aufgeben. Da sich die Gelegenheit so gut gab, etwas Neues anzufangen, habe ich meine Absichten auf Arlesheim und Basel gerichtet, wie ich Ihnen damals schon sagte. Ich will das kleine Häuschen ein wenig umbauen lassen und Patienten aufnehmen und in Basel eine Ambulante Praxis eröffnen. Später wird sich vielleicht die Gelegenheit bieten, die Sache zu vergrössern oder etwas Neues zu bauen. Aber so lange [S. 2] der [Goetheanum-] Bau nicht fertig ist, ist hieran nicht zu denken. Ich hoffe, dass Sie einverstanden sind. Sollte es nicht der Fall sein, so könnte das Häuschen ganz gut für eine Pension eingerichtet werden. [...] Mit vorzüglicher Hochachtung und Dankbarkeit Ihre ergebene I. Wegman Dr. med.»

"Basel 30/IX 20
Dear Dr. Steiner,
Since I did not have an opportunity to speak with you, I will tell you what you need to know by letter. After a long search I succeeded in buying a small house in Arlesheim with a beautiful garden - under terms that are not too bad and with my modest means. As you know, this spring I lost my lease in Zurich. The rental office protected us until September, but then I and my colleagues had to give up the clinic. Since this was such a good opportunity to start something new, I turned my attention to Arlesheim and Basel, as I told you earlier. I want to have the small house remodeled a little, accept patients, and open an outpatient clinic in Basel. Perhaps later there will be an opportunity to enlarge the thing or build something new. But as long as [p. 2] the [Goetheanum] building is not finished, this cannot be considered. I hope you agree. If not, the little house could be set up as a pension ... with best regards and gratitude, your I. Wegman Dr. med."

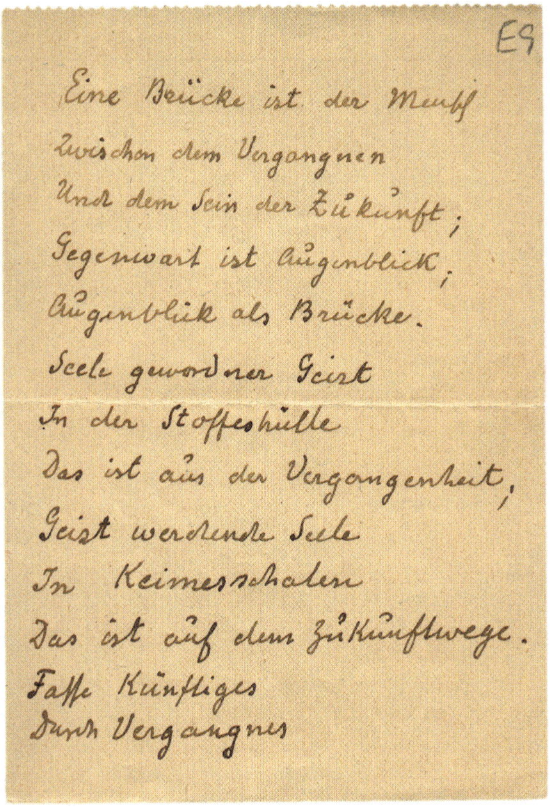
E9

Eine Brücke ist der Mensch
Zwischen dem Vergangnen
Und dem Sein der Zukunft;
Gegenwart ist Augenblick;
Augenblick als Brücke.
Seele gewordner Geist
In der Stoffeshülle
Das ist aus der Vergangenheit;
Geist werdende Seele
In Keimesschalen
Das ist auf dem Zukunftswege.
Fasse Künftiges
Durch Vergangnes

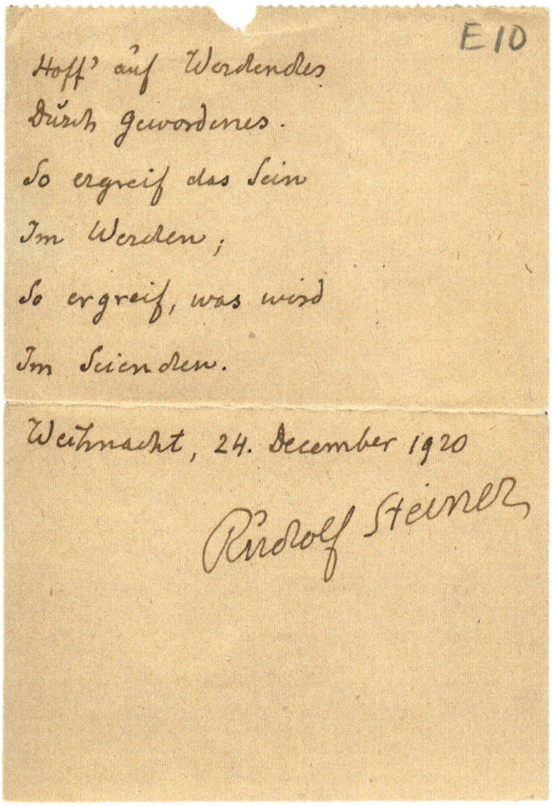
E10

Hoff' auf Werdendes
Durch Gewordenes.
So ergreif das Sein
Im Werden;
So ergreif, was wird
Im Seienden.

Weihnacht, 24. December 1920

Rudolf Steiner

56, 57
Rudolf Steiner: *Eine Brücke ist der Mensch.* 24. Dezember 1920.
Rudolf Steiner: *The Human Being is a Bridge.* 24 December 1920.

«Eine Brücke ist der Mensch
Zwischen dem Vergangnen
und dem Sein der Zukunft;
Gegenwart ist Augenblick;
Augenblick als Brücke.
Seele gewordner Geist
In der Stoffeshülle
Das ist aus der Vergangenheit;
Geist werdende Seele
Im Keimesschalen
Das ist auf dem Zukunftswege.
Fasse Künftiges
durch Vergangnes

Hoff' auf Werdendes
durch Gewordenes.
So ergreif das Sein
Im Werden;
so ergreif, was wird
im Seienden.

Weihnacht, 24. Dezember 1920
Rudolf Steiner»

"The human being is a bridge
Between what is past
And the existence of the future;
The present is a moment;
Moment as bridge.
Spirit become soul
In the material sheathe
That comes from the past;
Spirit becoming soul
In the covering of the seed
That is on future's path.
Grasp what is future
through the past.

Hope for what is becoming
Through what has become.
Thus grasp existence
In becoming;
thus grasp what is becoming
in what exists.

Christmas, 24 December 1920
Rudolf Steiner"

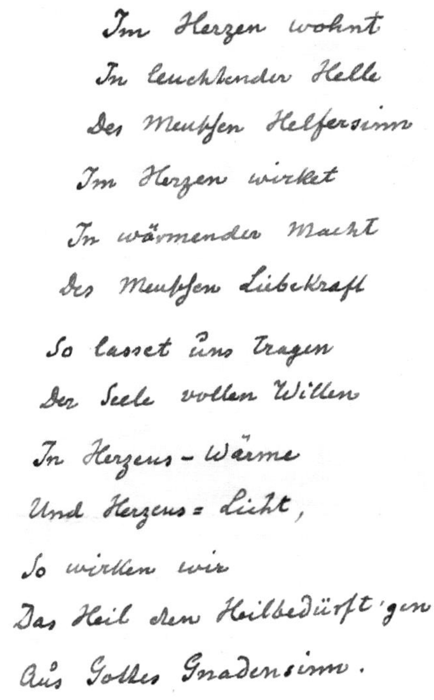
Im Herzen wohnt
In leuchtender Helle
Des Menschen Helfersinn
Im Herzen wirket
In wärmender Macht
Des Menschen Liebekraft
So lasset uns tragen
Der Seele vollen Willen
In Herzens - Wärme
Und Herzens = Licht,
So wirken wir
Das Heil den Heilbedürft'gen
Aus Gottes Gnadensinn.

58
Rudolf Steiner: Meditation für die Krankenschwestern des KTI. Ohne Datum.
Rudolf Steiner: Meditation for the Nurses of the KTI. Undated.

«Im Herzen wohnt
In leuchtender Helle
Des Menschen Helfersinn
Im Herzen wirket
In wärmender Macht
Des Menschen Liebekraft
So lasset uns tragen
Der Seele vollen Willen
In Herzens - Wärme
Und Herzens = Licht,
So wirken wir
Das Heil der Heilbedürft'gen
Aus Gottes Gnadensinn.»

"In the heart lives
In luminous brightness
The human sense for helping
In the heart is active
In warming might
The human power of love
Thus let us carry
The full will of soul
Into heart's warmth
And heart's = light
Thus we create
The healing of those in need of healing
Out of God's sense for Grace."

59
Das von Ita Wegman erworbene Haus am Pfeffingerweg 1 in Arlesheim, Südwestansicht, vor dem Umbau (1920). Die zwei Damen im Vordergrund konnten nicht identifiziert werden.
The house in Arlesheim (Pfeffingerweg 1) acquired by Ita Wegman, southwest view before the remodeling (1920). The two women in the foreground could not be identified.

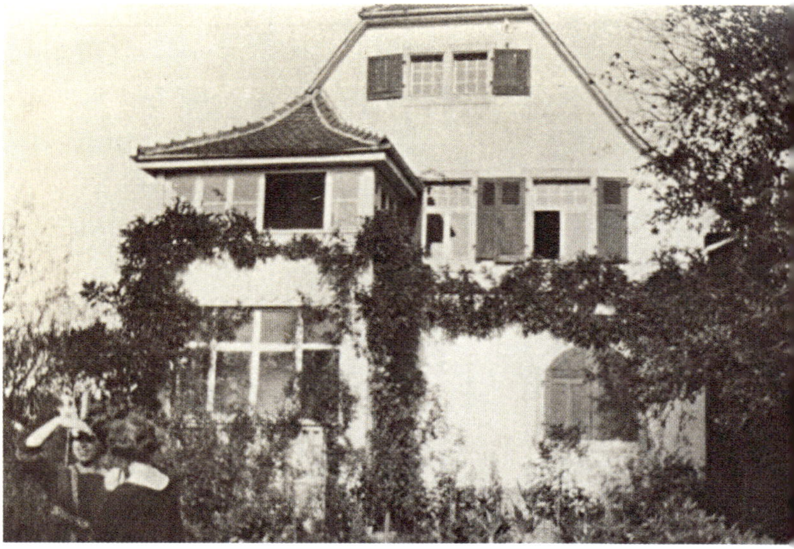

60
Das von Ita Wegman erworbene Haus am Pfeffingerweg 1 in Arlesheim, Südwestansicht, während des Umbaus 1920/1921.
The house in Arlesheim (Pfeffingerweg 1) acquired by Ita Wegman, southwest view, during the remodeling (1920/1921).

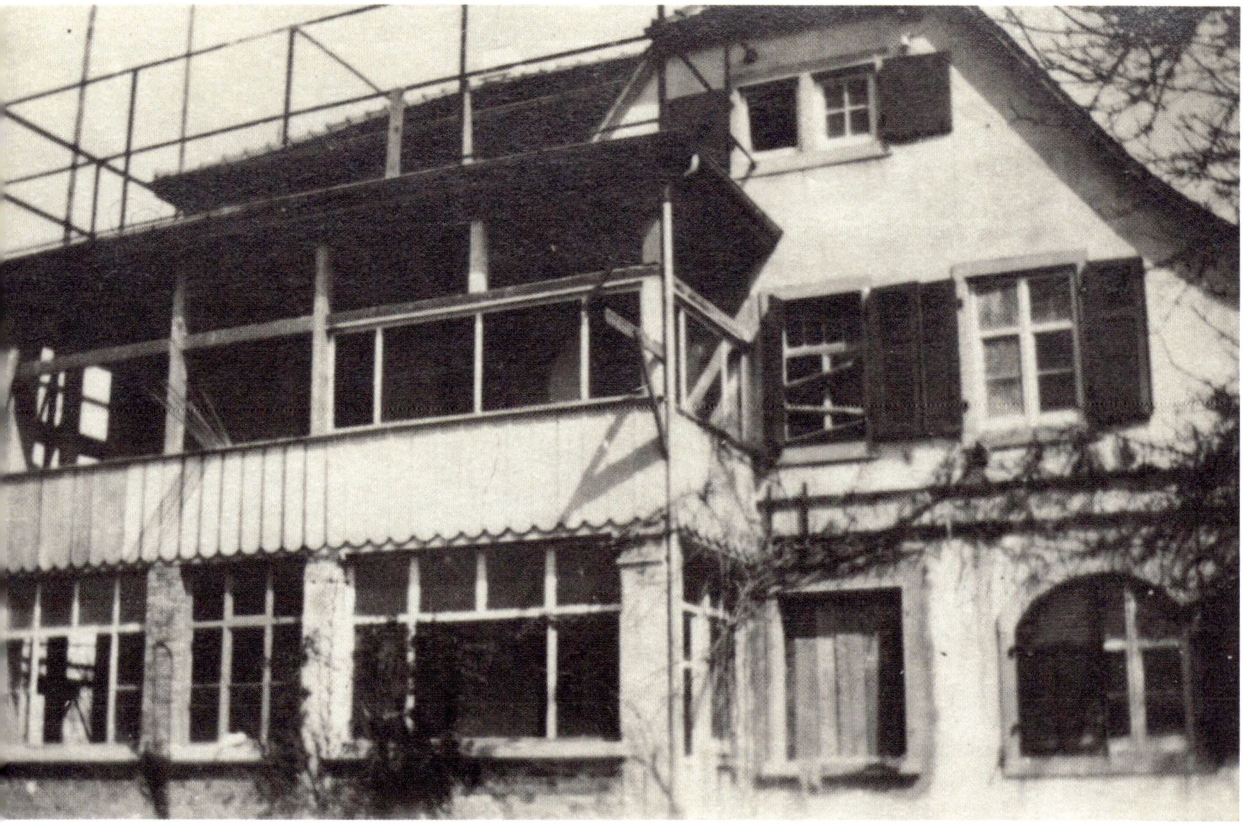

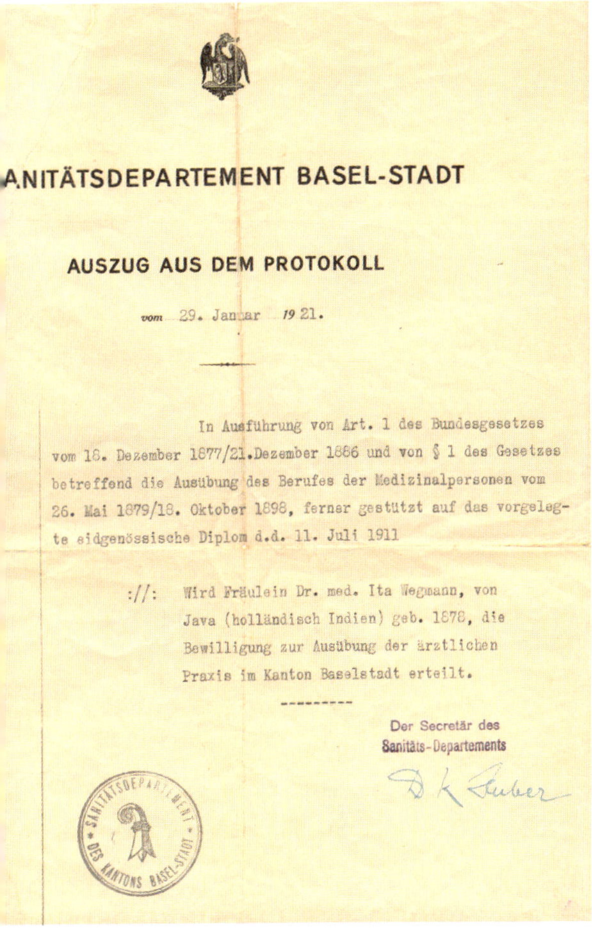

SANITÄTSDEPARTEMENT BASEL-STADT

AUSZUG AUS DEM PROTOKOLL

vom 29. Januar 1921.

In Ausführung von Art. 1 des Bundesgesetzes vom 18. Dezember 1877/21.Dezember 1886 und von § 1 des Gesetzes betreffend die Ausübung des Berufes der Medizinalpersonen vom 26. Mai 1879/18. Oktober 1898, ferner gestützt auf das vorgelegte eidgenössische Diplom d.d. 11. Juli 1911

://: Wird Fräulein Dr. med. Ita Wegmann, von Java (holländisch Indien) geb. 1878, die Bewilligung zur Ausübung der ärztlichen Praxis im Kanton Baselstadt erteilt.

Der Secretär des Sanitäts-Departements

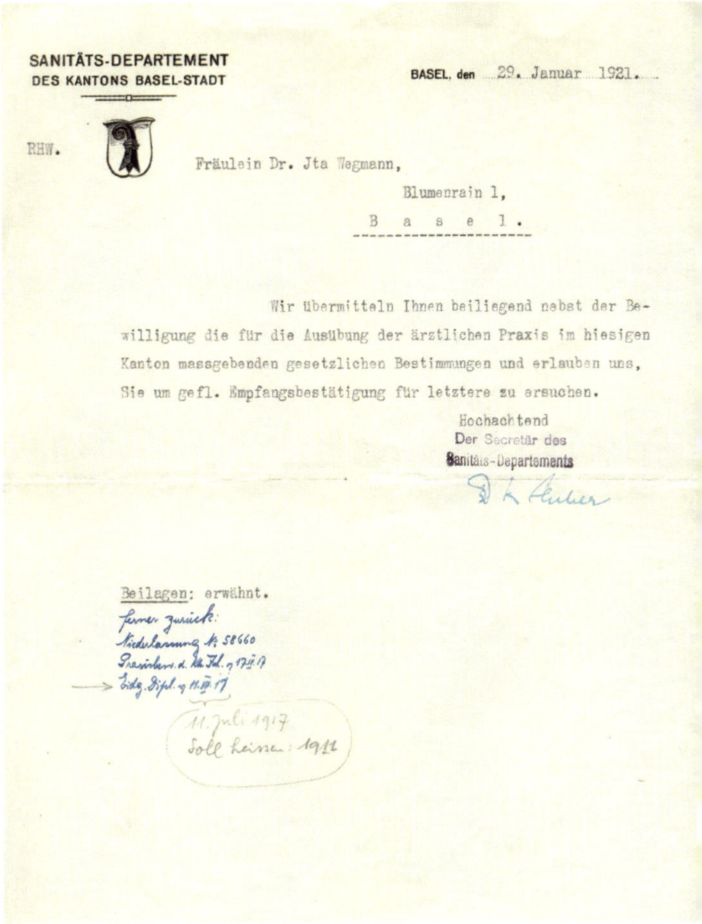

SANITÄTS-DEPARTEMENT DES KANTONS BASEL-STADT

BASEL, den 29. Januar 1921.

RHW.

Fräulein Dr. Jta Wegmann,
Blumenrain 1,
B a s e l .

Wir übermitteln Ihnen beiliegend nebst der Bewilligung die für die Ausübung der ärztlichen Praxis im hiesigen Kanton massgebenden gesetzlichen Bestimmungen und erlauben uns, Sie um gefl. Empfangsbestätigung für letztere zu ersuchen.

Hochachtend
Der Secretär des Sanitäts-Departements

Beilagen: erwähnt.

61
«Sanitätsdepartment Basel-Stadt. Auszug aus dem Protokoll vom 29. Januar 1921», Bewilligung für «Fräulein Dr. med. Ita Wegmann […] zur Ausübung der ärztlichen Praxis im Kanton Baselstadt».
"Basel-Stadt Health Department. Excerpt from the 29 January 1921 minutes." Authorization for "Fräulein Dr. med. Ita Wegmann […] to practice medicine in canton Baselstadt."

62
«Sanitäts-Department des Kantons Basel-Stadt. Basel, den 29. Januar 1921. Fräulein Dr. med. Ita Wegmann …, Blumenrain 1, Basel.» Begleitschreiben beiliegend der Übermittlung der «massgebenden gesetzlichen Bestimmungen».
"Basel-Stadt Health Department. Basel, 29 January 1921. Fräulein Dr. med. Ita Wegmann … Blumenrain 1, Basel." Letter accompanying the delivery of the "standard legal provisions."

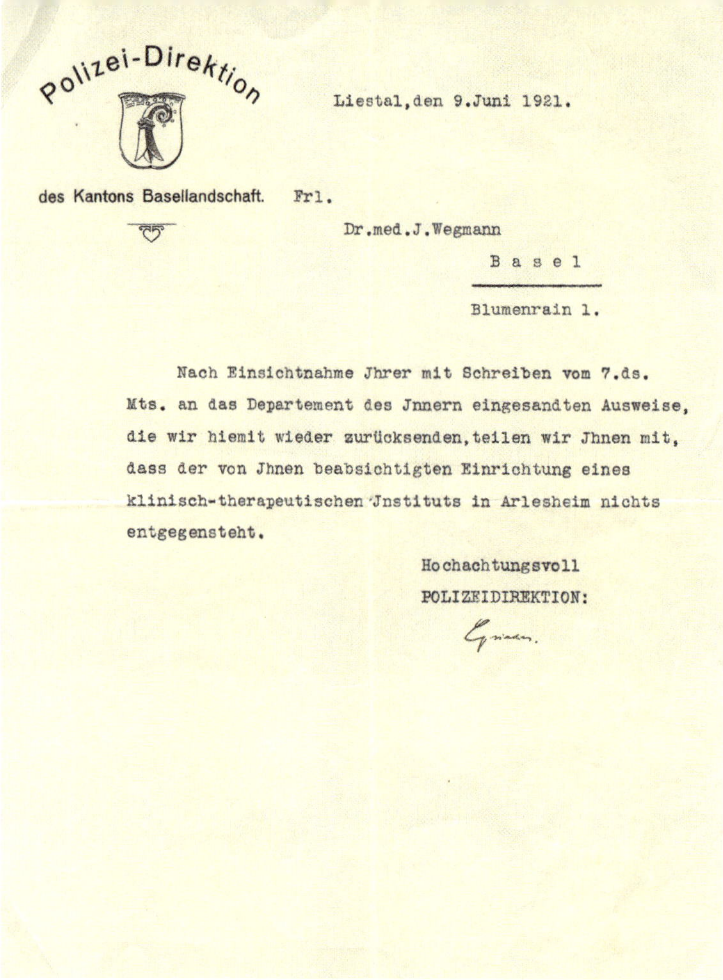

Polizei-Direktion

des Kantons Basellandschaft.

Liestal, den 9. Juni 1921.

Frl.

Dr. med. J. Wegmann

B a s e l

Blumenrain 1.

Nach Einsichtnahme Jhrer mit Schreiben vom 7. ds. Mts. an das Departement des Jnnern eingesandten Ausweise, die wir hiemit wieder zurücksenden, teilen wir Jhnen mit, dass der von Jhnen beabsichtigten Einrichtung eines klinisch-therapeutischen Jnstituts in Arlesheim nichts entgegensteht.

Hochachtungsvoll

POLIZEIDIREKTION:

63
«Polizei-Direktion des Kanton Basellandschaft. Liestal, den 9. Juni 1921. Frl. Dr. med. J. Wegmann Basel Blumenrain 1.» Mitteilung, dass der «beabsichtigten Einrichtung eines klinisch-therapeutischen Instituts in Arlesheim nichts entgegensteht.»
Canton Basellandschaft Police Department. Liesta, 9 June 1921. Frl. Dr. med. J. Wegmann Basel Blumenrain 1. Notification that "nothing stands in the way of your proposed establishment of a clinical-therapeutic institute in Arlesheim."

64
Anzeige: «Klinisch-therapeutisches Institut in Arlesheim (Schweiz). [...] Eröffnung 15. Juni 1921. Ärztliche Leitung: Dr. med. Ita Wegman». Wochenzeitung *Dreigliederung des sozialen Organismus.*
Announcement in the weekly publication *Dreigliederung des sozialen Organismus* [Threefolding of the social organism]: "Clinical-Therapeutic Institute in Arlesheim (Switzerland). ... Opening 15 June 1921. Medical director: Dr. med. Ita Wegman."

Klinisch-therapeutisches Institut
in Arlesheim (Schweiz).

Aufnahme finden Patienten (beiderlei Geschlechts u. Kinder) mit folgenden Krankheiten:

Stoffwechselkrankheiten, wie Diabetes, Gicht, Rheumatismus, Fettsucht;
Blut- und Zirkulationskrankheiten, wie Anämie, Chlorose, Herzkrankheiten;
Funktionelle Nervenkrankheiten, wie Neurasthenie, Hysterie, nervöse Herz-, Magen- und Darmstörungen;
Chronische Krankheiten des Drüsensystems;
Störungen der inneren Sekretion;
Krebskrankheiten im Anfangsstadium oder nach stattgefundener Operation;
Frauenkrankheiten;
Erschöpfungs- u. Ermüdungszustände bei Rekonvaleszenz.

Zu schon angewendeten, bewährten Heilmitteln treten neue spezifische (u. a. auch für Heufieber) hinzu, die durch geisteswissenschaftliche Forschung zutage gefördert und klinisch untersucht worden sind. Es kommen ferner für die Behandlung der Kranken in Betracht:

Ruhe, Licht- und Sonnenkuren, wozu ein großer schattiger Garten, Terrassen und Veranden die Möglichkeit in weitem Umfange bieten; Hydro- und Elektrotherapie (mediz. Bäder, Diathermie, Radiothermbäder, Quarzlichtbestrahlung). Eine rationelle Psychotherapie, Heileurythmie und eine sorgfältig eingerichtete Diätregelung.

Arlesheim ist einer der schönsten Punkte in der nächsten Umgebung Basels, am Fuße des Juragebirges gelegen. Seine entzückende und geschützte Lage macht es zu einem besuchten Luftkurort. In allernächster Nähe befindet sich Dornach mit dem weitbekannten und als Kunstwerk berühmten Goetheanum, der Hochschule für Geisteswissenschaft, mit der das Institut seinem Wesen nach in engstem Zusammenhang steht.

Ärztliche Leitung:

Eröffnung 15. Juni 1921. **Dr. med. Ita Wegman.**

Anzeigen in der Wochenzeitung „Dreigliederung des sozialen Organismus" werden in **allen größeren Plätzen** Deutschlands gelesen und finden auch im Auslande Verbreitung. — Die 35 mm breite einspaltige Petitzeile oder deren Raum kostet M. 2.50. — Auskunft über Rabatte für Daueranzeigen auf Anfrage. — Redaktionsschluß Mittwoch abend. — Der Herausgeber behält sich die Ablehnung von Inseraten-Texten vor.

Druck: „Der Kommende Tag" A.-G., Abt. Druckerei, Stuttgart, Champignystr. 17.

65

Rudolf Steiner: Signet für das KTI, ohne Datum (ca. Juni 1921). Das Signet wurde als Briefkopf des KTI und der Medizinischen Sektion verwendet.

Rudolf Steiner: signet design for the KTI, undated (ca. June 1921). The design was used as the letterhead for the KTI and the Medical Section.

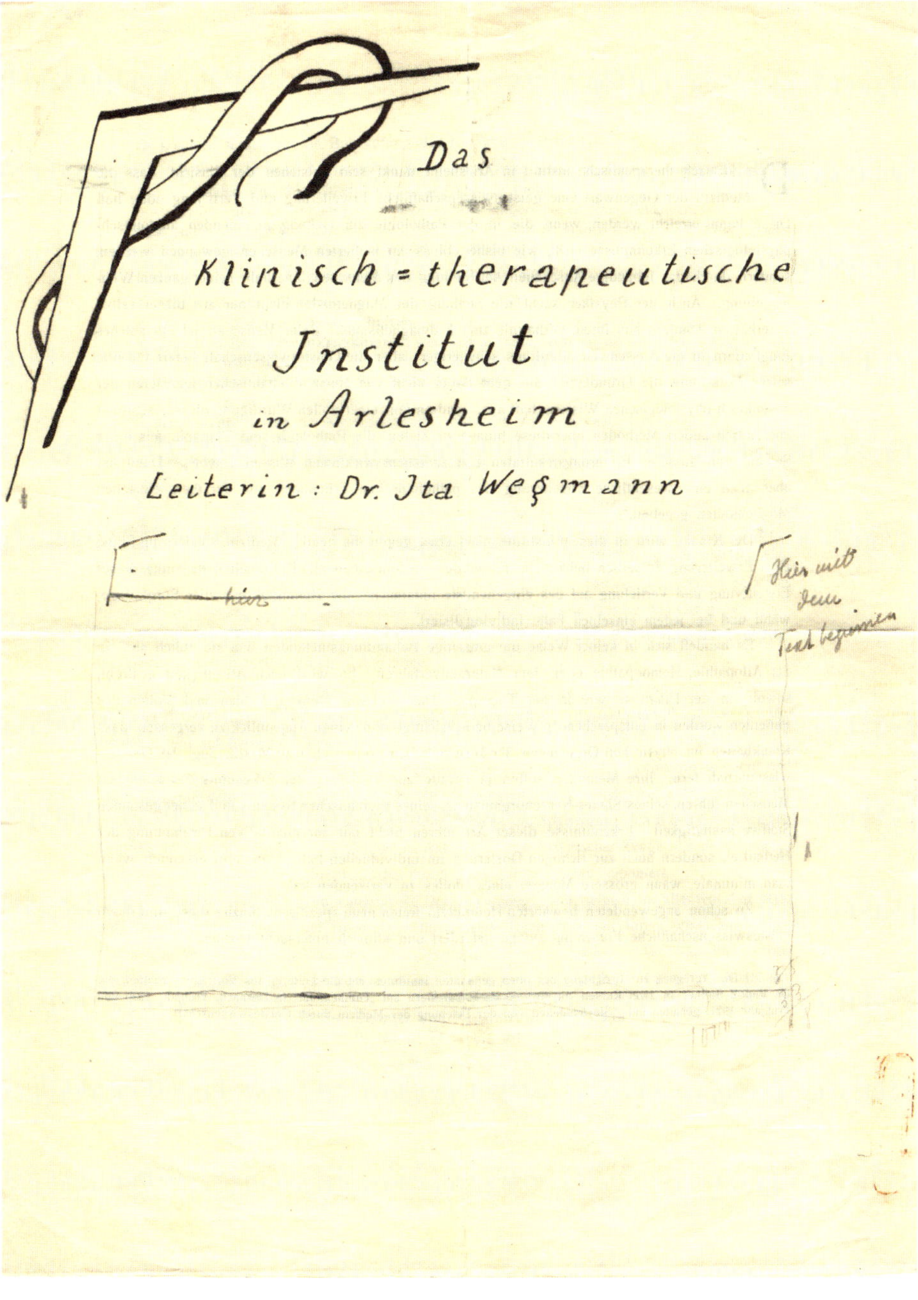

66–68

Prospekt: «Das Klinisch-therapeutische Institut in Arlesheim», ohne Datum (1921), S. 1–3.

Brochure: "The Clinical-therapeutic Institute in Arlesheim", undated (1921), pp. 1–3.

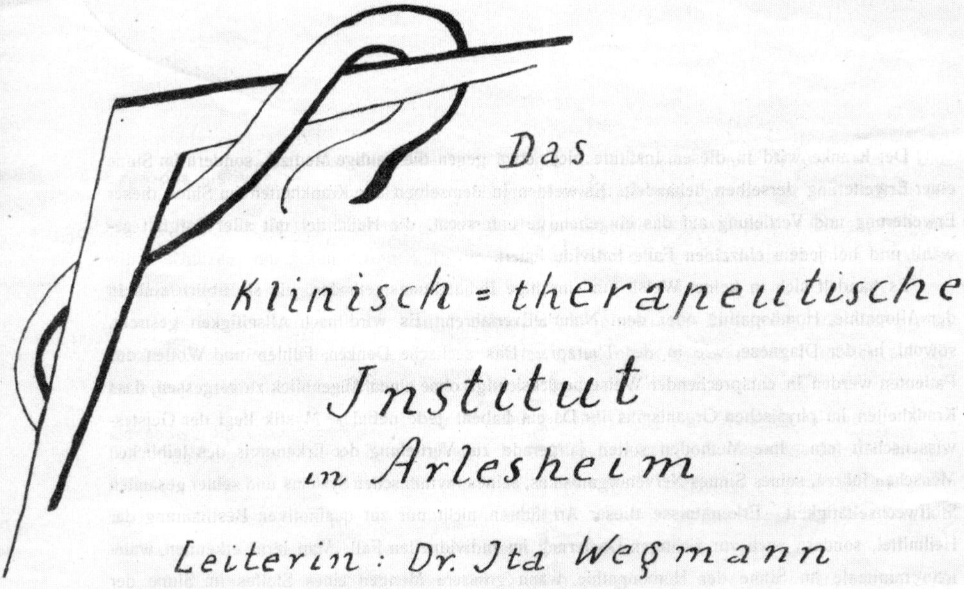

Das klinisch-therapeutische Institut in Arlesheim dankt sein Entstehen der Einsicht, dass die Medizin der Gegenwart eine geisteswissenschaftliche Erweiterung und Vertiefung nötig hat. Diese kann erreicht werden, wenn die in der Pathologie zur Geltung kommenden anatomisch-physiologischen Erkenntnisse nicht, wie bisher, bloss am isolierten Menschen gewonnen werden, sondern durch das lebendige Anschauen der Stellung des Menschen innerhalb seiner ganzen Weltumgebung. Auch der Physiker sucht die Stellung der Magnetnadel nicht nur aus dieser selbst zu erklären, sondern aus ihrem Verhältnis zum Erdmagnetismus. Beim Menschen ist ein solches Eingliedern in die Aussenwelt allerdings schwieriger; aber die Geisteswissenschaft liefert für eine solche Forschung die Grundlage. Sie geht dabei nicht von einem dilettantischen Ignorieren der anatomisch-physiologischen Wissenschaft aus, sondern von einer vollen Würdigung dieser; schreitet aber durch andere Methoden über diese hinaus zu Zielen, die Pathologie und Therapie aus einer Summe von äusseren Erfahrungsresultaten erst zu einem wirklichen Wissen erheben. Damit ist aber auch eine wesentliche Erweiterung des pathologischen Erkennens und der therapeutischen Möglichkeiten gegeben.*)

*) Die Anregung zur Errichtung des oben genannten Institutes hat die Leiterin aus Vorträgen erhalten, die Dr. Rudolf Steiner in zwei Kursen vor 40—60 Fachmedizinern am „Gœtheanum" in Dornach, Frühjahr 1920 und Frühjahr 1921, gehalten hat. Sie handelten von der Belebung der Medizin durch Geisteswissenschaft.

Eröffnung Juni 1921

Der Kranke wird in diesem Institute nicht etwa gegen die heutige Medizin, sondern im Sinne einer Erweiterung derselben behandelt. Es werden in demselben alle Krankheiten im Sinne dieser Erweiterung und Vertiefung auf das eingehendste untersucht, die Heilmittel mit aller Sorgfalt gewählt und bei jedem einzelnen Falle individualisiert.

Es handelt sich in keiner Weise um einseitige Behandlungsmethoden wie sie üblich sind in der Allopathie, Homöopathie oder dem Naturheilverfahren. Es wird nach Allseitigkeit gestrebt, sowohl in der Diagnose, wie in der Therapie. Das seelische Denken, Fühlen und Wollen des Patienten werden in entsprechender Weise berücksichtigt, ohne einen Augenblick zu vergessen, dass Krankheiten im physischen Organismus ihr Dasein haben. Jede nebulose Mystik liegt der Geisteswissenschaft fern. Ihre Methoden sollen ja gerade zur Vertiefung der Erkenntnis des leiblichen Menschen führen, seines Sinnes-Nervenorganismus, seines rhythmischen Systems und seiner gesamten Stoffwechseltätigkeit. Erkenntnisse dieser Art führen nicht nur zur qualitativen Bestimmung der Heilmittel, sondern auch zur richtigen Dosierung im individuellen Fall. Man lernt erkennen, wann man minimale im Sinne der Homöopathie, wann grössere Mengen eines Stoffes im Sinne der Allopathie, zu verwenden hat.

Zu schon angewendeten bewährten Heilmitteln treten neue spezifische hinzu; diese sind durch geisteswissenschaftliche Forschung zutage gefördert und klinisch untersucht worden.

Es kommen ferner für die Behandlung der Kranken in Betracht:

Ruhe, Licht- und Sonnenkuren, wozu ein grosser schattiger Garten, Terrassen und Veranden die Möglichkeit in weitem Umfange bieten.

Hydro- und Electrotherapie in eigens dazu eingerichteten Räumlichkeiten.

Eine rationelle *Psychotherapie, Heileurhythmie* und eine sorgfältig eingerichtete *Diätregelung* sollen in der Behandlung in sachgemässer Art Verwendung finden.

Indikationen. — Aufgenommen werden Patienten mit:

1. **Stoffwechselkrankheiten,** wie Diabetes, Gicht, Rheumatismus, Fettsucht;
2. **Blut-** und **Circulationskrankheiten,** wie Anæmie, Chlorose, Herzkrankheiten;
3. **Funktionellen Nervenkrankheiten,** wie Neurasthenie, Hysterie, nervöse Herz-, Magen- und Darmstörungen;
4. **Chronischen Krankheiten des Drüsensystems;**
5. **Störungen der inneren Secretion;**
6. **Krebskrankheiten** im Anfangsstadium oder nach stattgefundener Operation;
7. **Frauenkrankheiten;**
8. **Erschöpfungs-** und **Ermüdungszuständen** bei Rekonvalescenz.

Es können vorläufig 12—15 Personen Aufnahme finden. Es kommen Patienten beiderlei Geschlechts und Kinder in Betracht.

Lage des Instituts. — Das Dorf Arlesheim ist einer der schönsten Punkte in der näheren Umgebung Basels; es liegt auf etwas erhöhter Terrasse zur rechten Seite des Flusses Birs. Es ist von dicht bewaldeten Jurabergen umschlossen, welche den Ort gegen Nordwinde schützen; die gesunde reine Luft, die anmutige Natur machen Arlesheim zu einem Luftkurort für Gesunde, Erholungsbedürftige und Kranke.

Das klinisch-therapeutische Institut befindet sich in geringer Entfernung von der Station *Hirsland-Arlesheim.* Sein schöner grosser Garten bietet einen entzückenden Fernblick auf die Jurakette und auf liebliche Täler.

Sehenswürdigkeiten und Spaziergänge. Die allernächste Umgebung bietet Gelegenheit für sympathische kurze und lange Spaziergänge. In 15 Minuten ist die Schlossruine Birseck erreichbar; mehr Zeit und Mühe nehmen die Spaziergänge nach den Schlossruinen Dorneck und Angenstein (1—1 ½ Stunde) in Anspruch. Ein historischer Zeuge aus dem früheren Mittelalter, ist die Ruine Reichenstein, die durch ihren hohen Aufbau imponiert.

15 Minuten von Arlesheim entfernt ist Dornach gelegen mit seinem im allerneuesten Style aufgebauten „Gœtheanum", der Hochschule für Geisteswissenschaft, mit ihrem schon aus weiter Entfernung sichtbaren Kuppelbau und ihrer eigenartigen Holzarchitektur. — Wie aus dem vorhergesagten hervorgeht, hängt ja das Institut, seinem Wesen nach, eng mit dieser Hochschule zusammen.

Preise der Zimmer und Pension, je nach Lage,
Fr. 10.—, 12.— bis 20.—
Telephon Arlesheim ~~107~~. 200.

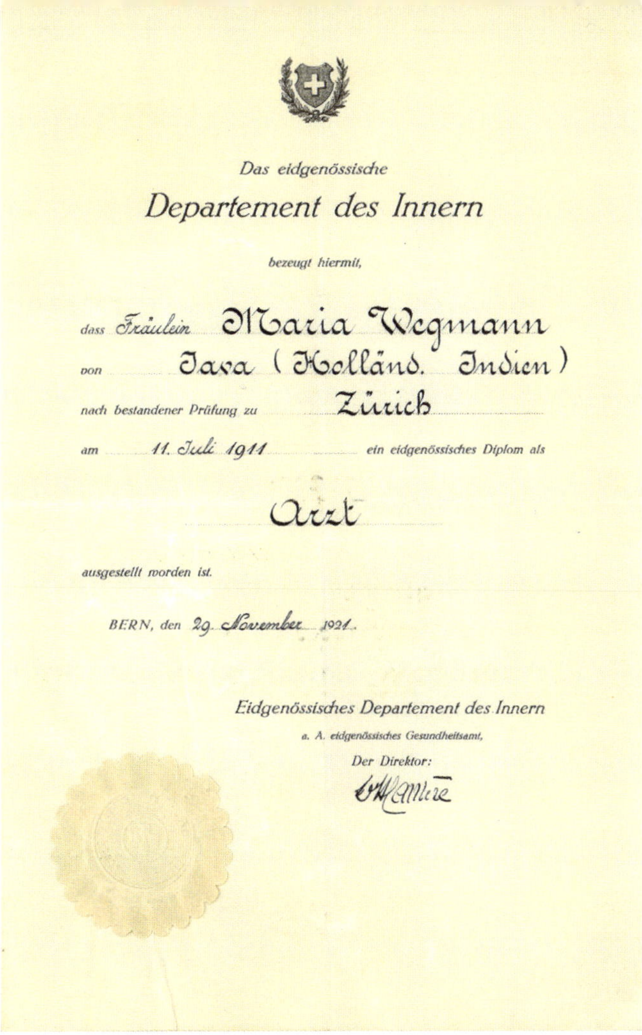
Das eidgenössische
Departement des Innern
bezeugt hiermit,
dass Fräulein Maria Wegmann
von Java (Holländ. Indien)
nach bestandener Prüfung zu Zürich
am 11. Juli 1911 ein eidgenössisches Diplom als
Arzt
ausgestellt worden ist.

BERN, den 29. November 1921.

Eidgenössisches Departement des Innern
a. A. eidgenössisches Gesundheitsamt,
Der Direktor:

69
«Das eidgenössische Department des Innern bezeugt [...] dass» für «Fräulein Maria Wegmann [...] nach bestandener Prüfung zu Zürich am 11. Juli 1911 ein eidgenössisches Diplom als Arzt ausgestellt worden ist. Bern, den 29. November 1921.»
"The Department of the Interior of the Swiss Confederation" confirms ... that "after successful completion of an examination in Zurich on 11 July 1911 Fräulein Maria Wegmann ... has been awarded a Swiss Confederation diploma as a physician. Bern, 29 November 1921."

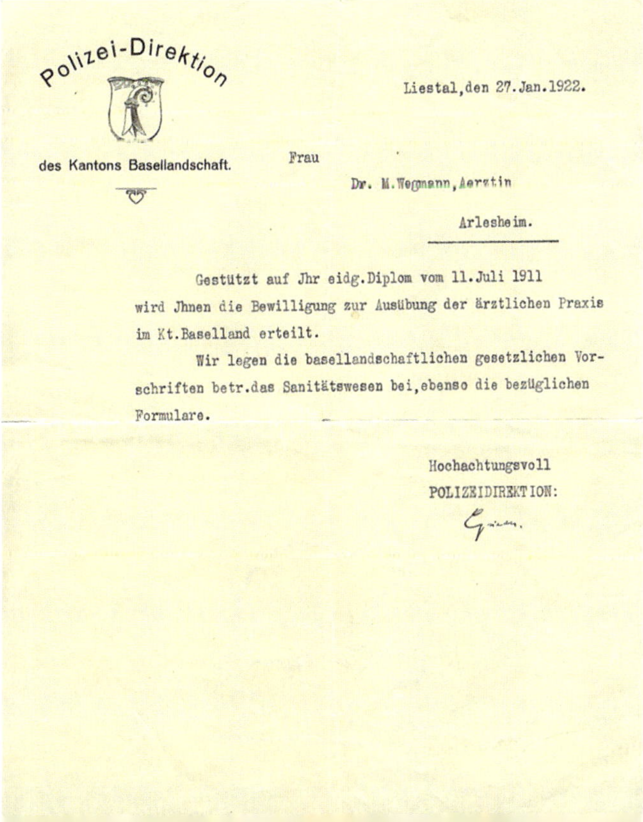
Polizei-Direktion
des Kantons Basellandschaft.

Liestal,den 27.Jan.1922.

Frau
Dr. M.Wegmann,Aerztin
Arlesheim.

Gestützt auf Jhr eidg.Diplom vom 11.Juli 1911 wird Jhnen die Bewilligung zur Ausübung der ärztlichen Praxis im Kt.Baselland erteilt.

Wir legen die basellandschaftlichen gesetzlichen Vorschriften betr.das Sanitätswesen bei,ebenso die bezüglichen Formulare.

Hochachtungsvoll
POLIZEIDIREKTION:

70
«Polizei-Direktion des Kantons Basellandschaft. Liestal, den 27. Jan. 1922. Dr. med. Ita Wegmann, Aerztin, Arlesheim.» Bewilligung «zur Ausübung der ärztlichen Praxis im Kt. Baselland».
"Canton Basellandschaft police department. Liestal, 27 Jan. 1922. Dr. med. Ita Wegmann, Physician, Arlesheim." Authorization "to practice medicine in Ct. Baselland."

71

Teilnehmer am zweiten medizinischen Kurs im *Glashaus*, Ita Wegman (letzte Reihe, Dritte von links), Rudolf Steiner (vorne, in der Mitte). Dornach, 18. April 1921.

Participants in the second medical course, held in the *Glass House*, Ita Wegman (back row, third from left), Rudolf Steiner (towards the front, in the middle). Dornach, 18 April 1921.

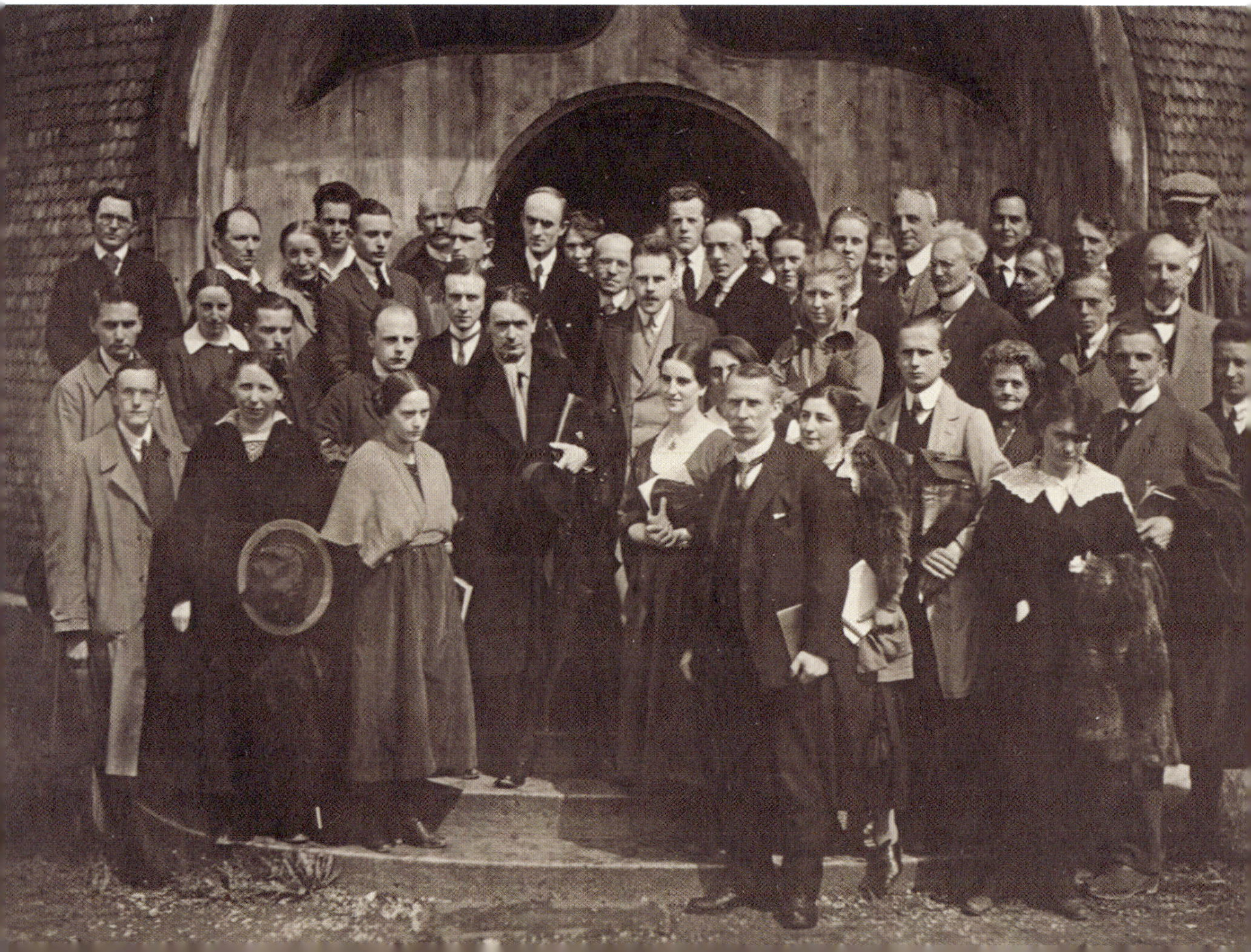

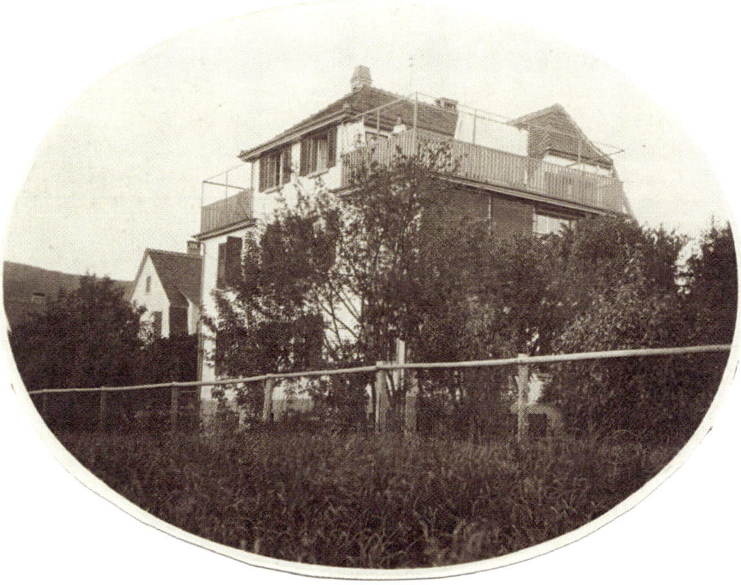

72
KTI, Westansicht,
ohne Datum (1921–1926).
KTI, west view,
undated (1921–1926).

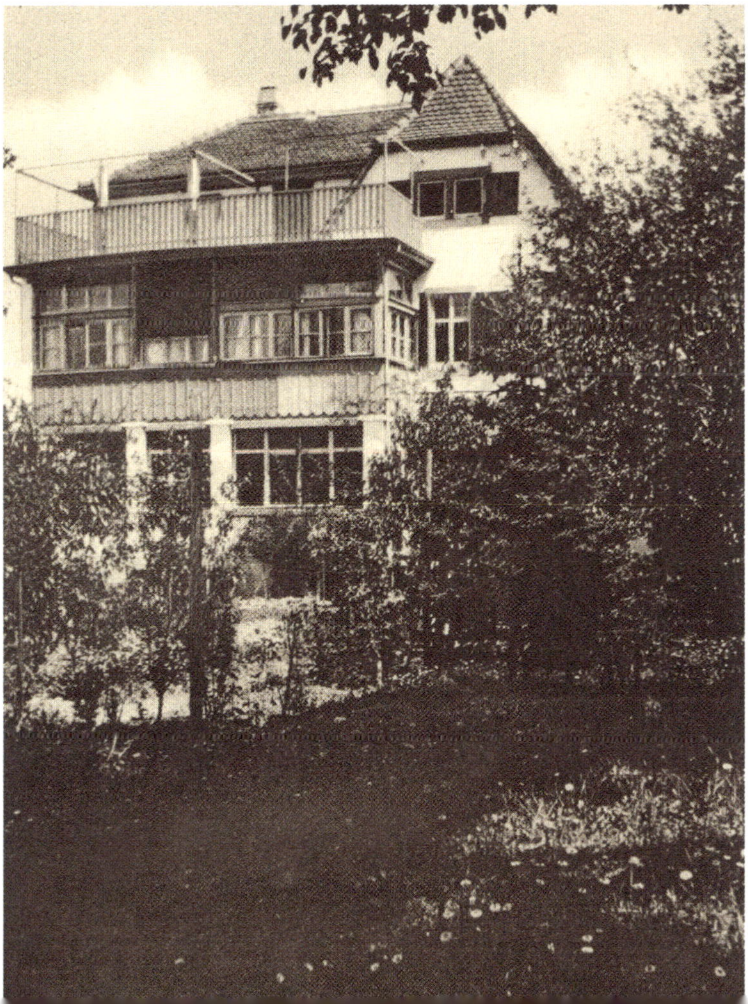

73
KTI, Südwestansicht,
ohne Datum (1921–1926).
KTI, southwest view,
undated (1921–1926).

74
Ita Wegmans erste Krankenschwester Käthe Krebs vor dem KTI (Südwestansicht), ohne Datum (1921–1926).
Ita Wegman's first nurse Käthe Krebs in front of the KTI (southwest view), undated (1921–1926).

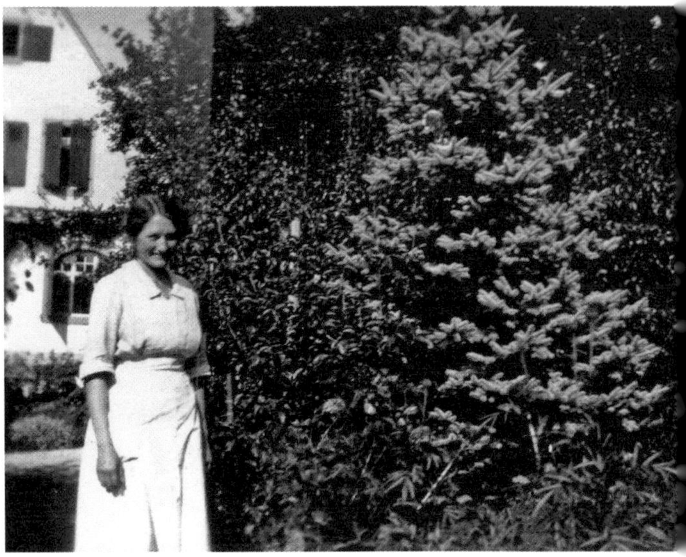

75
KTI, Südwestansicht, ohne Datum (1921–1926). Auf der Wiese vor dem Tannenbaum steht eine Mitarbeiterin Ita Wegmans, möglicherweise die Praxishelferin Martha Staub oder die Krankenschwester Mien Viehoff.
KTI, southwest view, undated (1921–1926). One of Ita Wegman's co-workers (possibly medical assistant Martha Staub or nurse Mien Viehoff) stands on the lawn in front of the fir tree.

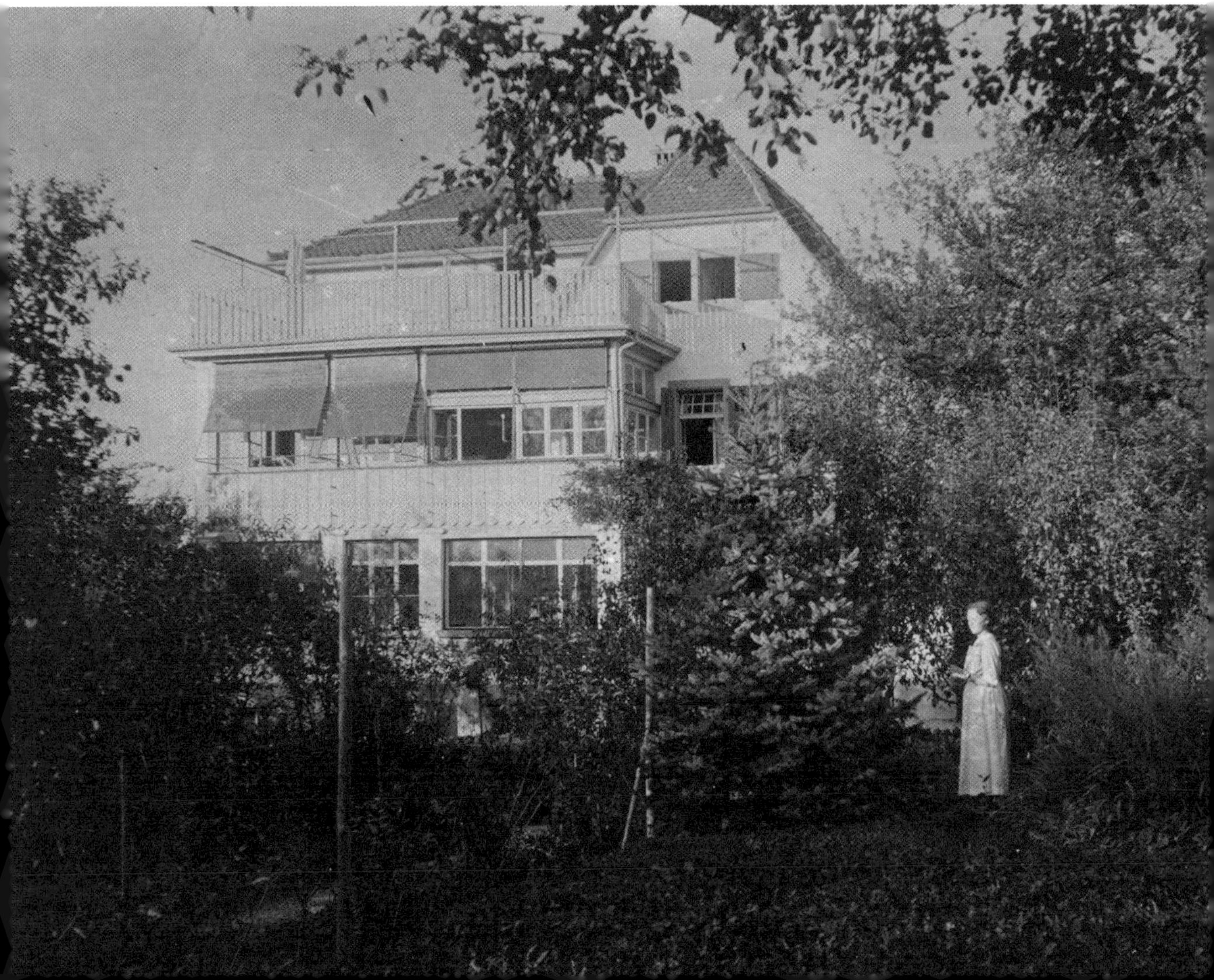

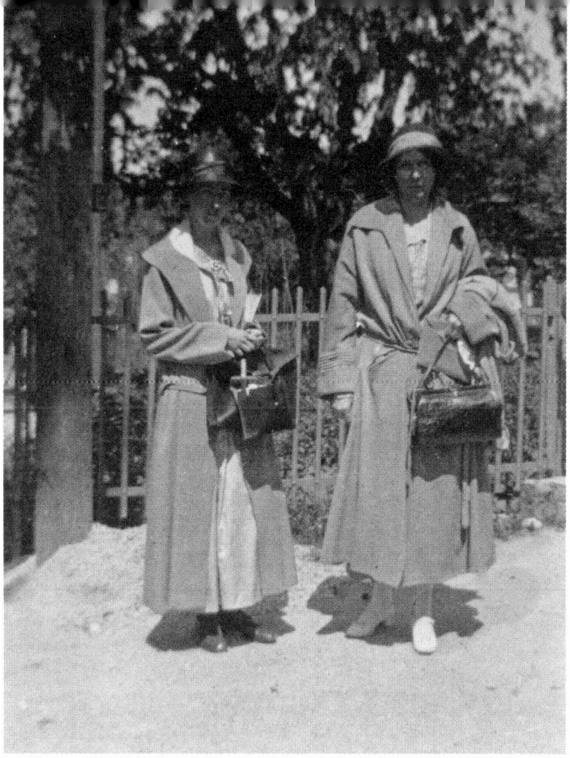

76

Hilma Walter und Ita Wegman (rechts), KTI, 1920/1921.

Hilma Walter and Ita Wegman (right), KTI, 1920/1921.

77

Ita Wegman (Erste von links), Paul Baumgartner (auf dem Zaun). Straße vor dem Eingang des KTI, ohne Datum (August 1921 – September 1923). Auf dem Pfosten befindet sich eine Schrifttafel mit der Aufschrift «Klinisch-therapeutisches Institut».

Ita Wegman (far left), Paul Baumgartner (on the fence). Street in front of the entrance to the KTI, undated (August 1921 – September 1923). A sign on the post reads "Clinical-therapeutic Institute."

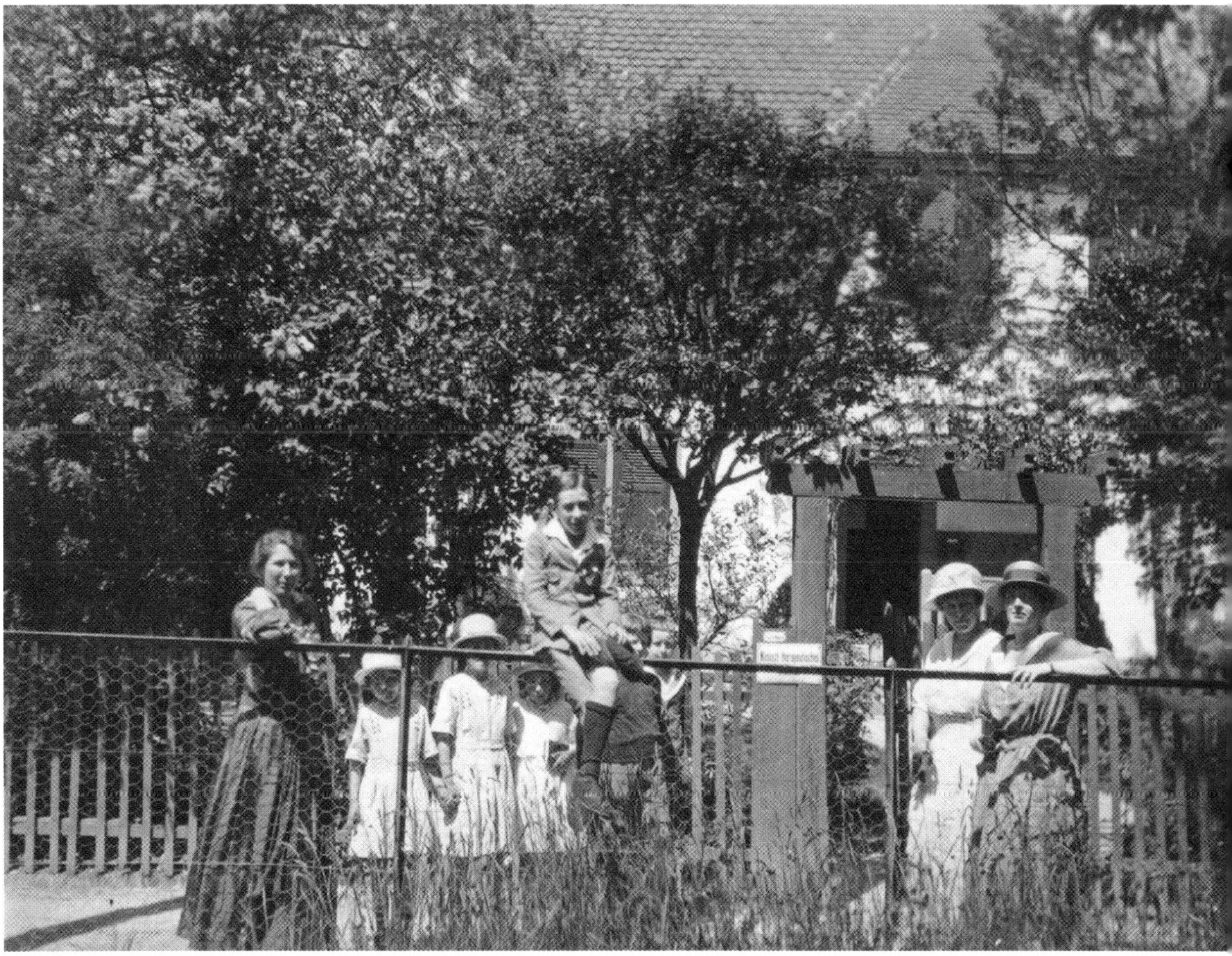

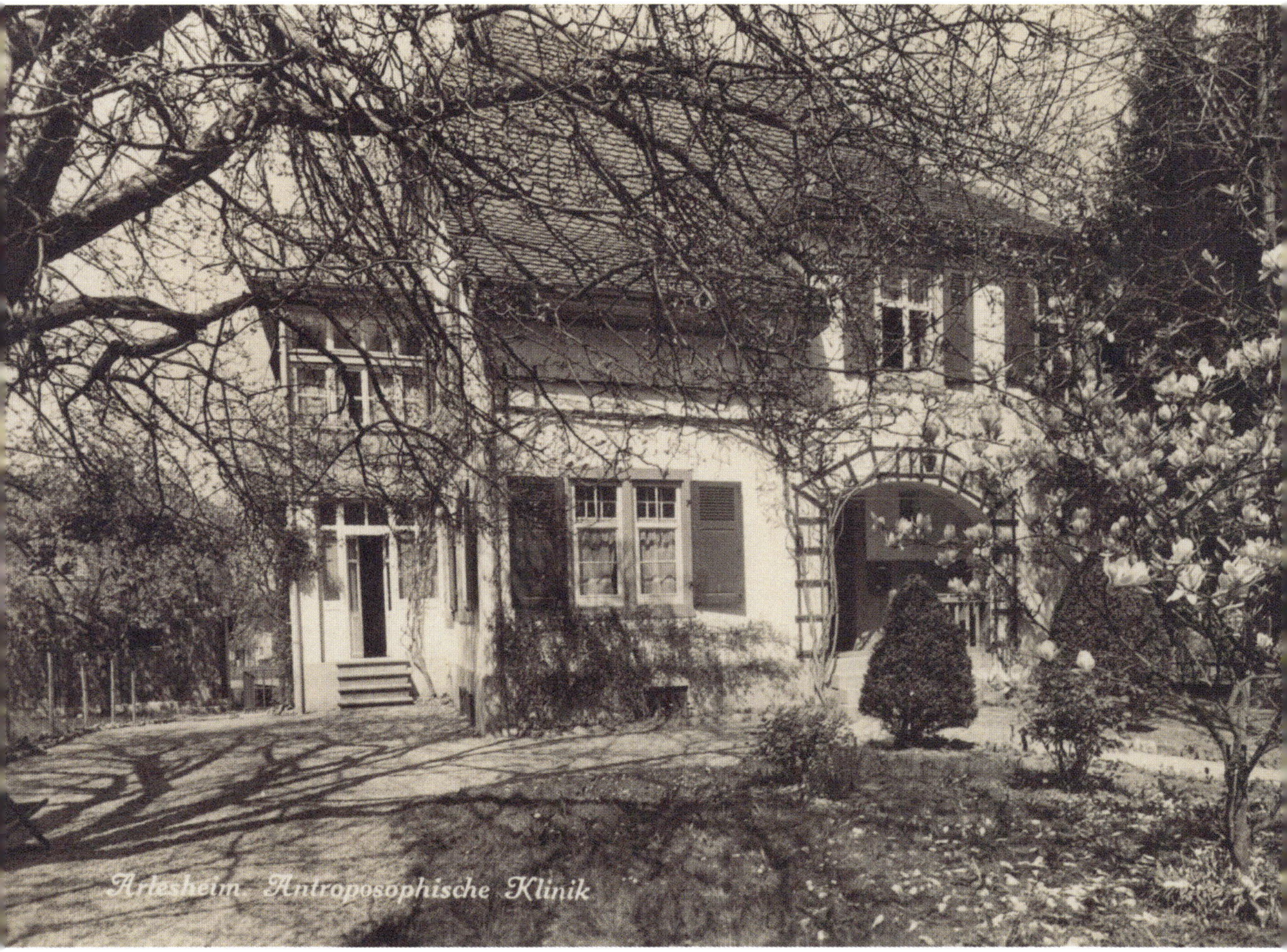

78
KTI, Südostansicht, ohne Datum
(1921–1926).
KTI, southeast view, undated
(1921–1926).

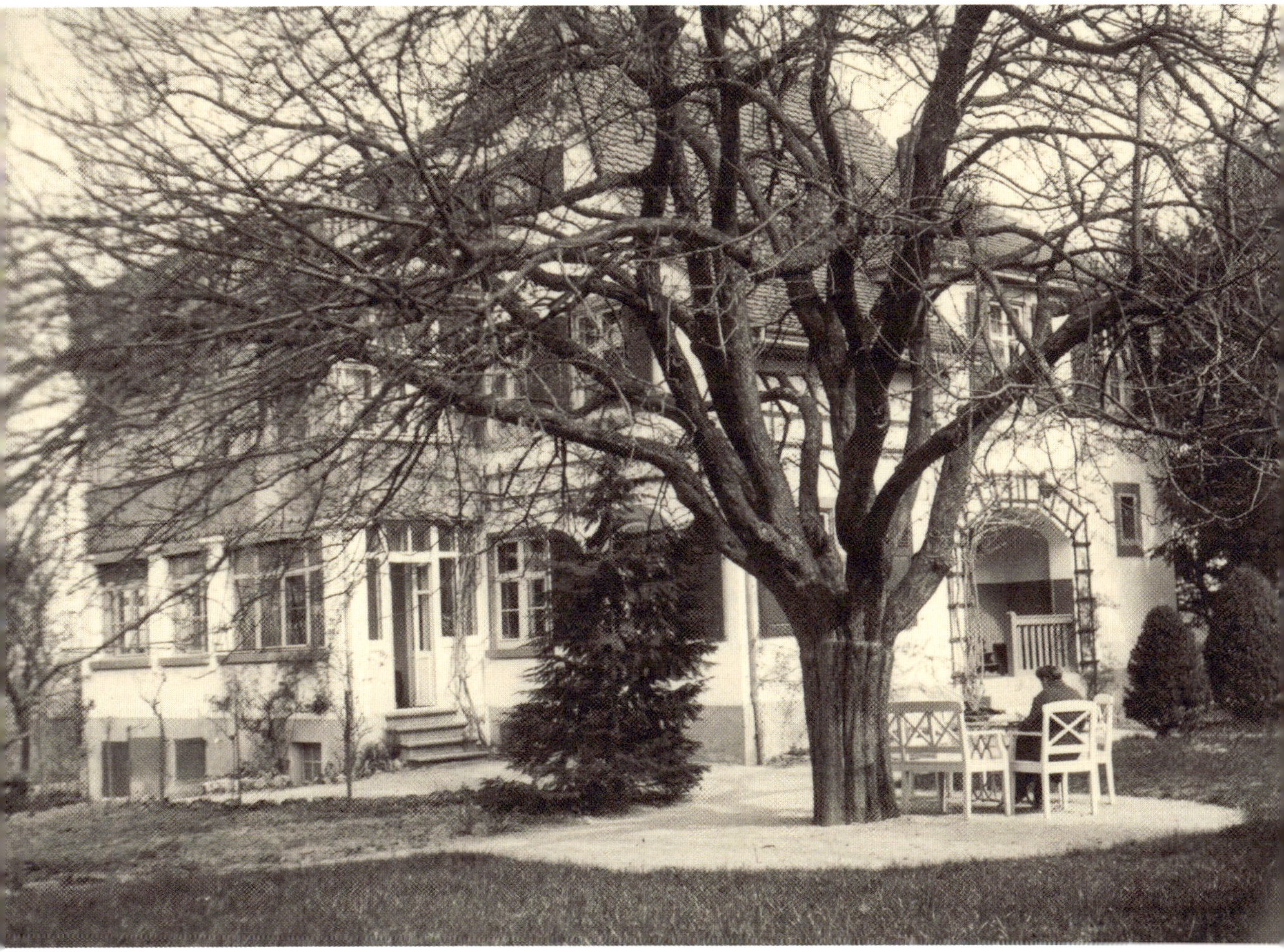

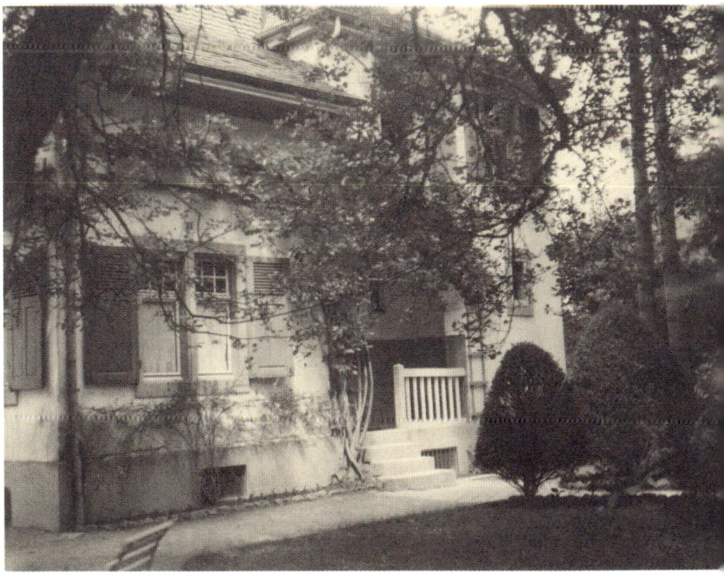

79
KTI mit Apfelbaum, Südansicht,
ohne Datum (1921–1926).
KTI with apple tree, south view,
undated (1921–1926).

80
KTI, Südansicht,
ohne Datum (1921–1926).
KTI, south view,
undated (1921–1926).

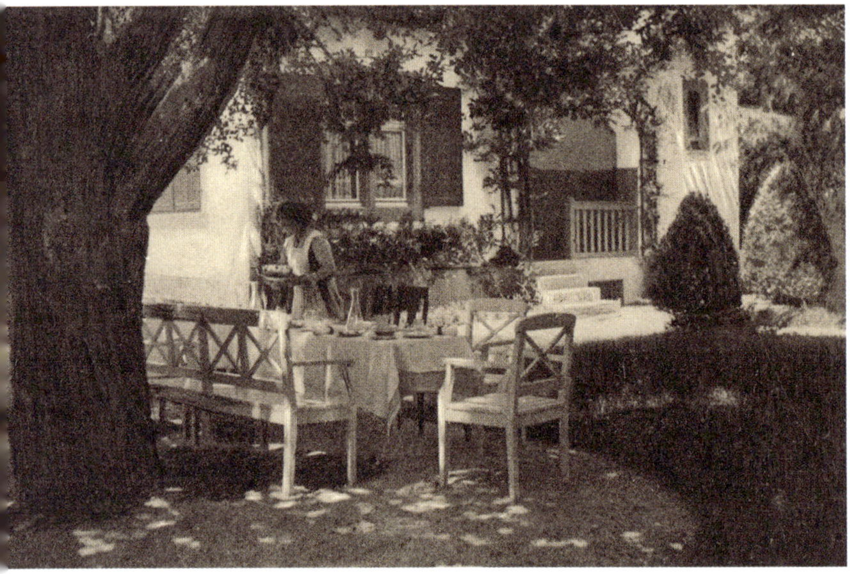

81

KTI, Südansicht, ohne Datum (1921–1926). Rückseitige Beschriftung: «Klinisch-Therapeutisches Institut in Arlesheim. Mittagessen unter dem Apfelbaum. Selbstverlag Nr. 3.»

KTI, south view, undated (1921–1926). Inscription on the back: "Clinical-Therapeutic Institute in Arlesheim. Lunch under the apple tree. Self-published No. 3."

82

Ita Wegman (rechts) mit ihren Mitarbeiterinnen unter dem Apfelbaum. KTI, Südansicht, ohne Datum (1921–1926).

Ita Wegman (right) with her co-workers under the apple tree. KTI, south view, undated (1921–1926).

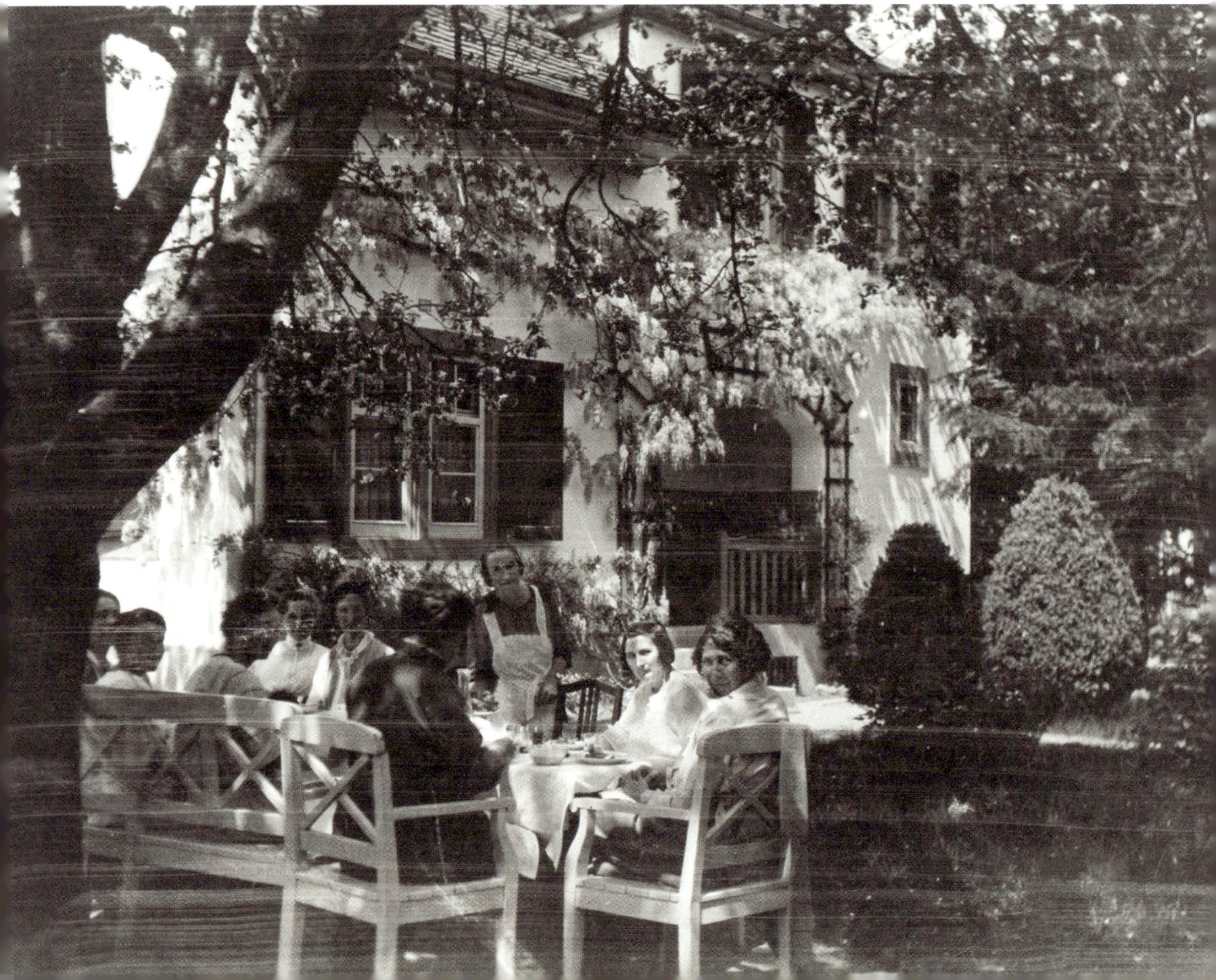

83
Ita Wegman (am Kopfende) mit ihren Mitarbeiterinnen unter dem Apfelbaum. Rechts: Norbert und Maria Glas. Links in der Mitte: Käthe Krebs.
Ita Wegman (head of table) with her co-workers under the apple tree. Right: Norbert and Maria Glas. Left in the center: Käthe Krebs.

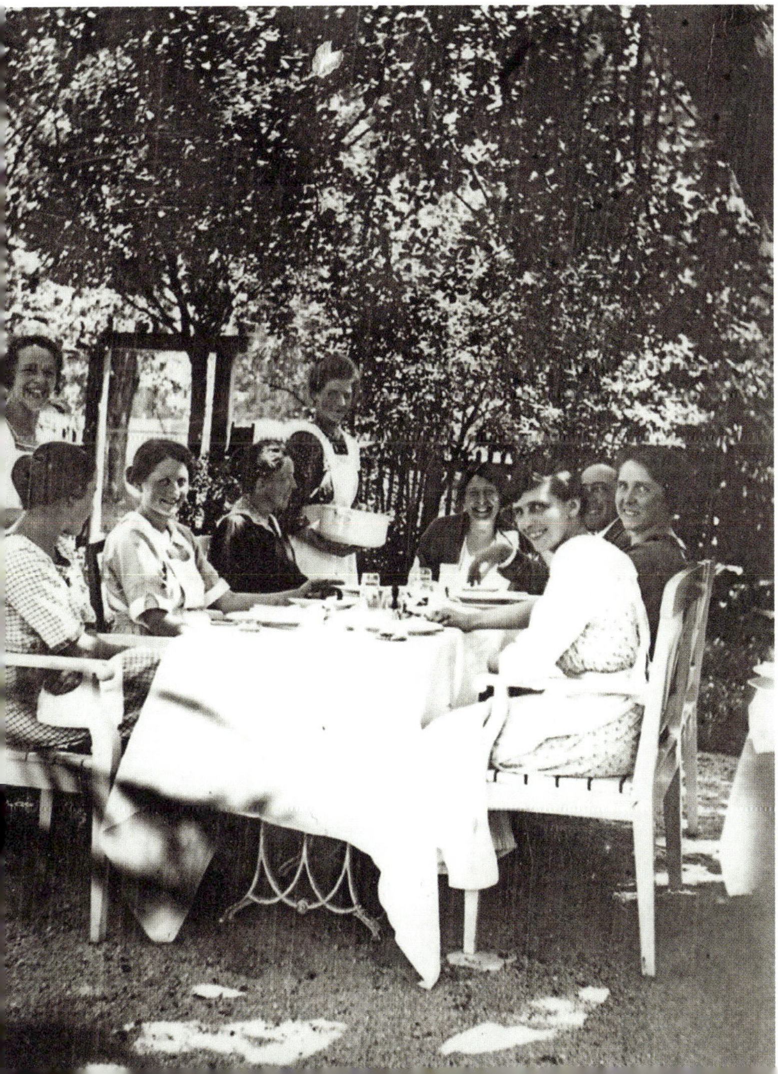

84
Ita Wegman mit einer Mitarbeiterin im Garten des KTI, ohne Datum.
Ita Wegman with a co-worker in the garden at the KTI, undated.

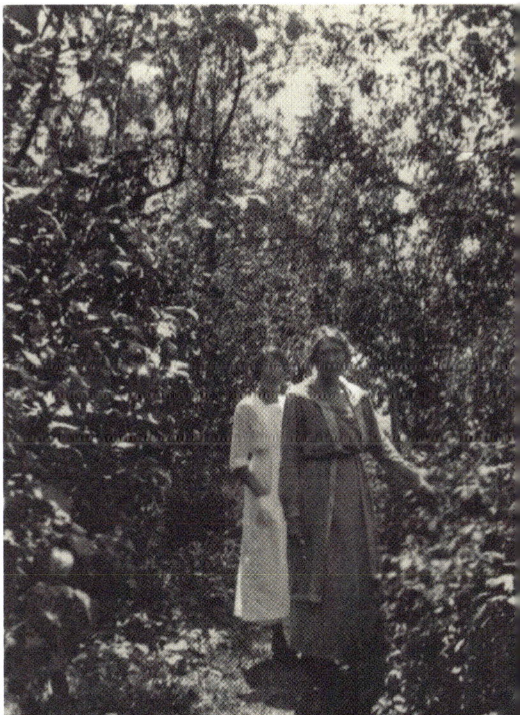

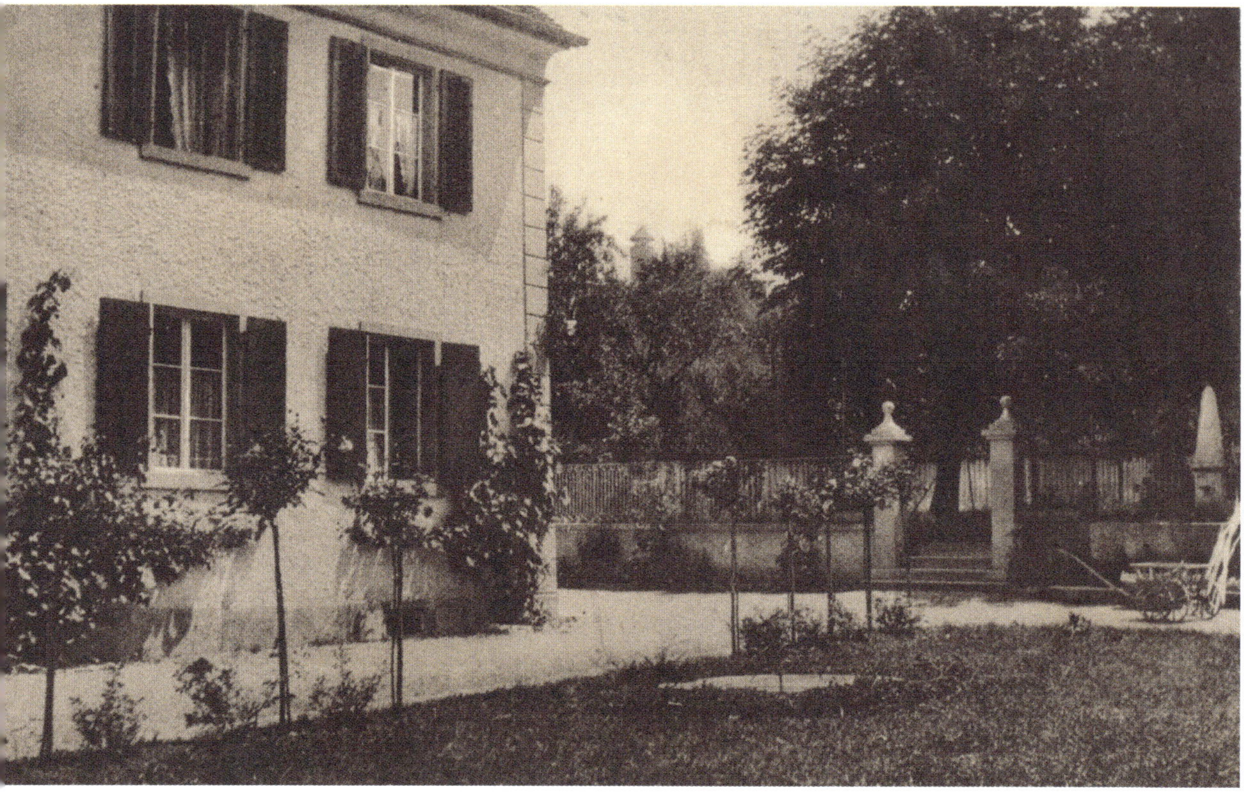

85
Sury-Hof Arlesheim (später: Kinderheim *Sonnenhof*) mit Eingang, ohne Datum (1922). Rückseitige gedruckte Beschriftung: «Sury-Hof. Erholungsheim und Dépendance des klinisch-therapeutischen Instituts. Arlesheim (Baselland). Selbstverlag No. 4.» Rückseitige handschriftliche Beschriftung: «Sury-Hof, gekauft 5. April 1922 (anfangs Erholungsheim und Dependance des klin. therap. Instit. Arlesh.)».
Sury-Hof Arlesheim (later: *Sonnenhof* children's home) with entrance, undated (1922). On the back printed inscription: "Sury-Hof. Convalescent home and dependency of the clinical-therapeutic Institute. Arlesheim (Baselland). Self-published No. 4." Handwritten inscription on the back: "Sury-Hof, purchased 5 April 1922 (originally convalescent home and dependency of the clin.-therap. Instit. Arlesh.)."

86
Ita Wegman mit einer Mitarbeiterin am Eingang des Sury-Hofs vgl. Abb. 85, ohne Datum (1922).
Ita Wegman with a co-worker at the entrance to the Sury-Hof, c.f. illus. 85, undated (1922).

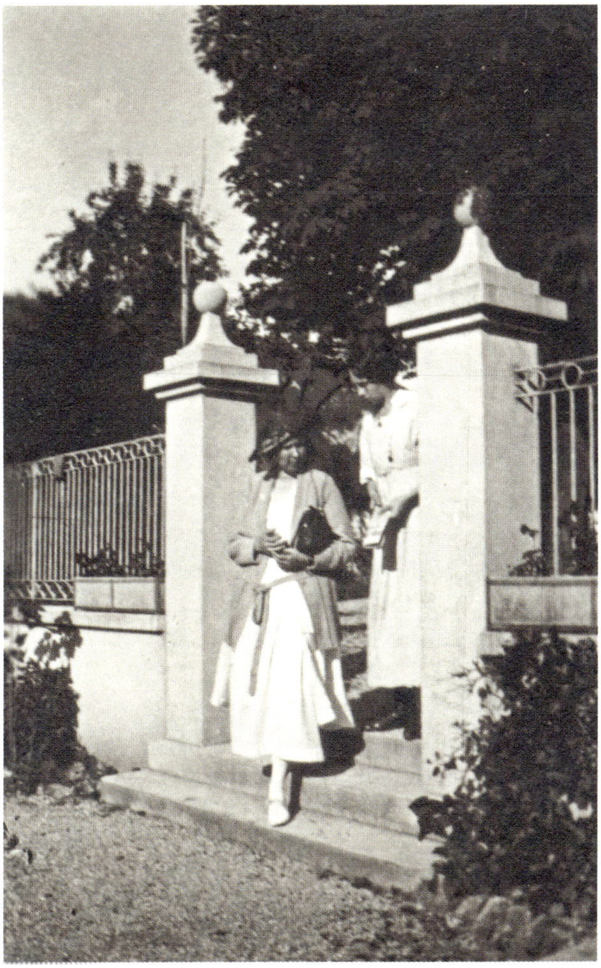

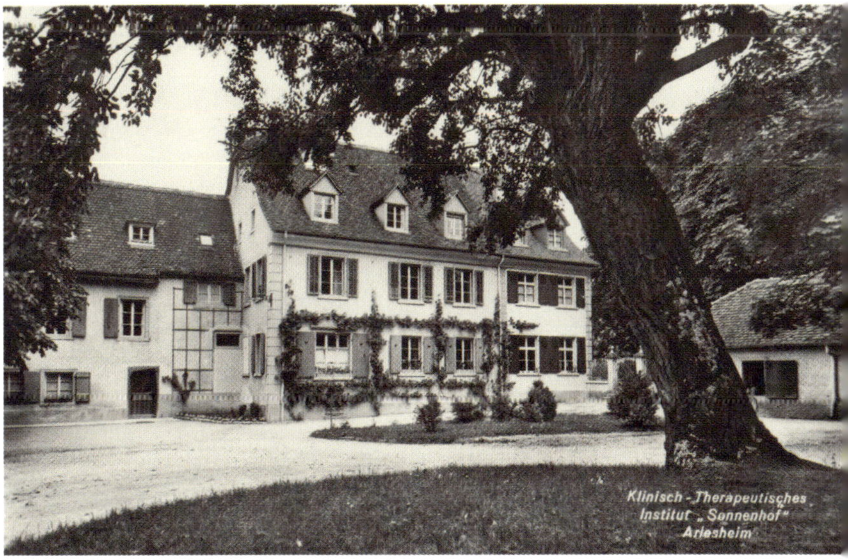

87
***Sonnenhof*, Erholungsheim und heilpädagogisches Institut des KTI. Vorderseitige Beschriftung: «Klinisch-Therapeutisches Institut ‹Sonnenhof› Arlesheim», ohne Datum (1924).**
Sonnenhof. Rest home and curative education institute of the KTI. Inscription on the front: "Clinical-Therapeutic Institute 'Sonnenhof' Arlesheim", undated (1924).

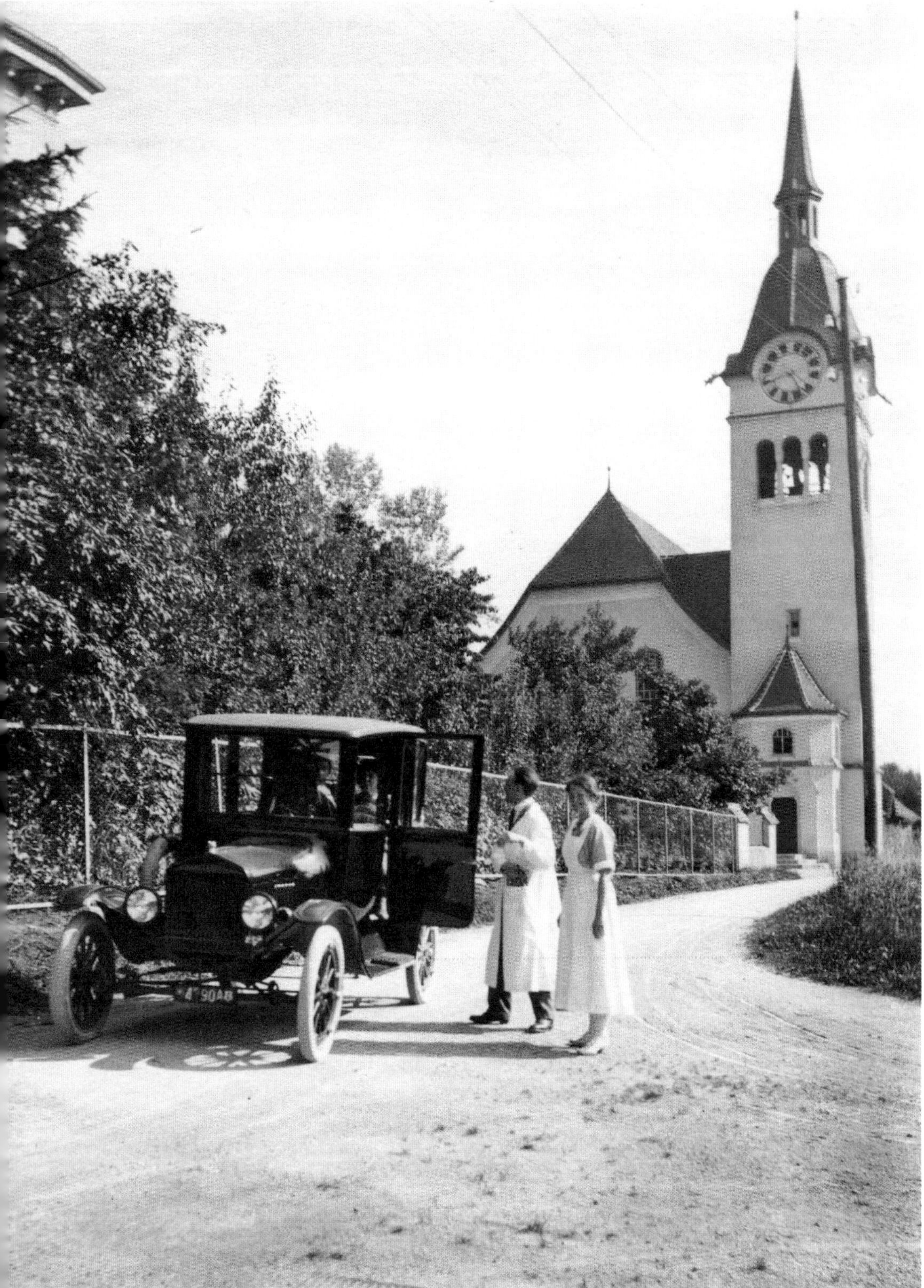

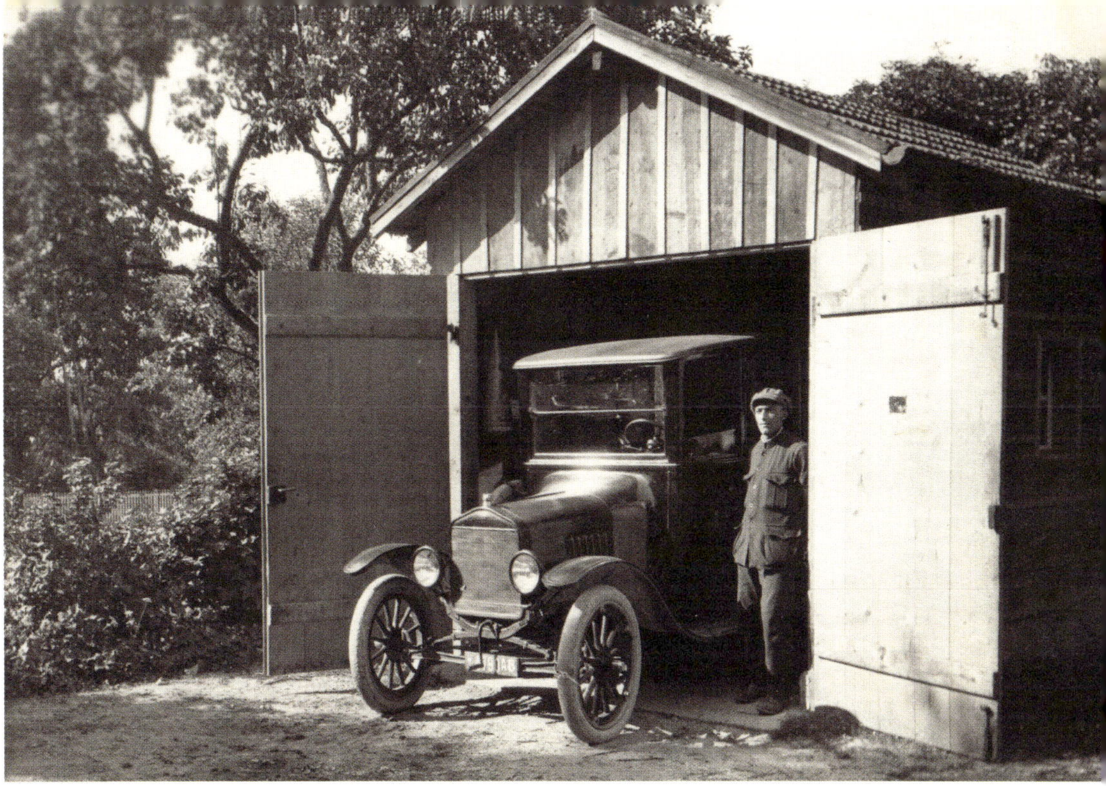

89
Das erste Klinik-Auto in der Garage des KTI, ohne Datum.
The first clinic motorcar in the KTI garage, undated.

90
Ita Wegman (rechts) und eine Mitarbeiterin bei einer Begrüßung. KTI, ohne Datum.
Ita Wegman (right) and a co-worker welcoming an arrival. KTI, undated.

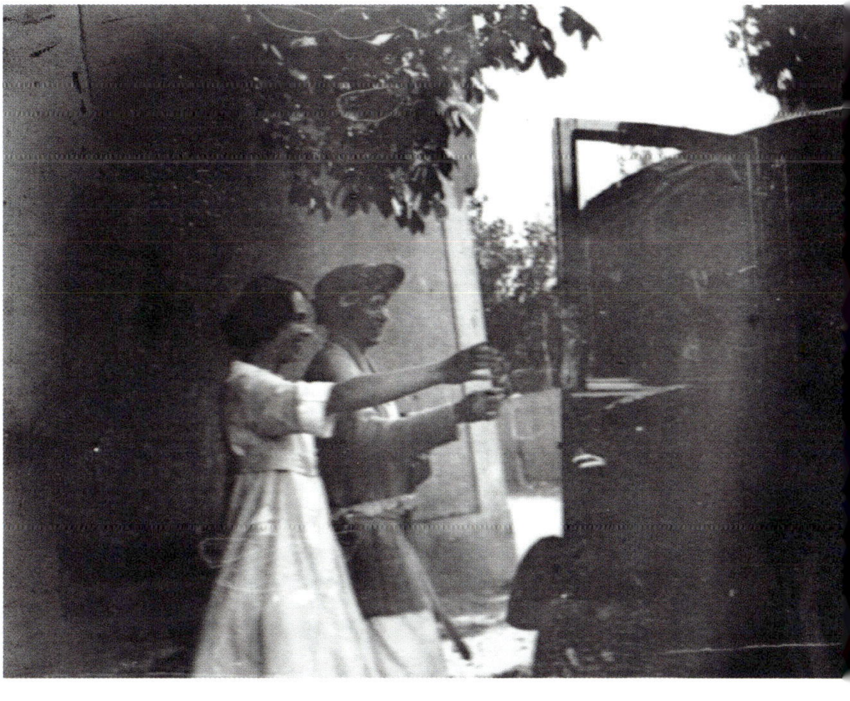

88
Ita Wegman im ersten Klinik-Auto (vermutlich Ford Model T Centre Doors, Sedan), ohne Datum (1922). Rechts Krankenschwester Käthe Krebs. Der Arzt im weißen Kittel ist vermutlich Sigfrid Knauer. Vor der Reformierten Kirche Arlesheim, Stollenrain 20.
Ita Wegman in the first clinic motorcar (probably a Ford Model T center doors, sedan), undated (1922). On the right, nurse Käthe Krebs. The doctor in the white coat is probably Sigfrid Knauer. In front of the protestant church in Arlesheim, Stollenrain 20.

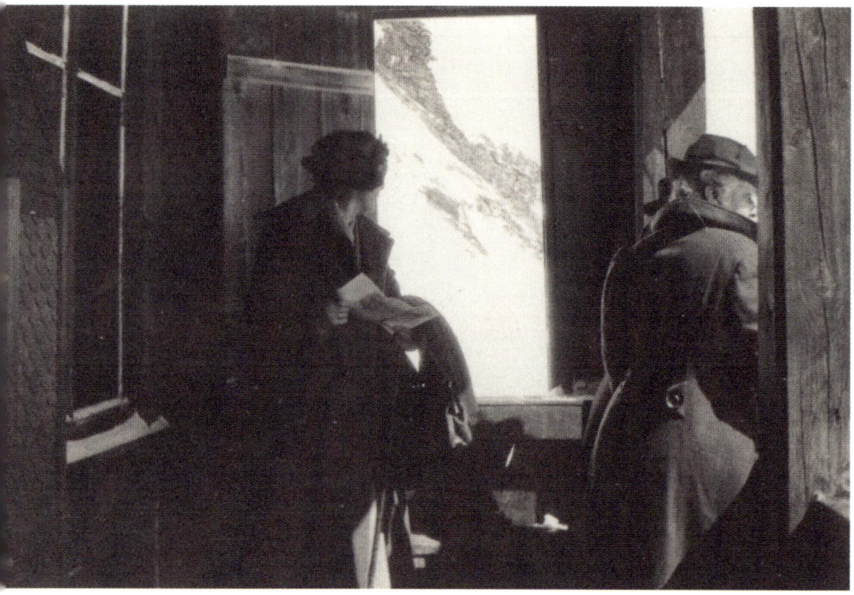

91
Ita Wegman (links) am Jungfraujoch, 1922.
Ita Wegman (left) at the Jungfraujoch, 1922.

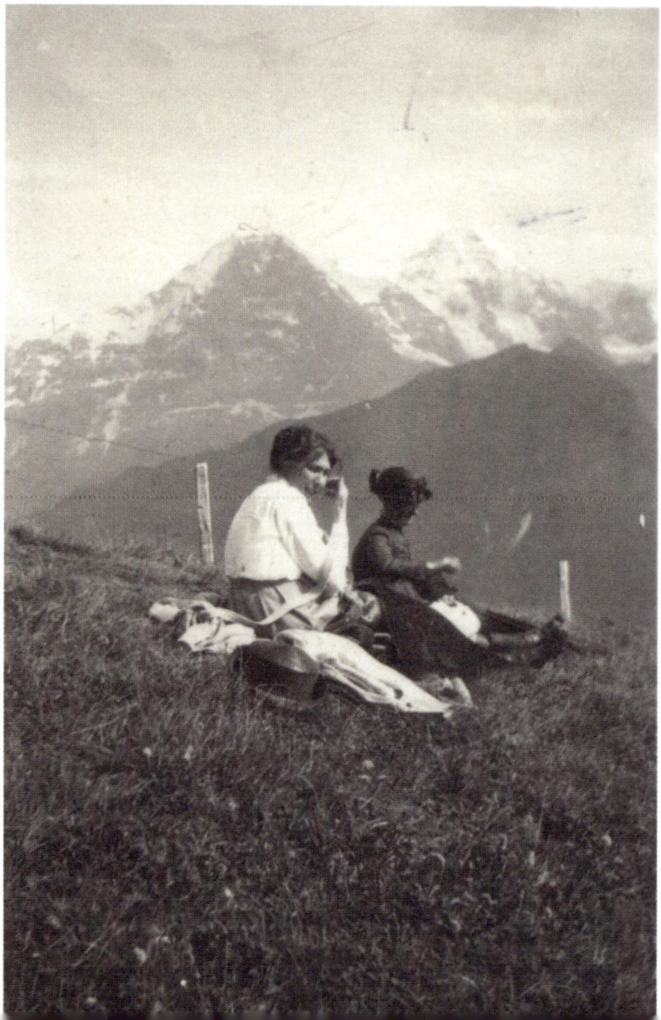

92
Ita Wegman (links) auf der Schynige Platte. Im Hintergrund Eiger und Mönch (Südostansicht). 1922.
Ita Wegman (left) at the Schynige Platte. Eiger and Mönch in the background (southeast view). 1922.

93

Das erste Goetheanum, Nordansicht, Postkarte. Vorderseitige Beschriftung: «Dornach-Arlesheim: Goetheanum.» Rückseitige Beschriftung: «G. Metz Basel, 5112.»

The First Goetheanum, north view. Postcard. Inscription on the front: "Dornach-Arlesheim: Goetheanum." Inscription on the back: "G. Metz Basel, 5112."

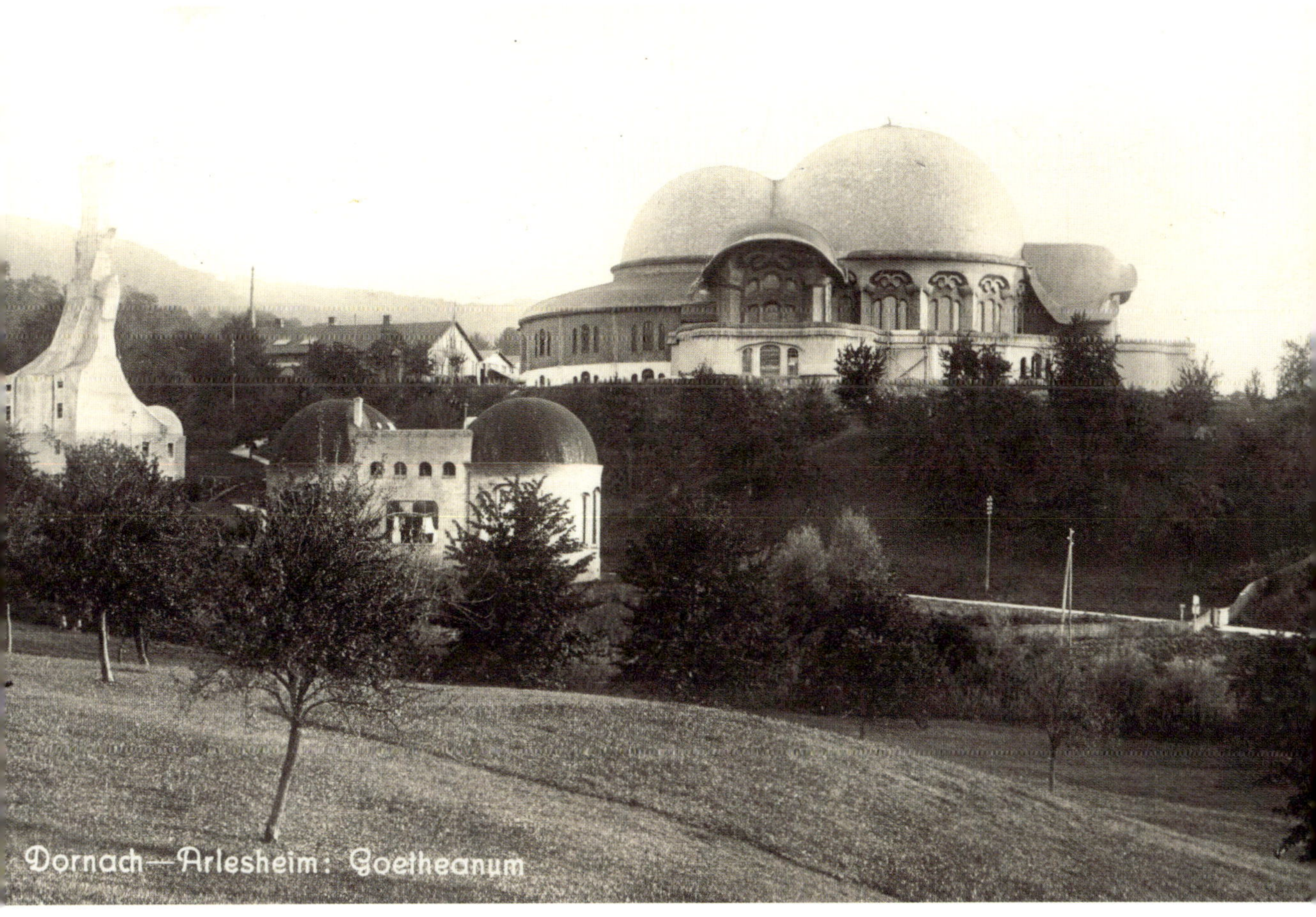

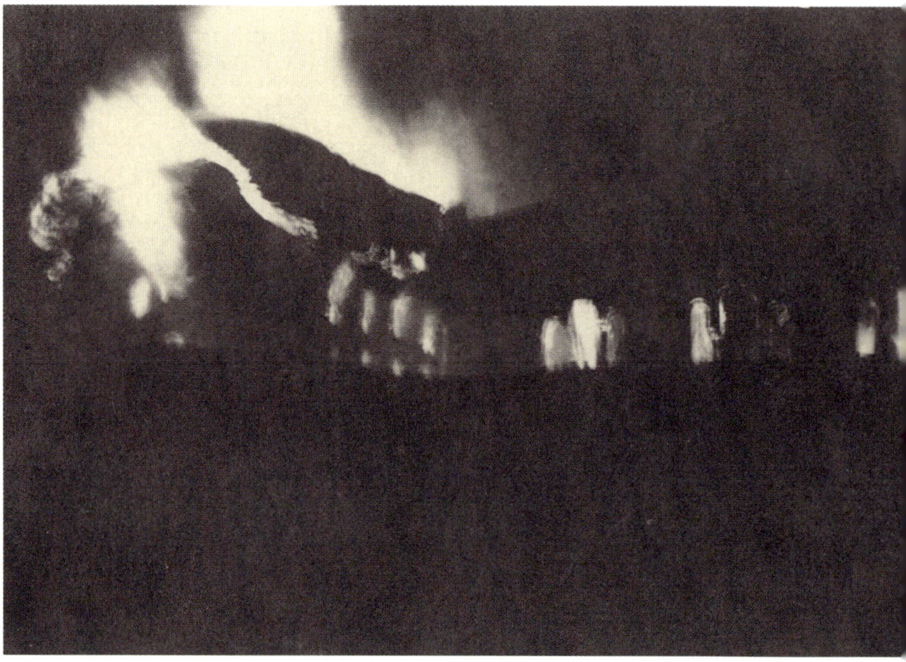

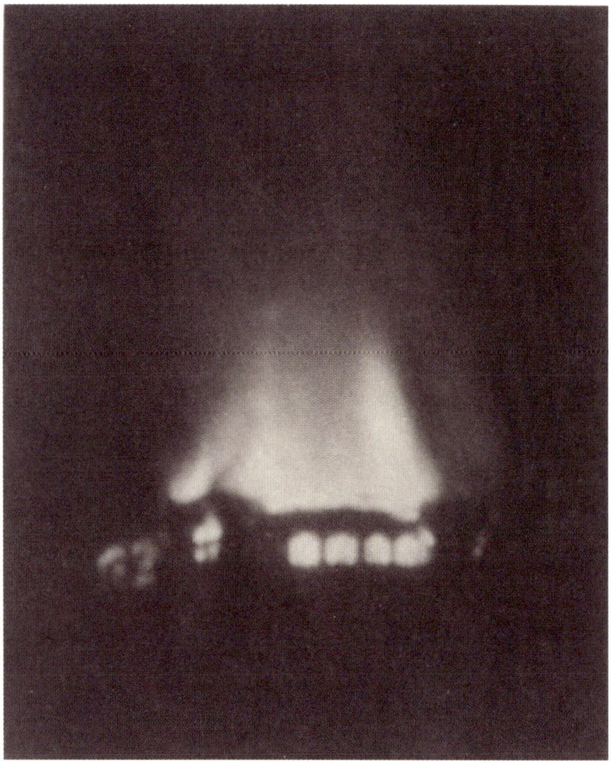

94, 95
Das brennende Goetheanum,
Silvesternacht 1922/1923.
The Goetheanum, ablaze during the night
of New Year's Eve 1922/1923.

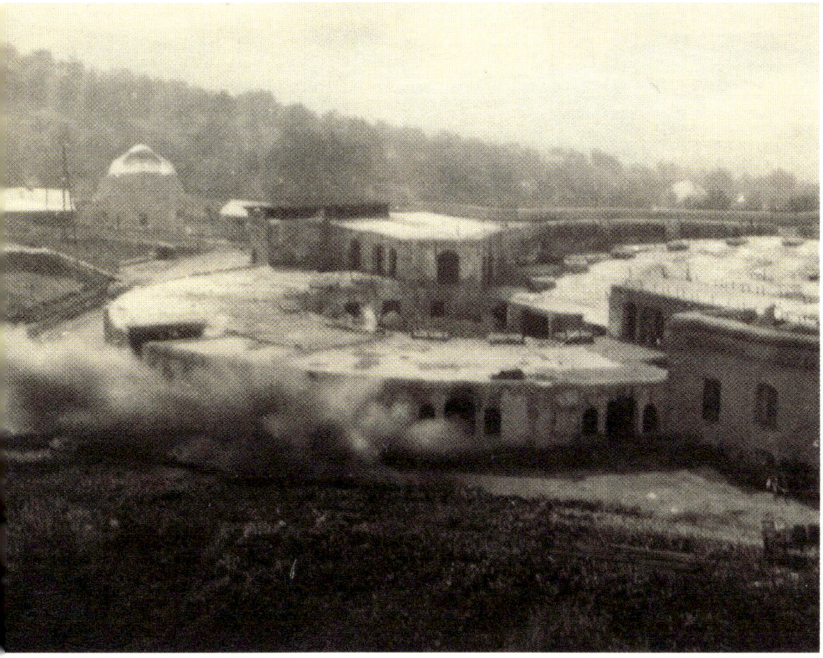

96

Die Sprengung der Ruine des ersten Goetheanum nach der Brandzerstörung 31. Dezember 1922 / 1. Januar 1923.
Blasting and demolition of the ruins of the first Goetheanum after its destruction by fire (31 December 1922/1 January 1923).

97

Rudolf Steiner: plastisches Modell des zweiten Goetheanum (M 1:100), Nordwestansicht. Entstanden im Beisein Ita Wegmans (13.–15. März 1924). Fotografie aufgenommen im Glashaus, Goetheanum Dornach, ohne Datum.
Rudolf Steiner: sculpted model of the second Goetheanum (scale 1:100), northwest view. Created with Ita Wegman present. (13–15 March 1924). Photographed in the Glass House, Goetheanum, Dornach, undated.

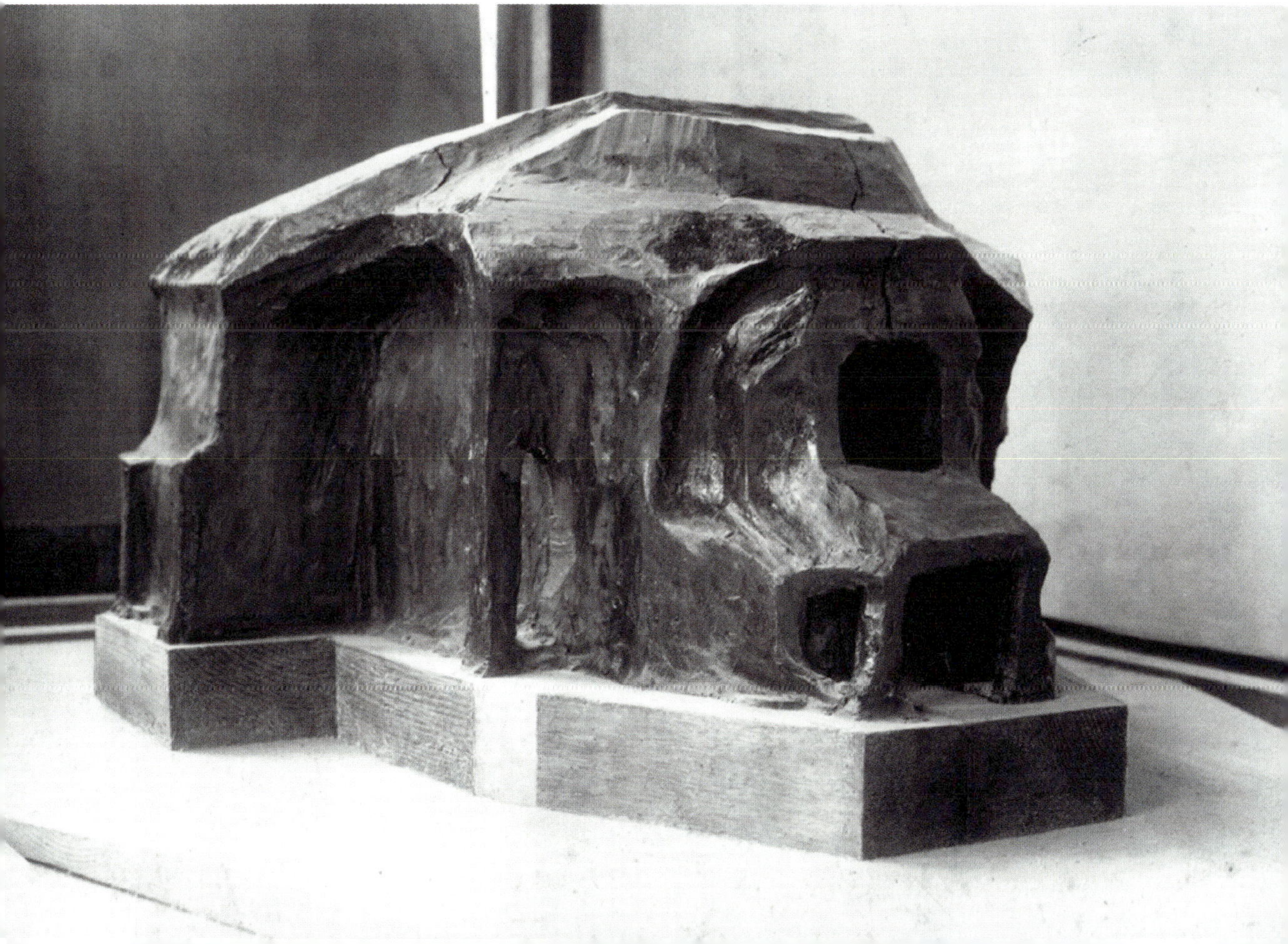

98
Ita Wegman (links) mit Alice Sauerwein in Paris, Mai 1923.
Ita Wegman (left) with Alice Sauerwein in Paris, May 1923.

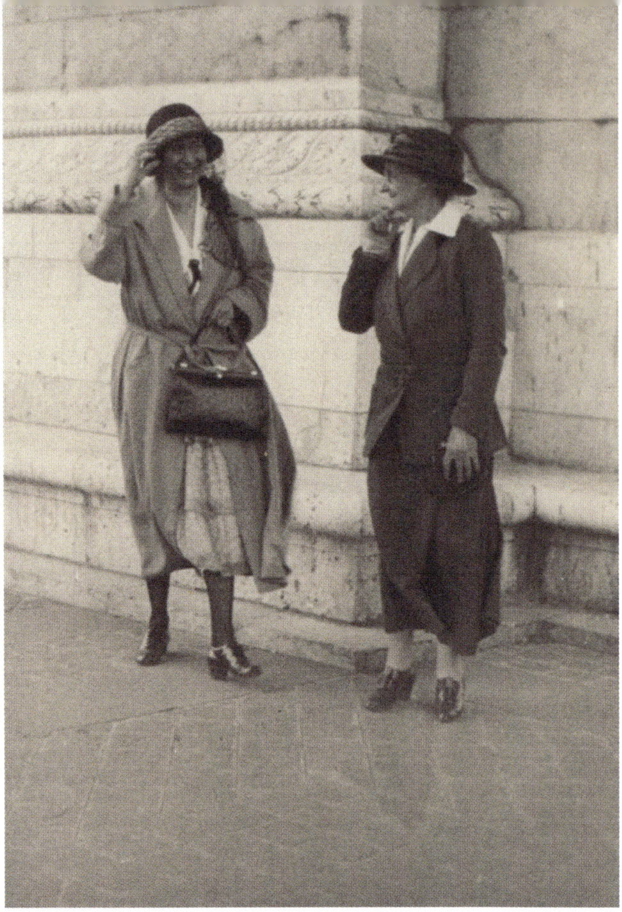

99
Ita Wegman in Paris, Mai 1923. Auf der linken Säule im Sockelbereich steht geschrieben: «Musée Grevin» (ein Wachsfigurenkabinett).
Ita Wegman in Paris, May 1923. Written at the base of the left column: "Musée Grevin" (a wax museum).

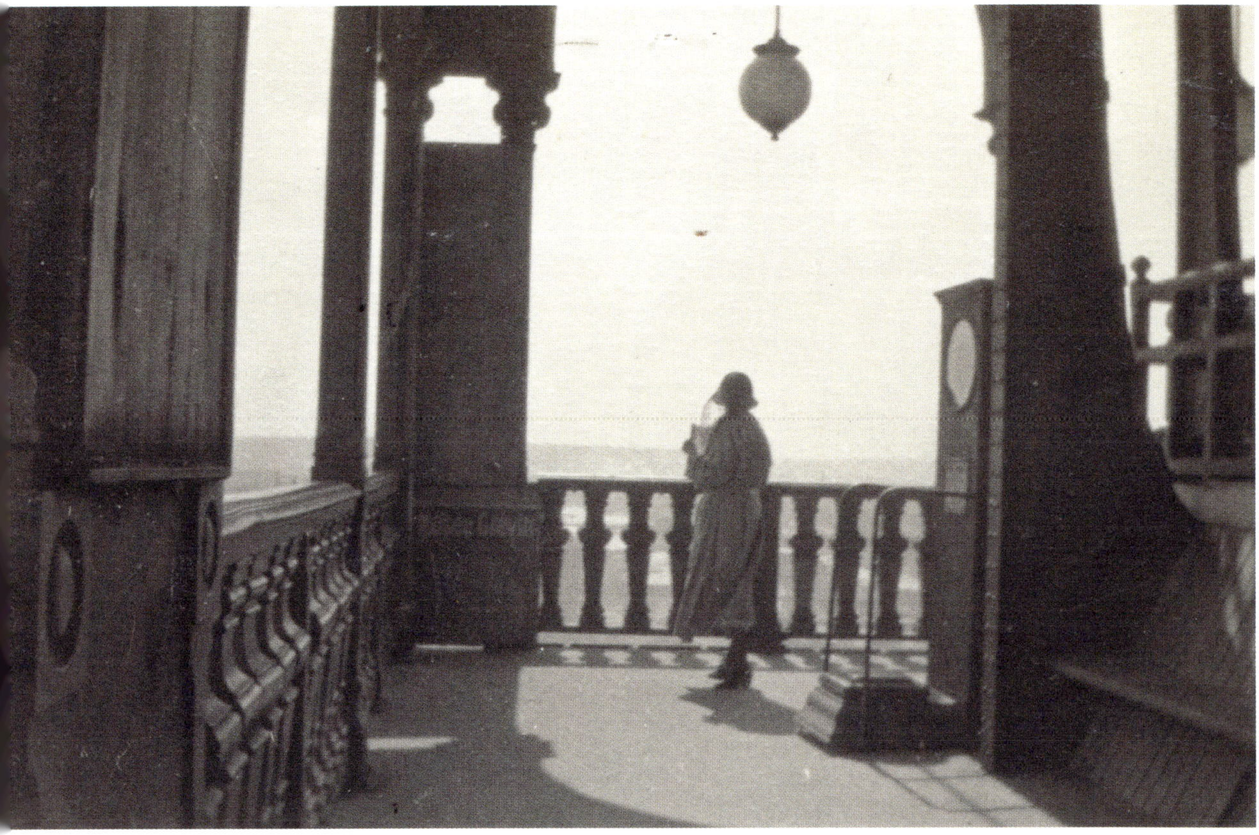

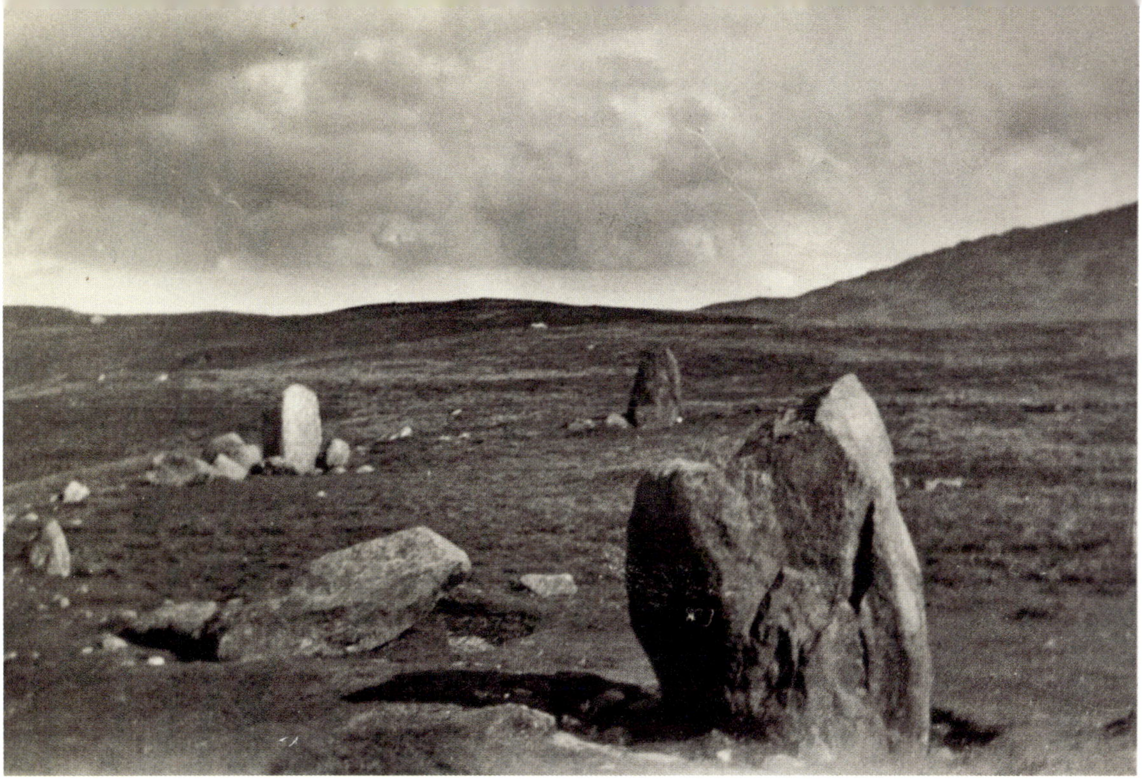

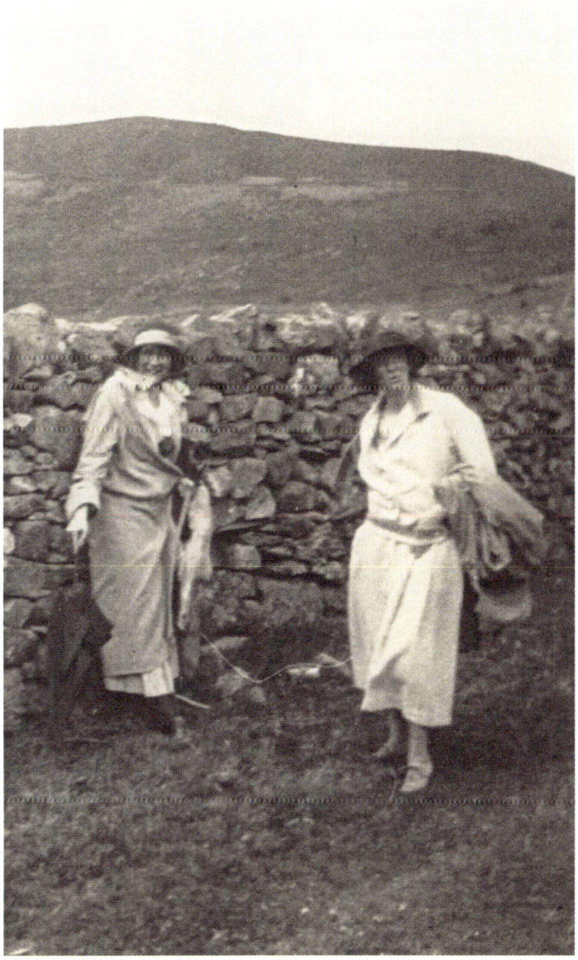

100
Fotografie aus dem Nachlass Ita Wegmans. Megalith-Steinkreis, Penmaenmawr, ohne Datum (August 1923).
Photograph from the estate of Ita Wegman. Megalithic henge, Penmaenmawr, undated (August 1923).

101
Ita Wegman (links) in Penmaenmawr (Wales), August 1923.
Ita Wegman (left) in Penmaenmawr (Wales), August 1923.

Schauen wir jetzt noch einmal zurück in frühere Zeiten: die Menschen vor dem Mysterium von Golgatha, hatten eine Erinnerung an das vorirdische Dasein.

Sie wussten, dass sie in diesem vorirdischen Dasein die Kraft von dem Christus erlangt hatten, um die Unsterblichkeit zu erringen.

Jetzt wusste man, dass man durch die eigene menschliche Kraft nicht zurückschauen kann in die geistige Welt, in das vorirdische Dasein.

Und die Jünger wandten sich nun an alles dasjenige, was ihnen im Gedächtnis war über das Ereignis von Golgatha.

Und aus dieser Erinnerung und aus dem Schmerze heraus ging ihnen in der Seele wiederum auf die Anschauung desjenigen, was der Mensch verloren hatte, weil er das instinktive Hellsehen nicht mehr hatte.

Die alten Menschen hatten also gesagt: Wir waren, bevor wir auf Erden geboren waren, bei Christus. Von ihm haben wir die Kraft der Unsterblichkeit.

Und die Jünger Christi sagten jetzt, zehn Tage, nachdem sie den äusseren Anblick des Christus verloren hatten: Wir haben gesehen das Mysterium von Golgatha. Das gibt uns die Kraft, wiederum unser unsterbliches Wesen zu fühlen. — Das wird symbolisch ausgedrückt durch die feurigen Zungen.

Daher können wir auch geisteswissenschaftlich in dem Pfingst-Geheimnis dieses sehen, dass das Mysterium von Golgatha an die Stelle getreten ist des alten Mysterien-Sonnen-Mythus. (Schluss folgt)

Ueber die „Internationale Summer-School" in Schottland (Gareloch, Dumbartonshire)

Dr. Ita Wegman

Diese Zeilen möchte ich schreiben in dem Sinne, um einerseits Verständnis zu erwecken für die in Schottland stattfindende Summer-School, anderseits um Missverständnissen vorzubeugen, die heranzukommen drohen, da vielleicht nicht von jedem verstanden wird, was da eigentlich gewollt wird.

Die vorigen Summer-Schools von Penmeanmawr, von Torquay entstanden, eben wie diese kommende, aus der Initiative Mr. Dunlops und waren, wie jeder, der daran Anteil genommen hat, wissen kann, von grossem Erfolg gekrönt. Die wunderbarsten Vorträge wurden dort von Rudolf Steiner gegeben, Vorträge, die auch für Nicht-Anthroposophen zugänglich waren, und die von der Initiationswissenschaft handelten. Anders konnte da geredet werden als in anderen Gegenden; es war, als ob das Verständnis für die geistige Welt ein offeneres wäre, als ob die Zuhörer, auch wenn sie aus anderen Gegenden herkamen, mehr Möglichkeiten bekommen hätten, zu horchen auf die feineren Regungen, die von überall her aus der Natur ihnen entgegen tönten, empfindungsgemäss mitzusteigen in die Regionen des Geistig-Seelischen. Und jeder, der das Glück gehabt hat, in dieser Zeit ein oder mehrere Gespräche mit Rudolf Steiner zu führen, wird wissen, wie etwas Besonderes da noch mitgeklungen hat, etwas, was mit in der Atmosphäre lag und den Gesprächen eine besondere Note gab. Uralte Weisheit, uralte Tradition umschwebten die Gegend, und es war, als ob aus dem tiefen Schlaf — und viele der Freunde, die da waren, konnten das mitempfinden — diese Urweisheit erweckt würde durch gesprochene Worte Rudolf Steiners. Das Anthroposophische bekam dadurch einen noch tieferen Glanz, als es schon hatte. Das Leben und Weben des Geistigen innerhalb des Physischen, von dem die Anthroposophie lehrt, wurde inniger empfunden. Man fühlte sich dem Geistigen näher, trotzdem auch zu diesen Stätten die heutige Zivilisation Einlass gefunden hatte und man sich dort auch mitten in der heutigen Zivilisation drinnen befand.

Und ich möchte hier mitteilen, was Rudolf Steiner als so sehr wichtig empfand für uns Anthroposophen, was so gesprächsweise zum Ausdruck kam: dass der Zeitgeist Michael, unter dessen Führung wir stehen, es mehr und mehr von uns fordern wird, Anthroposophie über die ganze Welt hinzutragen, dass das Kosmopolitische an Stelle des Engbegrenztseins innerhalb einer Mysterienstätte treten muss. Und auch für den einzelnen Menschen ist es von grosser Wichtigkeit, hinauszugehen und die Aussenwelt kennen zu lernen, weil, so sagte Rudolf Steiner, ein richtiges Kennen der äusseren Welt dem Menschen die Möglichkeit gibt, in der Zeit zwischen dem Tode und der nächsten Geburt auch die geistige Welt in der richtigen Art zu erkennen. Und von diesem richtigen Erkennen der geistigen Welt hängt es ab, ob wir ein Wissen von unserem eigenen Organismus bekommen können. Haben wir dieses Wissen von unserem eigenen Organismus, so sind wir auch imstande, bei dem nächsten Herunterstieg zur physischen Welt uns denjenigen physischen Körper auszuwählen, in welchem keine Vererbungsdefekte liegen, oder wir sind in unserem Geistig-Seelischen so stark, dass wir die Kräfte in uns haben, den sogenannten Vererbungsleib zu überwinden und diejenigen Organe uns aufzubauen, in denen das Seelisch-Geistige mitschwingen kann. Dies war der Grund, warum in alten Mysterien den Einzuweihenden empfohlen wurde, Wanderungen und grosse Reisen zu unternehmen, um die Mannigfaltigkeiten der Welt kennen zu lernen, die Gegenden des Feucht-Kalten gegenüber dem Heiss-Trockenen kontrastierend zu empfinden, sowie alles, was dazwischen liegt, in sich aufzunehmen. Und die Ursache, weshalb in der heutigen Zeit so viele Menschen zu kämpfen haben, in der Weise, dass das Geistig-Seelische nicht immer vollständig des Physisch-Leiblichen sich bedienen kann, liegt darin, dass zwischen heute und jener Wanderzeit, in der auch die Mysterien ihre Blütezeit hatten, die mittelalterliche nachchristliche Zeit liegt mit dem klösterlichen Leben, das den Menschen mehr an die Scholle band. Und nur, wo von diesem alten Wissen noch etwas vorhanden war, wurde gebrochen mit diesem „an der Scholle haften".

Es ist von grosser Wichtigkeit für das kommende Jahrhundert, dass die Menschen wieder die Möglichkeit gewinnen, sich solche Körper aufzubauen, mit denen ihr ganzes Geistiges sich richtig verbinden kann. Natürlich ist richtiges Erkennen der äusseren Welt nicht nur durch Wandern und Reisen zu erreichen, sondern auch durch ein inniges, liebevolles Sich-Versenken in die Geheimnisse der Natur, aber wichtig ist das Bekanntwerden mit fremden Ländern und Sitten.

Und nun kommen wir noch einmal zurück zu den Summer-Schools. War es doch Mr. Dunlops Verdienst, dass er in feinsinniger Weise diejenigen Orte für die Summer-Schools auswählte, in denen vor vielen Jahrtausenden uralte Weisheit in den nächsten Umgebungen gewaltet hatte, wo in Penmeanmawr, das an Englands Westküste gegenüber Irland liegt, die Druidenmysterien geblüht hatten, wo nicht weit von Torquay entfernt in Cornwall die Überreste von König Artus' Schloss zu finden waren, von wo aus König Artus und seine Ritter ihr Wirken ergehen liessen. Und in diesem Jahre fällt die Wahl auf das sagenreiche Schottland, auf einen Ort, von dem aus leicht diejenigen Inseln zu erreichen sind, die unter dem Namen „die Hebriden" bekannt sind, Iona und Staffa, auf welcher letztern die berühmte Fingalhöhle sich befindet. Nun erinnert Rudolf Steiner in einem Vortrag, den er 1909 in Berlin gehalten hat, nachdem er vorher in einem Konzert Mendelsohn's Hebriden-Ouvertüre gehört hatte, an geheimnisvolle Schicksale der Menschen der Vorzeit, die sich auf diesen Inseln abgespielt haben. Menschen der Vorzeit, die von Atlantis herübergewandert, in ihrer keltischen Abstammung das alte atlantische Hellsehen in voller Ursprünglichkeit bewahrt hatten. Und von diesen keltischen Völkerschaften, die da in Irland, in Schottland,

102
Ita Wegman: *Ueber die «Internationale Summer-School» in Schottland (Gareloch, Dumbartonshire)*. Nachrichtenblatt der Wochenschrift *Das Goetheanum*, 26. Juni 1927, S. 102.
Ita Wegman: *On the "International Summer School" in Scotland (Gareloch, Dumbartonshire)*. Bulletin of the weekly newssheet, *Das Goetheanum*, 26 June 1927, p. 102.

«Anders konnte da [im August 1923 in Penmaenmawr] geredet werden als in anderen Gegenden; es war, als ob das Verständnis für die geistige Welt ein offeneres wäre, als ob die Zuhörer, auch wenn sie aus anderen Gegenden herkamen, mehr Möglichkeiten bekommen hätten, zu horchen auf die feineren Regungen, die von überall her aus der Natur ihnen entgegen tönten, empfindungsgemäß mitzusteigen in die Regionen des Geistig-Seelischen. Und jeder, der das Glück gehabt hat, in dieser Zeit ein oder mehrere Gespräche mit Rudolf Steiner zu führen, wird wissen, wie etwas Besonderes da noch mitgeklungen hat, etwas, was mit in der Atmosphäre lag und den Gesprächen eine besondere Note gab. Uralte Weisheit, uralte Tradition umschwebten die Gegend, und es war, als ob aus dem tiefen Schlaf - und viele der Freunde, die da waren, konnten das mitempfinden - diese Urweisheit erweckt würde durch gesprochene Worte Rudolf Steiners. Das Anthroposophische bekam dadurch einen noch tieferen Glanz, als es schon hatte. Das Leben und Weben des Geistigen innerhalb des Physischen, von dem die Anthroposophie lehrt, wurde inniger empfunden. Man fühlte sich dem Geistigen näher, trotzdem auch zu diesen Städten die heutige Zivilisation Einlass gefunden hatte und man sich dort auch mitten in der heutigen Zivilisation darin befand.»

"It was possible to speak there [in August 1923 in Penmaenmawr] differently than elsewhere; it was as though the understanding for the spiritual world were a more open one, as though the listeners, even if they came from different regions, found more opportunities to listen to the finer impulses that sounded from everywhere towards them from out of nature, opportunities to accompany in feeling the ascent into regions of the soul-spiritual. And everyone who had the good fortune during this time to have one or more conversations with Rudolf Steiner will know how something special still sounded there, something that also was in the atmosphere and lent the conversations a special tone. Ancient wisdom, ancient tradition hover around the area, and it was as though out of a deep sleep - and the many friends who were there could sense this as well - this ancient wisdom was awakened through Rudolf Steiner's spoken words. The anthroposophical element received as a result an even deeper luster than it already had. The living and weaving of the spiritual within the physical - about which anthroposophy teaches - was sensed more intimately. One felt oneself closer to what is spiritual, despite the fact that modern civilization had also found entry to these cities and that one found oneself in the midst of modern civilization there as well."

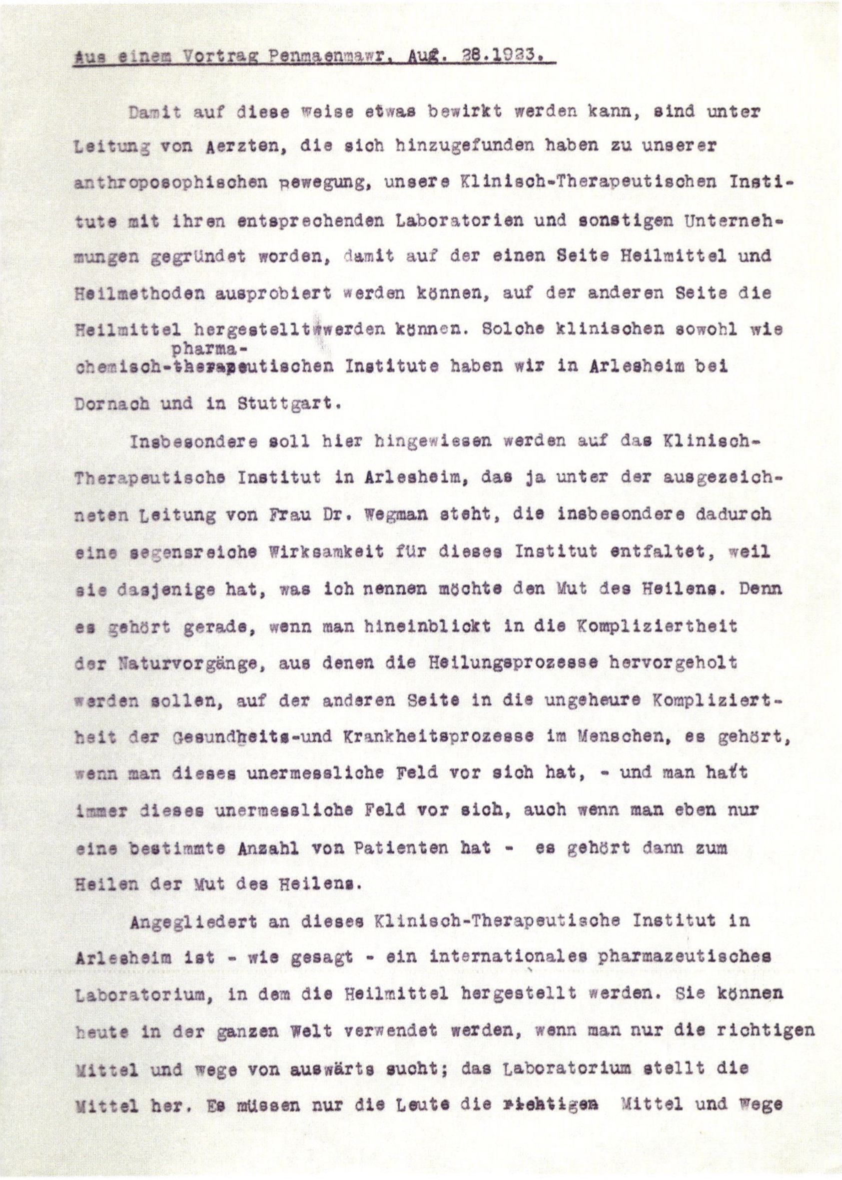

Aus einem Vortrag Penmaenmawr, Aug. 28.1923.

Damit auf diese weise etwas bewirkt werden kann, sind unter Leitung von Aerzten, die sich hinzugefunden haben zu unserer anthroposophischen Bewegung, unsere Klinisch-Therapeutischen Institute mit ihren entsprechenden Laboratorien und sonstigen Unternehmungen gegründet worden, damit auf der einen Seite Heilmittel und Heilmethoden ausprobiert werden können, auf der anderen Seite die Heilmittel hergestellt werden können. Solche klinischen sowohl wie chemisch-pharma-~~therap~~eutischen Institute haben wir in Arlesheim bei Dornach und in Stuttgart.

Insbesondere soll hier hingewiesen werden auf das Klinisch-Therapeutische Institut in Arlesheim, das ja unter der ausgezeichneten Leitung von Frau Dr. Wegman steht, die insbesondere dadurch eine segensreiche Wirksamkeit für dieses Institut entfaltet, weil sie dasjenige hat, was ich nennen möchte den Mut des Heilens. Denn es gehört gerade, wenn man hineinblickt in die Kompliziertheit der Naturvorgänge, aus denen die Heilungsprozesse hervorgeholt werden sollen, auf der anderen Seite in die ungeheure Kompliziertheit der Gesundheits-und Krankheitsprozesse im Menschen, es gehört, wenn man dieses unermessliche Feld vor sich hat, - und man hat immer dieses unermessliche Feld vor sich, auch wenn man eben nur eine bestimmte Anzahl von Patienten hat - es gehört dann zum Heilen der Mut des Heilens.

Angegliedert an dieses Klinisch-Therapeutische Institut in Arlesheim ist - wie gesagt - ein internationales pharmazeutisches Laboratorium, in dem die Heilmittel hergestellt werden. Sie können heute in der ganzen Welt verwendet werden, wenn man nur die richtigen Mittel und wege von auswärts sucht; das Laboratorium stellt die Mittel her. Es müssen nur die Leute die ~~richtigen~~ Mittel und Wege

103
Rudolf Steiner: Penmaenmawr, 28. August 1923. Typoskript, S. 1.
Rudolf Steiner: Penmaenmawr, 28 August 1923. Typescript, p. 1.

«Insbesondere soll hier hingewiesen werden auf das Klinisch-Therapeutische Institut in Arlesheim, das ja unter der ausgezeichneten Leitung von Frau Dr. Wegman steht, die insbesondere eine segensreiche Wirksamkeit für dieses Institut dadurch entfaltet, daß sie dasjenige hat, was ich nennen möchte den Mut des Heilens. Denn es gehört gerade, wenn man hineinblickt in die Kompliziertheit der Naturvorgänge, aus denen die Heilungsprozesse hervorgeholt werden sollen, auf der anderen Seite in die ungeheure Kompliziertheit der Gesundheits- und Krankheitsprozesse im Menschen, es gehört, wenn man dieses unermessliche Feld vor sich hat, - und man hat immer dieses unermessliche Feld vor sich, auch wenn man eben nur eine bestimmte Anzahl von Patienten hat - es gehört dann zum Heilen der Mut des Heilens.»

"In particular, the Clinical Therapeutic Institute in Arlesheim under the excellent leadership of Dr. Wegman should be mentioned here; she has developed a beneficial activity for this Institute because she possesses what I would call the courage of healing. For there belongs - when we look into the complexity of the natural processes from which healing processes should be brought forth, and on the other side, into the immense complexity of health and processes of illness in the human being - there belongs - when we have this enormous field before us (and we always have this enormous field before us, even if we only have a limited number of patients) - there then belongs to healing the courage of healing."

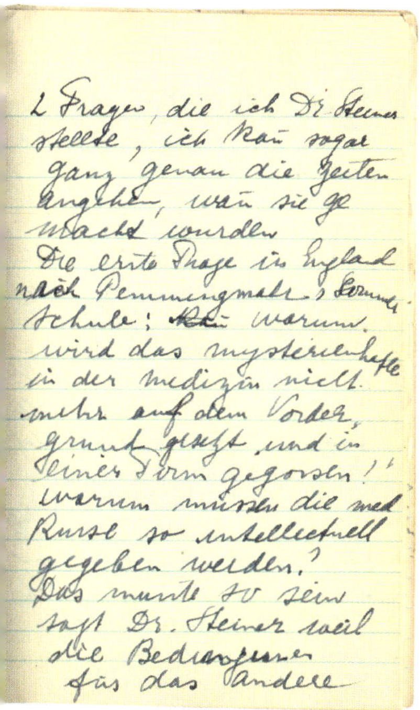

2 Fragen, die ich Dr. Steiner
stellte, ich kan sogar
ganz genau die Zeiten
angeben, wan sie ge
macht wurden
Die erste Frage in England
nach Penmaenmawr's Sommer
Schule: warum
wird das mysterienhafte
in der Medizin nicht
mehr auf dem Vorder
grund gesetzt und in
einer Form gegossen!"
warum müssen die med
Kurse so intellectuell
gegeben werden?
Das musste so sein
sagt Dr. Steiner weil
die Bedingunen
für das andere

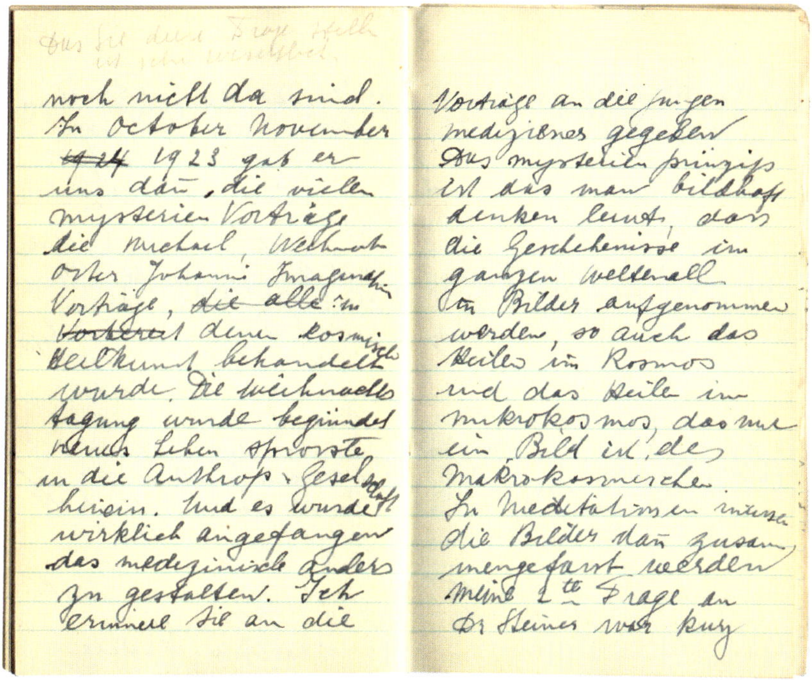

noch nicht da sind.
In October November
1923 gab er
uns dan, die vielen
mysterien Vorträge
die Michael, Weihnacht
Oster Johanni Imagination
Vorträge, die alle in
~~Vorderst~~ denen kosmische
Heilkunst behandelt
wurde. Die Weihnachts
tagung wurde begründet
neues Leben sprosste
in die Anthrop. Gesellsch.
hinein. Und es wurde
wirklich angefangen
das medizinische anders
zu gestalten. Ich
erinnere Sie an die

Vorträge an die jungen
medizinern gegeben
Das mysterien prinzip
ist das man bildhaft
denken lernt, dass
die Geschehenisse im
ganzen Weltenall
in Bilder aufgenommen
werden, so auch das
Heilen im Kosmos
und das Heilen im
mikrokosmos, das nur
ein Bild ist, des
makrokosmische.
In Meditationen müssen
die Bilder dan zusam
mengefasst werden
Meine 2te Frage an
Dr. Steiner war kurz

104, 105

Ita Wegman: Zwei Fragen an Rudolf Steiner, England, nach Penmaenmawr (August 1923). Ita Wegmans Notizbuch 57.

Ita Wegman: Two questions addressed to Rudolf Steiner, England, after Penmaenmawr (August 1923). Ita Wegman's notebook 57.

«2 Fragen, die ich Dr. Steiner stellte, ich kann sogar ganz genau die Zeiten angeben, wann sie gemacht wurden. Die erste Frage in England nach Penmaenmawrs Sommer Schule: warum wird das Mysterienhafte in der Medizin nicht mehr auf dem Vordergrund gesetzt und in einer Form gegossen! Warum müssen die med Kurse so intellectuell gegeben werden?
Das musste so sein sagt Dr. Steiner weil die Bedingunen für das andere noch nicht da sind. In October November 1923 gab er uns dann die vielen Mysterien Vorträge die Michael, Weihnacht Oster Johanni Imagination Vorträge, in denen kosmische Heilkunst behandelt wurde. Die Weihnachtstagung wurde begründet neues Leben sprosste in die Anthrop. Gesellschaft hinein. Und es wurde wirklich angefangen das medizinische anders zu gestalten.»

"2 questions that I asked Rudolf Steiner, I can even give the times quite exactly of when they were asked. The first question in England, after the Penmaenmawr summer school: why is what is connected to the Mysteries in medicine no longer placed at the forefront and cast into a form! Why must the med course be given so intellectually? It has to be this way - according to Dr. Steiner, because the requirements for the other are not yet there. In October November he then gave us the many lectures about the Mysteries, the lectures about the Michael, Easter, St. John's imaginations in which the cosmic art of healing was covered. The Christmas Conference was founded new life grows into the Anthrop. Society. And the medical began really to be shaped differently."

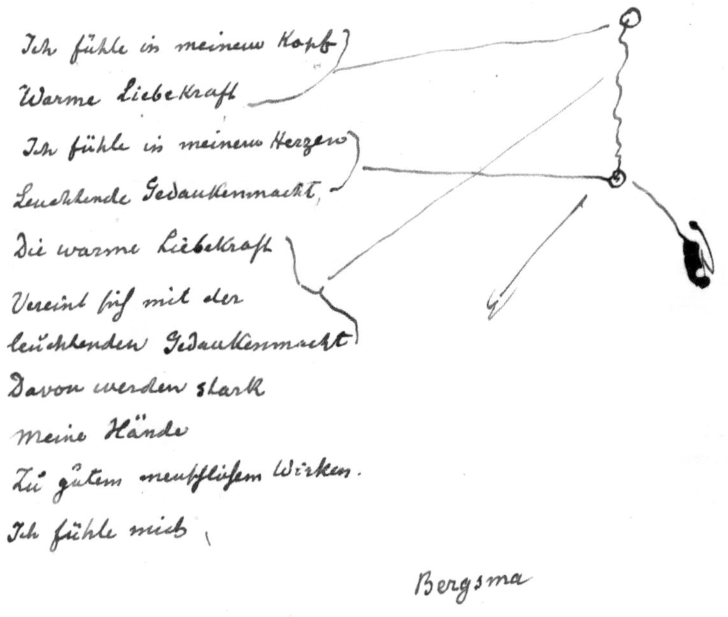

106

Rudolf Steiner: Patientenmeditation für Irene Althea Bergsma. 26. November 1923.

Rudolf Steiner: Healing meditation for Irene Althea Bergsma. 26 November 1923.

«Ich fühle in meinem Kopf
Warme Liebekraft
Ich fühle in meinem Herzen
Leuchtende Gedankenmacht,
Die warme Liebekraft
Vereint sich mit der
leuchtenden Gedankenmacht
Davon werden stark
Meine Hände
Zu gutem menschlichem Wirken.
Ich fühle mich.»

"I feel in my head
Warm power of love
I feel in my heart
Gleaming might of thought,
The warm power of love
Unites with the
Gleaming might of thought
From this, my hands
Grow strong
For good human work.
I feel myself."

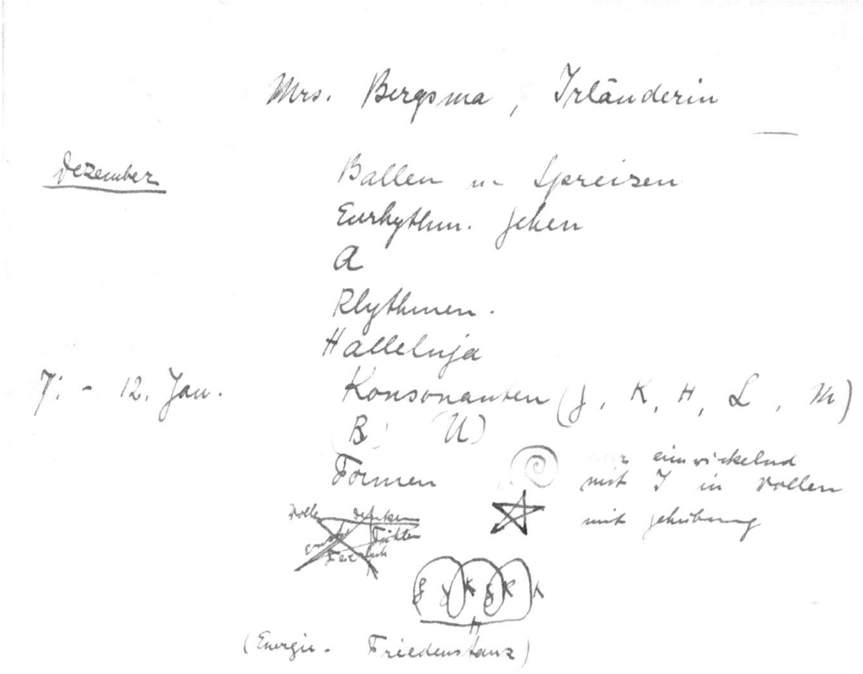
Mrs. Bergsma, Irländerin

Dezember — Ballen u. Spreizen
Eurhythm. sehen
A
Rhythmen.
Halleluja

7. – 12. Jan. — Konsonanten (S, K, H, L, M)
B, U
Formen — einwickelnd mit I in Rollen
mit Schiebung

(Energie- Friedenstanz)

107
Rudolf Steiner: Heileurythmie-Angabe für Irene Althea Bergsma. Niederschrift von Margarete Bockholt.
Rudolf Steiner: Curative eurythmy indication for Irene Althea Bergsma. Notes by Margarete Bockholt.

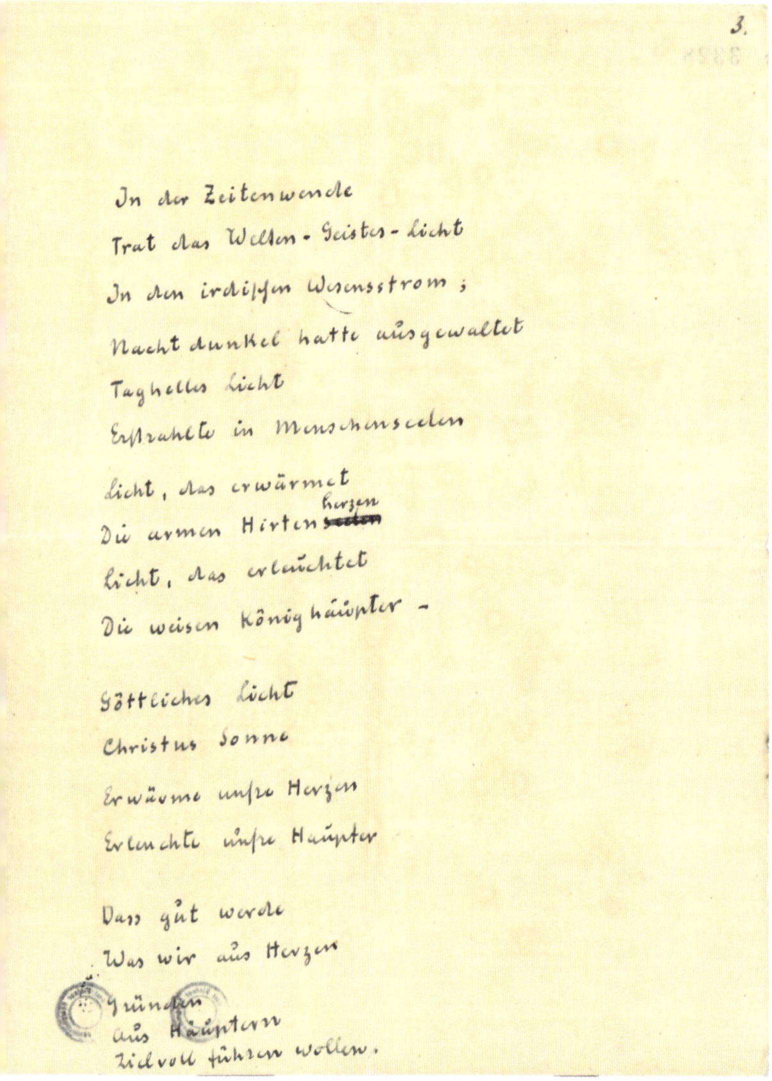

3.

In der Zeitenwende
Trat das Welten-Geistes-Licht
In den irdischen Wesensstrom;
Nacht dunkel hatte ausgewaltet
Taghelles Licht
Erstrahlte in Menschenseelen
Licht, das erwärmet
Die armen Hirten ~~seelen~~ herzen
Licht, das erleuchtet
Die weisen Königshäupter -

Göttliches Licht
Christus Sonne
Erwärme unsre Herzen
Erleuchte unsre Häupter

Dass gut werde
Was wir aus Herzen
Gründen
aus Häuptern
Zielvoll führen wollen.

108

Rudolf Steiner: letzte Strophe der *Grundstein-Meditation*, Manuskript.

Rudolf Steiner: last strophe of the *Foundation Stone Meditation*, Manuscript.

«In der Zeiten Wende
Trat das Welten-Geistes-Licht
In den irdischen Wesensstrom;
Nachtdunkel hatte ausgewaltet
Taghelles Licht
Erstrahlte in Menschenseelen
Licht, das erwärmet
Die armen Hirten ~~Seelen~~ Herzen
Licht, das erleuchtet
Die weisen Königshäupter -

Göttliches Licht
Christus Sonne
Erwärme unsre Herzen
Erleuchte unsre Häupter

Dass gut werde
Was wir aus Herzen
Gründen
aus Häuptern
Zielvoll führen wollen.»

"At the turning point of time
The spirit light of worlds entered
Into the earthly stream of being,
Darkness of night had ceased
its reign;
Day radiant light
Shone forth in human souls

Light that warms
Poor shepherds' ~~souls~~ hearts
Light that illumines
The wise heads of kings -

Divine light
Christ Sun
Warm our hearts
Illumine our heads

That good may become
What we from our hearts
Found,
From our heads
Direct with focused will."

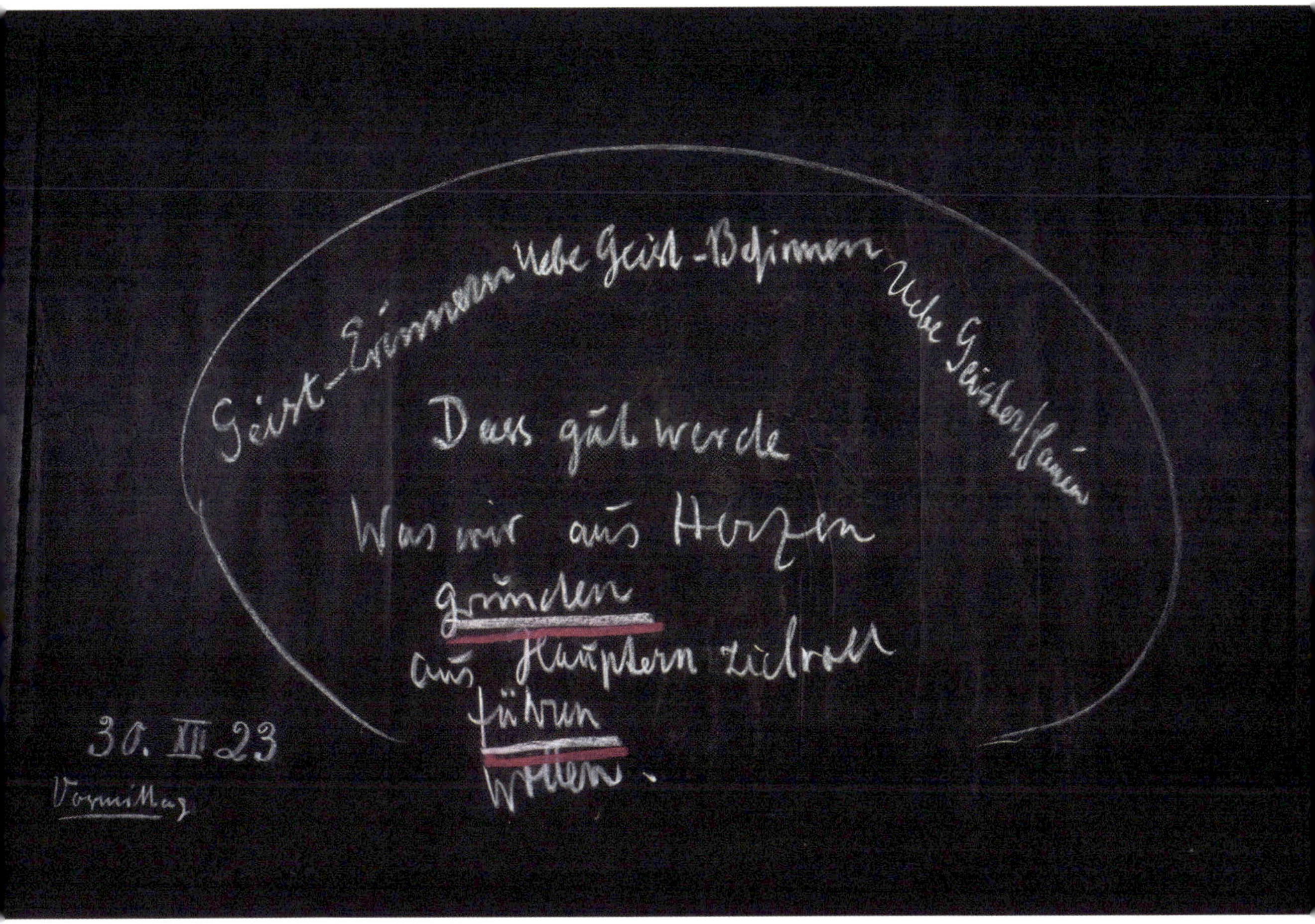

109
Rudolf Steiner: Rhythmus der *Grundstein-Meditation*. Wandtafelzeichnung vom 30. Dezember 1923.
Rudolf Steiner: Rhythm of the *Foundation Stone Meditation*. Blackboard drawing from 30 December 1923.

110, 111 (Seiten/Pages 108/109)
Rudolf Steiner: «Statuten der anthroposophischen Gesellschaft», 28. Dezember 1923. Manuskript S. 1–2.
Rudolf Steiner: "Statutes of the anthroposophical Society", 28 December 1923. Manuscript pp. 1–2.

Statuten der anthroposophischen Gesellschaft.

1. Die anthroposophische Gesellschaft soll eine Vereinigung von Menschen sein, die das seelische Leben im einzelnen Menschen und in der menschlichen Gemeinschaft auf der Grundlage einer wahren Erkenntnis der geistigen Welt pflegen wollen. ~~Den~~

2. Den Grundstock dieser Gesellschaft bilden die in der Weihnachtzeit 1923 am Goetheanum in Dornach versammelten Persönlichkeiten, sowie diejenigen Einzelnen oder zu Gruppen gehörigen, in deren Auftrag sie erschienen sind. Sie sind von der Anschauung durchdrungen, dass es gegenwärtig eine wirkliche Wissenschaft von der geistigen Welt schon giebt und dass der heutigen Civilisation die Pflege einer solchen Wissenschaft fehlt. Die anthroposophische Gesellschaft soll diese Pflege zu ihrer Aufgabe haben. Sie wird diese Aufgabe so zu lösen versuchen, dass sie die im Goetheanum zu Dornach gepflegte anthroposophische Geisteswissenschaft ~~zum Mittelpunkt~~ mit ihren Ergebnissen für die Brüderlichkeit im menschlichen Zusammenleben, für das moralische und religiöse, sowie für das künstlerische und Allgemein-Geistige im Menschenwesen zum Mittelpunkte ihrer Bestrebungen macht.

3. Die als Grundstock der Gesellschaft in Dornach versammelten Persönlichkeiten erkennen zustimmend die Anschauung der Goetheanum-Leitung in Bezug auf das Folgende an: Die im Goetheanum gepflegte Anthroposophie führt zu Ergebnissen, die jedem Menschen ohne Unterschied der Nation, des Standes, der Religion als Anregung für das geistige Leben dienen können. Sie kann zu einem wirklich auf brüderliche Liebe aufgebauten sozialen Leben führen. Ihre Aneignung als Lebensgrundlage ist nicht an einen wissenschaftlichen Bildungsgrad gebunden, sondern nur an das unbefangene Menschenwesen. Ihre Forschung und die sachgemäße Beurteilung ihrer Forschungsergebnisse unterliegt aber der geisteswissenschaftlichen Schulung, die stufenweise zu erlangen ist. Diese Ergebnisse sind auf ihre Art so exact wie die Ergebnisse

der wahren Naturwissenschaft. Wenn sie in derselben Art wie diese zur allgemeinen Anerkennung gelangen, werden sie auf allen Lebensgebieten einen gleichen Fortschritt wie diese bringen, nicht nur auf geistigem, sondern auch auf ~~geistigem~~ praktischem Gebiete."

4. Die anthroposophische Gesellschaft ist keine Geheimgesellschaft, sondern eine durchaus öffentliche. Ihr Mitglied kann jedermann ohne Unterschied der Nation, des Standes, der Religion, der wissenschaftlichen oder künstlerischen Überzeugung werden, der in dem Bestand einer solchen Institution, wie sie das Goetheanum in Dornach als freie Hochschule für Geisteswissenschaft ~~da~~ ist! etwas berechtigtes sieht. Die Gesellschaft lehnt jedes sectiererische Bestreben ab. Die Politik betrachtet sie nicht als in ihren Aufgaben liegend.

5. Die anthroposophische Gesellschaft sieht ein Centrum ihres Wirkens in der freien Hochschule für Geisteswissenschaft in Dornach. Diese wird in drei Klassen bestehen. In dieselbe werden auf ihre Bewerbung hin aufgenommen die Mitglieder der Gesellschaft, nachdem sie eine durch die Leitung des Goetheanums zu bestimmende Zeit die Mitgliedschaft inne hatten. Sie gelangen dadurch in die erste Klasse der freien Hochschule für Geisteswissenschaft. Die Aufnahme in die zweite, beziehungsweise in die dritte Klasse erfolgt, wenn die um dieselbe Ansuchenden von der Leitung des Goetheanums als geeignet befunden werden.

6. Jedes Mitglied der anthroposophischen Gesellschaft hat das Recht, an allen von ihr veranstalteten Vorträgen, sonstigen Darbietungen und Versammlungen unter den von dem Vorstande bekannt zu gebenden Bedingungen teilzunehmen.

7. Die Einrichtung der freien Hochschule für Geisteswissenschaft obliegt zunächst Rudolf Steiner, der seine Mitarbeiter und

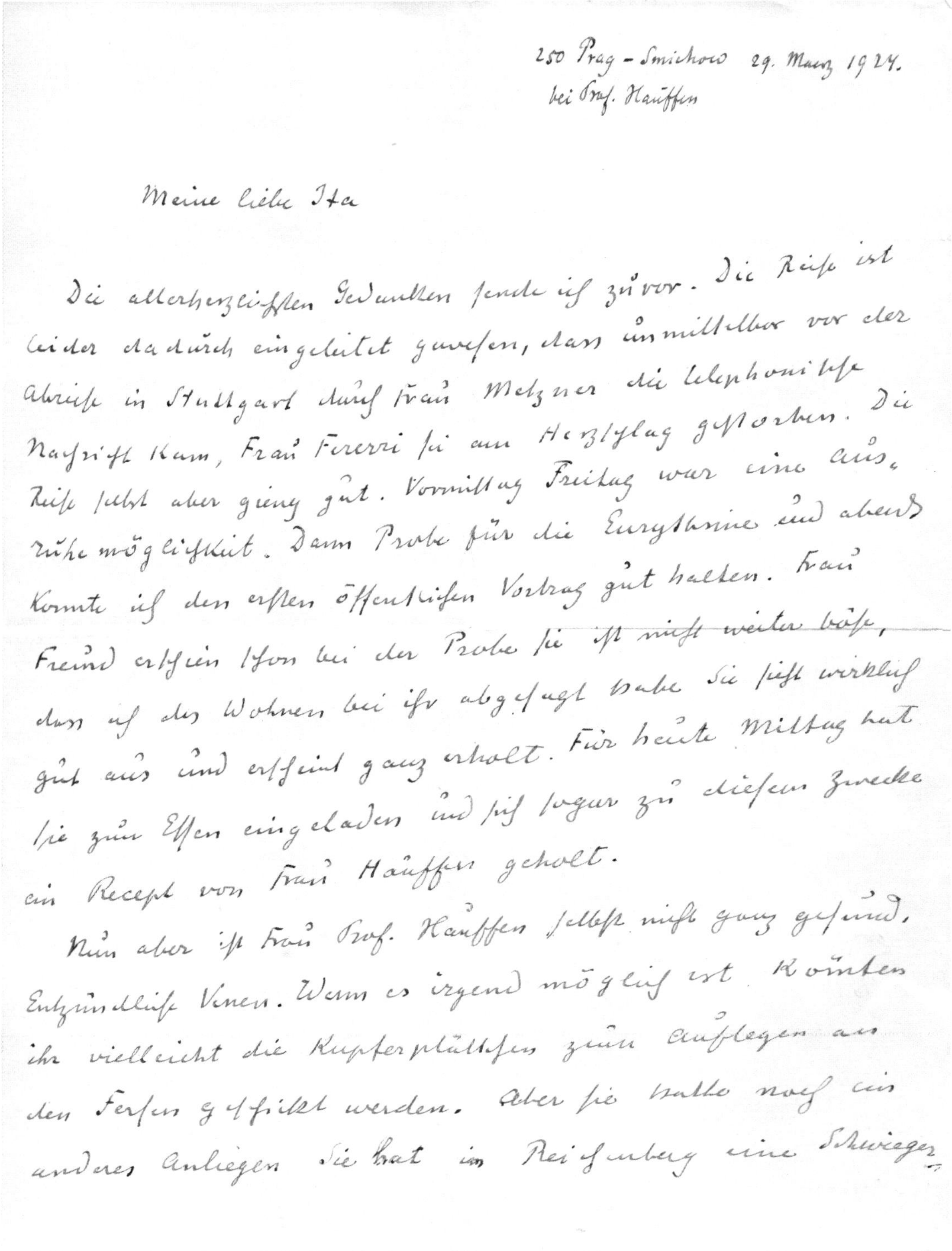

250 Prag - Smichow 29. März 1924.
bei Prof. Hauffen

Meine liebe Ita

Die allerherzlichsten Gedanken sende ich zuvor. Die Reise ist leider dadurch eingeleitet gewesen, dass unmittelbar vor der Abreise in Stuttgart durch Frau Metzner die telephonische Nachricht kam, Frau Ferreri sei am Herzschlag gestorben. Die Reise selbst aber gieng gut. Vormittag Freitag war eine Ausruhemöglichkeit. Dann Probe für die Eurythmie und abends konnte ich den ersten öffentlichen Vortrag gut halten. Frau Freund erschien schon bei der Probe sie ist nicht weiter böse, dass ich das Wohnen bei ihr abgesagt habe Sie sieht wirklich gut aus und erscheint ganz erholt. Für heute Mittag hat sie zum Essen eingeladen und sich sogar zu diesem Zwecke ein Recept von Frau Hauffen geholt.

Nun aber ist Frau Prof. Hauffen selbst nicht ganz gesund. Entzündliche Venen. Wenn es irgend möglich ist könnten ihr vielleicht die Kupferplättchen zum auflegen an den Fersen geschickt werden. Aber sie hatte noch ein anderes Anliegen Sie hat in Reichenberg eine Schwieger-

112, 113

Rudolf Steiner: Brief an Ita Wegman, Prag-Smichow, 29. März 1924.

Rudolf Steiner: Letter to Ita Wegman, Prague-Smichov, 29 March 1924.

tochter. Von der sagt sie, dass ein dortiger Arzt eine Tuberculose constatiert hat. Nun muss diese Kranke, die 24 Jahre alt ist, in diesen Tagen eine Operation durchmachen, die weiter nicht mit der Tub. zusammenhängt, auch keine weiteren Folgen wahrscheinlich haben wird. Nun fragt mich Frau Prof. Hauffen, ob es möglich wäre, dass diese Frau in der Klinik bei uns Aufnahme finden könnte. Die Sache läge so: die Kranke wird in Reichenberg operiert, könnte dann wol erst nach 3 Wochen reisen. Ich kenne sie nicht, kann sie auch jetzt nicht sehen und demzufolge auch gar nichts versprechen. Die Tub. scheint ganz im Anfange zu stehen. Ich habe nun gesagt, dass ich anfragen werde, ob eine Aufnahme in Arlesheim möglich sei. Aber ich glaube, Frau Hauffen wird auch durchaus verstehen, wenn die Aufnahme deswegen abgelehnt würde, weil man Tub. Kranke nicht aufnehmen möchte. Vielleicht bekomme ich wegen dieser Sache noch ein Wort hieher.

Über die anthr. Zweige werde ich mir nur allmählig ein Bild machen können. Heute soll eine Versammlung sein, in der sich die Vorstände der verschiedenen Ländergesellschaften mit einander besprechen wollen. Von alledem nächstens weiter. Für heute nochmals die herzlichsten Gedanken und

Grüße von Rudolf Steiner

bei Frau Prof. Klotilde Hauffen
Prag-Smichow 250
oder auch nach neuerer Numerierung: Prag-Smichow. Stefanikova trida.

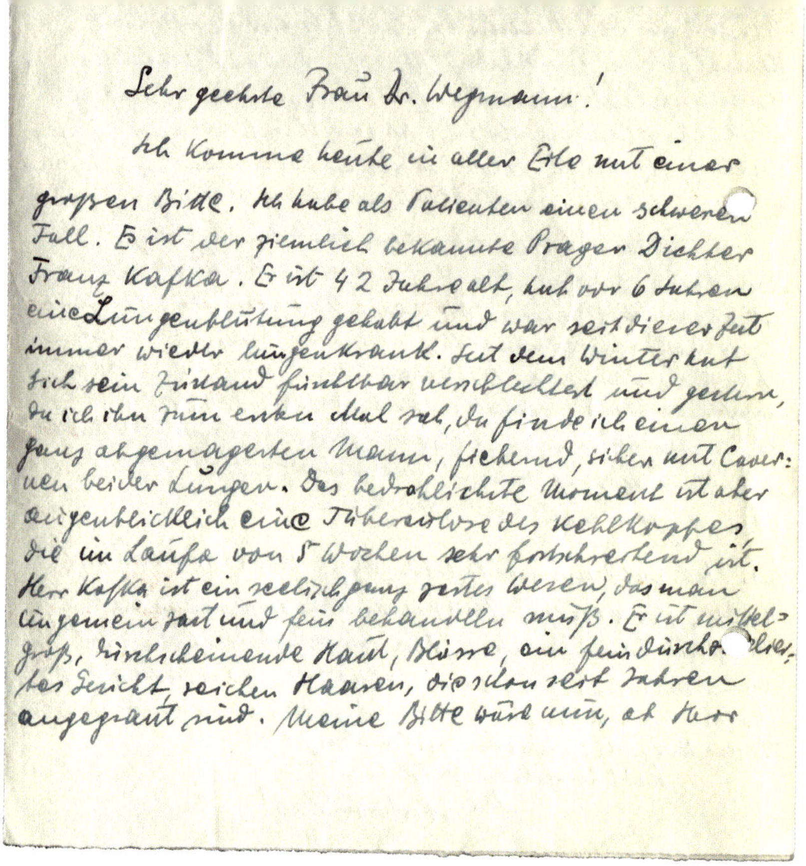

Sehr geehrte Frau Dr. Wegman!

Ich komme heute in aller Eile mit einer großen Bitte. Ich habe als Patienten einen schweren Fall. Es ist der ziemlich bekannte Prager Dichter Franz Kafka. Er ist 42 Jahre alt, hat vor 6 Jahren eine Lungenblutung gehabt und war seit dieser Zeit immer wieder lungenkrank. Seit dem Winter hat sich sein Zustand fühlbar verschlechtert und gestern, da ich ihn zum ersten Mal sah, da finde ich einen ganz abgemagerten Mann, fiebernd, sicher mit Cavernen beider Lungen. Das bedrohlichste Moment ist aber augenblicklich eine Tuberculose des Kehlkopfes die im Laufe von 5 Wochen sehr fortschreitend ist. Herr Kafka ist ein seelisch ganz zartes Wesen, das man ungemein zart und fein behandeln muß. Er ist mittelgroß, dünnscheinende Haut, blasse, ein fein durchgeistigtes Gesicht, reichen Haaren, die schon seit Jahren angegraut sind. Meine Bitte wäre nun, ob Herr

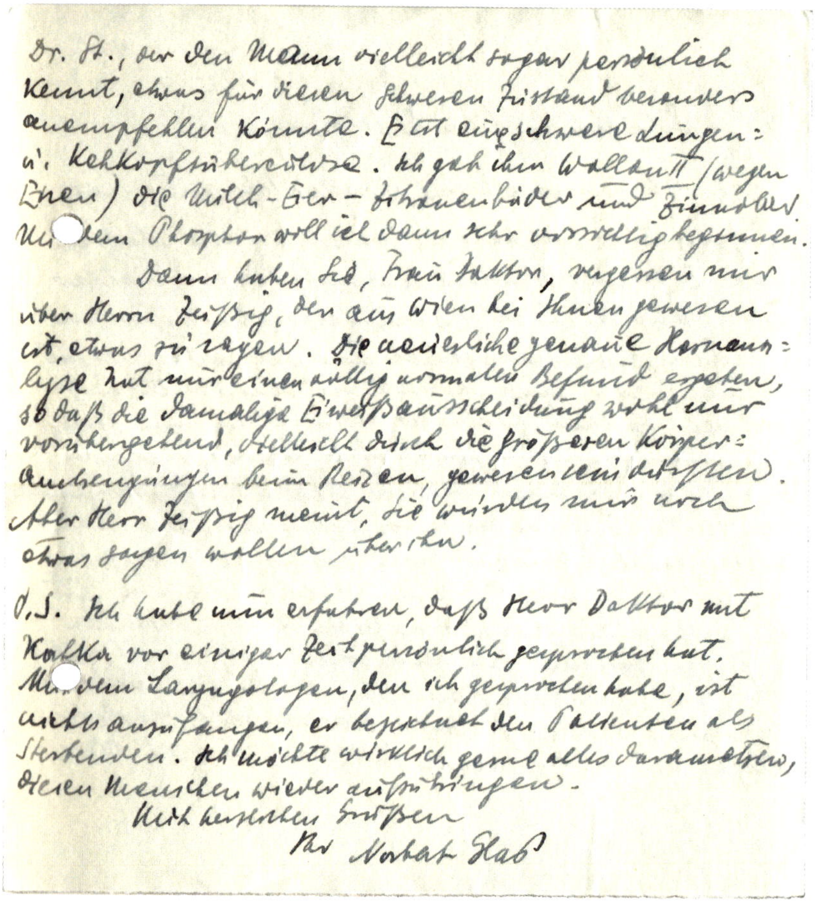

Dr. St., der den Mann vielleicht sogar persönlich kennt, etwas für diesen schweren Zustand besonders anempfehlen könnte. Es ist eine schwere Lungen- u. Kehlkopftuberculose. Ich gab ihm Wallant II (wegen Eisen) die Milch-Eier-[illegible]bäder und Zinnober. Mit dem Phosphor will ich dann sehr vorsichtig beginnen.

Dann haben Sie, Frau Doktor, vergessen mir über Herrn Zeissig, der aus Wien bei Ihnen gewesen ist, etwas zu sagen. Die neuerliche genaue Harnanalyse hat nur einen völlig normalen Befund ergeben, so daß die damalige Eiweißausscheidung wohl nur vorübergehend, vielleicht durch die grösseren Körperanstrengungen beim Reisen, gewesen sein dürften. Aber Herr Zeissig meint, Sie würden mir noch etwas sagen wollen über ihn.

P.S. Ich habe nun erfahren, dass Herr Doktor mit Kafka vor einiger Zeit persönlich gesprochen hat. Mit dem Laryngologen, den ich gesprochen habe, ist nichts anzufangen, er bezeichnet den Patienten als Sterbenden. Ich möchte wirklich gerne alles daransetzen, diesen Menschen wieder aufzubringen.

Mit herzlichen Grüßen

Ihr Norbert Glas

114–116

Norbert Glas: Brief an Ita Wegman, ohne Datum (Ostern 1924).

Norbert Glas: Letter to Ita Wegman, undated (Easter 1924).

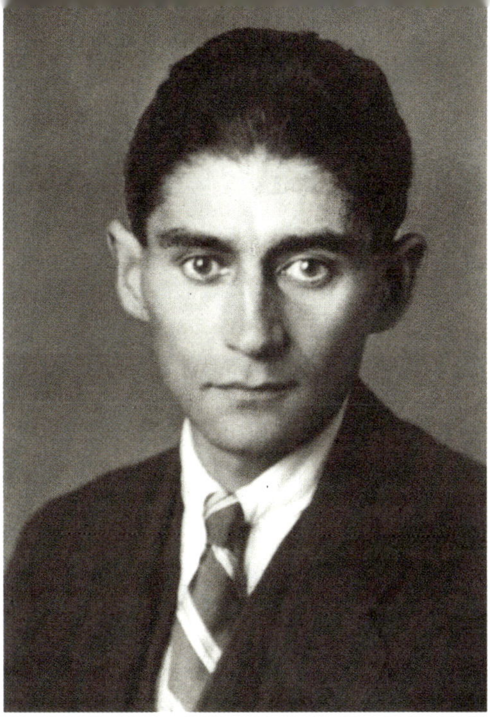

117
Franz Kafka (1883–1924), Fotografie, 1923/1924.
Franz Kafka (1883–1924), Photograph, 1923/1924.

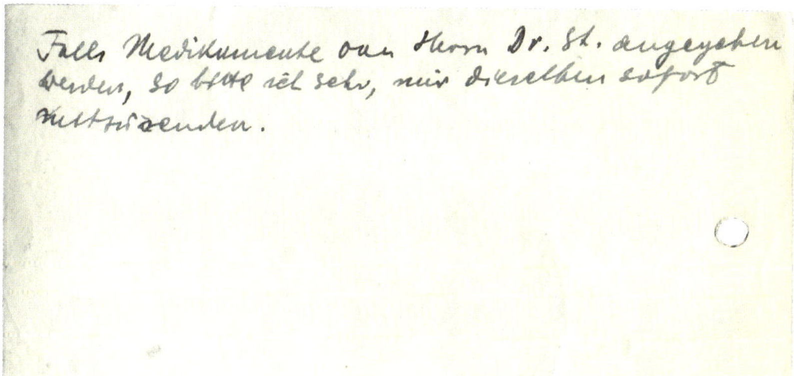

Falls Medikamente von Herrn Dr. St. angegeben werden, so bitte ich sehr, mir dieselben sofort mitzusenden.

«Sehr geehrte Frau Dr. Wegmann!
Ich komme heute in aller Eile mit einer großen Bitte. Ich habe als Patienten einen schweren Fall. Es ist der ziemlich bekannte Prager Dichter Franz Kafka. Er ist 42 Jahre alt, hat vor 6 Jahren eine Lungenblutung gehabt und war seit dieser Zeit immer wieder lungenkrank. Seit dem Winter hat sich sein Zustand furchtbar verschlechtert und gestern, da ich ihn zum ersten Mal sah, da finde ich einen ganz abgemagerten Mann, fiebernd, mit Cavernen beider Lungen. Das bedrohlichste Moment ist aber augenblicklich eine Tuberculose des Kehlkopfes, die im Laufe von 5 Wochen sehr fortschreitend ist. Herr Kafka ist ein seelisch ganz zartes Wesen, das man ungemein zart und fein behandeln muß. Er ist mittelgroß, durchscheinende Haut, Blässe, ein feindurch[...]tes Gesicht, reichen Haaren, die schon seit Jahren angegraut sind.

Meine Bitte wäre nun, ob Herr Dr. St., der den Mann vielleicht sogar persönlich kennt, etwas für diesen schweren Zustand besonders anempfehlen könnte. Es ist eine schwere Lungen- und Kehlkopftuberculose. Ich gab ihm Wallon II (wegen Eisen) die Milch-Eier-Zitronenbäder und Zinnober. Mit dem Phosphor will ich dann sehr vorsichtig beginnen.
[...]
PS. Ich habe nun erfahren, daß Herr Doktor mit Kafka vor einiger Zeit persönlich gesprochen hat. Mit dem Laryngologen, den ich gesprochen habe, ist nichts anzufangen, er bezeichnet den Patienten als Sterbenden. Ich möchte wirklich alles daransetzen, diesen Menschen wieder aufzubringen.
Mit herzlichen Grüßen
Ihr Norbert Glas

Falls Medikamente von Herrn Dr. St. angegeben werden, so bitte ich sehr, mir diesselben sofort mitzusenden.»

"Dear Fr. Dr. Wegmann!
I am coming to you today in all haste with a big request. I have a patient who is a very difficult case. It is the fairly well-known Prague writer, Franz Kafka. He is 42 years old, had a pulmonary hemorrhage 6 years ago, and since that time has again and again suffered lung maladies. Since winter his condition has become dreadfully worse, and yesterday when I first saw him, I find a completely emaciated man, feverish, with cavities in both lungs. The most pressing matter at the moment however is the tuberculosis of the larynx that has progressed considerably in the course of five weeks. In his soul, Mr. Kafka is a very delicate being whom one must treat with uncommon delicacy and sensitivity. He is of average height, translucent skin, pallid, a finely formed face, full head of hair that has had a touch gray for some years.

My request would be whether Dr. Steiner, who perhaps even knows the man personally, could recommend something special for this difficult situation. It is a serious lung- and larynx-tuberculosis. I gave him Wallon II (for iron), the milk-egg-lemon baths, and cinnabar. I will then begin phosphorus very cautiously
...
PS I just learned that some time ago Herr Doctor spoke personally with Kafka. The laryngologist with whom I spoke says there is nothing to be done; he characterizes the patient as dying. I would really like to do everything possible to restore this person to health.
With warm greetings, yours
Norbert Glas

In case medications are suggested by Dr. Steiner, I would urgently request that they be sent to me immediately."

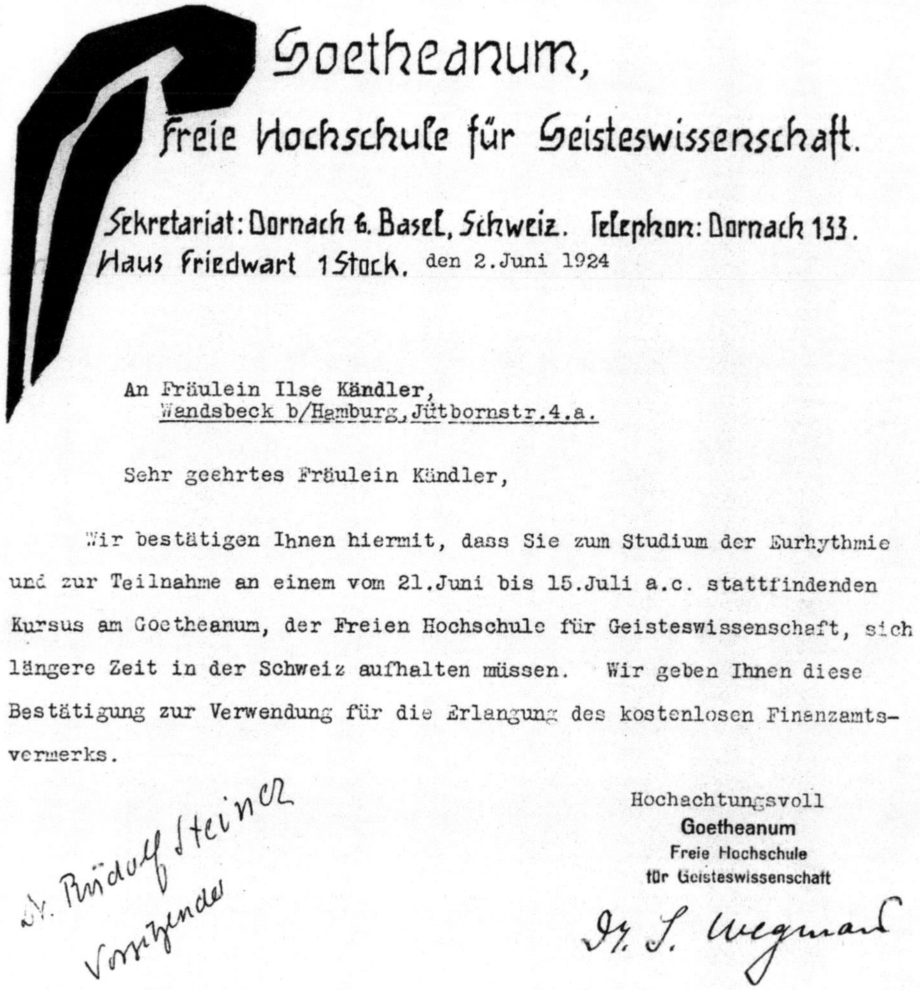

Goetheanum,
Freie Hochschule für Geisteswissenschaft.
Sekretariat: Dornach b. Basel, Schweiz. Telephon: Dornach 133.
Haus Friedwart 1 Stock. den 2. Juni 1924

An Fräulein Ilse Kändler,
Wandsbeck b/Hamburg, Jütbornstr. 4. a.

Sehr geehrtes Fräulein Kändler,

Wir bestätigen Ihnen hiermit, dass Sie zum Studium der Eurhythmie und zur Teilnahme an einem vom 21. Juni bis 15. Juli a.c. stattfindenden Kursus am Goetheanum, der Freien Hochschule für Geisteswissenschaft, sich längere Zeit in der Schweiz aufhalten müssen. Wir geben Ihnen diese Bestätigung zur Verwendung für die Erlangung des kostenlosen Finanzamtsvermerks.

Hochachtungsvoll
Goetheanum
Freie Hochschule
für Geisteswissenschaft

Dr. Rudolf Steiner
Vorsitzender

Dr. I. Wegman

118
Rudolf Steiner / Ita Wegman: Bescheinigung für Ilse Kändler, 2. Juni 1924.
Rudolf Steiner / Ita Wegman: Certificate for Ilse Kändler, 2 June 1924.

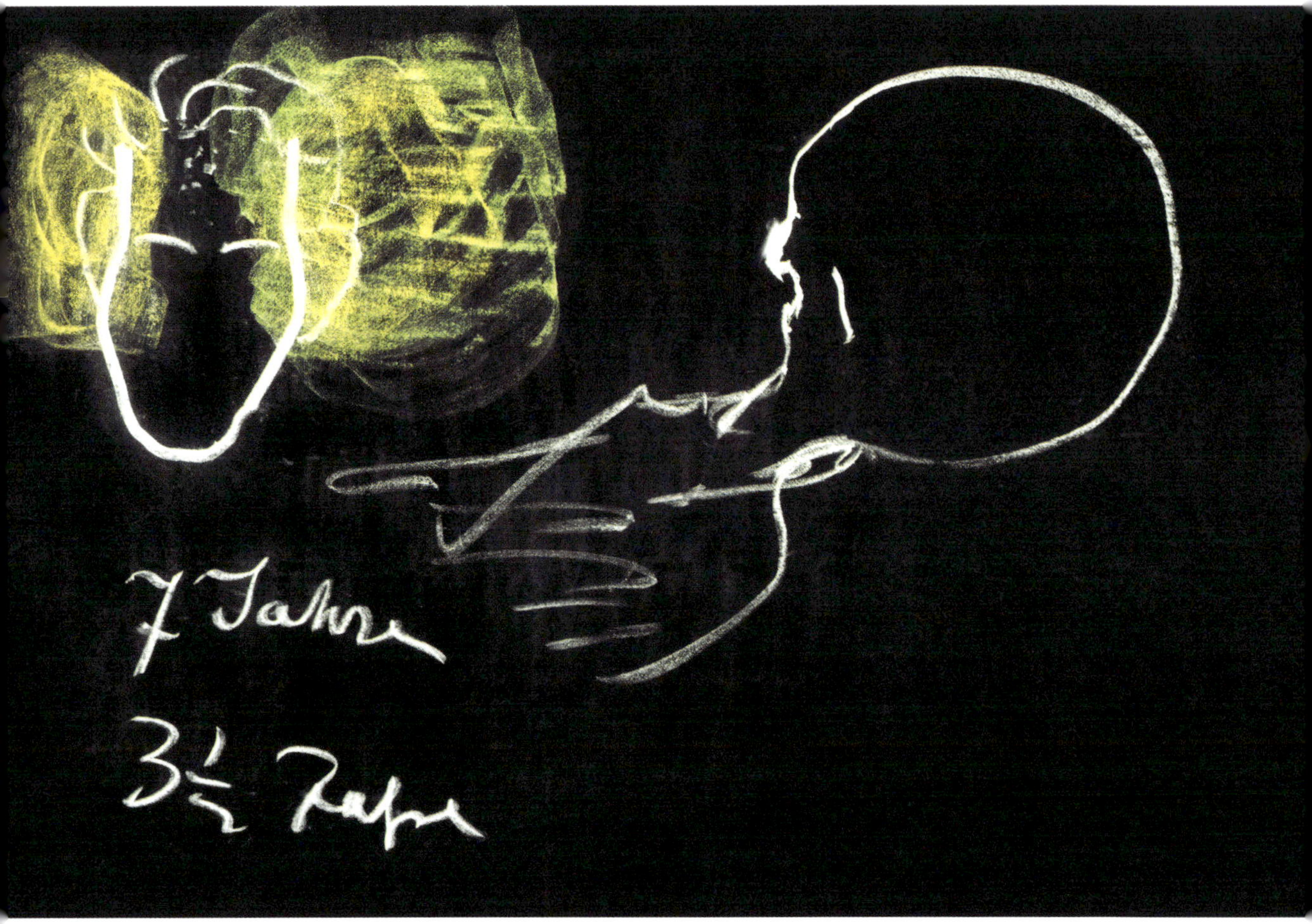

119

Rudolf Steiner: Wandtafelzeichnung vom 3. Juli 1924, Heilpädagogischer Kurs.

Rudolf Steiner: blackboard drawing on 3 July 1924, curative education course.

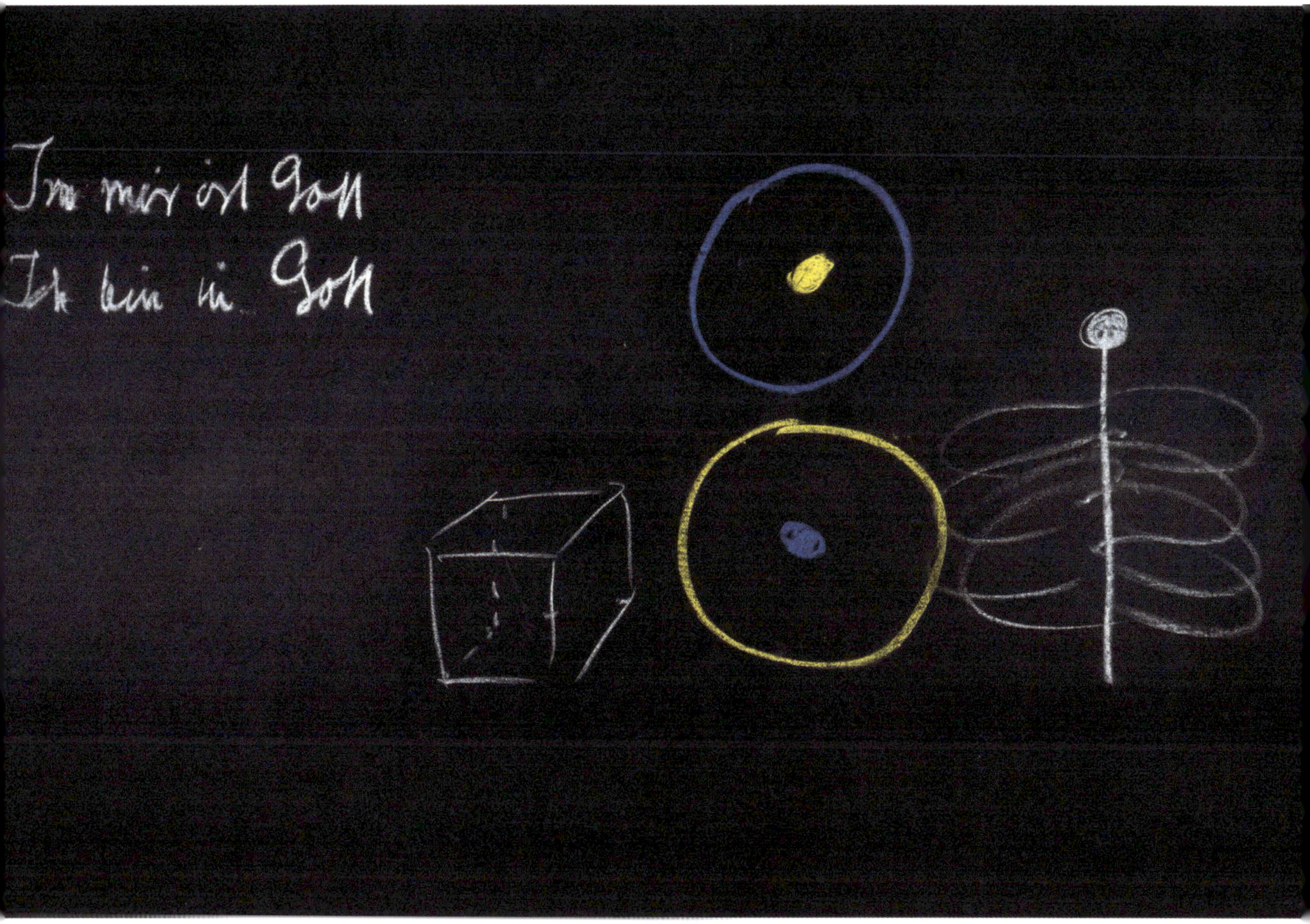

120
Rudolf Steiner: Wandtafelzeichnung vom 5. Juli 1924. Heilpädagogischer Kurs. «In mir ist Gott/Ich bin in Gott».
Rudolf Steiner: blackboard drawing on 5 July 1924. curative education course. "In me is God/I am in God."

121
«Gemeinde Arlesheim Plan 12 Baugesuch Frau Dr. med. Ita Wegmann [...] Planauszug durch H. Moser Grundbuchgeometer 15. Juli 1924».
"Village of Arlesheim Plat 12 Application by Frau Dr. med. Ita Wegmann for a building permit ... Detail of plat by H. Moser Registry of Deeds surveyor, 15 July 1924."

122
«Klinisch-therapeutisches Institut, Arlesheim. Korrekturplan Arlesheim, am [...] August 1924. Der Bauherr: Dr. Rudolf Steiner Dr. Ita Wegman als Vorsitzender u. Schriftführer der anthroposophischen Gesellschaft. Masstab 1:100.»
"Clinical-therapeutic Institute Arlesheim corrected plat, Arlesheim August 1924 Builder: Dr. Rudolf Steiner Dr. Ita Wegman as chair and secretary of the anthroposophical Society. Scale 1:100."

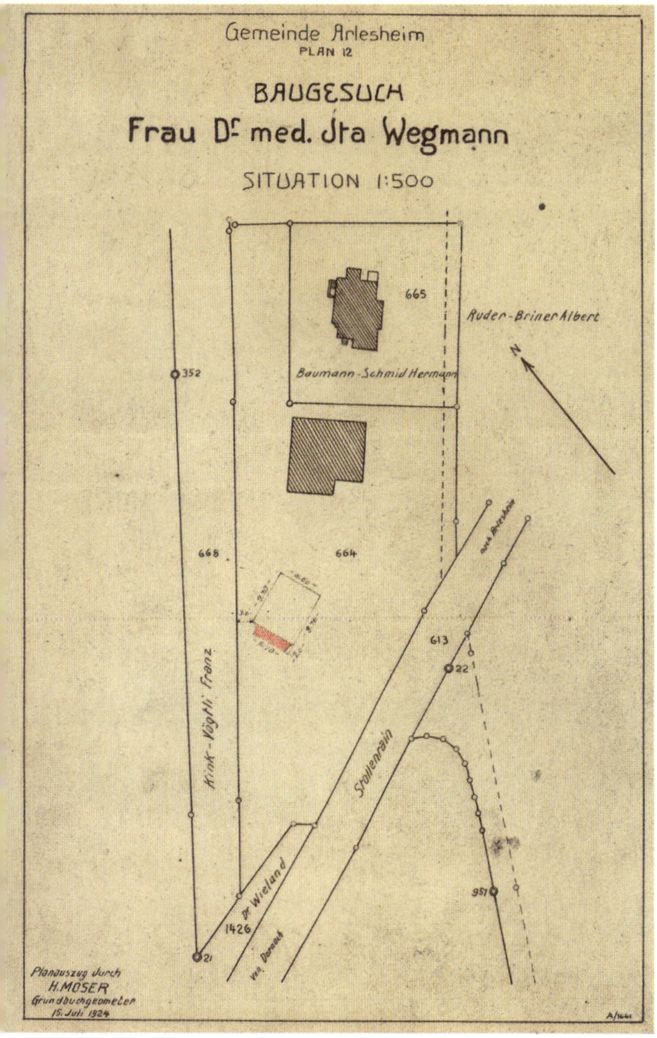

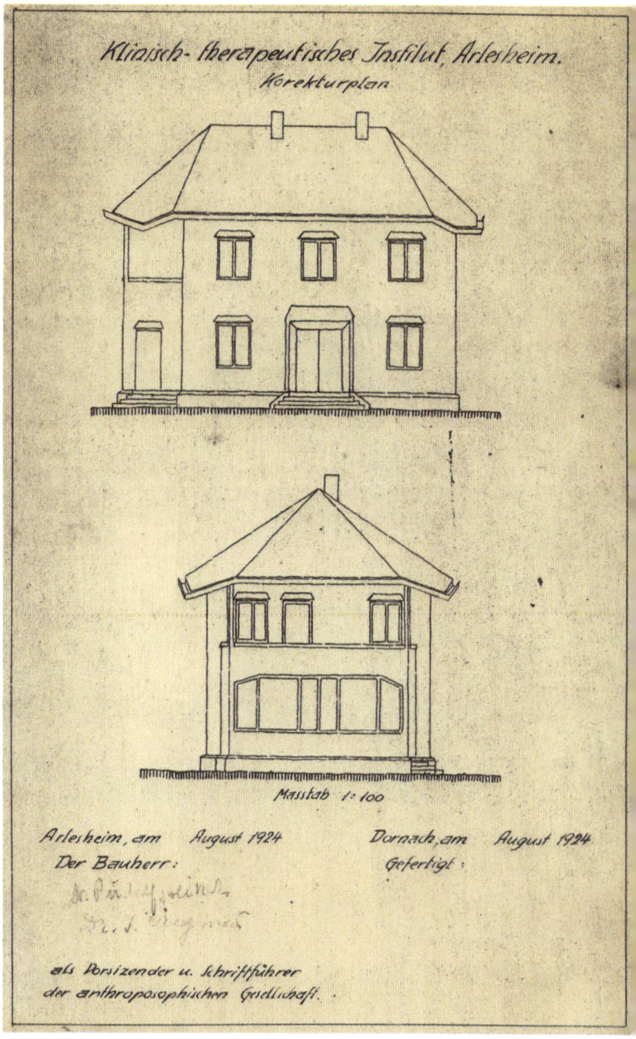

123

Architektonischer Plan: «Schreinerei am Goetheanum. Übersichtsplan, M 1: 200. Dornach, am 20. Dezember 1927».

Blueprint: "Carpentry Building at the Goetheanum. Overview, Scale 1: 200. Dornach, 20 December 1927."

*

Arztzimmer während des Krankenlagers von Rudolf Steiner.

Doctor's room during Rudolf Steiner's extended illness.

**

Atelier Rudolf Steiners.

Rudolf Steiner's Atelier.

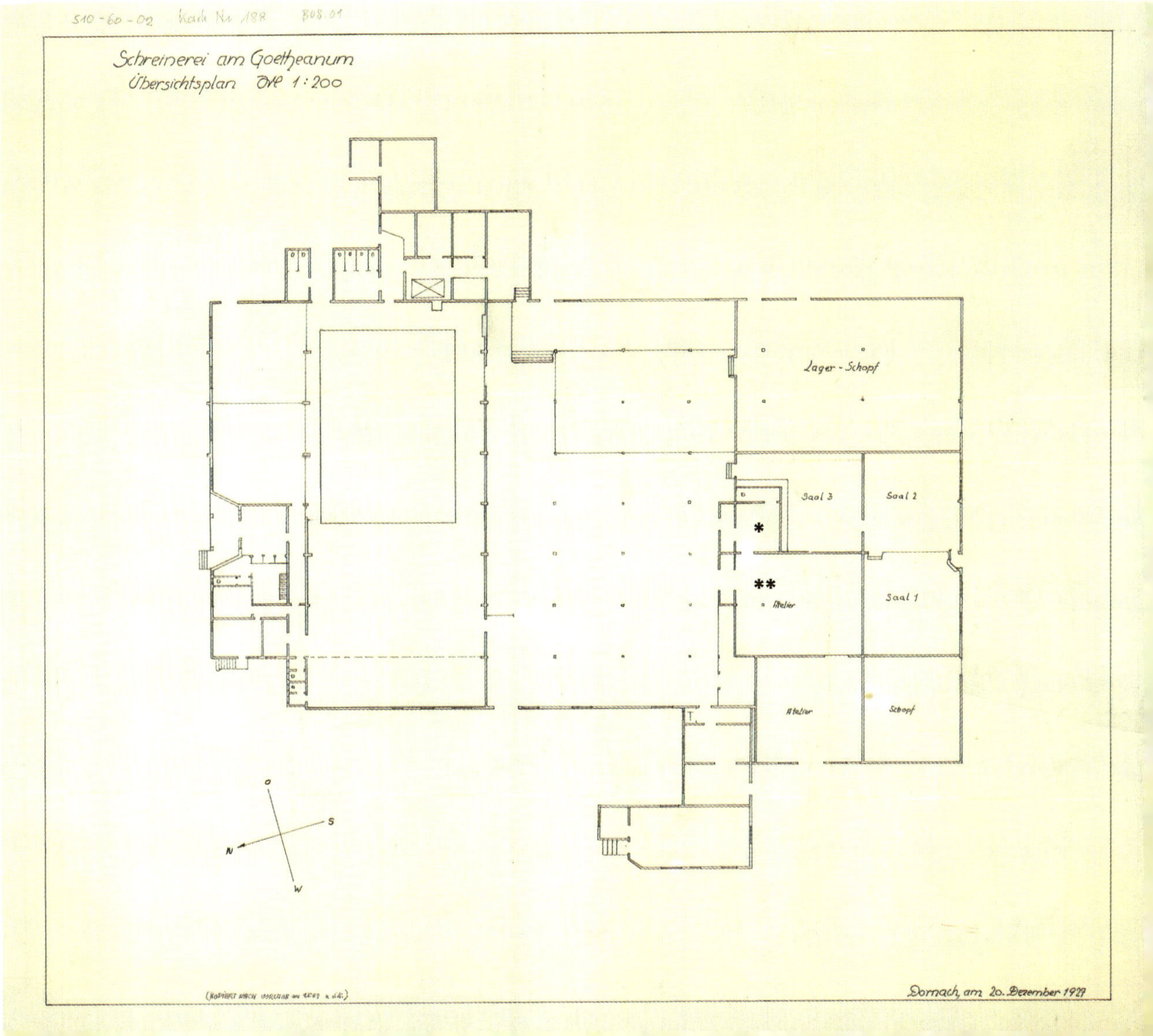

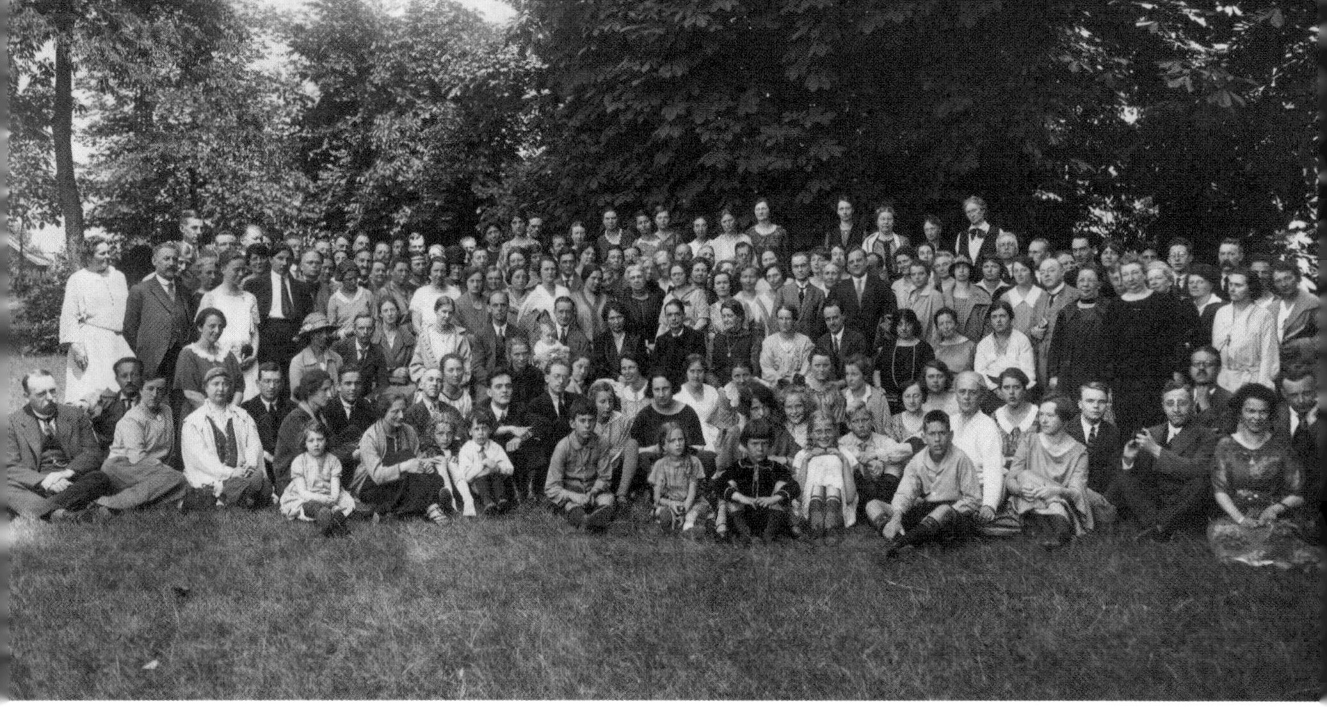

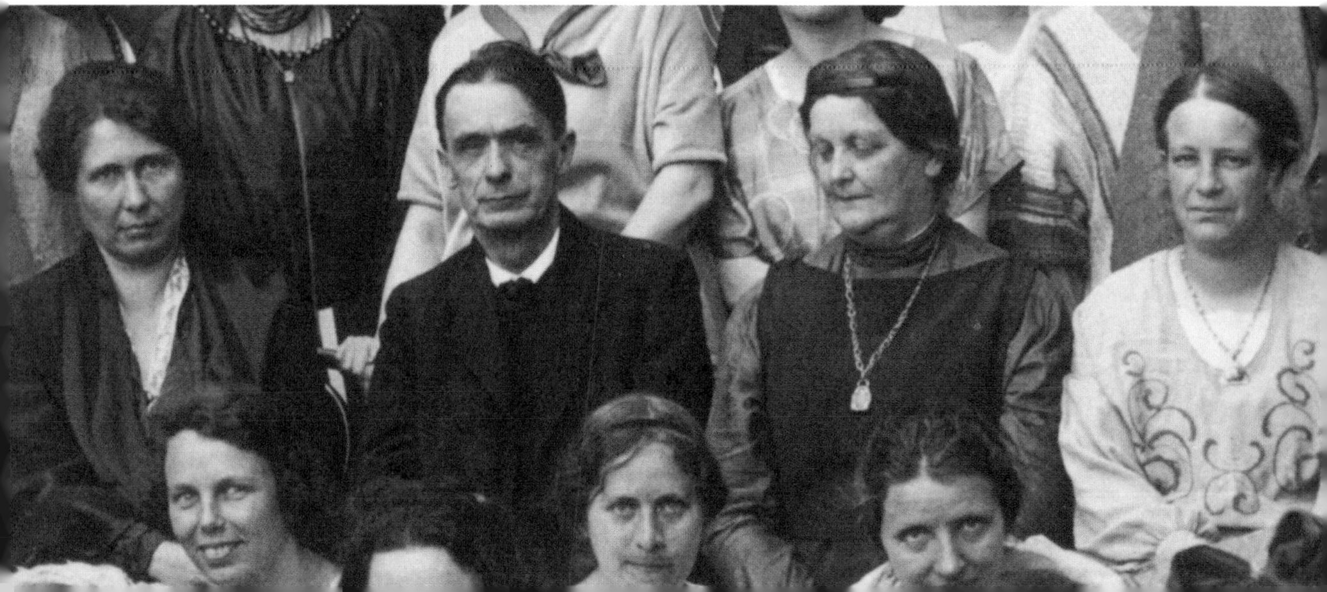

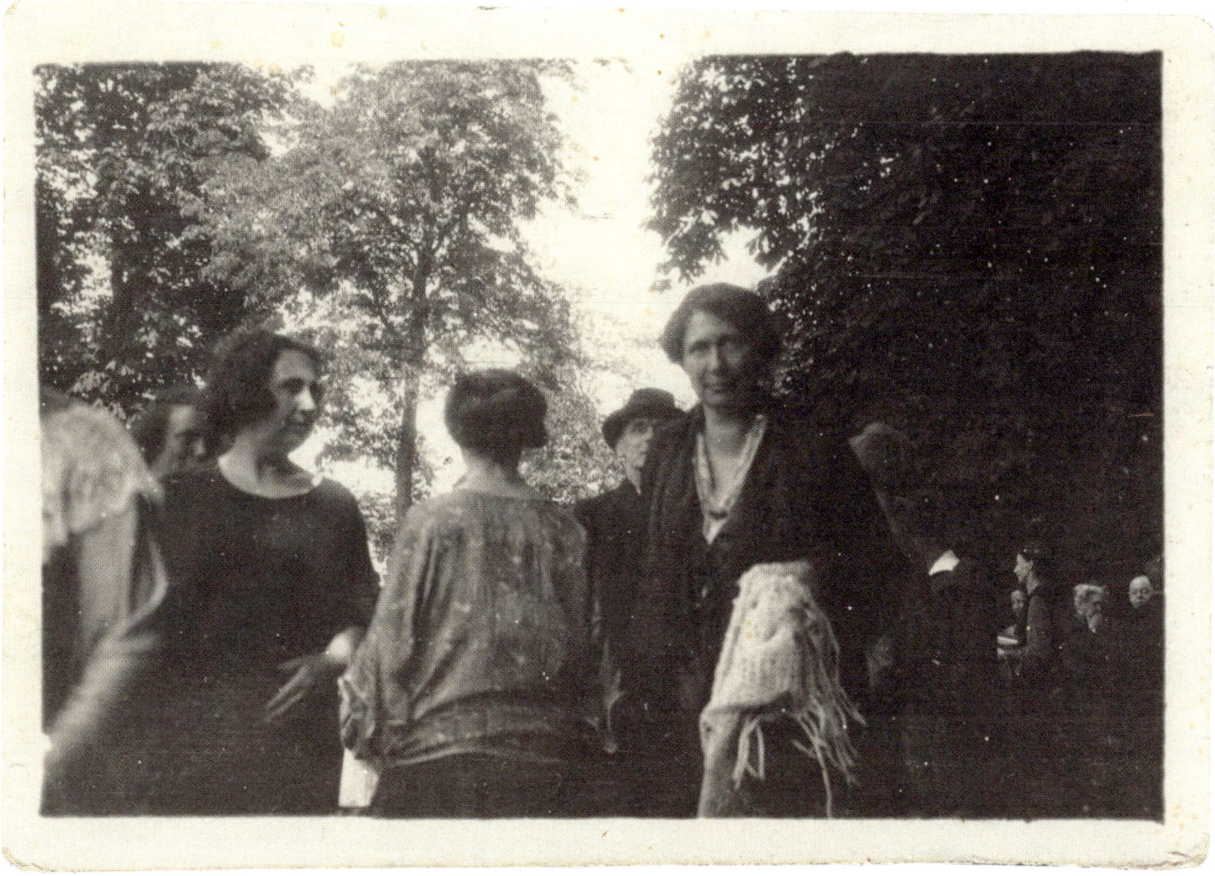

124
Teilnehmer der anthroposophisch-pädagogischen Tagung, Arnheim, 17.–24. Juli 1924. Bildmitte: Ita Wegman, Rudolf Steiner, Marie Steiner, Elisabeth Vreede.
Participants in the anthroposophical-pedagogical Conference, Arnheim, 17–24 July 1924. Center: Ita Wegman, Rudolf Steiner, Marie Steiner, Elisabeth Vreede.

124 a
V. l. n. r.: Ita Wegman, Rudolf Steiner, Marie Steiner, Elisabeth Vreede. Teilnehmer der anthroposophisch-pädagogischen Tagung, Arnheim, 17.–24. Juli 1924.
Bildausschnitt aus der Abb. 124.
Left to right: Ita Wegman, Rudolf Steiner, Marie Steiner, Elisabeth Vreede. Participants in the anthroposophical-pedagogical Conference, Arnheim, 17–24 July 1924. Detail from illustration 124.

125
Rudolf Steiner und Ita Wegman (rechts). Arnheim, Juli 1924.
Rudolf Steiner and Ita Wegman (right). Arnheim, July 1924.

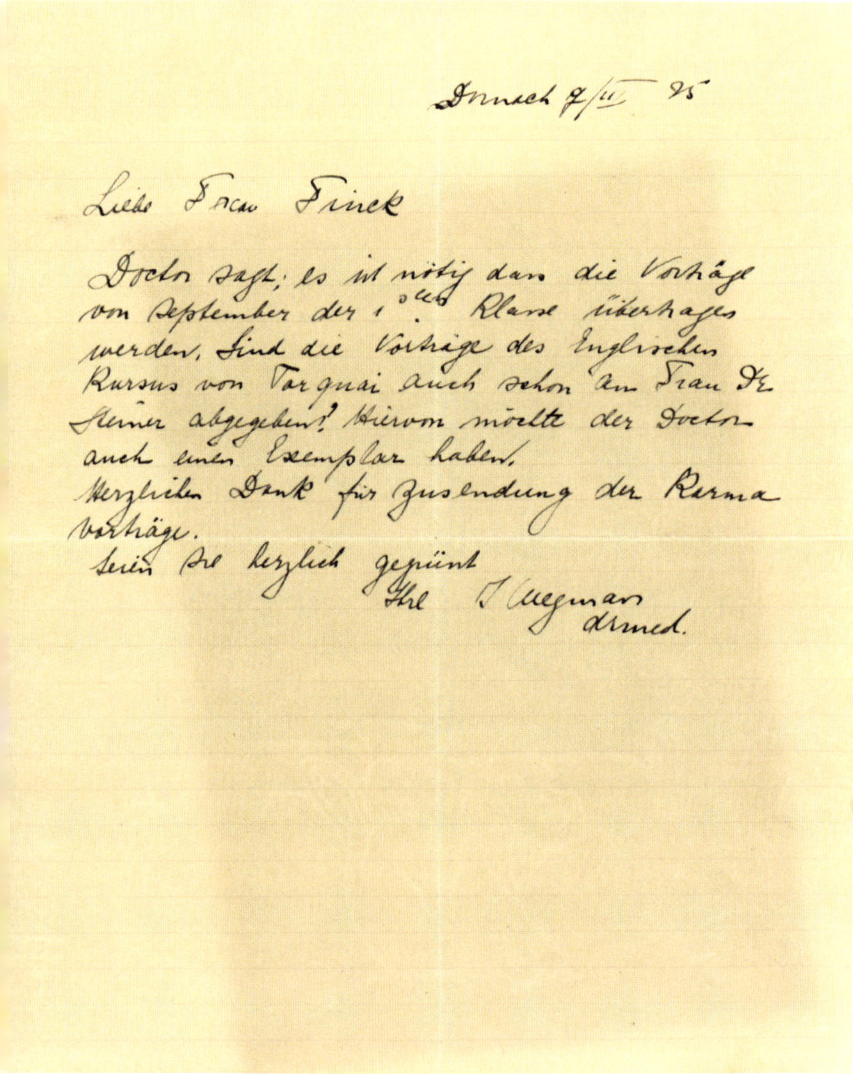
Dornach 7/III 25

Liebe Frau Finck

Doctor sagt; es ist nötig dass die Vorträge von September der 1.sten Klasse übertragen werden. Sind die Vorträge des Englischen Kursus von Torquai auch schon an Frau Dr. Steiner abgegeben? Hiervom möchte der Doctor auch einen Exemplar haben.
Herzlichen Dank für Zusendung der Karma vorträge.
Seien Sie herzlich gegrüsst
Ihre I Wegman
drmed.

126, 127
Ita Wegman: Briefe an Helene Finckh, 7. und 8. März 1925.
Ita Wegman: Letters to Helene Finckh, 7 and 8 March 1925.

«Dornach 7/III 25

Liebe Frau Finck [sic]

Doctor sagt: es ist nötig, dass die Vorträge von September der 1.sten Klasse übertragen werden. Sind die Vorträge des Englischen Kursus von Torquai auch schon an Frau Dr. Steiner abgegeben? Hiervon möchte der Doctor auch einen Exemplar haben.
Seien Sie herzlich gegrüsst
Ihre I Wegman
drmed.»

"Dornach, 7/III 25

Dear Frau Finck [sic]

The Doctor says it is necessary that the lectures of the 1st Class from September are transcribed. Have the lectures from the English course in Torquay also been given to Frau Dr. Steiner already? The Doctor says he would also like a copy of these as well.
With heartfelt greetings
Yours I Wegman
drmed."

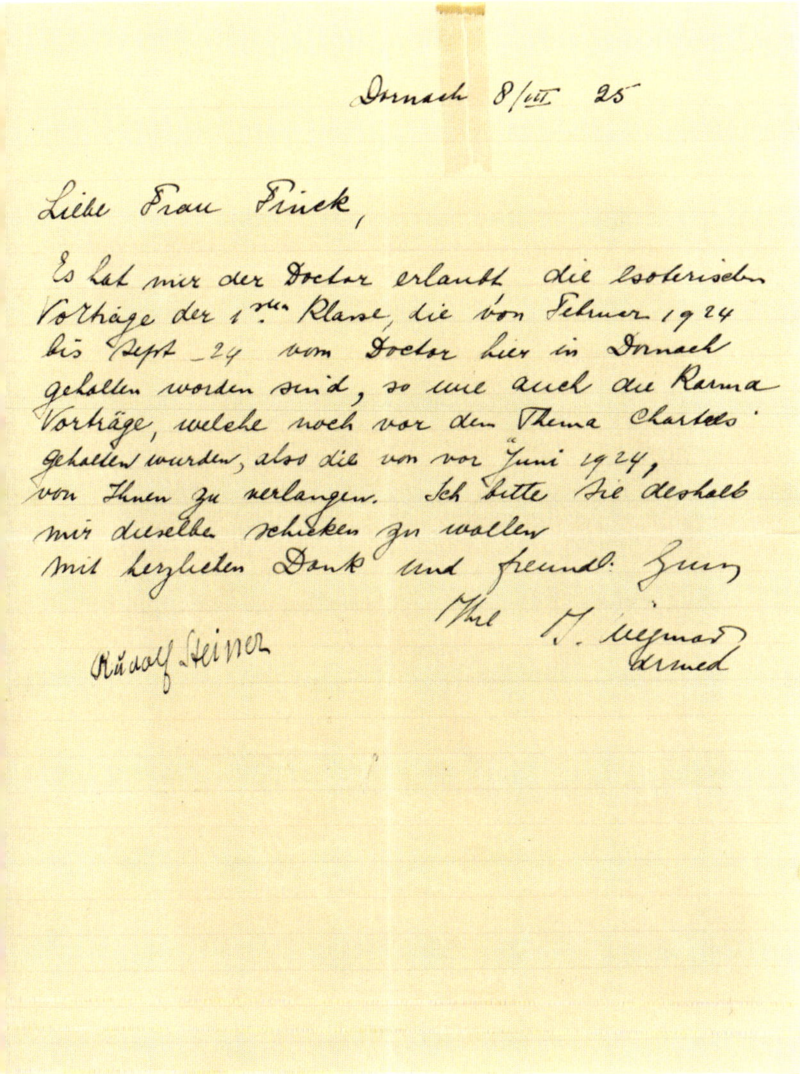
Dornach 8/III 25

Liebe Frau Finck,

Es hat mir der Doctor erlaubt die esoterischen Vorträge der 1.sten Klasse, die von Februar 1924 bis Sept. 24 vom Doctor hier in Dornach gehalten worden sind, so wie auch die Karma Vorträge, welche noch vor dem Thema Chartres gehalten wurden, also die von vor Juni 1924, von Ihnen zu verlangen. Ich bitte Sie deshalb mir dieselben schicken zu wollen
Mit herzlichen Dank und freundl. Gruss

Ihre I. Wegman
drmed

Rudolf Steiner

«Dornach 8/III 25

Liebe Frau Finck,

Es hat mir der Doctor erlaubt, die esoterischen Vorträge der 1.sten Klasse, die von Februar 1924 bis Sept. 24 vom Doctor hier in Dornach gehalten worden sind, so wie auch die Karma Vorträge, welche noch vor dem Thema Chartres gehalten wurden, also die von vor Juni 1924, von Ihnen zu verlangen. Ich bitte Sie deshalb mir dieselben schicken zu wollen
Mit herzlichen Dank und freundl. Gruss
Rudolf Steiner Ihre I. Wegman
drmed»

"Dornach 8/III 25

Dear Frau Finck,

The Doctor has permitted me to request from you the esoteric lectures of the 1st Class that were held by the doctor here in Dornach from February 1924 to Sep 24, as well as the karma lectures which were held just prior to the theme of Chartres, hence those from before June 1924. Thus, I would ask that you send these to me
With sincere thanks and kind regards,
Rudolf Steiner Yours I. Wegman
drmed"

128 (Seite/Page 124)
Rudolf Steiner: *Grundlegendes für eine Erweiterung der Heilkunst nach geisteswissenschaftlichen Erkenntnissen.* Manuskript, S. 1.
Rudolf Steiner: *Grundlegendes für eine Erweiterung der Heilkunst nach geisteswissenschaftlichen Erkenntnissen* [Foundations for an extension of the art of healing based on spiritual scientific knowledge]. Manuscript, p. 1.

129 (Seite/Page 125)
Ita Wegman: *Grundlegendes für eine Erweiterung der Heilkunst nach geisteswissenschaftlichen Erkenntnissen.* Entwurf einer Vorrede, S. 1.
Ita Wegman: *Grundlegendes für eine Erweiterung der Heilkunst nach geisteswissenschaftlichen Erkenntnissen* [Foundations for an extension of the art of healing based on spiritual scientific knowledge]. Draft for the preface, p. 1.

1

I. Wahre Menschenwesens-Erkenntnis als Grundlage medizinischer Kunst.

In dieser Schrift wird auf neue Möglichkeiten für das aerztliche Wissen und Können hingewiesen. Richtig beurteilen wird man das Vorgebrachte nur, wenn man sich auf die Gesichtspuncte einlassen kann, die leitend waren, als die medizinischen Anschauungen zu stande kamen, von denen hier gesprochen wird.

Nicht um eine Opposition gegen die mit den anerkannten wissenschaftlichen Methoden der Gegenwart arbeitende Medizin handelt es sich. Diese wird von uns in ihren Principieen voll anerkannt. Und wir haben die Meinung, dass das von uns Gegebene nur derjenige in der ärztlichen Kunst verwenden soll, der im Sinne dieser Principieen vollgiltig Arzt sein kann.

Allein wir fügen zu dem, was man mit den heute anerkannten wissenschaftlichen Methoden über den Menschen wissen kann, noch weitere Erkenntnisse hinzu, die durch andere Methoden gefunden werden und sehen uns daher gezwungen, aus dieser *erweiterten* Welt- und Menschen-Erkenntnis auch für eine Erweiterung der ärztlichen Kunst zu arbeiten.

Eine Einwendung der anerkannten Medizin kann im Grunde gegen das, was wir vorbringen, nicht gemacht werden, da wir diese nicht verneinen. Nur derjenige, der nicht nur verlangt, man müsse sein Wissen bejahen, sondern der dazu noch den Anspruch erhebt, man dürfe keine Erkenntnis vorbringen, die über die seinige hinausgeht, kann unseren Versuch von vornherein ablehnen.

Die Erweiterung der Welt- und Menschen-Erkenntnis sehen wir in der von Rudolf Steiner begründeten Anthroposophie. Sie fügt zu der Erkenntnis des *physischen* Menschen, die allein durch die naturwissenschaftlichen Methoden der Gegenwart gewonnen werden kann, diejenige vom *geistigen*

Vom Goetheanum
12.10.88

~~Entwurf~~ Vorrede

Die Medizin hat ~~ist~~ heute einen rein wissenschaftlichen
Karakter angenommen. Damit ist sie ganz abhängig
geworden von den Ansichten, die viel über Wissenschaft
und Wissenschaftlichkeit in der neuesten Zeit ausge-
bildet hat. Nach diesen Ansichten gilt nur als
wissenschaftlich was durch sinnenfällige Beobachtung
durch das Experiment und durch die verstandes-
schlüsse aus diesen beiden festgestellt wird.
Man muss sich nun fragen: ist in diesem Sinne
eine Wissenschaft möglich deren Ergebnisse auf
dem einzelnen ~~oder~~ individuellen Menschen anwendbar
sind? Man kan an noch so vielen Menschen
den allgemeinen Karacter des Menschen festgestellt
haben, die individuelle Wesenheit eines einzelnen
Menschen kan man doch nur verstehen, wen man
die Gabe der unmittelbaren Beobachtung des
individuellen hat. Ein kranker Mensch ist aber
immer ein ganz individueller Fall. Es gibt nicht
2 Menschen, die im gleichen Sinne krank sein
können. Die Naturdinge, die ungeistig sind
führen auf allgemeine Gesetze zurück. Das
Individuelle ist immer der Ausdruck der
Wirksamkeit ~~der~~ seelisch geistiger Gesetze.
Diese Gesetze sind nicht in Begriffe zu fassen,
sondern nur für die Anschauung erreichbar
Wir werden in diesem Buche von einem mehrmaligen

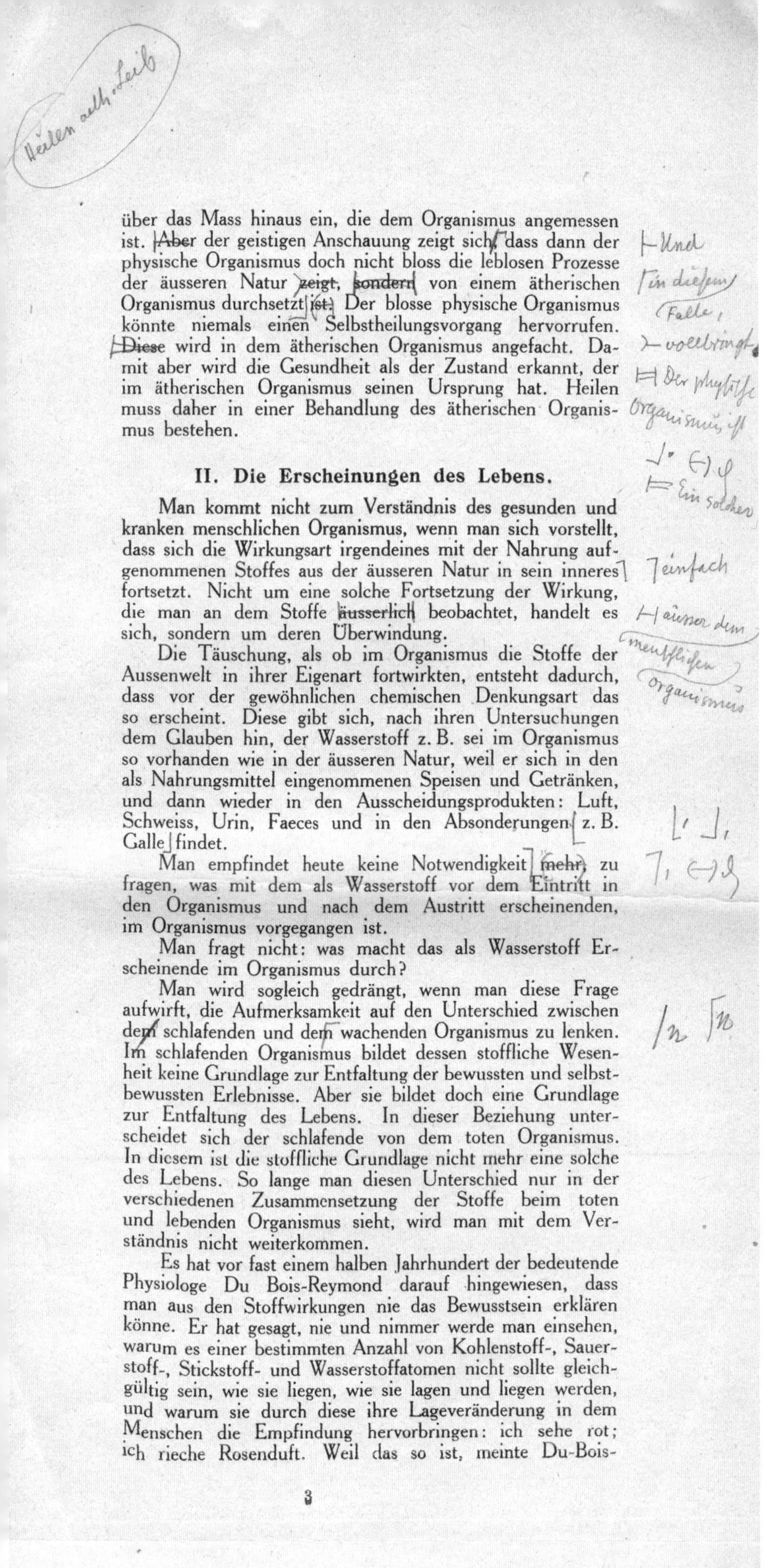

über das Mass hinaus ein, die dem Organismus angemessen ist. Aber der geistigen Anschauung zeigt sich, dass dann der physische Organismus doch nicht bloss die leblosen Prozesse der äusseren Natur zeigt, sondern von einem ätherischen Organismus durchsetzt ist. Der blosse physische Organismus könnte niemals einen Selbstheilungsvorgang hervorrufen. Diese wird in dem ätherischen Organismus angefacht. Damit aber wird die Gesundheit als der Zustand erkannt, der im ätherischen Organismus seinen Ursprung hat. Heilen muss daher in einer Behandlung des ätherischen Organismus bestehen.

II. Die Erscheinungen des Lebens.

Man kommt nicht zum Verständnis des gesunden und kranken menschlichen Organismus, wenn man sich vorstellt, dass sich die Wirkungsart irgendeines mit der Nahrung aufgenommenen Stoffes aus der äusseren Natur in sein inneres fortsetzt. Nicht um eine solche Fortsetzung der Wirkung, die man an dem Stoffe äusserlich beobachtet, handelt es sich, sondern um deren Überwindung.

Die Täuschung, als ob im Organismus die Stoffe der Aussenwelt in ihrer Eigenart fortwirkten, entsteht dadurch, dass vor der gewöhnlichen chemischen Denkungsart das so erscheint. Diese gibt sich, nach ihren Untersuchungen dem Glauben hin, der Wasserstoff z. B. sei im Organismus so vorhanden wie in der äusseren Natur, weil er sich in den als Nahrungsmittel eingenommenen Speisen und Getränken, und dann wieder in den Ausscheidungsprodukten: Luft, Schweiss, Urin, Faeces und in den Absonderungen z. B. Galle findet.

Man empfindet heute keine Notwendigkeit mehr, zu fragen, was mit dem als Wasserstoff vor dem Eintritt in den Organismus und nach dem Austritt erscheinenden, im Organismus vorgegangen ist.

Man fragt nicht: was macht das als Wasserstoff Erscheinende im Organismus durch?

Man wird sogleich gedrängt, wenn man diese Frage aufwirft, die Aufmerksamkeit auf den Unterschied zwischen dem schlafenden und dem wachenden Organismus zu lenken. Im schlafenden Organismus bildet dessen stoffliche Wesenheit keine Grundlage zur Entfaltung der bewussten und selbstbewussten Erlebnisse. Aber sie bildet doch eine Grundlage zur Entfaltung des Lebens. In dieser Beziehung unterscheidet sich der schlafende von dem toten Organismus. In diesem ist die stoffliche Grundlage nicht mehr eine solche des Lebens. So lange man diesen Unterschied nur in der verschiedenen Zusammensetzung der Stoffe beim toten und lebenden Organismus sieht, wird man mit dem Verständnis nicht weiterkommen.

Es hat vor fast einem halben Jahrhundert der bedeutende Physiologe Du Bois-Reymond darauf hingewiesen, dass man aus den Stoffwirkungen nie das Bewusstsein erklären könne. Er hat gesagt, nie und nimmer werde man einsehen, warum es einer bestimmten Anzahl von Kohlenstoff-, Sauerstoff-, Stickstoff- und Wasserstoffatomen nicht sollte gleichgültig sein, wie sie liegen, wie sie lagen und liegen werden, und warum sie durch diese ihre Lageveränderung in dem Menschen die Empfindung hervorbringen: ich sehe rot; ich rieche Rosenduft. Weil das so ist, meinte Du-Bois-

3

130
Druckfahne des Buches *Grundlegendes für eine Erweiterung der Heilkunst nach geisteswissenschaftlichen Erkenntnissen* mit handschriftlichen Korrekturen Rudolf Steiners.
Page proof for *Grundlegendes für eine Erweiterung der Heilkunst nach geisteswissenschaftlichen Erkenntnissen* [Foundations for an extension of the art of healing based on spiritual scientific knowledge] with handwritten corrections by Rudolf Steiner.

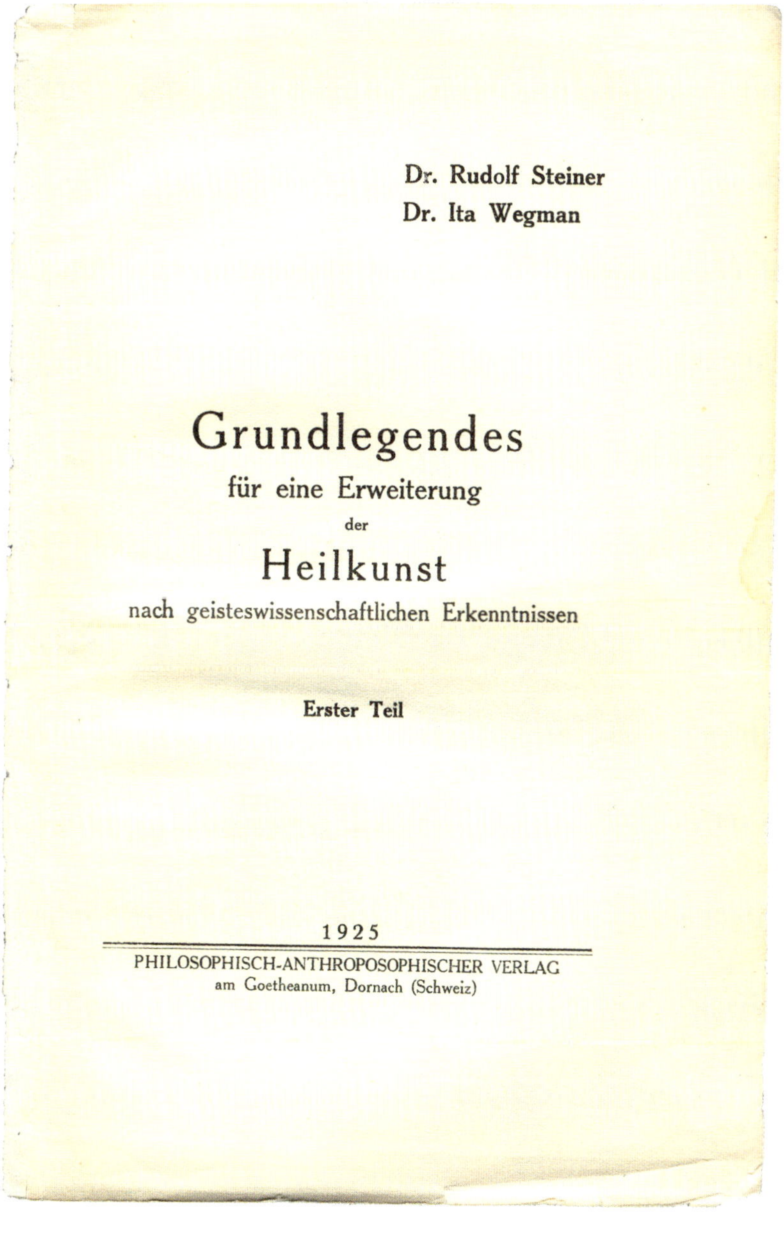

Dr. Rudolf Steiner
Dr. Ita Wegman

Grundlegendes
für eine Erweiterung
der
Heilkunst
nach geisteswissenschaftlichen Erkenntnissen

Erster Teil

1925

PHILOSOPHISCH-ANTHROPOSOPHISCHER VERLAG
am Goetheanum, Dornach (Schweiz)

131
Rudolf Steiner und Ita Wegman: *Grundlegendes für eine Erweiterung der Heilkunst nach geisteswissenschaftlichen Erkenntnissen*. Philosophisch-Anthroposophischer Verlag am Goetheanum. Herbst 1925, Vorsatztitel.
Rudolf Steiner and Ita Wegman: *Grundlegendes für eine Erweiterung der Heilkunst nach geisteswissenschaftlichen Erkenntnissen* [Foundations for an extension of the art of healing based on spiritual scientific knowledge]. Philosophisch-Anthroposophischer Verlag am Goetheanum. Fall 1925, half title.

132–135
Ita Wegman in der Zeit der Krankenpflege Rudolf Steiners. Schreinerei am Goetheanum, ohne Datum (Winter 1924/1925).
Ita Wegman during the time she was providing medical care to Rudolf Steiner.
Carpentry Building at the Goetheanum, undated (Winter 1924/1925).

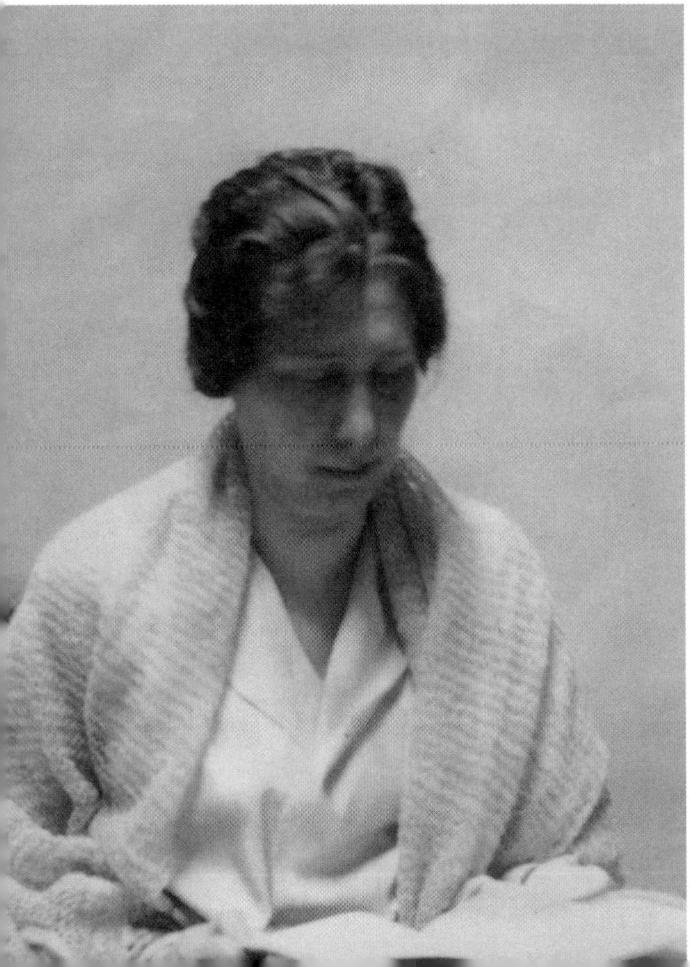

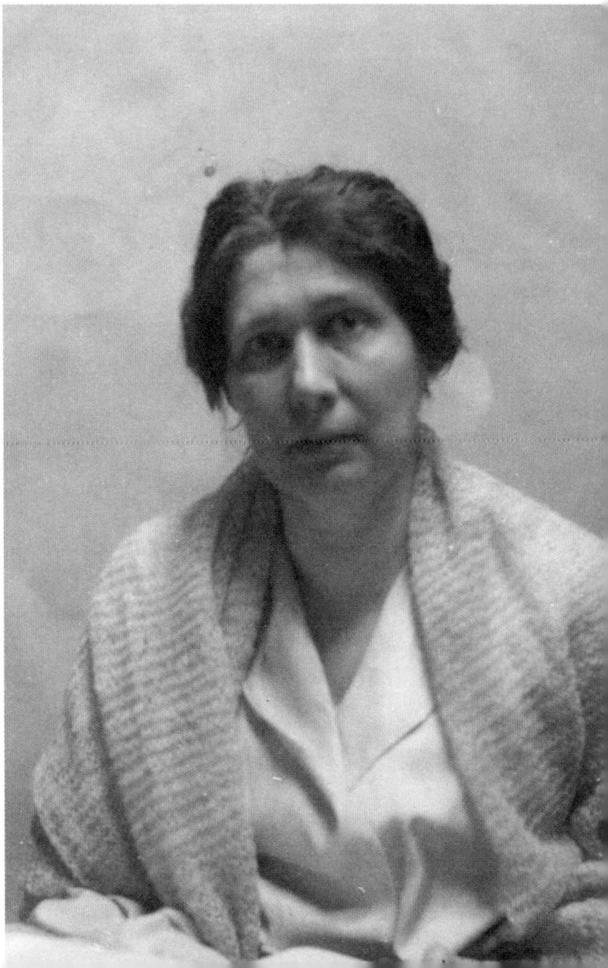

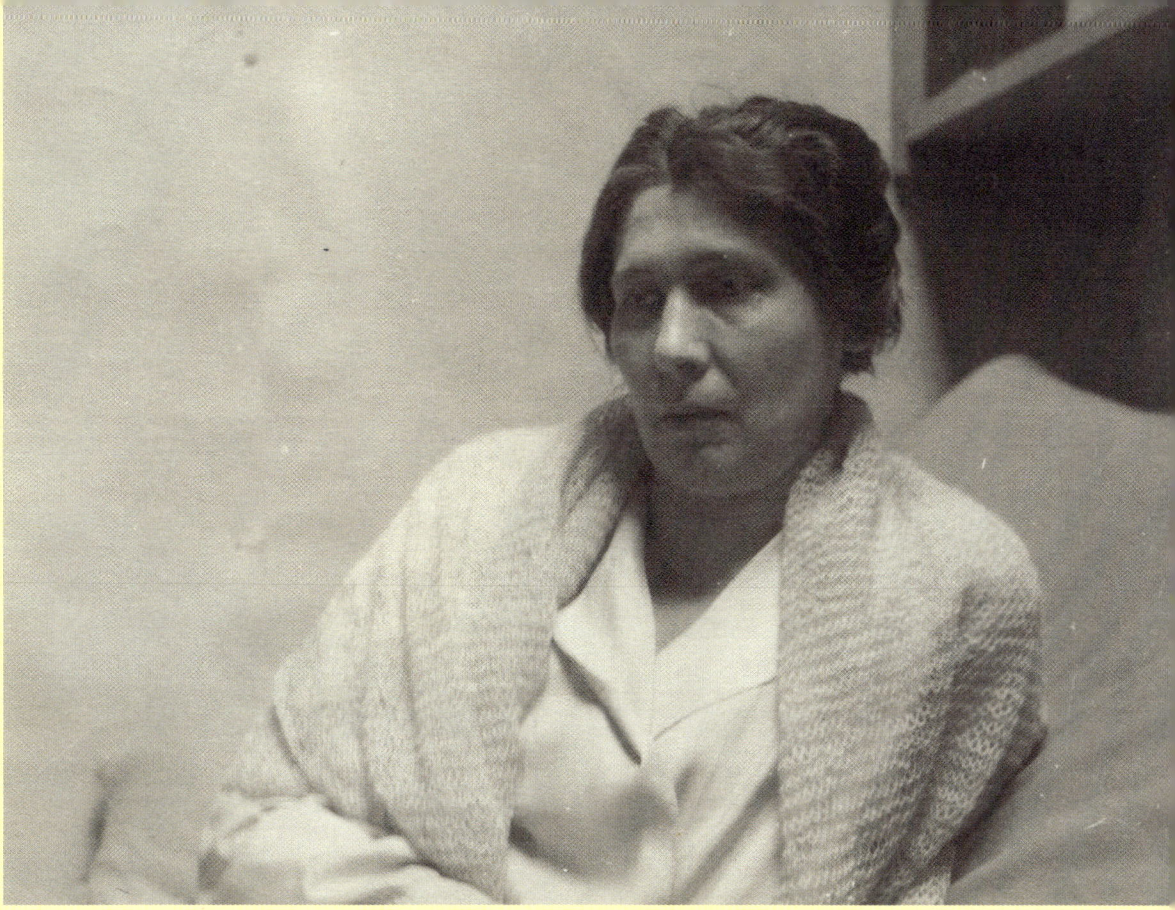

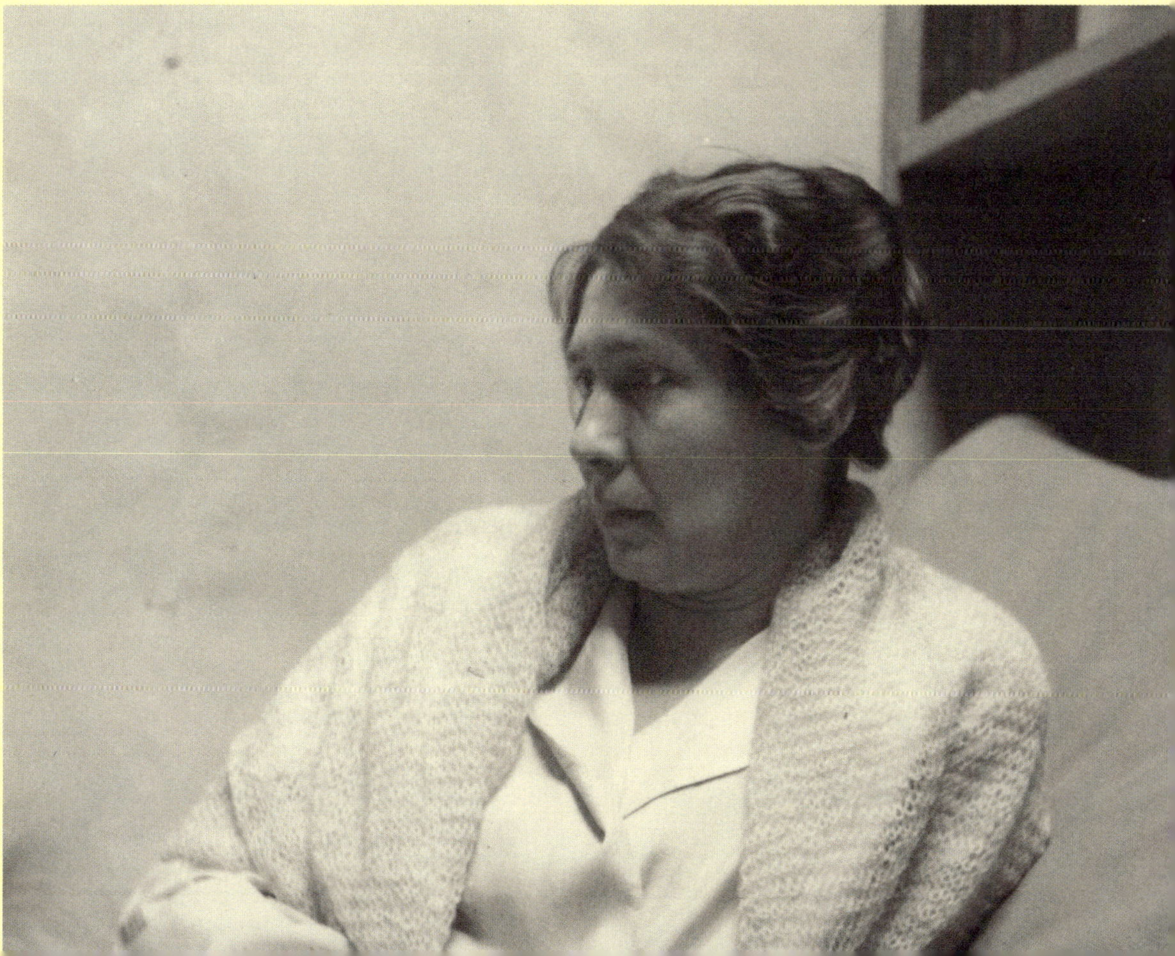

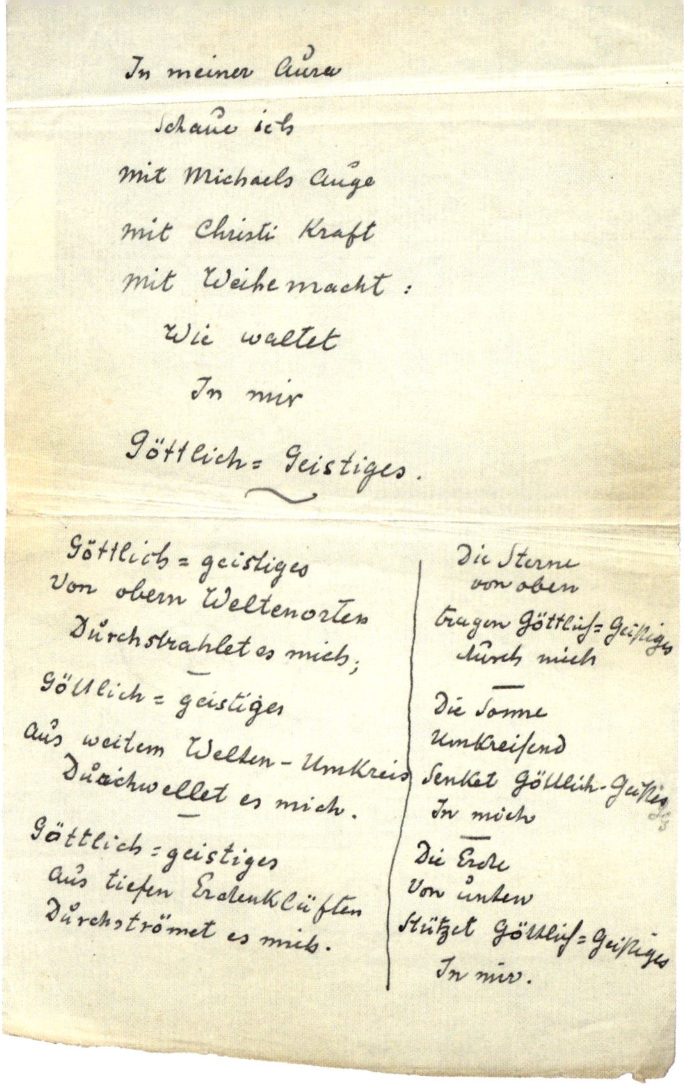

136
Rudolf Steiner: ***In meiner Aura.***
Ohne Datum.
Rudolf Steiner: *In my aura.*
Undated.

«In meiner Aura
Schaue ich
Mit Michaels Auge
Mit Christi Kraft
Mit Weihemacht:
Wie waltet
In mir
Göttlich = Geistiges.
~
Göttlich = geistiges
Von obern Weltenorten
Durchstrahlet es mich;
—
Göttlich = geistiges
Aus weitem Welten-Umkreis
Durchwellet es mich.
—
Göttlich-geistiges
Aus tiefen Erdenklüften
Durchströmet es mich.

Die Sterne
von oben
Tragen Göttlich = Geistiges
Durch mich
—
Die Sonne
Umkreisend
Senket Göttlich = Geistiges
In mich
—
Die Erde
Von unten
Stützet Göttlich = Geistiges
In mir»

"In my aura
I look
With Michael's eye
With Christ's power
With consecration's might:
How there rules
In me
Divine = Spiritual.
~
Divine = spiritual
From cosmic places above
It shines through me;
—
Divine = spiritual
From encircling worlds afar
It surges through me in
waves.
—
Divine-spiritual
From deep earthly chasms
It streams through me.

The stars
From above
Carry divine = spiritual
Through me
—
The Sun
Circling about
Brings down divine-spiritual
Into me
—
The earth
From below
Supports divine = spiritual
In me."

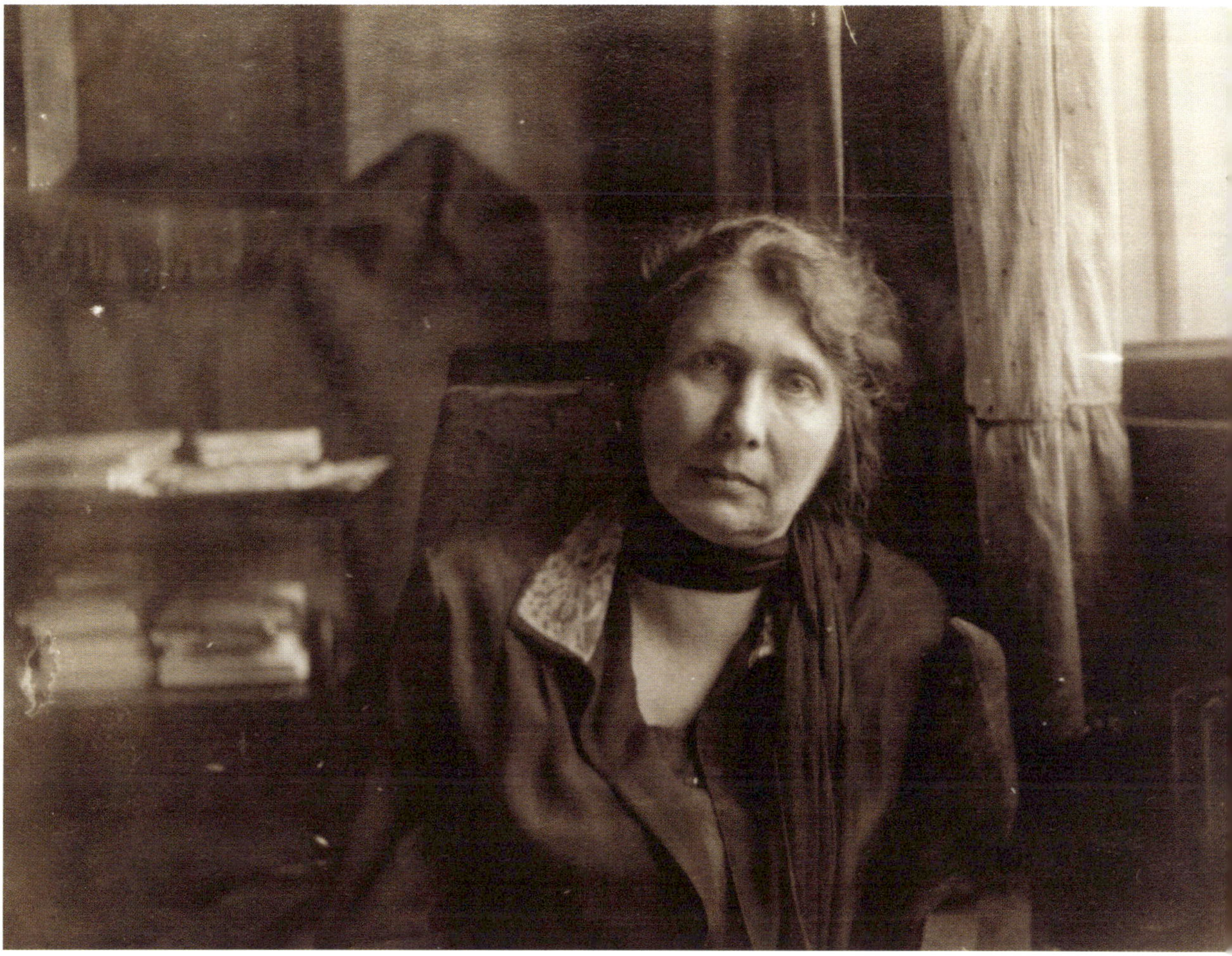

138 (Seite/Page 132)
Ita Wegman: *Das Krankenlager, die letzten Tage und Stunden Dr. Steiners.* Nachrichtenblatt der Wochenschrift *Das Goetheanum*, 19. April 1925, S. 62.
Ita Wegman: *The Extended Illness, and the Last Days and Hours of Dr. Steiner.* The newssheet of the weekly *Das Goetheanum*, 19 April 1925. p. 62.

137
Ita Wegman. KTI, 1925.
Ita Wegman. KTI, 1925.

Dann senkt sich der Sarg mit der Last der Kränze. Die Gedanken, die dem Scheidenden folgen, sind leuchtender als diese Blumen.

Mir ist vergönnt, dem allgeliebten Lehrer letzte Worte nachzurufen.*)

Das Krankenlager, die letzten Tage und Stunden Dr. Steiners

Dr. I. Wegman

Mit heiliger Scheu kann ich nur über diese Dinge sprechen. Aber die Sehnsucht der Mitglieder, die ihren so sehr geliebten Meister und Führer 6 Monate nicht gesehen und nicht sprechen gehört haben, die Sehnsucht, etwas zu erfahren über das Geschehene in dieser Zeit, ist so gross, dass ich mich gezwungen fühle, zu erzählen. Alle sollen wissen, wie gross, wie mächtig er war auch während seiner Krankheit.

Wir lebten in stiller Abgeschlossenheit. Ausser Frau Dr. Steiner, die ihn täglich besuchte, wenn sie in Dornach sich befand und nicht irgendwo anders war, um wichtige Aufgaben zu erfüllen, wurden nur die Vorstandsmitglieder zu kurzen Besuchen zugelassen. Frau Dr. Steiner und die andern Vorstandsmitglieder waren diejenigen, die ihn mit der äusseren Welt verbanden. Er freute sich, wenn sie kamen; und wenn, weil Aufgaben erteilt waren, sie fern von ihm verweilen mussten, wie freute er sich dann wieder, wenn gute Nachrichten kamen; mit welch grosser Rührung empfing er stets die Depeschen, die Frau Dr. Steiner aus jeder Stadt schickte, wo Eurhythmievorstellungen stattgefunden hatten, Depeschen, die von grossen Erfolgen der Eurhythmie meldeten! Wie innig befriedigt war er stets von diesen schönen Leistungen, von dem Triumphzug, auf dem Frau Dr. Steiner die Schönheit mit ihrer Eurhythmietruppe überall hinbrachte. Er konnte nicht anders, als sich freuen über jeden Erfolg, er, der die Schönheit, die Würde, die Güte, die Liebe selber war.

Seine Krankheit hat er mit Geduld und Würde ertragen. Er litt unsagbar darunter, die physischen Kräfte allmählich verschwinden zu fühlen, immer mehr Pflege in Anspruch nehmen zu müssen, er, der immer selbständig und niemals Hilfe nötig hatte. Sein Geist leuchtete aber umso herrlicher, und dieses Leuchten ist für mich das schönste Erlebnis gewesen in dieser Schmerzenszeit. Um 5 Uhr morgens war die Zeit, wo die Umwandlung stattfand; seine Stimme, die mich um diese Zeit weckte, klang schon anders, kräftig, heiter und mit leiser Ungeduld darinnen, dass man sich ja eilen sollte, damit die kostbare Zeit nicht verloren ginge. Ich eilte mich fieberhaft, ich wusste auch wie wichtig diese Zeit war, machte alles rasch zurecht, und wenn dann zur Erfrischung eine Tasse Tee mit etwas Zitronensaft getrunken war, dann fing die Arbeit bei ihm an. Während dieser Zeit wurden alle die herrlichen Aufsätze geschrieben, die für uns unerwartete Geschenke waren. Ohne zu ruhen wurde geschrieben bis 7, 8 Uhr morgens, und nachher war er nicht müde, im Gegenteil, frisch und aufgeweckt. Der Vormittag verlief dann weiter mit Lesen, Erledigen von notwendigen Geschäften. Empfangen der erwähnten Besuche. Die erste Müdigkeit kam nach dem Essen. O das Essen! Hier muss ich ein schmerzliches Kapitel berühren.

Eine unüberwindbare Appetitlosigkeit herrschte. Es war, als ob jede Nahrungsaufnahme wie Gift wirkte; er hatte eine ausgesprochene Antipathie gegen einen grossen Teil der Nahrungsmittel, gegen die Art der Zubereitung. Was heute noch gut schmeckte, konnte morgen schon einen Ekel hervorrufen, sodass wir, die wir für das Essen zu sorgen hatten, in ständiger Sorge waren, wie es gut zu treffen wäre.

Ich als Ärztin, als anthroposophische Medizinerin konnte begreifen, was vorlag, und gerade dieses Begreifen machte mein Leid und meine Ratlosigkeit noch grösser. Ich will versuchen, zu erklären, was da vorgelegen hat. Der ganze Verdauungs- und Stoffwechselapparat funktionierte nur sehr schwach, weil der Ätherkörper nicht mehr in richtiger Weise eingreifen konnte in diese Organe. Dieser Ätherkörper wurde für andere, geistige Funktionen gebraucht, wurde uns zum Opfer gebracht. So waren diese Organe nun zuviel den physischen Kräften unterworfen, die Abbaukräfte sind, und das Ich und der Astralkörper, die die Arbeit des Ätherkörpers ersetzen mussten und es auch taten, waren allzuviel in der geistigen Welt beschäftigt, um die geistigen Wahrheiten herunterzuholen. Das Gleichgewicht war dadurch gestört. Deshalb wirkte die Nahrung wie Gift, weil sie nicht genügend vergeistigt, nicht genügend verwandelt werden konnte zur Aufnahme. Es war ein Martyrium, diesen Kampf mit der Umwandlung der Nahrungsmittel, der Tag für Tag wieder von neuem geführt werden musste, zu ertragen. Und es war täglich ein Schmerz für die Umgebung, zu sehen, dass sofort nach der Nahrungsaufnahme die Frische verschwand, die Müdigkeit eintrat, die erst wieder gegen die Nacht und die Morgenstunden verschwand, wenn die Verdauung abgelaufen war. Trotzdem durfte man nicht aufhören mit der Nahrungsaufnahme, um einer Unterernährung entgegen zu arbeiten, die sowieso schon chronisch da war durch die Ernährungsschwierigkeiten, welche schon vor der Krankheit, ja man kann sagen, immer bestanden haben, hervorgerufen durch die intensive, für irdische Begriffe nicht zu begreifende geistige Arbeit. Und so entstanden die Komplikationen, die Entzündungsvorgänge, die durch keine Mittel mehr beherrscht werden konnten. Ratlos standen wir Ärzte, Dr. Noll, der mir stets treulich zur Seite stand und ich, und hofften, dass höhere Mächte, dass Doktor selber eingreifen würde. Helas, das Karma hatte es anders vorgesehen, das Karma folgte unerbittlich seinen eigenen Gesetzen. Und so mussten wir es ansehen und ertragen, dass das teuerste Leben trotz unserer Bemühungen, unserer täglich gebrachten Opfer, unserer Gebete uns genommen wurde.

In den letzten Tagen war eine leichte Traurigkeit über ihm. Es war mir, als ob er schwerwiegende Probleme zu lösen hatte. Die Leuchtekraft seiner Augen fand ich schwächer wie sonst, und eine grosse, nicht zu erklärende Sorge erfasste mich. Physisch war der Zustand nicht schlimmer wie sonst, im Gegenteil, er war sogar besser, aber meine innere Unruhe blieb bestehen. Eine Frage diesbezüglich an ihn gerichtet, wurde mit einigen lieben Worten umgangen und gleich die Versicherung gegeben, er fühle sich wohl.

Am Sonntag morgen erwachte er mit Schmerzen. An diesem Morgen wurde nicht gearbeitet, zum erstenmal. Wir sprachen eingehend über die Schmerzen, es waren keine Ursachen zur Besorgnis da. Die Schmerzen verschwanden auch im Laufe des Tages. Er war ausserordentlich still und geduldig diesen Tag und gab neue Angaben für seine Behandlung. Er übergab mir auch noch an diesem Morgen ein Manuskript, das er am Tag vorher noch mit den letzten Korrekturen versehen hatte und das unser medizinisches Buch war, an dem wir schon lange Zeit vor der Krankheit noch mit so viel Liebe und Hingabe zusammen gearbeitet haben. Er hatte es sich nicht nehmen lassen, die Korrekturen noch selber persönlich zu machen, und nun liegt das Buch als Vermächtnis da, als letzte Arbeit von seiner Hand. Er war hocherfreut, als er es mir übergab. „Bedeutsames ist in dem Buch gegeben worden", sagte er dabei.

Eine innige Traurigkeit überfällt mich daran denkend, wie er die Medizin aufbauen wollte. Die ganze Merkurmysterienweisheit wollte er geben, was jetzt nur in den Anfängen hat geschehen können, und eine Reihe von Fortsetzungen hätte dem jetzt erscheinenden Buche folgen sollen, was vorgesehen war.

Um 4 Uhr nachmittags wiederholten sich die Schmerzen, meine innere Unruhe wollte nicht weichen, ich bestand darauf, Frau Dr. Steiner, die in Stuttgart weilte, zu benachrichtigen.

*) Abgedruckt im „Goetheanum".

1925–1929

2. MAI 1925 Beginn des ersten Kurses für Pflegende im *Sonnenhof* («Schwesternschule»).

FRÜHSOMMER 1925 Besuch des Heilpädagogischen Heims Lauenstein bei Jena.

1925 Aufsätze Wegmans im Nachrichtenblatt der Wochenschrift *Das Goetheanum*; zunehmende Spannungen und Differenzen in der Anthroposophischen Gesellschaft über den weiteren Kurs des Goetheanum.

Teilnahme an Tagungen in Paris, Wien. Internationale Orientierung Wegmans.

SEPTEMBER 1925 Publikation der deutschen und englischen Ausgabe des Lehrbuches *Grundlegendes für eine Erweiterung der Heilkunst nach geisteswissenschaftlichen Erkenntnissen* (später GA 27).

11. OKTOBER 1925 Beginn des zweiten Schwesternkurses im KTI.

10.–17. NOVEMBER 1925 Medizinische Tagung in England; Tagung in Holland.

DEZEMBER 1925 Arbeitswoche für Ärzte und Medizinstudenten am Goetheanum. Bildung von studentischen Arbeitsgruppen an den Universitäten Freiburg, München, Tübingen, Berlin, Jena, Utrecht, Basel, die sich in der Folge ein oder zwei Mal pro Jahr am KTI in Arlesheim treffen. Unterricht bei Ita Wegman und Kolleginnen.

AB SEPTEMBER 1926 Anmietung der *Villa Solari* in Figino (Luganer See) als Dépendance der Klinik. Ärztliche Leitung durch Margarete Bockholt, dann durch Ilse Knauer und Margarethe Stavenhagen.

2 MAI 1925 Beginning of the first course for caregivers at the *Sonnenhof* ("nursing school").

EARLY SUMMER 1925 Visit to the curative education home Lauenstein near Jena.

1925 Essays by Ita Wegman appear in the newssheet of the weekly publication *Das Goetheanum*; increasing tensions and differences in the Anthroposophical Society concerning the further course of the Goetheanum.

Participation in conferences in Paris, Vienna. Ita Wegman finds an international orientation.

SEPTEMBER 1925 Publication of the German and English editions of the textbook, *Foundations for an Extension of the Art of Healing Based on Spiritual Scientific Knowledge* (later GA 27).

11 OCTOBER 1925 The second course for nurses begins in the KTI.

10–17 NOVEMBER 1925 Medical conference in England; conference in Holland.

DECEMBER 1925 Working week at the Goetheanum for doctors and medical students. Training of student working groups at the Universities of Freiburg, Munich, Tübingen, Berlin, Jena, Utrecht, Basel which, as a result, meet once or twice per year at the KTI in Arlesheim. Teaching by Ita Wegman and her colleagues.

FROM SEPTEMBER 1926 Rental of the *Villa Solari* in Figino (on Lake Locarno) as a dependency of the clinic. Medical leadership provided by Margarete Bockholt, then by Ilse Knauer and Margarethe Stavenhagen.

JULI 1926 *NATURA. Eine Zeitschrift zur Erweiterung der HEILKUNST nach geisteswissenschaftlicher MENSCHENKUNDE* erscheint (Heft 1), parallel werden in unregelmäßiger Folge die *Beiblätter für Ärzte* publiziert.

22. FEBRUAR 1927 Tod des Bruders Manta in Rotterdam.

24.–30. APRIL 1927 Seminarkurs für Medizinstudenten am KTI.

23. MAI 1927 Ausbildungskurs für Krankenpflege am KTI.

JULI/AUGUST 1927 Sommerschule in Gareloch, Schottland: *On Health and Disease*. Vortrag Ita Wegmans *Der dreigliedrige Mensch als Grundlage unserer Heilmittellehre mit Hinweisen auf die Metalltherapie*.

3. NOVEMBER 1927 Beginn des dritten Schwesternkurses.

13. NOVEMBER 1927 Grundsteinlegung der *Rudolf-Steiner-Klinik* in Den Haag in Anwesenheit Ita Wegmans.

FRÜHJAHR 1928 Pacht der *Kuranstalten Gnadenwald* (Tirol).

FEBRUAR 1928 Publikation *Die Kochkunst in Ost und West*, Orient-Okzident Verlag, hg. von Elisabeth Dank, angeregt durch Ita Wegman, mit zahlreichen Rezepten des *Klinisch-therapeutischen Instituts*.

Reisen nach Holland, Belgien, Frankreich.

JULY 1926 *NATURA. Eine Zeitschrift zur Erweiterung der HEILKUNST nach geisteswissenschaftlicher MENSCHENKUNDE* [Natura. A journal for the extension of the healing arts based on the spiritual scientific understanding of the human being], vol. 1 appears; at irregular intervals, the *Beiblätter für Ärzte* [Addenda for doctors] are published parallel to *Natura*.

22 FEBRUARY 1927 Death of Ita Wegman's brother Manta in Rotterdam.

24–30 APRIL 1927 Seminar course for medical students at the KTI.

23 MAY 1927 Training course for patient care at the KTI.

JULY/AUGUST 1927 Summer school in Gareloch, Scotland, *On Health and Disease*. Lecture by Ita Wegman on *The threefold human being as the foundation for teaching about our medications with indications about metal therapy*.

3 NOVEMBER 1927 Beginning of the third nursing course.

13 NOVEMBER 1927 Laying of the foundation stone of the *Rudolf Steiner Clinic* in the Hague in the presence of Ita Wegman.

SPRING 1928 *Curative Institutes in Gnadenwald* (Tyrol) are leased.

FEBRUARY 1928 Publication of *Die Kochkunst in Ost und West* [The art of cooking in the east and west], Orient-Okzident Verlag, ed. by Elisabeth Dank, as suggested by Ita Wegman; contains numerous recipes from the *Clinical-therapeutic Institute.*

Ita Wegman travels to Holland, Belgium, and France.

16./17. JULI 1928 Eröffnung der *Rudolf-Steiner-Klinik* in Den Haag.

20. JULI–1. AUGUST 1928 Weltkonferenz in London. *World Conference of Spiritual Science and its Practical Applications.*

24. JULI 1928 Vortrag Ita Wegmans zu *Anthroposophical Principles of the Art of Healing.*

Die *Gnadenwalder Kuranstalten* bei Hall in Tirol, *Alpines Sanatorium und Erholungsheim* (mit 100 Betten), florieren. Ärztliche Leitung: Norbert Glas in Zusammenarbeit mit Maria Glas geb. Deutsch.

Umbau und Erweiterung des *Sonnenhofs* in Arlesheim.

29. SEPTEMBER–6. OKTOBER 1928 Eröffnung des zweiten Goetheanum; Teilnahme von 2600 Mitgliedern. Vortrag Ita Wegmans am 2.10.1928 *Ein Stück griechischer Mysteriengeschichte vor Plato und Aristoteles.*

HERBST 1928 Besuch des Heilpädagogischen Instituts Pilgramshain in Schlesien.

1928 Gründung des Vereins *Allgemeine Soziale Hilfe e.V.* in Berlin und Formulierung der Satzung in Zusammenarbeit mit Ita Wegman.

«§1. ***Zweck*** *des Vereins ist es, unter Anerkennung der geistigen Natur jedes Menschen einem sozialen Handeln zu dienen. Es obliegt ihm die Förderung aller derjenigen Bestrebungen, die auf der Grundlage der Geisteswissenschaft Rudolf Steiners im sozialen Leben arbeiten.*

Der Verein stellt sich zur Aufgabe, im sozialen Leben helfend und heilend zu wirken und arbeitet darum in enger Anlehnung an die Medizinische Sektion am Goetheanum, die unter Leitung von Dr. Wegman steht.»

Reisen in mehrere deutsche Städte sowie nach England und Holland.

16/17 JULY 1928 Opening of the *Rudolf Steiner Clinic* in the Hague.

20 JULY–1 AUGUST 1928 *World Conference of Spiritual Science and its Practical Applications* held in London.

24 JULY 1928 Ita Wegman lectures on *Anthroposophical Principles of the Art of Healing.*

The 100-bed *Curative Institutes Gnadenwald* near Hall in Tyrol [*Alpine sanitarium and rest home*] flourishes. Medical leadership: Norbert Glas, in collaboration with Maria Glas (née Deutsch).

Renovation and expansion of the *Sonnenhof* in Arlesheim.

29 SEPTEMBER–6 OCTOBER 1928 Opening of the second Goetheanum. Participation of 2,600 members. Lecture by Ita Wegman on 2 October 1928, *A Piece of the Greek History of the Mysteries before Plato and Aristotle.*

AUTUMN 1928 Visit to the Curative Education Institute in Pilgramshain in Silesia.

1928 Founding in Berlin of the association *Allgemeine Soziale Hilfe, e.V.* (General social assistance association), as a registered association, and formulation of the charter in collaboration with Ita Wegman.

"§1. ***The purpose*** *of the association is, in recognition of the spiritual nature of every human being, to serve and support social action. It is incumbent on it to further and support all those endeavors at work in social life on the basis of Rudolf Steiner's spiritual science. The association sets as its task working as a helping and healing element in social life, and thus works in close affiliation with the Medical Section at the Goetheanum under the leadership of Dr. Ita Wegman."*

Trips to several German cities as well as to England and Holland.

ENDE DEZEMBER 1928 Ärztetagung am Goetheanum.

1929 Sechs Aufsätze Wegmans in der *NATURA* erscheinen, darunter *Das Mysterium der Erde,* in dem sie u. a. klimatische Veränderungen durch den technischen Eingriff des Menschen beschreibt. «*Die Natur wird zu einem Spiegel des menschlichen chaotischen Verhaltens. Das zeigt sich in Katastrophen und Abnormitäten. [...] Natur, sich wandelnd, stellt an uns die ernste Frage, ob wir das Denken wandeln wollen, ob wir erkennen wollen, dass aus Wirrnis und Leid nicht Vernichtung, sondern Vergeistigung des Menschen als des Kosmos Forderung uns erscheint.*»

FEBRUAR 1929 Arbeitsbeginn des Chemikers und Pharmazeuten Rudolf Hauschka im Klinik-Laboratorium auf Einladung Ita Wegmans. U. a. Überprüfung, Optimierung und Neuentwicklung von Medikamenten, von diätetischen Produkten; Mitarbeit an der Mistelforschung.

14. MAI 1929 Beginn weiterer Ausbildungskurse für Krankenpflege, heilpädagogische Arbeit und Heileurythmie am KTI.

15.–18. JUNI 1929 Tagung in London, Rudolf Steiner Hall, London N.W.1, 33 Park Road (3 Minuten von Baker Street Station).

HERBST 1929 *Aus Michaels Wirken* (hg. von Walter Johannes Stein und Nora von Baditz) mit Bildern und Texten, darunter vier Beiträge von Ita Wegman.

Weitere Reisen: Berlin, Hamburg, Bremen, Essen, Holland, Jena.

Ankauf des Schlosses Gerswalde in der Uckermark (nahe Berlin) und Nutzung als Heilpädagogisches Institut.

END OF DECEMBER 1928 Conference for doctors at the Goetheanum.

1929 Six essays by Ita Wegman appear in *NATURA*, among them *The Mystery of the Earth,* in which she describes (among other things) climate changes that occur as a result of technical intervention by human beings. *"Nature is becoming a mirror of chaotic human behavior. This is revealed in catastrophes and abnormalities. ... Nature, as it changes, asks us earnestly whether we want to change our thinking, whether we want to recognize that from out of confusion and suffering what appears to us as a demand of the cosmos is not annihilation but the spiritualization of the human being."*

FEBRUARY 1929 At the invitation of Ita Wegman, the work of the chemist and pharmacist Rudolf Hauschka begins in the Clinic Laboratory. Among his tasks, the review, optimizing, and development of medicaments and dietary products. Collaboration in the mistletoe research.

14 MAY 1929 Beginning of the continuation of the training course for care givers, curative education work, and curative eurythmy at KTI.

15–18 JUNE 1929 Conference in London. Rudolf Steiner Hall, London N.W.1, 33 Park Road (3 minutes from the Baker Street Station).

AUTUMN 1929 *Aus Michaels Wirken* [From Michael's work] (ed. Walter Johannes Stein and Nora von Baditz) with pictures and texts, including four contributions from Ita Wegman.

Various travels by Ita Wegman - Berlin, Hamburg, Bremen, Essen, Holland, Jena.

Purchase of the Castle Gerwalde in the Uckermark (near Berlin), and use as a curative education institute.

Was in der Anthroposophischen Gesellschaft vorgeht

2. Jahrgang, No. 33 *Nachrichten für deren Mitglieder* 16. August 1925

Herausgeber: Allgemeine Anthroposophische Gesellschaft, Dornach (Schweiz)

Das Abonnement des „*Goetheanum*" wird durch das Mitteilungsblatt erhöht auf jährl. 19 Fr., halbjährl. 10.50 Fr., vierteljährl. 5.75 Fr. Die gleiche Betragserhöhung kommt zu dem Abonnements-Preis für das Ausland hinzu. Das Abonnement für „*Was in der Anthroposophischen Gesellschaft vorgeht*" ohne „*Das Goetheanum*" beträgt jährlich 11 Fr., halbjährl. 6 Fr., vierteljährl. 3.25 Fr., wobei für das Ausland entsprechend der Postgebühr eine Erhöhung eintritt.

An die Mitglieder!

Dr. Ita Wegman

Da soviel Unklarheit herrscht über die Institution der drei Klassen der freien Hochschule für Geisteswissenschaft am Goetheanum, so ist es notwendig, einmal hier darüber zu sprechen.

Was war gemeint mit der Einrichtung der drei Klassen der freien Hochschule für Geisteswissenschaft? Es sollte damit die Sehnsucht der Mitglieder der Anthroposophischen Gesellschaft, zur Esoterik zu kommen, erfüllt werden, was durch die Ausführung der Absichten, die der Weihnachts-Tagung zugrunde liegen, möglich geworden war.

In der Anthroposophie haben wir ein Übermitteln der Wahrheiten der geistigen Welt in Ideenformen, die allein Vernunft und objektives Urteil bei den Suchenden voraussetzen und von einem reinen objektiven Denken erfasst werden können. Und in dieser Weise wird die Geisteswissenschaft in der Allgemeinen Anthroposophischen Gesellschaft gepflegt. — Die Esoterik dagegen ist das Lehrgut, das in Form von Imaginationen, Inspirationen und Intuitionen dem Schauenden sich offenbart und in menschlich verständlicher Sprache denjenigen übermittelt wird, die sich nicht darauf beschränken wollen, die geistige Welt nur in Ideenformen allein in sich aufzunehmen. Und für solche Persönlichkeiten innerhalb der Anthroposophischen Gesellschaft, die den direkten Weg zur geistigen Welt suchen, war die Einrichtung der drei Klassen gedacht. So konnte am 15. Februar 1924 Dr. Steiner mit der Einrichtung der ersten Klasse beginnen, zunächst mit einer noch kleinen Anzahl von Menschen, die hauptsächlich in Dornach selbst lebten.

Vorbedingung zur Aufnahme in diese erste Klasse war ein zweijähriges intensives Studium mit Anthroposophie, das zu einem vollständigen Vertrautsein mit diesem Weisheitsgut geführt hat. Damit sollte die Fähigkeit verbunden sein, vernunftgemäss, aber auch mit seinem ganzen Menschen die Anthroposophie zu vertreten. Das heutige Zeitalter verlangt eben ein bewusstes Sich-Hineinstellen in die geistige Welt, so dass zu der Sehnsucht, den Weg in die geistigen Welten zu finden, ein waches Bewusstsein notwendig ist.

So war es gewollt von Dr. Steiner, dass die Einzelnen, die nach eigener Prüfung sich entschlossen hatten, für die erste Klasse sich zu melden, ihm oder den Mitgliedern des Vorstandes persönlich bekannt waren. Und in Fällen, wo dies nicht zutraf, war es notwendig eine Möglichkeit zu einem solchen persönlichen Kennenlernen abzuwarten. Auch darin ist der Grund zu suchen, dass viele, die angefragt haben, noch nicht aufgenommen worden sind.

Nach der Weihnachts-Tagung wurden auch die verschiedenen Sektionen am Goetheanum eingerichtet. Damit erhielten die Wissenschaften, wie Medizin, Naturwissenschaft, Astronomie, und die Künste, wie Rezitation, Eurhythmie Musik, Dichtung, ihre eigenen Stätten innerhalb der Hochschule. Und die Wissenschaften, die Künste, die in den verschiedenen Sektionen gepflegt werden, werden sich vertiefen können an den Ergebnissen der Geisterkenntnis, so dass, wie Dr. Steiner es gedacht hat, von der Schule aus die Befruchtung, Beleuchtung und die Impulse für die Arbeit in den Sektionen kommen können.

Es lag damals die Absicht unseres Lehrer vor, in anderen verschiedenen Zentren Deutschlands und Landesgesellschaften persönlich zunächst Klassenstunden einzurichten. Es konnte auch in verschiedenen Landesgesellschaften diese Absicht durchgeführt werden, in Deutschland leider nicht.

Nun drängt sich die Frage auf: Wie ist diese erste Klasse der Hochschule weiter durchzuführen, nachdem Rudolf Steiner nicht mehr auf dem physischen Plan verweilt? Es zeigt sich mehr und mehr, dass die Sehnsucht nach Esoterik eine überaus grosse ist. Die Anfragen, zur ersten Klasse gehören zu dürfen, mehren sich täglich, so dass die Anzahl der Mitglieder der ersten Klasse schon sehr gross ist.

Kurz vor seiner Erkrankung hatte Dr. Steiner schon den Entschluss gefasst, die zweite und dritte Klasse der Hochschule einzurichten. Hätte dies noch geschehen können, so wäre dadurch naturgemäss eine Überfüllung der ersten Klasse vermieden worden, wodurch die für esoterische Lehren notwendige Intimität verloren gehen könnte.

Leider kam aber dieser Plan nicht mehr zur Durchführung, und es blieb bei den Mitteilungen der ersten Klasse. Und unsere Pflicht ist es jetzt, diesen Inhalt zu hüten und in der richtigen Weise fortzusetzen. Es ist unser Bestreben, diese Schule, die mit Michael zusammenhängt und eine Fortsetzung der übersinnlichen Unterweisungen des Michael ist, so wie sie uns hinterlassen ist, zu verbreiten und zum Verständnis zu bringen. Deshalb sollte eine der ersten Regelungen sein, dass die Klassenmitglieder die Möglichkeit haben, in regelmässiger Aufeinanderfolge die einzelnen Klassenstunden zu erhalten. Es ist ja durchaus unrichtig, dass ein neu zugelassenes Mitglied z. B. anfangen muss mit der mittleren oder gar letzten Stunde, ohne die ersten Stunden gehabt zu haben. Zu Anfang war ein solches Vorgehen allerdings nicht zu vermeiden, doch würde man, wenn man auf diese Art weiterginge, doch nicht das erreichen bei den Menschen, was erreicht werden kann, nämlich den Weg zur geistigen Welt zu finden und mit ihr vertraut zu werden.

Am besten würde die Durchführung der Schule möglich sein, wenn in regelmässigen Abständen jeder dasjenige bekäme, was zu seinen kontinuierlichen Unterweisungen gehört, so dass auch die Teilnehmerzahl für die einzelnen Stunden nicht allzu gross wäre, wodurch der intime Charakter der Stunden gewahrt bleiben könnte. Wird es gelingen, die Schule so auszubreiten, dann wird Grosses erreicht sein,

139 (Seite/Page 137)
Ita Wegman: *An die Mitglieder!* Nachrichtenblatt der Wochenschrift *Das Goetheanum*. 16. August 1925, S. 129.
Ita Wegman: *To the Members!* Newssheet of the weekly publication *Das Goetheanum*. 16 August 1925, p. 129.

140
Ita Wegman (rechts) mit Elisabeth Vreede (links). Essen.
Ita Wegman (right) with Elisabeth Vreede (left). Essen.

141
Ita Wegman (links) mit Lili Kollisko. Strand von Den Haag-Scheveningen, Sommer 1925.
Ita Wegman (left) with Lili Kolisko. Beach at The Hague-Scheveningen, summer 1925.

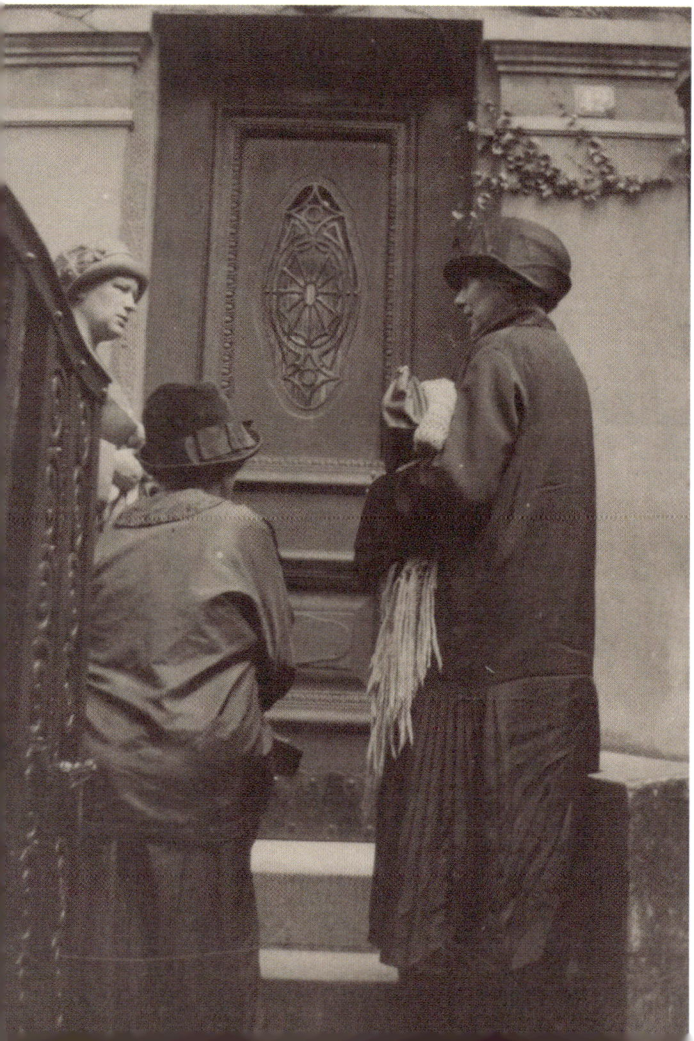

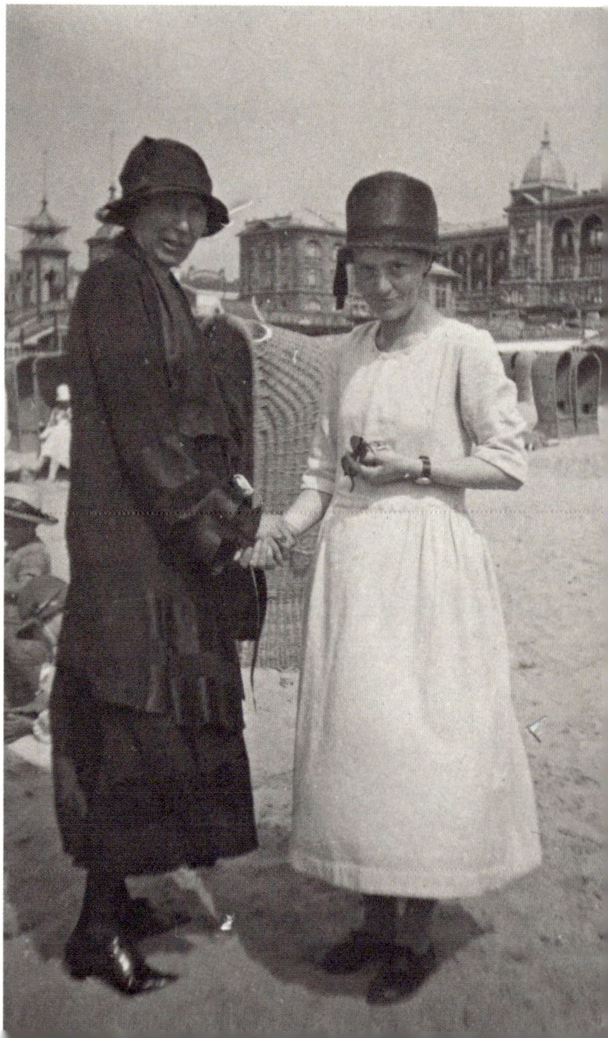

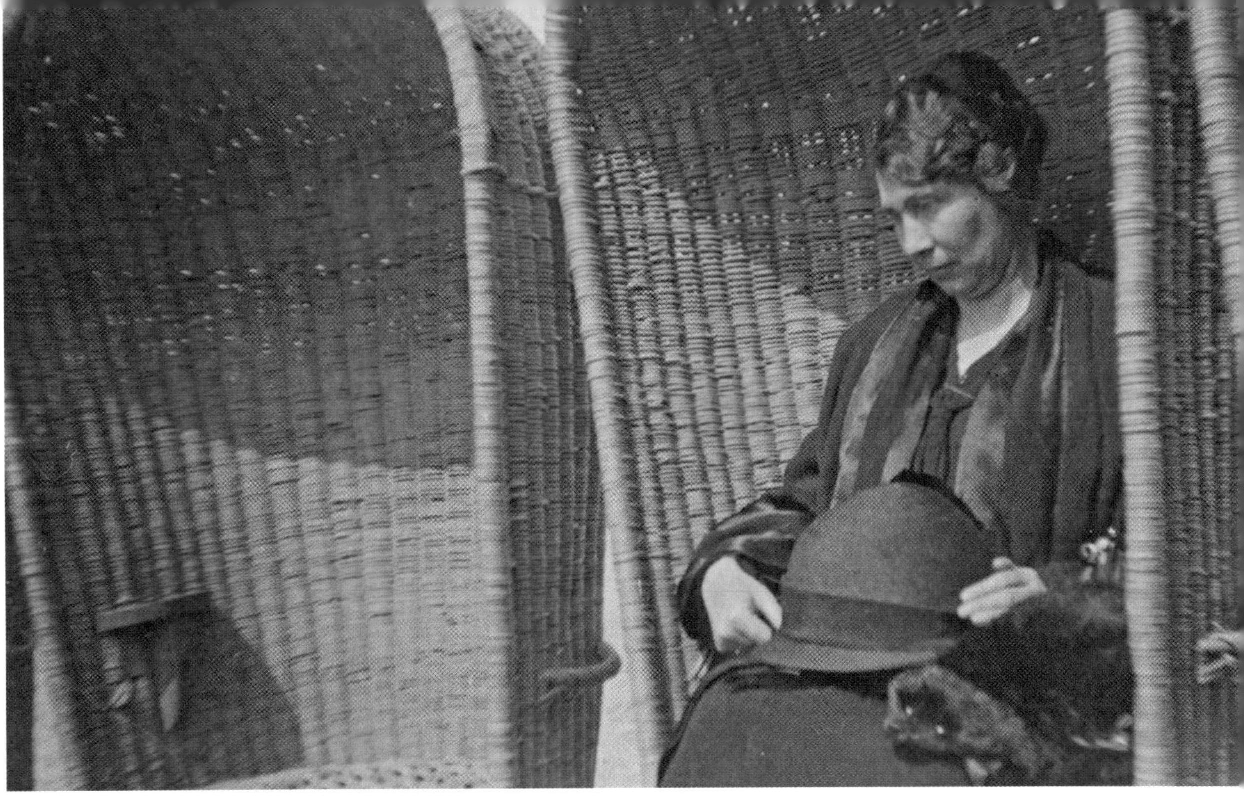

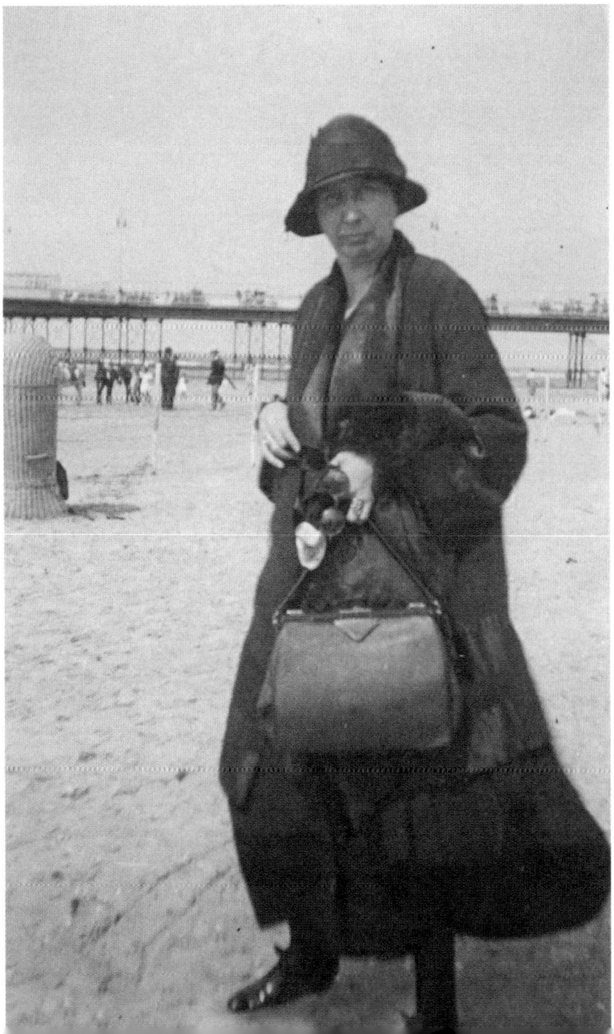

142, 143
Ita Wegman am Strand von Den Haag-Scheveningen. Sommer 1925.
Ita Wegman on the beach at The Hague-Scheveningen, summer 1925.

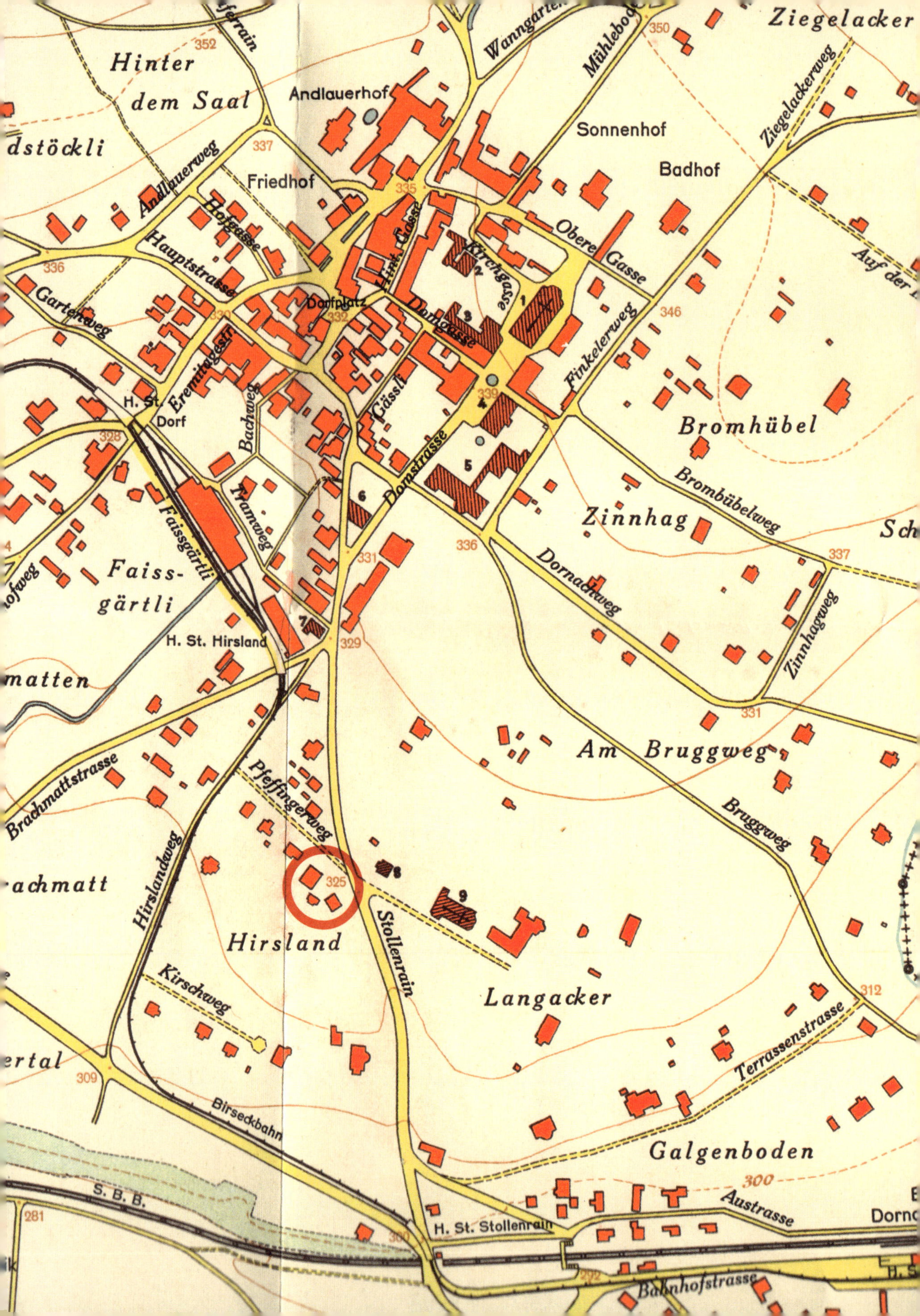
Hinter dem Saal
dstöckli
Andlauerhof
Friedhof
Andlauerweg
Hofgasse
Hauptstrasse
Gartenweg
Dorfplatz
Hint. Gasse
Kirchgasse
Domgasse
Obere Gasse
Sonnenhof
Badhof
Mühleboden
Wanngarten
Ziegelacker
Ziegelackerweg
Auf der
Finkelerweg
Eremitagestr.
Bachweg
Gässli
Domstrasse
H. St. Dorf
Bromhübel
Bromhübelweg
Zinnhag
Zinnhagweg
Dornachweg
Tramweg
Faissgärtli
H. St. Hirsland
matten
Am Bruggweg
Bruggweg
Brachmattstrasse
Pfeffingerweg
achmatt
Hirslandweg
Hirsland
Stollenrain
Langacker
Kirschweg
Terrassenstrasse
Galgenboden
Birseckbahn
S. B. B.
H. St. Stollenrain
Austrasse
Bahnhofstrasse
Dornach

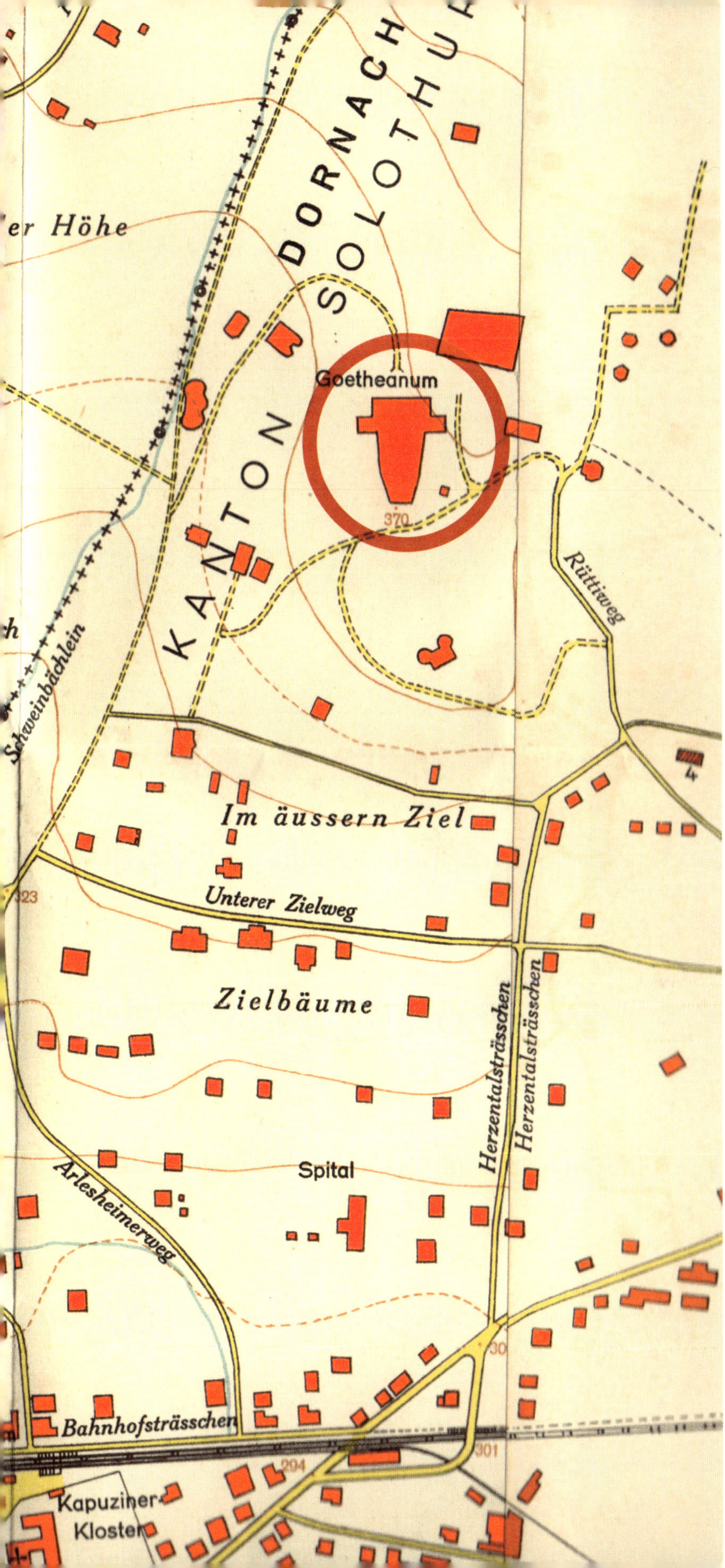

144
Plan von Arlesheim. Maßstab 1:5000. Ausgabe 1926. Dornach. Sichtbar sind das Goetheanum und das KTI.
Map of Arlesheim. Scale: 1:5000. 1926 edition. Dornach. The Goetheanum and the KTI are visible.

145, 146

«Klinisch-Therapeutisches Institut, Arlesheim. Klinik, Erholungs- und Kinderheim. Abteilung der Allgem. Anthropos. Gesellschaft. [...] Arlesheim, d. 3. Mai 26. An den Vorstand der Allgemeinen Anthroposophischen Gesellschaft». Projektbegründung und Finanzierung, Anbau des KTI, S. 1–2.

"Clinical-Therapeutic Institute, Arlesheim. Clinic, convalescent and children's home. Department of the Gen. Anthropos. Society. ... Arlesheim, 3 May 26. To the Executive Council of the General Anthroposophical Society." Project proposal and financing, Expansion of the KTI, pp. 1–2.

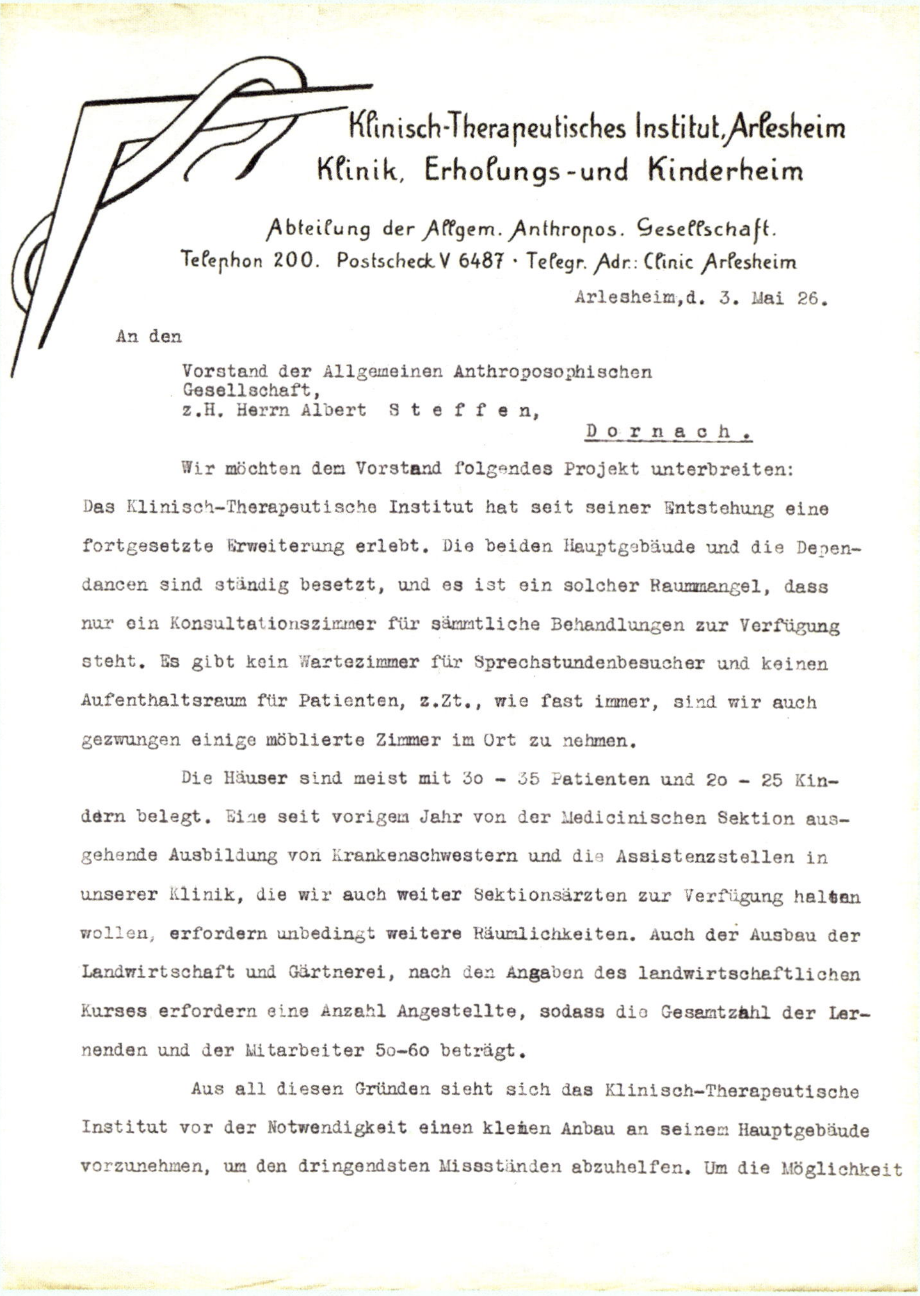

Klinisch-Therapeutisches Institut, Arlesheim
Klinik, Erholungs-und Kinderheim

Abteilung der Allgem. Anthropos. Gesellschaft.
Telephon 200. Postscheck V 6487 · Telegr. Adr.: Clinic Arlesheim

Arlesheim, d. 3. Mai 26.

An den

Vorstand der Allgemeinen Anthroposophischen Gesellschaft,
z.H. Herrn Albert S t e f f e n,

D o r n a c h .

Wir möchten dem Vorstand folgendes Projekt unterbreiten: Das Klinisch-Therapeutische Institut hat seit seiner Entstehung eine fortgesetzte Erweiterung erlebt. Die beiden Hauptgebäude und die Dependancen sind ständig besetzt, und es ist ein solcher Raummangel, dass nur ein Konsultationszimmer für sämmtliche Behandlungen zur Verfügung steht. Es gibt kein Wartezimmer für Sprechstundenbesucher und keinen Aufenthaltsraum für Patienten, z.Zt., wie fast immer, sind wir auch gezwungen einige möblierte Zimmer im Ort zu nehmen.

Die Häuser sind meist mit 3o – 35 Patienten und 2o – 25 Kindern belegt. Eine seit vorigem Jahr von der Medicinischen Sektion ausgehende Ausbildung von Krankenschwestern und die Assistenzstellen in unserer Klinik, die wir auch weiter Sektionsärzten zur Verfügung halten wollen, erfordern unbedingt weitere Räumlichkeiten. Auch der Ausbau der Landwirtschaft und Gärtnerei, nach den Angaben des landwirtschaftlichen Kurses erfordern eine Anzahl Angestellte, sodass die Gesamtzahl der Lernenden und der Mitarbeiter 5o–6o beträgt.

Aus all diesen Gründen sieht sich das Klinisch-Therapeutische Institut vor der Notwendigkeit einen kleinen Anbau an seinem Hauptgebäude vorzunehmen, um den dringendsten Missständen abzuhelfen. Um die Möglichkeit

Klinisch-Therapeutisches Institut, Arlesheim
Klinik, Erholungs- und Kinderheim
Abteilung der Allgem. Anthropos. Gesellschaft.
Telephon 200. Postscheck V 6487 · Telegr. Adr.: Clinic Arlesheim

II.

einer Belastung des Goetheanum zu verhindern, hat die Klinik folgende Geldbeschaffung vorgesehen: Aufnahme einer Hypothek von 3o bis 4o ooo.- Frcs. auf das niedrig belastete Hauptgebäude. Diese Hypothek kann dem Götheanum gegenüber gerechtfertigt werden durch den erfolgten Verkauf des Ziehlhauses und durch den dadurch eingetretenen Fortfall der Hypotheken in Höhe von Frcs. 38 ooo. - Auch hofft Frau Dr. Wegman von der neu aufzunehmenden Hypothek das Goetheanum entlasten zu können, dadurch dass sie selber diese Hypothek übernhemen kann, was aber noch nicht jetzt sondern erst in einem Jahr möglich sein wird.

Die Aufnahme von Bankgeld ist zu empfehlen, einmal wegen der Billigkeit, zweitens wiel ein Suchen nach Hypotheken in Mitgliederkreisen die Gefahr mit sich brächte, dass Summen, die sonst ev. dem Bau geschenkt würden, demselben entzogen werden. - Der restliche für den Anbau der Klinik notwendige Betrag von Frcs. 2o ooo.- ist der Klinik von einer Aerztin als Darlehn zur Verfügung gestellt worden.

Es ist aus den geschilderten Raumverhältnissen eine solche Notlage entstanden, dass eine fruchtbare Weiterarbeit diesen projektierten Anbau dringend notwendig macht und wir hoffen, dass der Vorstand dies Projekt gerne unterstützt.

Mit vorzüglicher Hochachtung
für Klinisch-Therapeutisches Institut, Arlesheim
(Abtlg. der Allgem. Anthroposophischen Gesellschaft)
Kirchner

Dieser Brief wurde nach eingehender Besprechung mit Genehmigung von Frau Dr. W e g m a n geschrieben, und hat Frau Dr. Wegman versprochen, die dazu nötgen Erklärungen dem Vorstand gern zu geben.

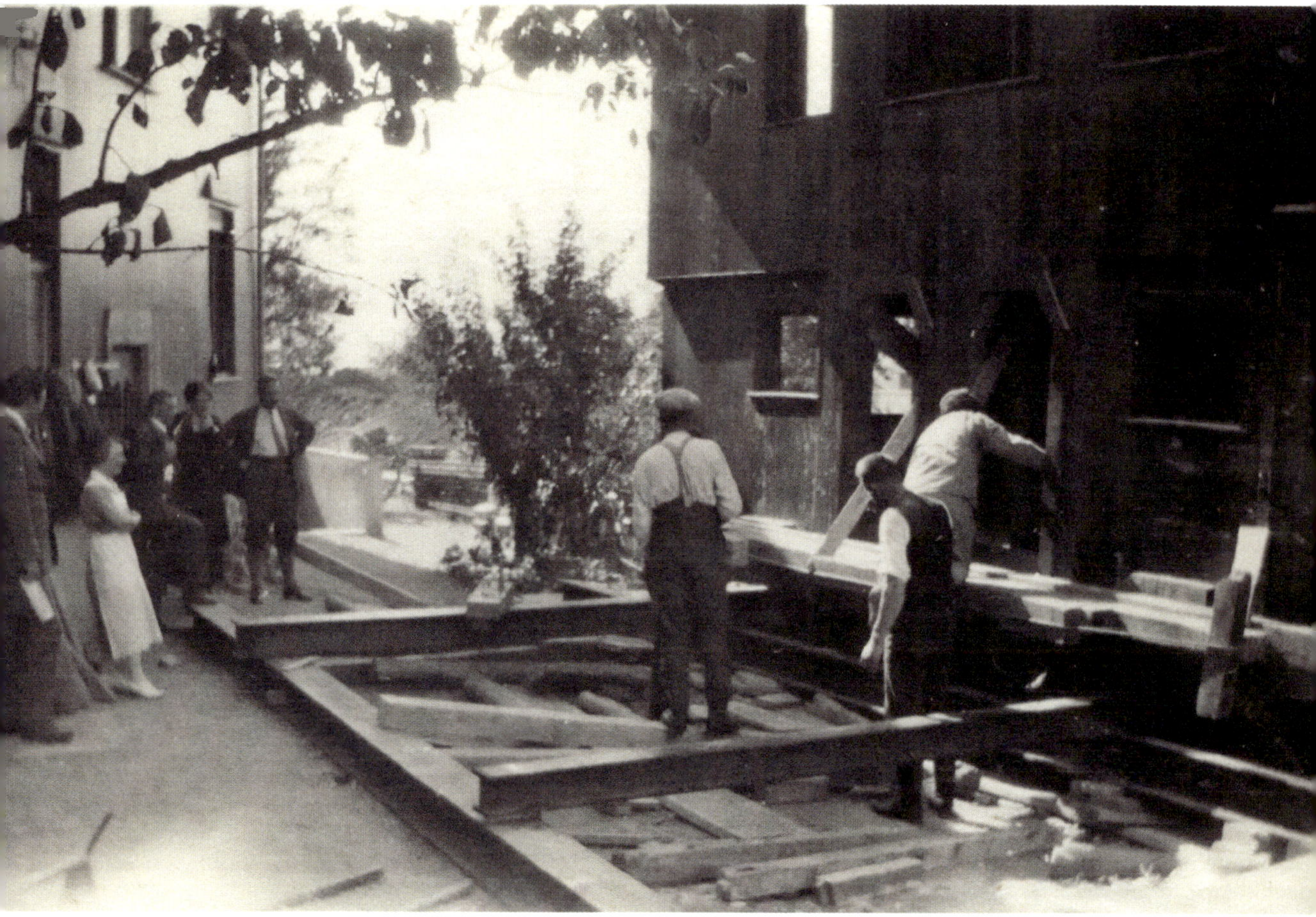

147
Ita Wegman (Vierte von links) bei der Translokation des «Bürohauses» des KTI, ohne Datum (1926/1927). Praxishelferin Martha Rietmann Staub (Zweite von links).
Ita Wegman (fourth from left) during the relocation of the "office building" of the KTI, undated (1926/1927). Physician's assistant Martha Rietmann Staub (second from left).

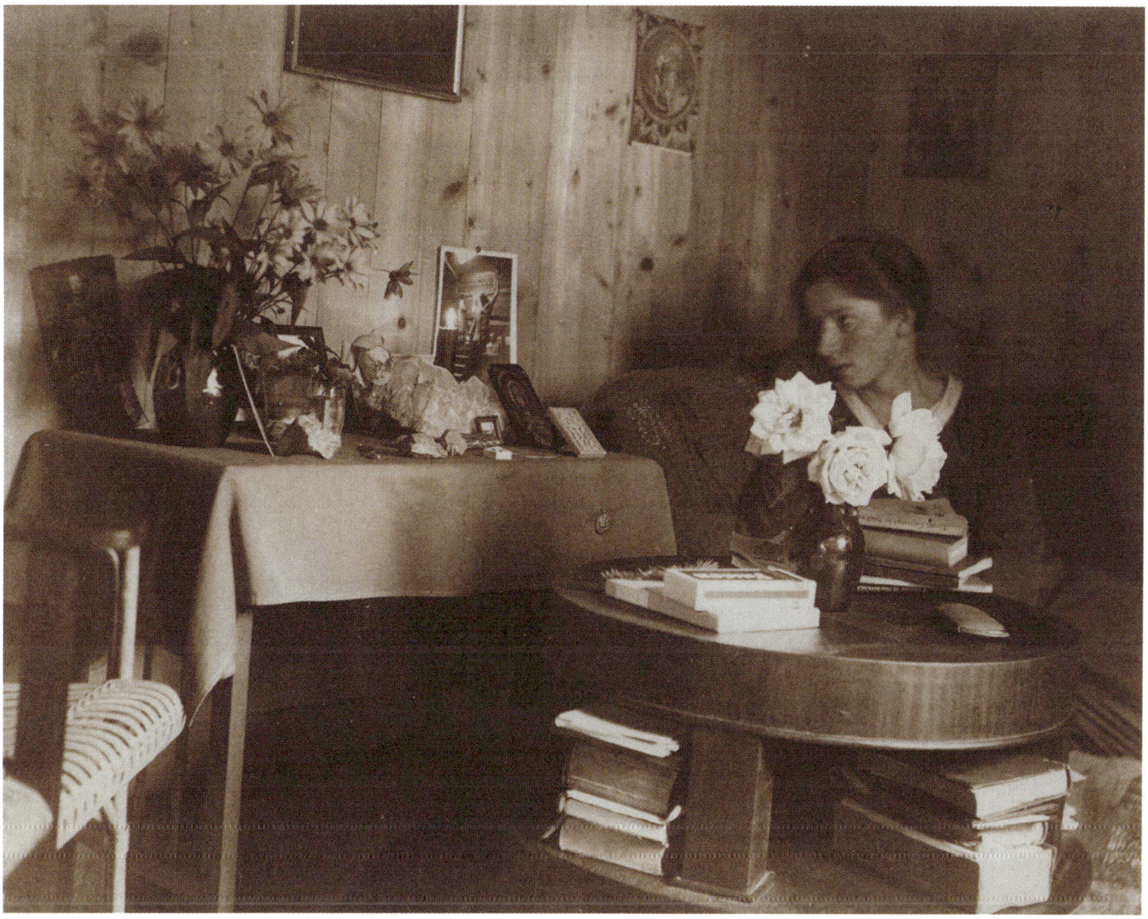

148
Krankenschwester Wilma Kunz im «Bürohaus» des KTI, ohne Datum.
Nurse Wilma Kunz in the "office building" of the KTI, undated.

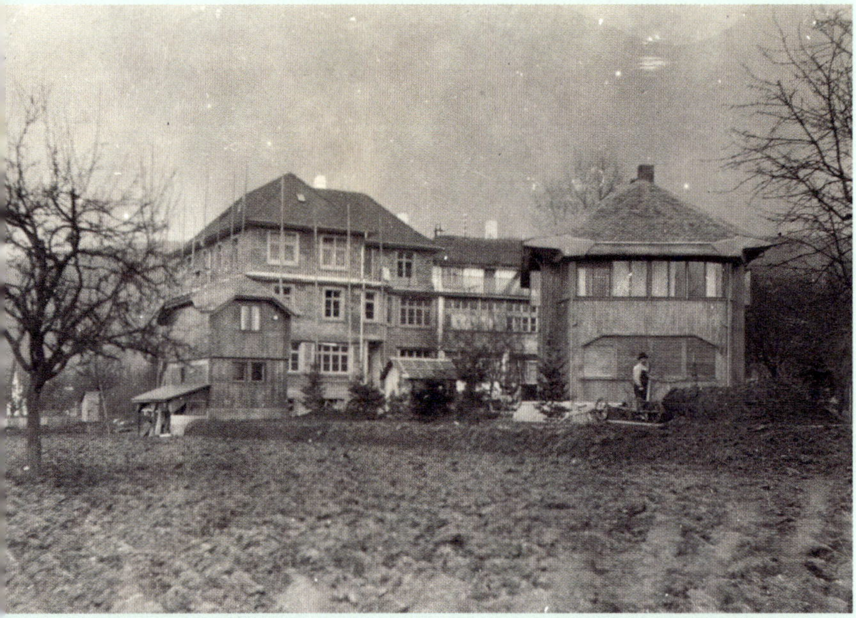

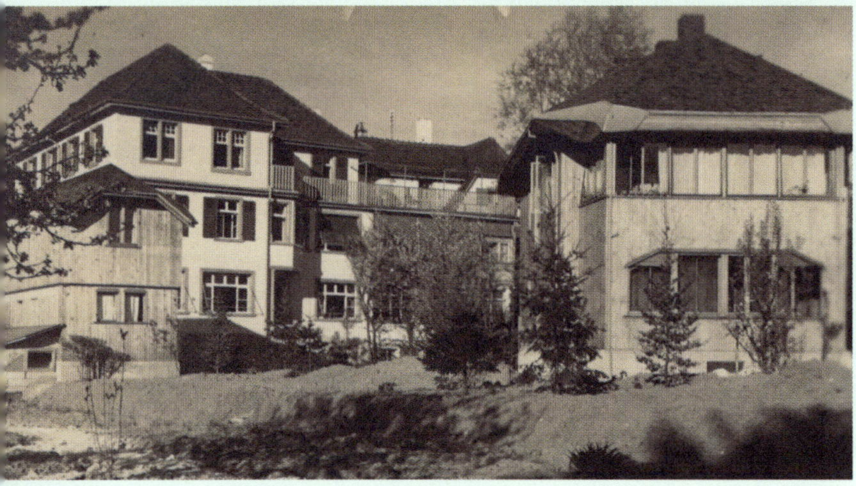

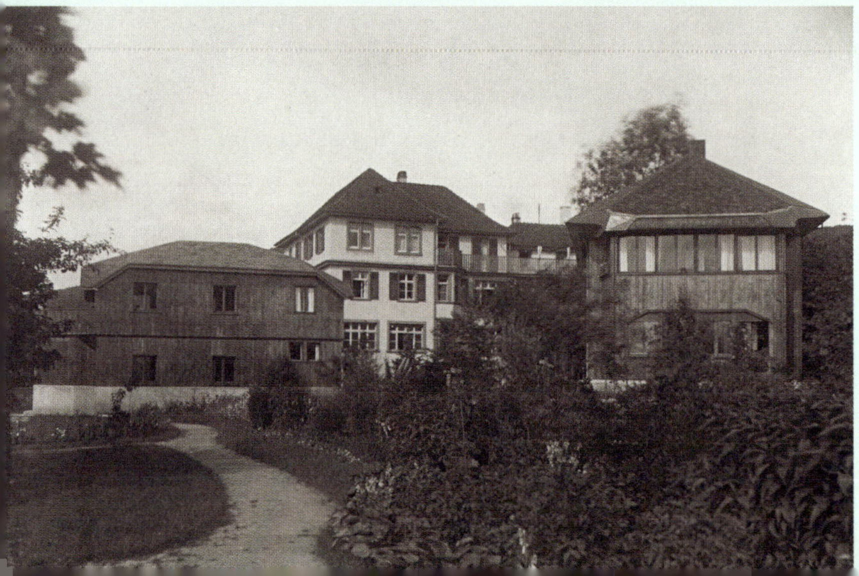

149
KTI, Westansicht, zur Zeit der Bauerweiterung unter der Leitung des Architekten Stöcklin aus Arlesheim, 1926/1927. Das «Bürohaus» ist noch im Originalzustand, nach der Translokation (links).
KTI, west view, during the building expansion led by architect Stöcklin from Arlesheim, 1926/1927. After the relocation, the "office building" is still in its original state (left).

150
KTI, Westansicht, nach der Bauerweiterung (nach 1927).
KTI, west view, after the building expansion (after 1927).

151
KTI, Westansicht, nach der Bauerweiterung und nach der Erweiterung des «Bürohauses» (nach 1927).
KTI, west view, after the building expansion (after 1927).

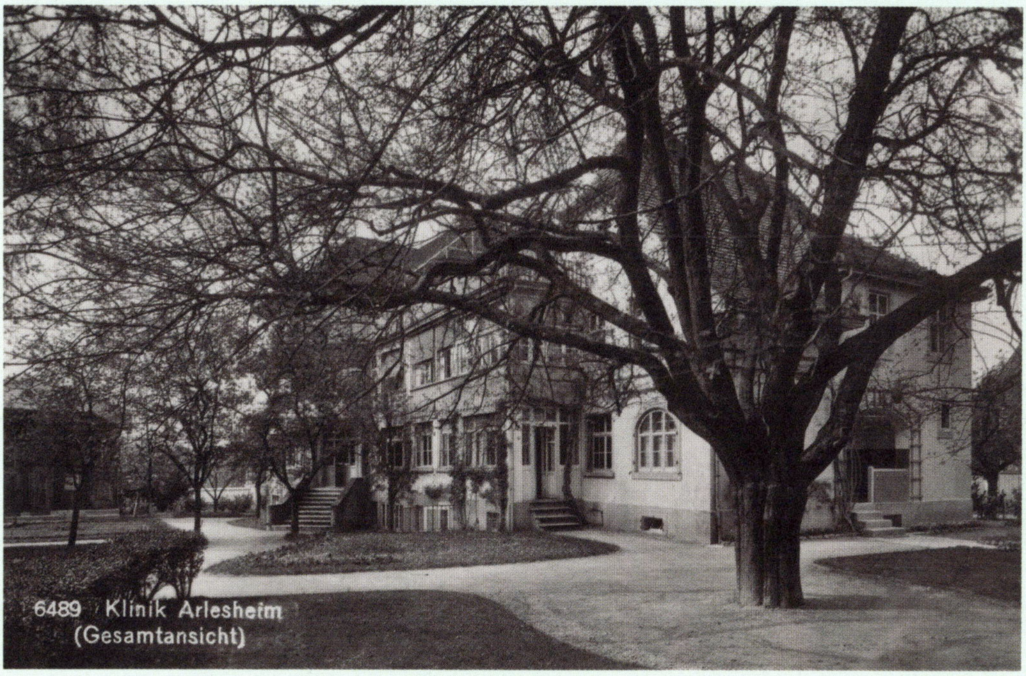

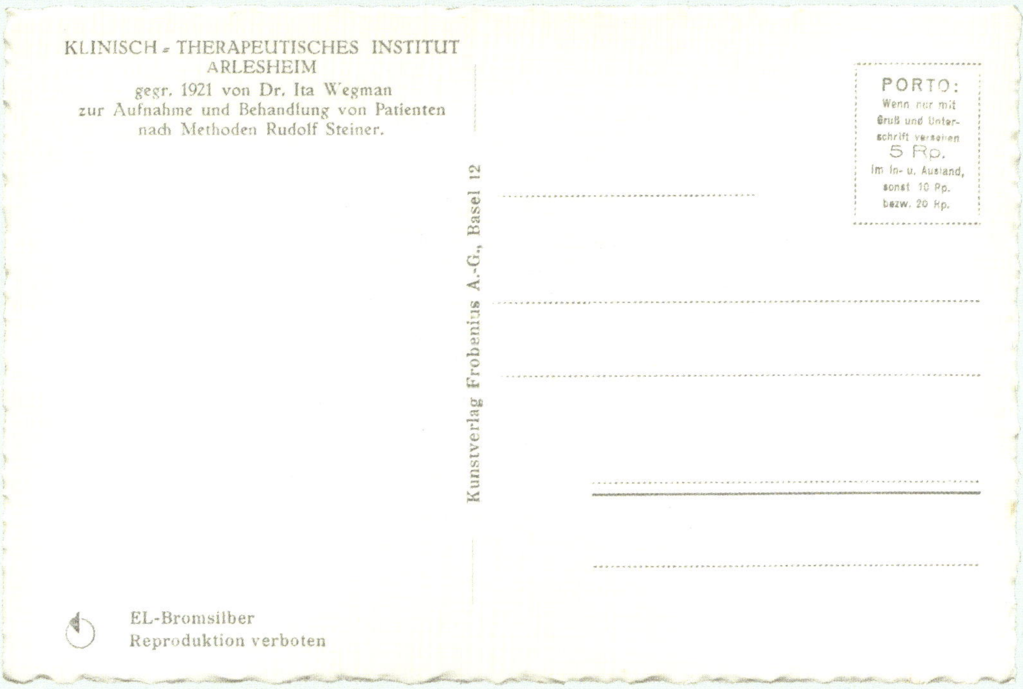

152, 153

KTI, Südansicht, nach 1927.
Postkarte, Vorderseite und Rückseite.

KTI, south view, after 1927. Postcard.
Front side and reverse side.

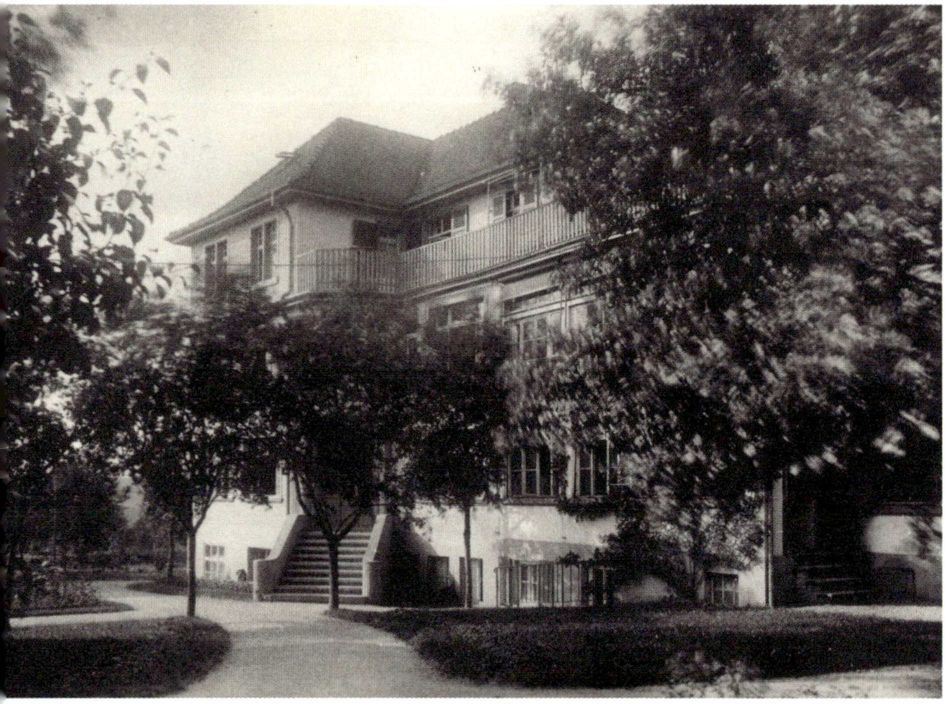

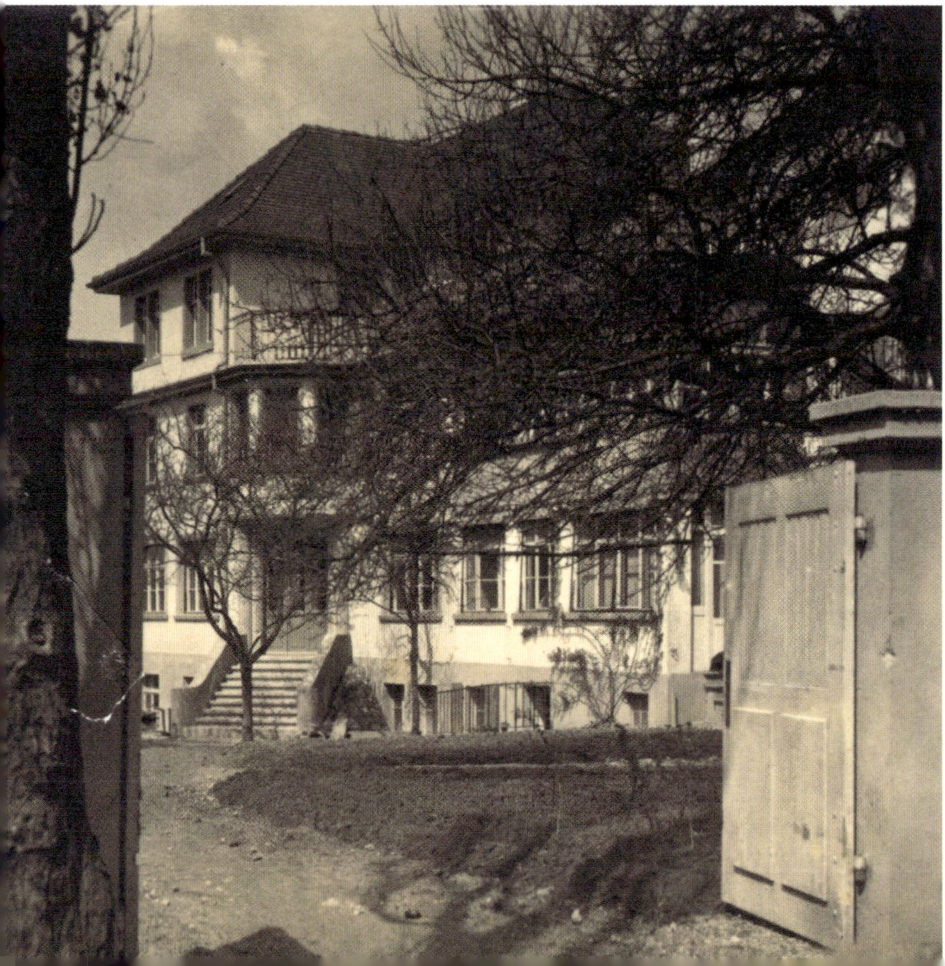

154
KTI, Südansicht, nach 1927.
KTI, south view, after 1927.

155
KTI mit dem Eingangstor, Südansicht, nach 1927.
KTI with the entry gate, south view, after 1927.

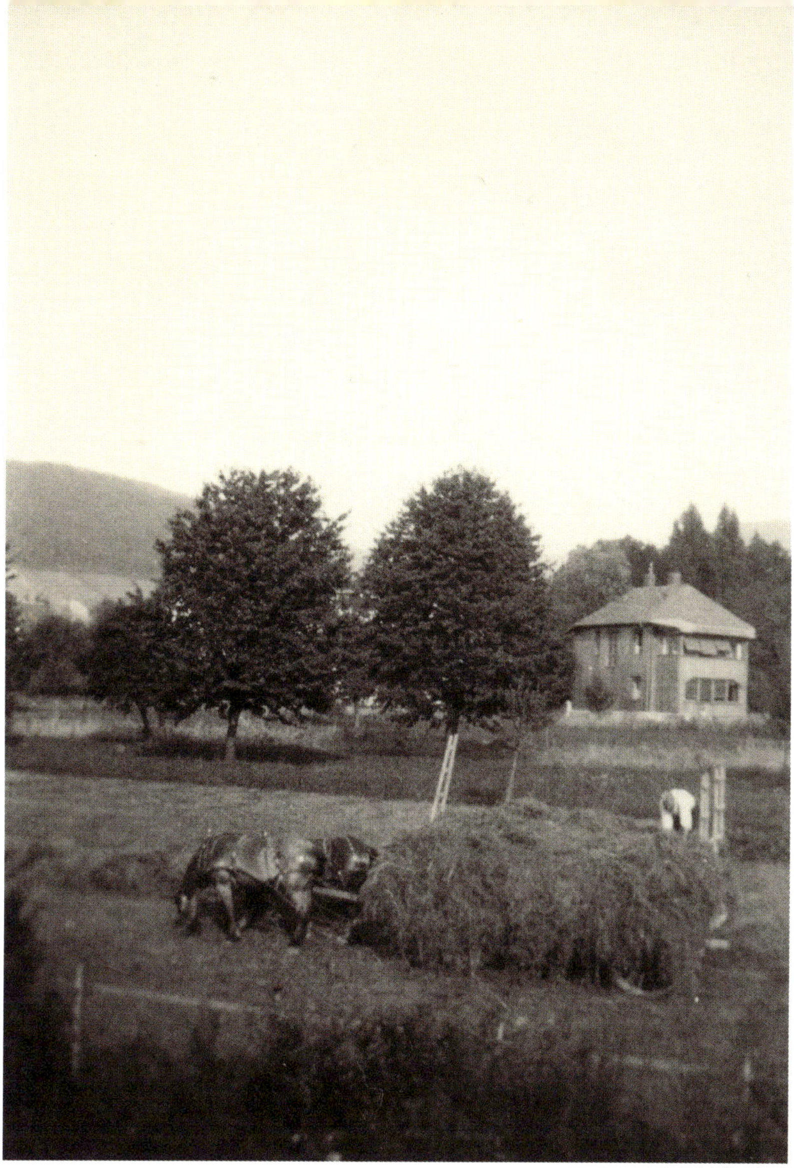

156
KTI, Westansicht, ohne Datum.
KTI, west view, undated.

157
KTI, Gesamtansicht von Süden, nach 1927.
KTI, full view from the south, after 1927.

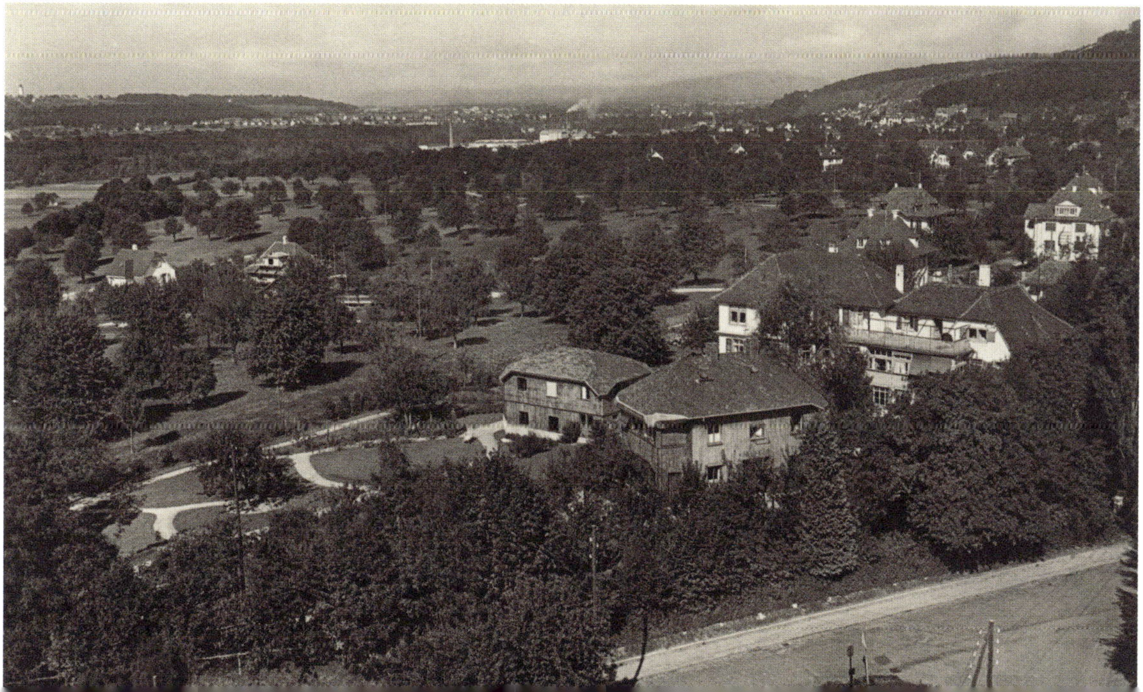

158
Richtfest des zweiten Goetheanum, 29. September 1926. Ita Wegman (Sechste von links) zwischen Elisabeth Vreede und dem Architekten Ernst Aisenpreis.
Topping out ceremony at the second Goetheanum, 29 September 1926. Ita Wegman (sixth from left) between Elisabeth Vreede and architect Ernst Aisenpreis.

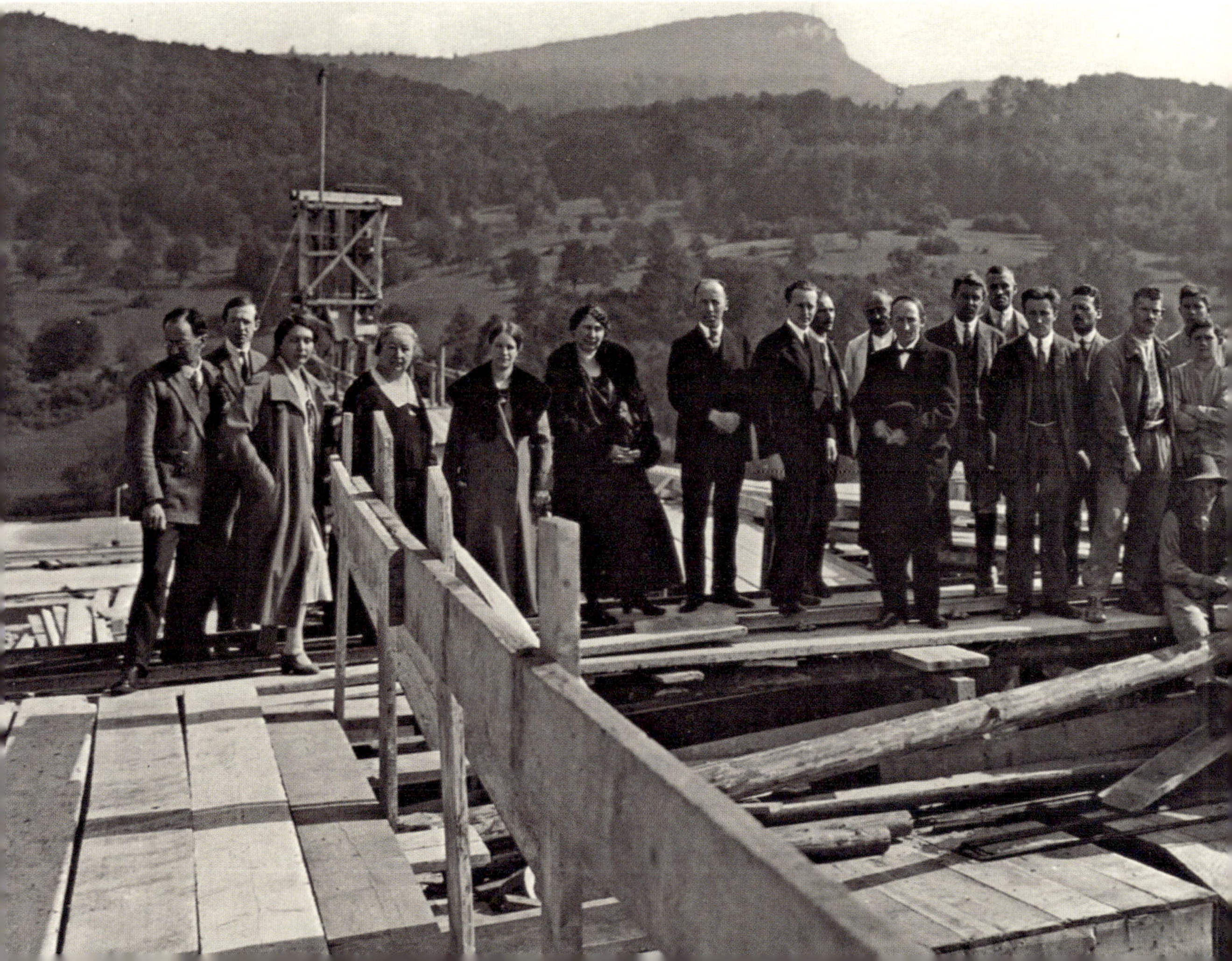

159
Richtfest des zweiten Goetheanum, 29. September 1926. Ita Wegman (Erste von rechts unter dem Richtfestbaum) in der Vorstandsgruppe.
Topping out ceremony at the second Goetheanum, 29 September 1926. Ita Wegman (first from the right under the topping out tree) in the Executive Council group.

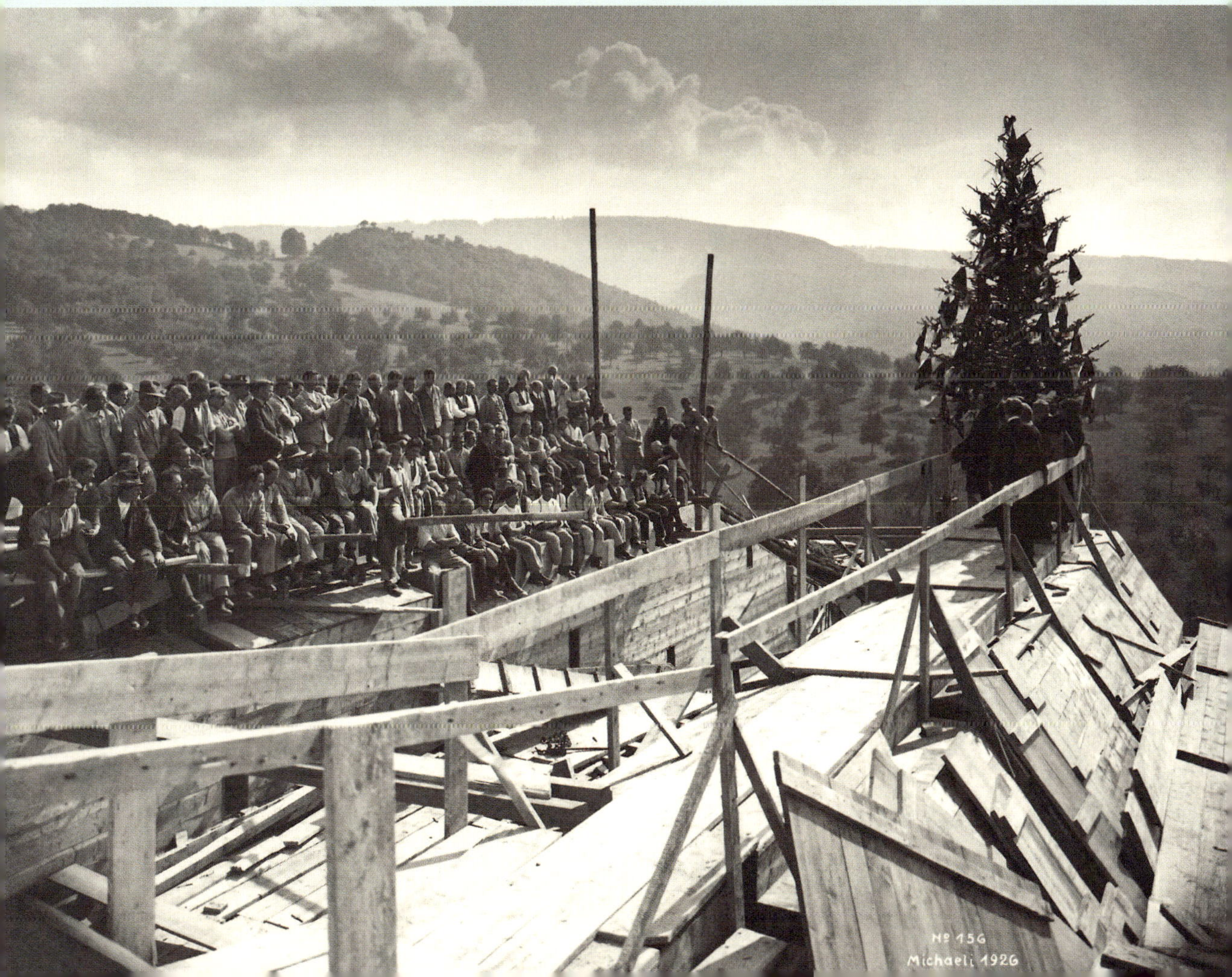

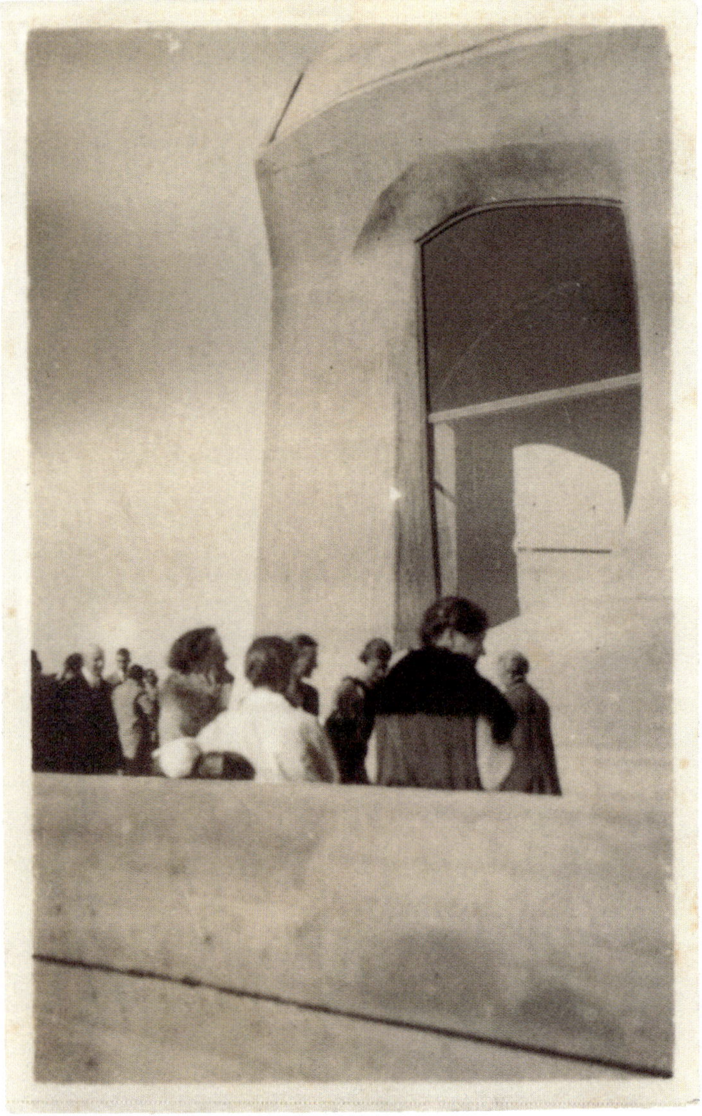

160
Ita Wegman (vorne, Erste von rechts). Richtfestfeier des zweiten Goetheanum, 29. September 1926. Betonterrasse vor dem Südwestfenster des zweiten Goetheanum.
Ita Wegman (front, first from the right). Topping out ceremony at the second Goetheanum, 29 September 1926. Concrete terrace in front of the southwest window of the second Goetheanum.

161
Ita Wegman am Haupteingang des *Holzhauses*, 29. September 1926.
Ita Wegman at the main entrance to the *Holzhaus* [wooden house], 29 September 1926.

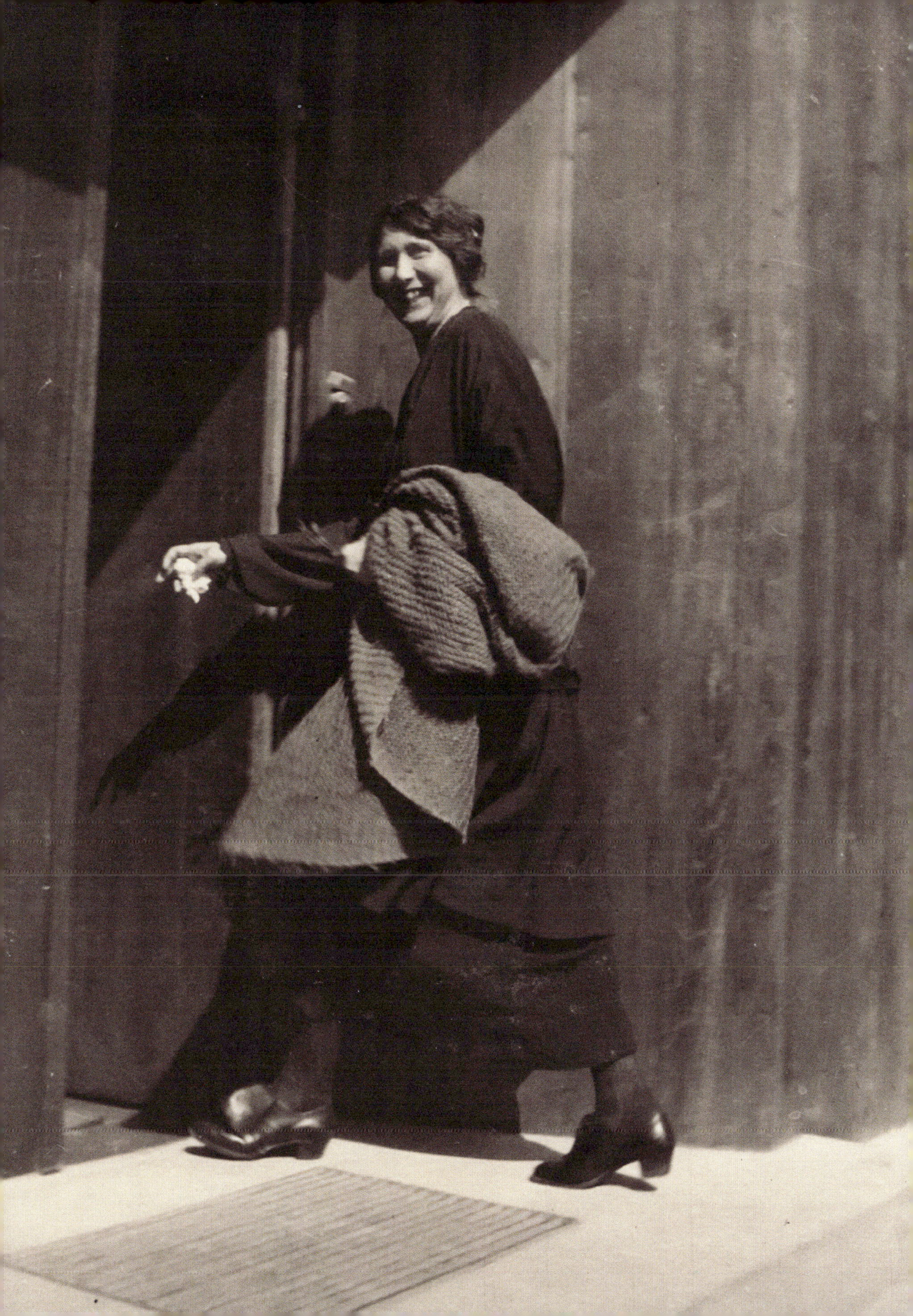

162

Ita Wegman (Mitte), mit Mitarbeiterinnen im Garten des KTI. V. l. n. r.: Madeleine van Deventer, Hilma Walter, Martha Rietmann Staub, Ita Wegman, vermutlich Gerhard Suchantke, Eberhard Schickler, Margarete Bockholt. Unten links: Oskar Schmiedel. 29. September 1926.

Ita Wegman (center), with co-workers in the garden of the KTI. From left to right: Madeleine van Deventer, Hilma Walter, Martha Rietmann Staub, Ita Wegman, probably Gerhard Suchantke, Eberhard Schickler, Margarete Bockholt. Below left: Oskar Schmiedel. 29 September 1926.

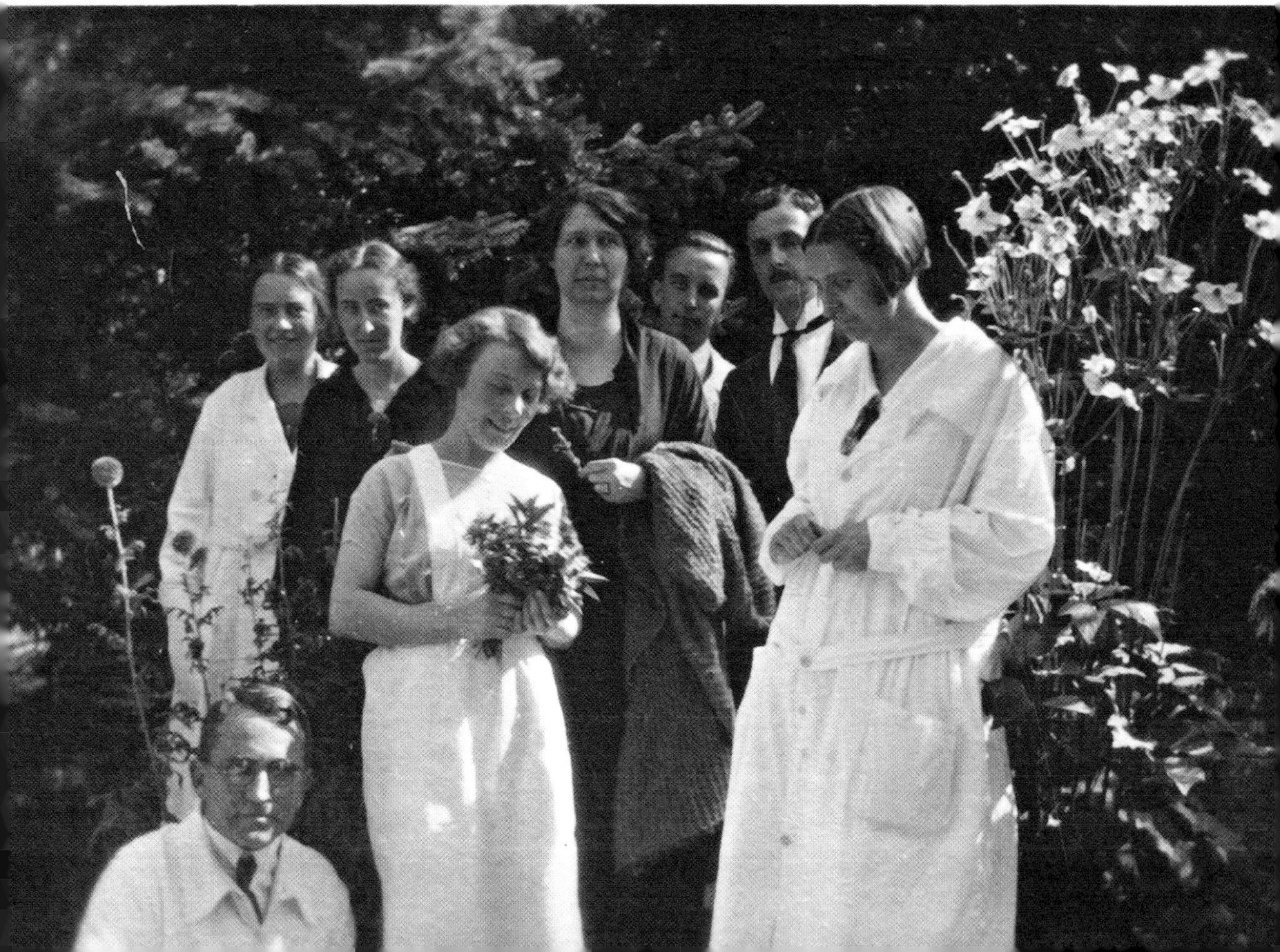

163
Ita Wegman (Mitte), mit Mitarbeiterinnen im Garten des KTI. V. l. n. r.: Madeleine van Deventer, Hilma Walter, Eberhard Schickler, Margarete Bockholt. 29. September 1926.
Ita Wegman (center), with co-workers in the garden of the KTI. From left to right: Madeleine van Deventer, Hilma Walter, Eberhard Schickler, Margarete Bockholt. 29 September 1926.

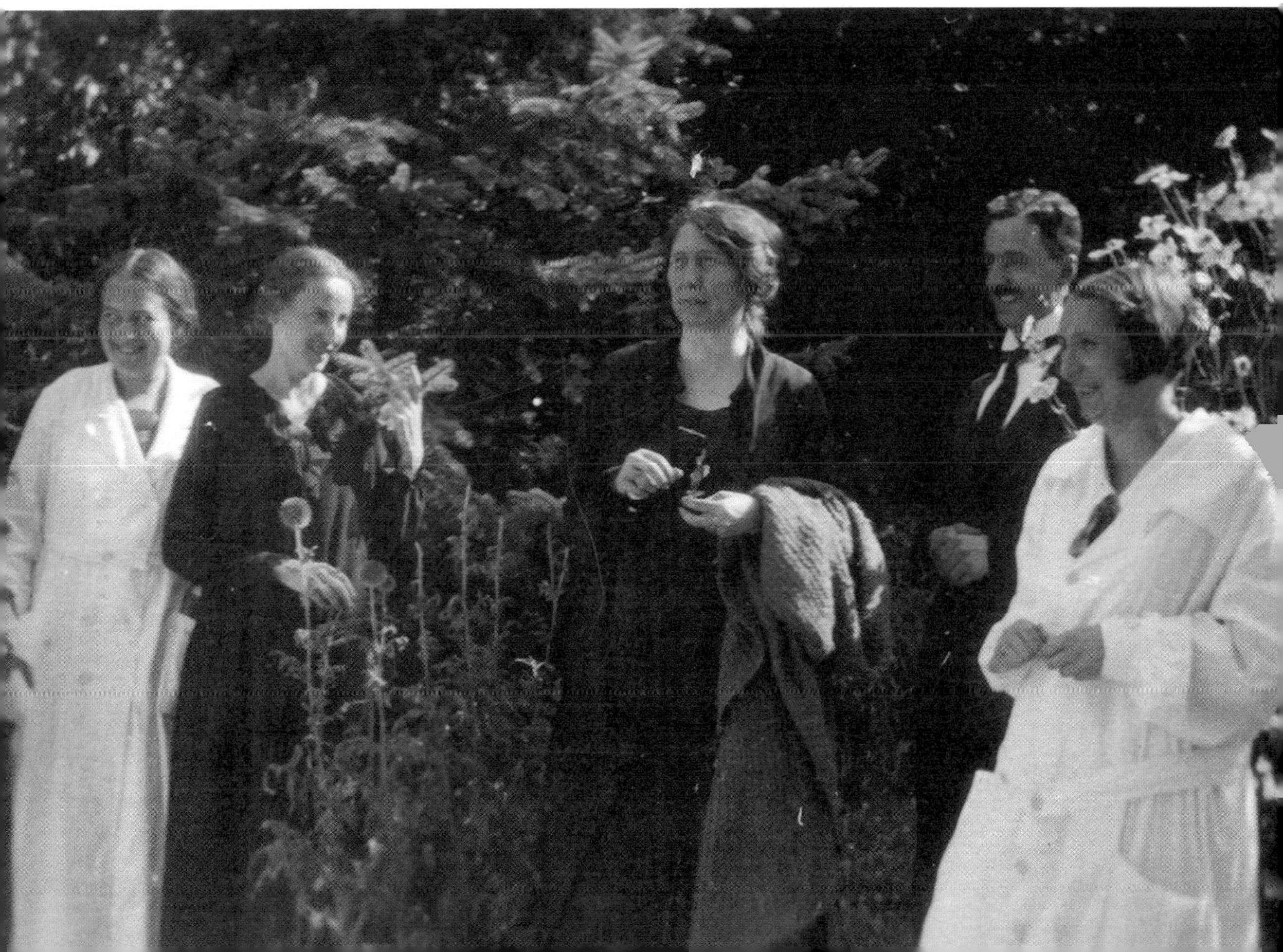

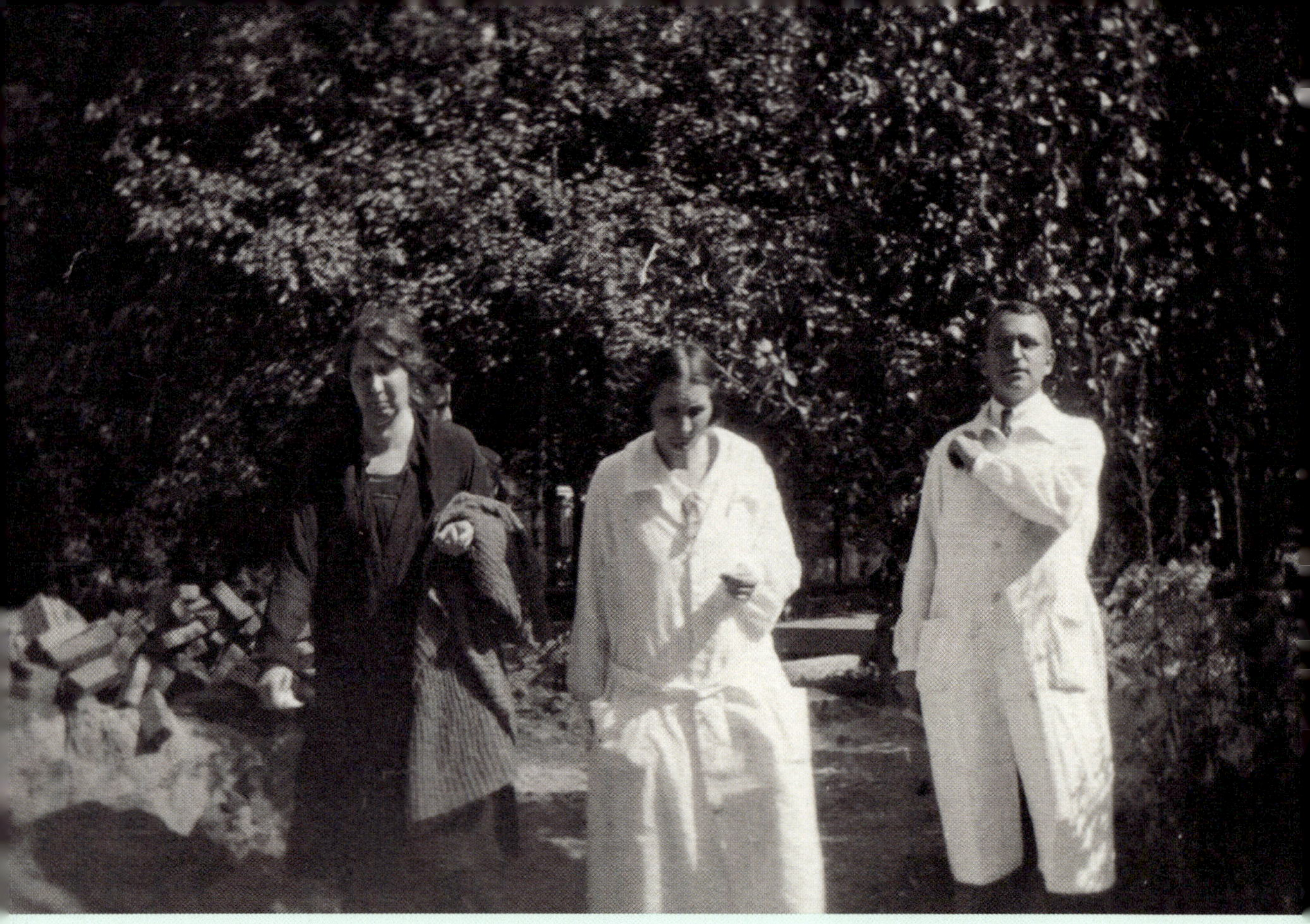

164
Ita Wegman (links) mit Margarete Bockholt und Oskar Schmiedel im Garten des KTI, 29. September 1926.
Ita Wegman (left) with Margarete Bockholt and Oskar Schmiedel in the garden of the KTI, 29 September 1926.

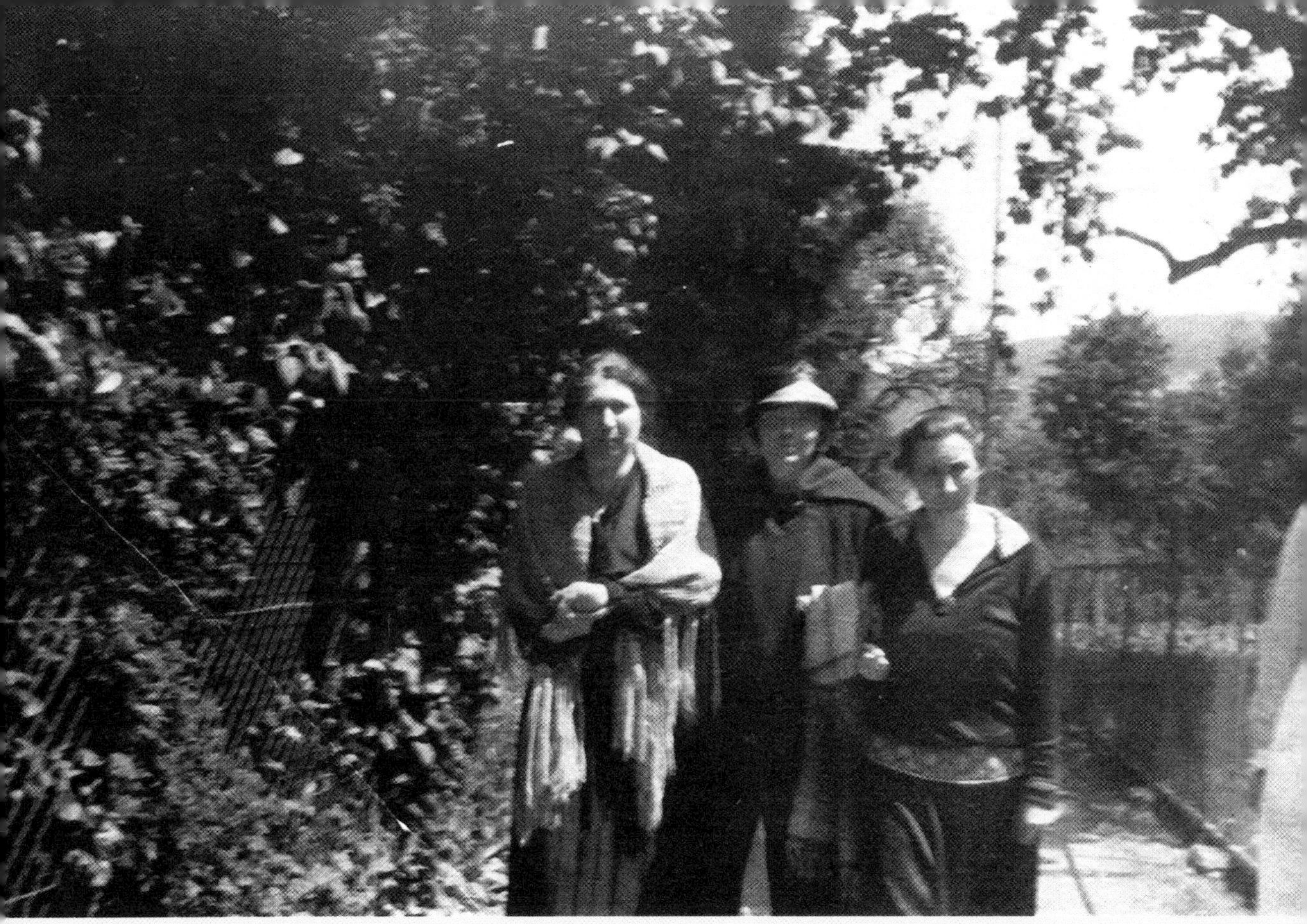

165
Ita Wegman mit einer unbekannten Dame und Margarete Bockholt, ohne Datum (1928).
Ita Wegman with an unknown woman and Margarete Bockholt, undated (1928).

167
Ita Wegman (Achte von links), KTI, ohne Datum
Ita Wegman (eighth from left), KTI, undated.

168
Ita Wegman (zweite Reihe, Vierte von links) beim Schwesternkurs im *Sonnenhof*. Herbst 1926.
Ita Wegman (second row, fourth von left) at the course for nurses in the *Sonnenhof*. Fall 1926

166
Ita Wegman (Achte von links), KTI, ohne Datum
Ita Wegman (eighth from left), KTI, undated.

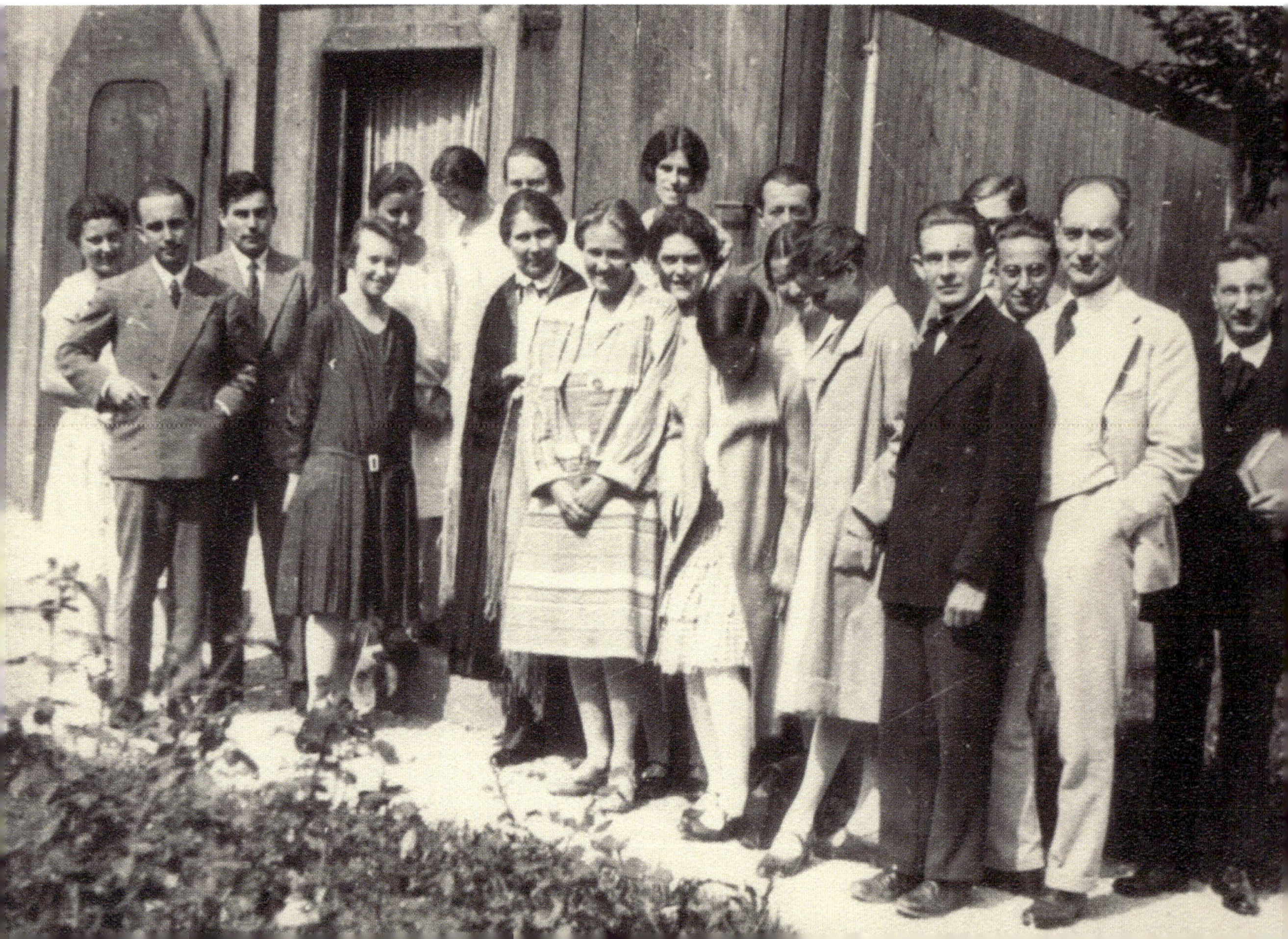

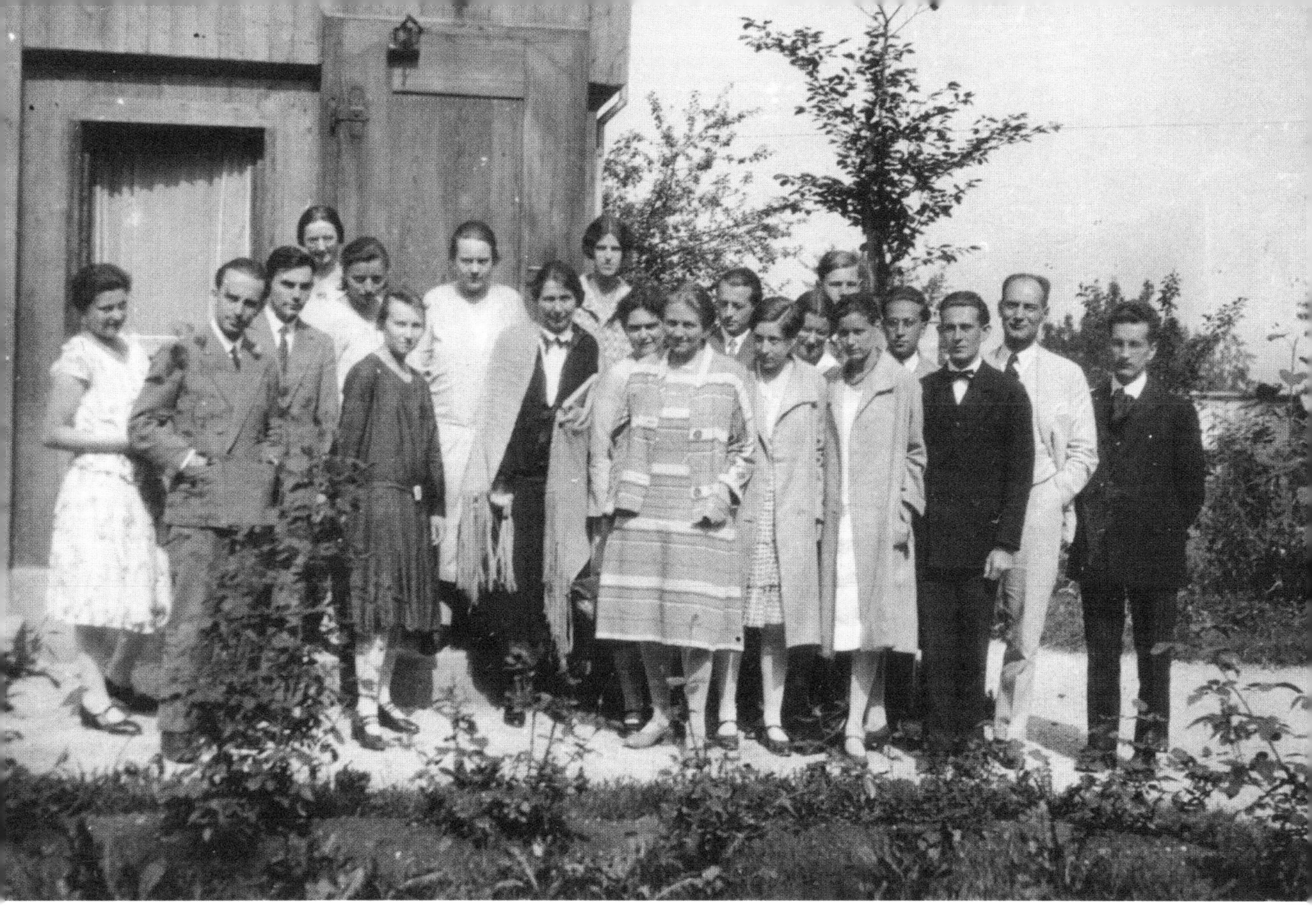

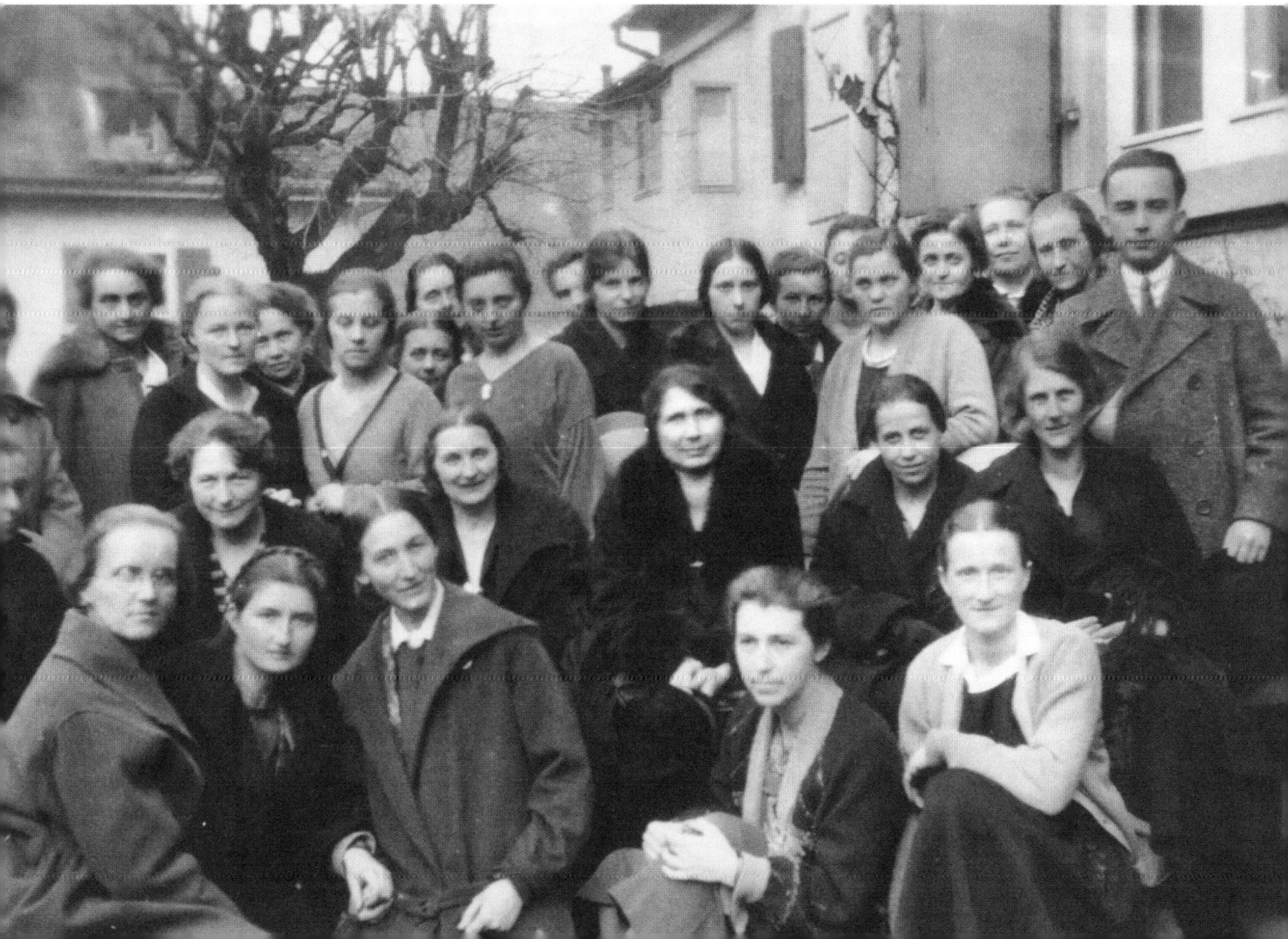

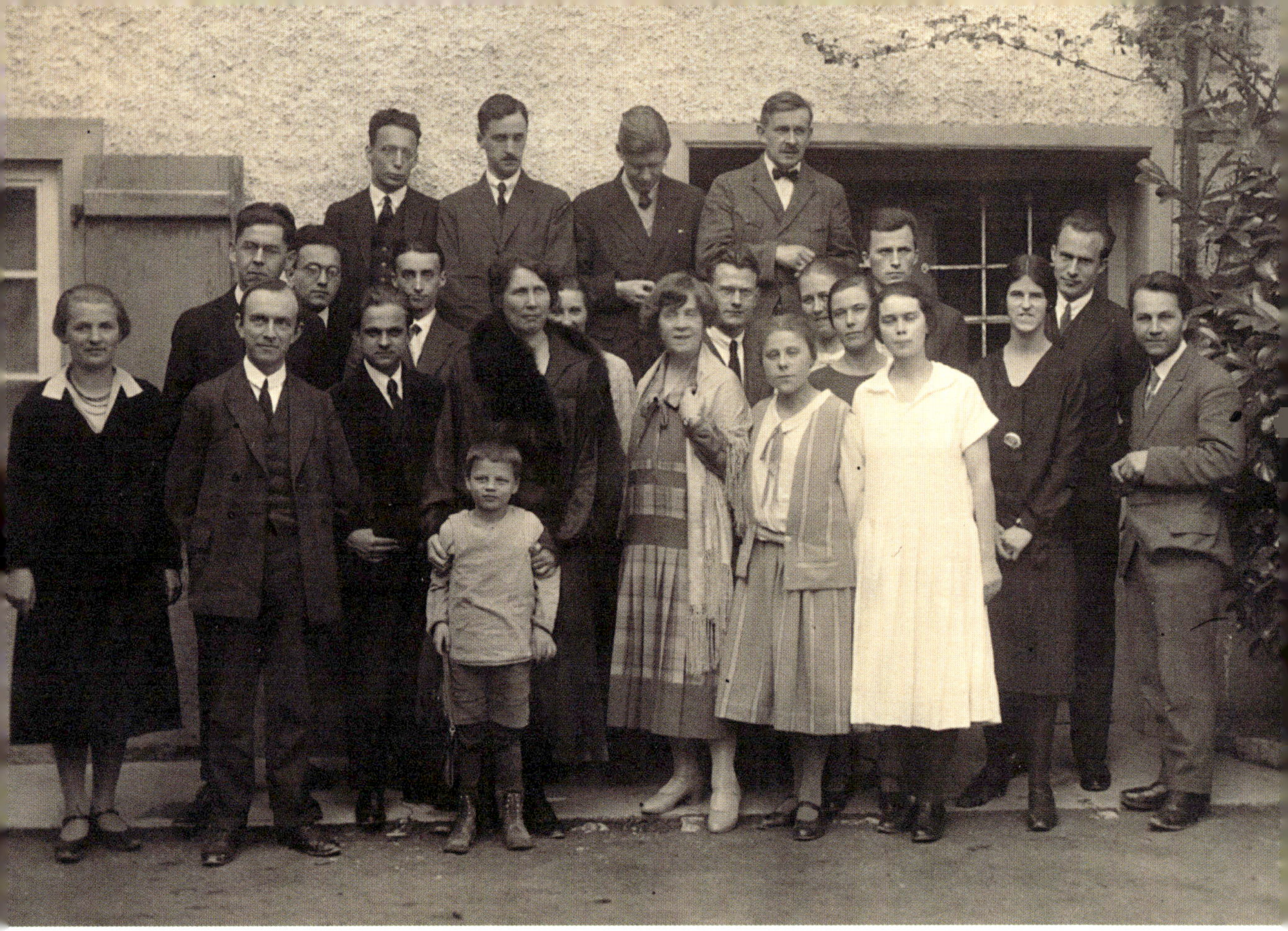

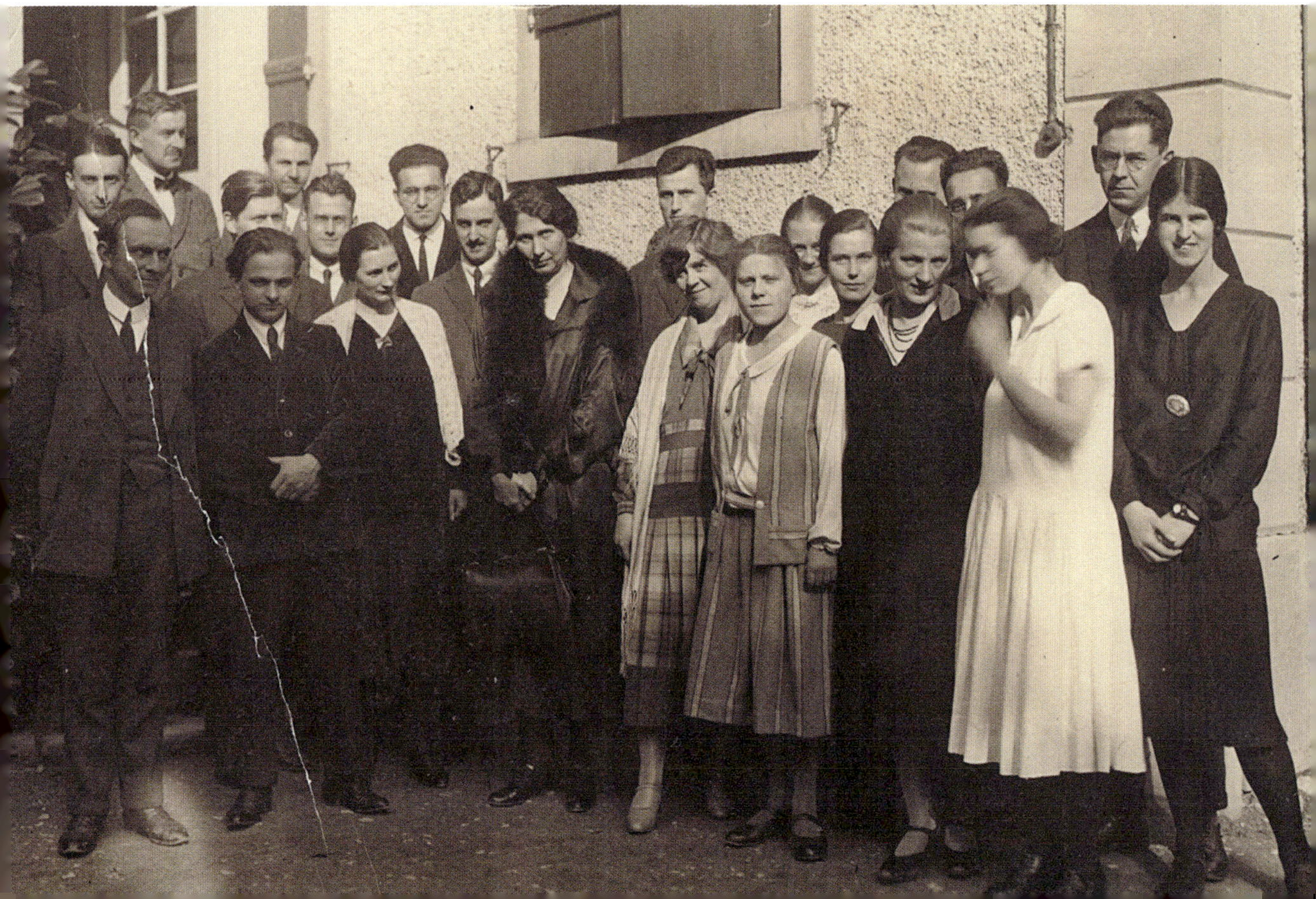

ZONDAG 31 OCTOBER 1926

1926 Het Anthroposophisch Paedagogisch Congres – Het halve-

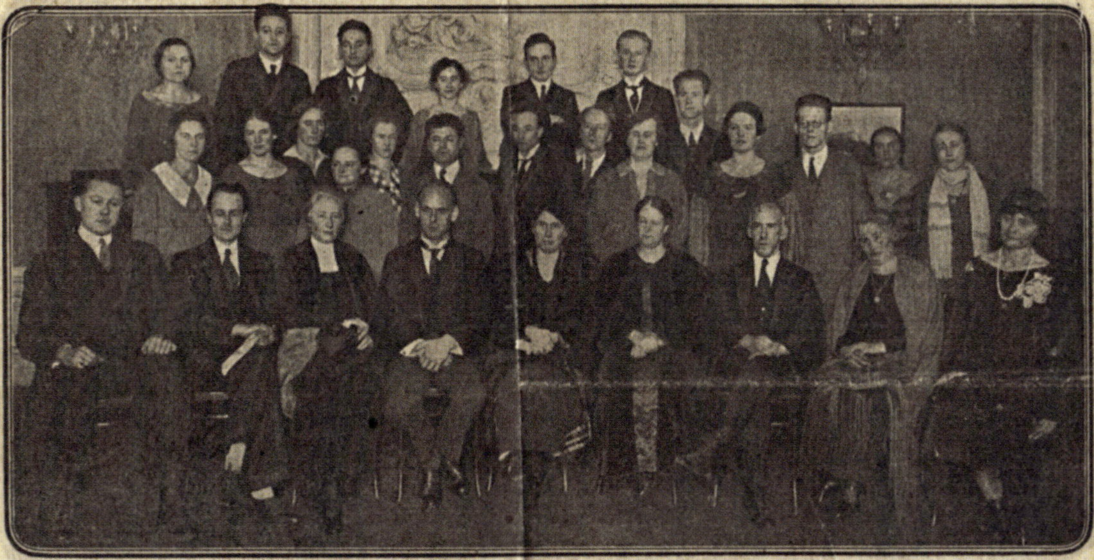

RUDOLF STEINER'S OPVOEDKUNDE. — In Pulchri Studio te 's-Gravenhage wordt tot 5 November een Internationaal Anthroposophisch Paedagogisch Congres gehouden, met het doel, de opvoedkunde van Rudolf Steiner meer bekend te maken. — Zittend v. l. n. r. het bestuur: de heeren F. Tymstra, P. J. de Haan, mevr. Droogleever Fortuyn-Bruinier, dr. F. W. Zeylmans van Emmichoven (1e voorz.), dr. Ita Wegman, dr. L. Vreede, de hr. H. Zagwijn, mevr. Van Benge en mevr. Kloppers-Moltzer.

169
Ita Wegman (erste Reihe, Vierte von links) mit einem Kind und Mitarbeitern, *Sonnenhof*, 9. September 1927.
Ita Wegman (first row, fourth from left) with a child and co-workers, *Sonnenhof*, 9 September 1927.

170
Ita Wegman (erste Reihe, Vierte von links), *Sonnenhof*, 9. September 1927.
Ita Wegman (first row, fourth from left), *Sonnenhof*. 9 September 1927.

171
Niederländische Tageszeitung *De Telegraaf,* Sonntag, 31. Oktober 1926, Artikel zu dem «Internationaal Anthroposophisch Paedagogisch Congres» in *Pulchri Studio Gravenhage*, Den Haag. Ita Wegman in der Mitte zwischen Frederik Willem Zeylmans van Emmichoven und Elisabeth Vreede.
Dutch daily paper *De Telegraaf,* Sunday, 31 October 1926, article on the "International Anthroposophical Pedagogical Congress" in *Pulchri Studio Gravenhage*, The Hague. Ita Wegman in the center between Frederik Willem Zeylmans van Emmichoven and Elisabeth Vreede.

Klinisch-Therapeutisches Institut, Arlesheim
Klinik, Erholungs-und Kinderheim

Abteilung der Allgem. Anthropos. Gesellschaft.
Telephon 200. Postscheck V 6487 · Telegr. Adr.: Clinic Arlesheim

Wie Sie vielleicht schon wissen, beabsichtige ich für die medizinische Sektion in nächster Zeit eine Monatsschrift herauszugeben, die zur Aufgabe haben soll die Erweiterung der Heilkunst nach geisteswissenschaftlicher Menschenkunde. Die Zeitschrift wird nicht nur für Sektionsärzte sein, sondern für alle Mitglieder der anthroposophischen Gesellschaft. Es werden darin erscheinen medizinische Arbeiten in unserem Sinne, aber auch hoffen wir, Erfahrungen aus der Praxis mit unseren Mitteln zu veröffentlichen, Krankengeschichten u.s.w., evtl. in einer speziellen Beilage für Sektionsärzte, wo wir dann wirklich regelmässig zu einem Austausch unserer Erfahrungen kommen können.

Natürlich muss ich sehr rechnen auf die Mitarbeit von allen Sektionsmitgliedern, und hoffe auch von Ihnen gerade recht bald Arbeiten zu bekommen. Es könnte sich dabei handeln um jede Art von Artikeln, auch Krankengeschichten, Erfahrungen mit Mitteln etc.

Wir hoffen mit dieser Zeitschrift einem wirklichen Bedürfnis sowohl der Sektionsärzte, als der Mitglieder im Allgemeinen entgegenzukommen, und bitte ich Sie wirklich recht dringend, sich möglichst aktiv an dieser wichtigen Aufgabe der Sektion zu beteiligen.

Mit freundlichem Gruss

Dr. I. Wegman

"Clinical-Therapeutic Institute Arlesheim
Clinic, Rest Home, and Children's Home
Department of the Gen. Anthropos. Society
Telephone 200. Postal Account V 6487. Telegr. Addr. Clinic Arlesheim

As you perhaps already know, in the near future I intend to publish a monthly journal for the Medical Section that will have as its task the furthering of the art of healing according to the spiritual scientific knowledge of the human being. The periodical will be not only for the doctors of the Section but for all members of the Anthroposophical Society. Medical work in the sense that we understand it will appear in it, but we also hope to publish experiences in our practice with our remedies, medical histories, etc., and possibly a special supplement for doctors in the Section in which we can then really come regularly to an exchange and sharing of our experiences.

Of course, I must really count on the participation of all of the Section members, and hope to receive work quite soon from you. It could be any kind of article, as well as medical histories, experiences with remedies, etc.

With this journal we hope to address a real need of the doctors in the Section as well as the members in general, and I urgently ask you to take part as much as possible in this task of the Section.

With kind greetings
Dr. Ita Wegman"

172
Ita Wegman: Vorhaben zur Herausgabe einer Monatszeitschrift innerhalb der Medizinischen Sektion, ohne Datum (1926).
Ita Wegman: Plan for the publication of a monthly journal within the Medical Section, undated (1926).

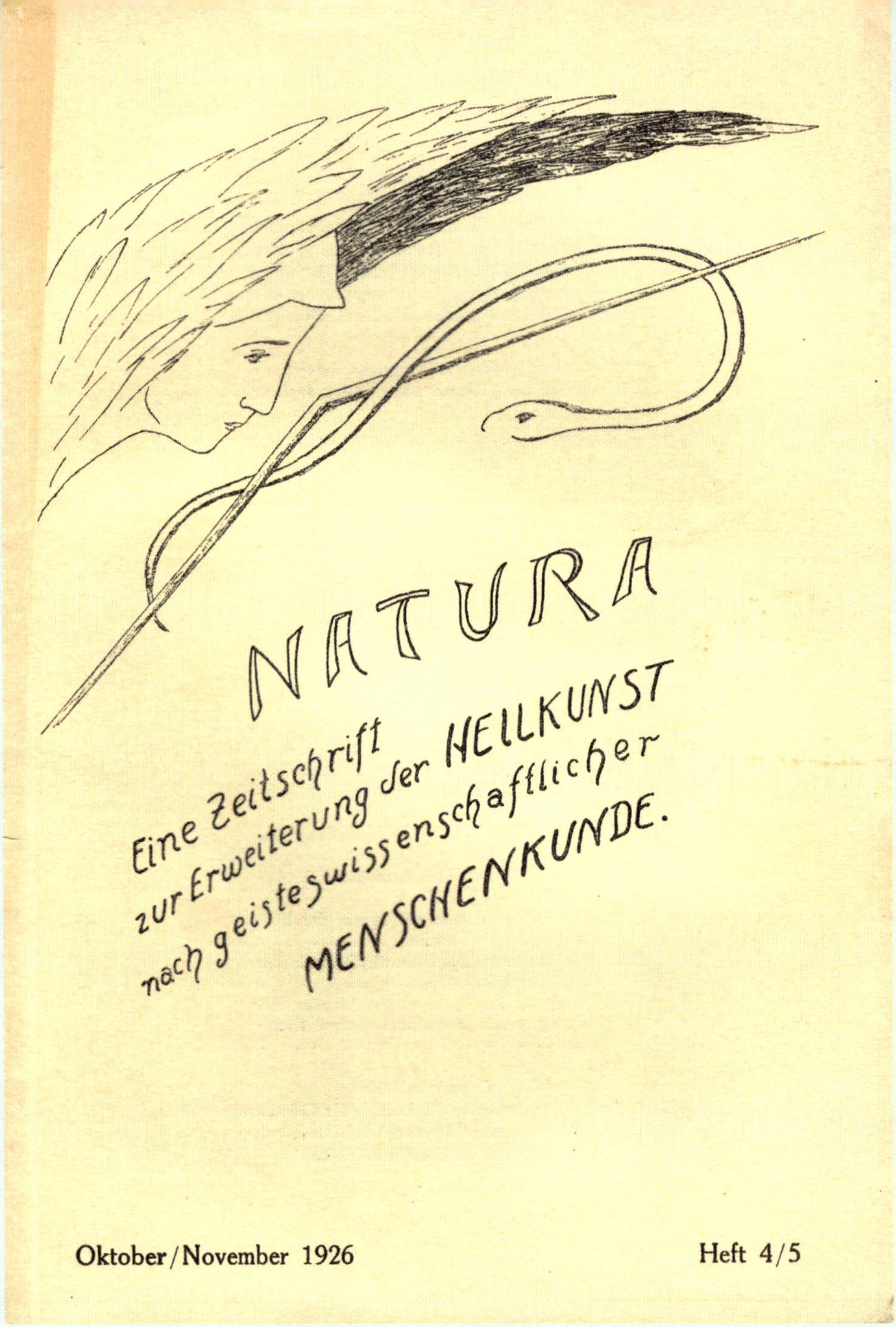

173
Titelseite der von Ita Wegman herausgegebenen Zeitschrift *NATURA Eine Zeitschrift zur Erweiterung der Heilkunst nach geisteswissenschaftlicher Menschenkunde*. Oktober/November 1926. Heft 4/5.
Title page of the journal edited by Ita Wegman, *NATURA A journal for the extension of the healing arts based on the spiritual scientific understanding of the human being*. October/November 1926. Volume 4/5.

An "International Summer School on Health and Disease, an Extension of the Art of Healing through Spiritual Knowledge",

will be held at Gareloch, Dumbartonshire, near the Highlands of Scotland, from July 25th to August 5th. The headquarters of the Summer School will be held at the Shandon Hotel. After the Conference is over, there will be a three days' excursion for those who would like to visit the famous islands of Iona and Staffa (Fingal's Cave) in the Hebrides.

It is with great pleasure that we are able to state that Dr. Ita Wegman, the leader of the Medical Section, will be present. Dr. Wegman will speak on "Researches in Metal Therapy". Among the lecturs will be Dr. Zeylmans van Emmichoven, Dr. Kolisko, Frau Dr. Kolisko, Dr. Bockholt, Dr. Husemann, Dr. Karl Schubert, Dr. von Baravalle, Dr. Glas, Mrs. Dank, Mr. Dunlop, Mrs. Merry, Miss D. Wood, Dr. Staunton of London and others. Some of Dr. Steiner's lectures will also be read. A full and complete programme will be issued before July. In the meantime a Prospectus, giving details of accomodation and application forms can be obtained from *Hon. Secretary International Summer School, c/o British Weleda Company, 21, Bloomsbury Square, London, W.C. 1.*

Wie früher in Ilkley, Penmaenmawr und Torquay wird auch in diesem Jahr von Mr. Dunlop eine "Summer-School" eingerichtet, die in der Hauptsache dem Anthroposophisch-Medizinischen gewidmet sein wird. Zu dem Zweck wurde um die Mitarbeit der Medizinischen Sektion gebeten und wir haben diese mit der grössten Freude zugesagt.

Um so mehr begrüssen wir diese Veranstaltung, weil es von Wichtigkeit ist, dass die internationalen Beziehungen, die mit solchen Sommerschulen verbunden sind, gepflegt werden und dadurch die Verbreitung der anthroposophisch orientierten Medizin gefördert wird. Es wird aber nicht nur das Medizinische behandelt, sondern es werden auch Vorträge stattfinden über Heilpädagogik und solche allgemein anthroposophischer Art.

Ärzte, Medizin-Studierende, für Heilpädagogik Interessierte, die dies mitmachen wollen und andere Freunde, die sich dafür interessieren, sind gebeten, sich zu wenden an *Mrs. Merry, Hon. Secretary International Summer School, c/o British Weleda Company, 21 Bloomsbury Square, London, W.C 1.*

Für billige Fahrten und Unterkunft kann gesorgt werden, wenn eine genügende Anzahl Interessenten da sind. Diese werden gebeten, sich an Dr. Schickler, Stuttgart, Rheinsburgstr. 17, zu wenden, der die Verhandlungen mit England weiterführen wird.

Für die Medizinische Sektion:
Dr. ITA WEGMAN.

Natura

eine Zeitschrift zur Erweiterung der Heilkunst nach geisteswissenschaftlicher Menschenkunde

Herausgeber: Die medizinische Sektion der freien Hochschule für Geisteswissenschaft am Goetheanum, Dornach bei Basel.

Schriftleitung: Dr. med. Ita Wegman / Dr. Eugen Kolisko / Dr. W. Zeylmans v. Emmichoven / Dr. H. Walter / Dr. Grete Bockholt / Dr. E. Schickler.

Das Stoffwechselsystem und die Ernährungsvorgänge im Menschen.

Dr. *Ita Wegman.*

Der Mensch in seiner Gesamtheit, so wie wir ihn beschrieben haben, wobei wir uns vorstellen, dass sein Geistig-Seelisches Besitz ergreift vom physischen Leib, dieser Mensch hat, wenn man richtig verstehen will die Wechselwirkung der in seinem physischen Leib stattfindenden Prozesse im Zusammenhang mit seinem Geistig-Seelischen, eine dreigliedrige Einteilung in sich.*)

Er hat das Sinnes-Nervenleben in sich, das hauptsächlich im Haupte seinen Sitz hat, er hat die Atmung und die Zirkulation in sich, die durch einen bestimmten Rhythmus sich kennzeichnen, und die in den Brustorganen hauptsächlich sich kundgeben, als drittes trägt er den Stoffwechsel in sich, der wiederum hauptsächlich im unteren Menschen sich abspielt. Diese drei verschiedenen Prozesse, wie sie ausgehen vom Sinnes-Nervensystem, vom Atmungs- und Zirkulationssystem und von dem Stoffwechselsystem, sind alle drei höchst geistige Vorgänge im Menschen, und man kann sie erst dann in ihrer vollen Bedeutung für den Menschen erfassen, wenn man auch in ihrer Entstehungsweise die verschiedenen Epochen der Erden-Evolution und der Entwickelung des Menschen auf Erden in Betracht zieht.

Wie schon erwähnt, unterscheiden wir in der Entwickelung der Erde drei frühere Zustände, die wir in der geisteswissenschaftlichen Sprache als die *Saturn-*, *Sonnen-* und *Monden*-Entwickelung der Erde bezeichnen.

*) Näheres darüber gibt Rudolf Steiner in seinem Buche: „Von Seelenrätseln".

174
Ita Wegman: *NATURA Eine Zeitschrift zur Erweiterung der Heilkunst nach geisteswissenschaftlicher Menschenkunde.* 1. Jahrgang 1926/27. Doppelseite 344/345.
Ita Wegman: *NATURA A journal for the furthering of the art of healing according to the spiritual scientific understanding of the human being.* Volume 1, 1926/27. Two page spread 344/345.

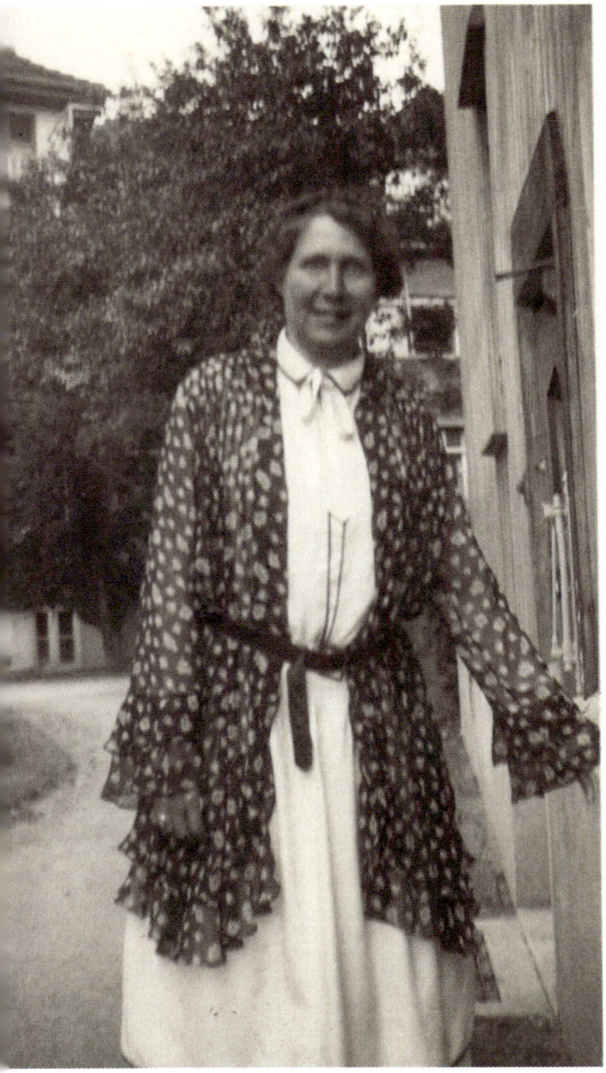

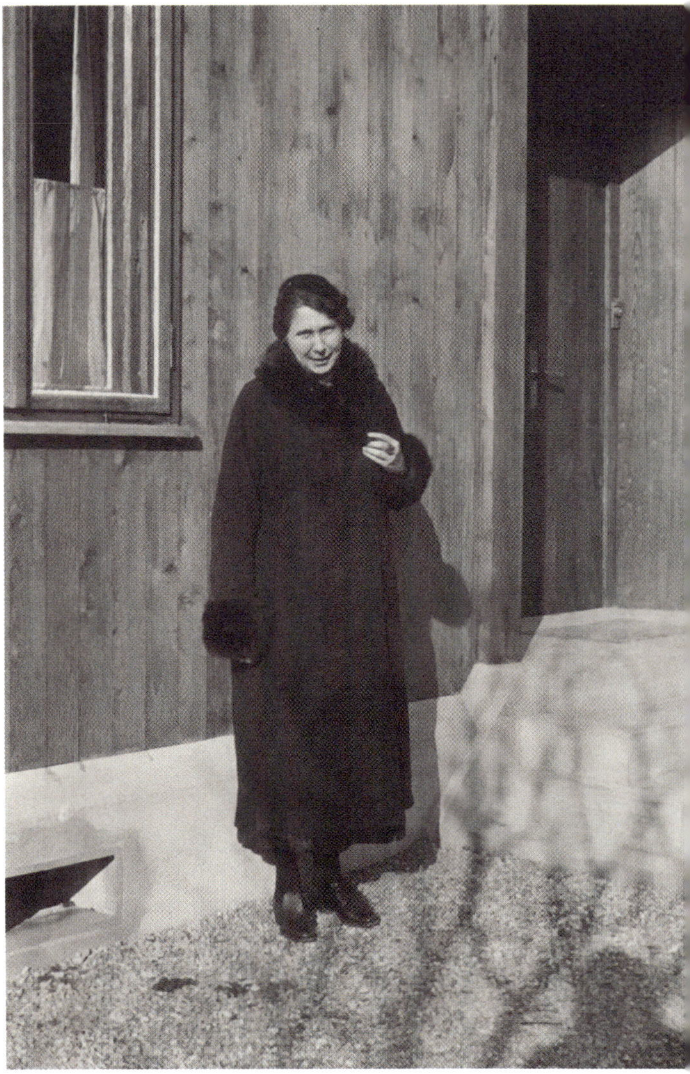

175
Ita Wegman am Hintereingang des *Holzhauses*, ohne Datum (1927).
Ita Wegman at the rear entrance to the *Holzhaus* (wooden house), undated (1927).

176
Ita Wegman am Haupteingang des *Holzhauses*, ohne Datum (1927).
Ita Wegman at the main entrance to the *Holzhaus* (wooden house), undated (1927).

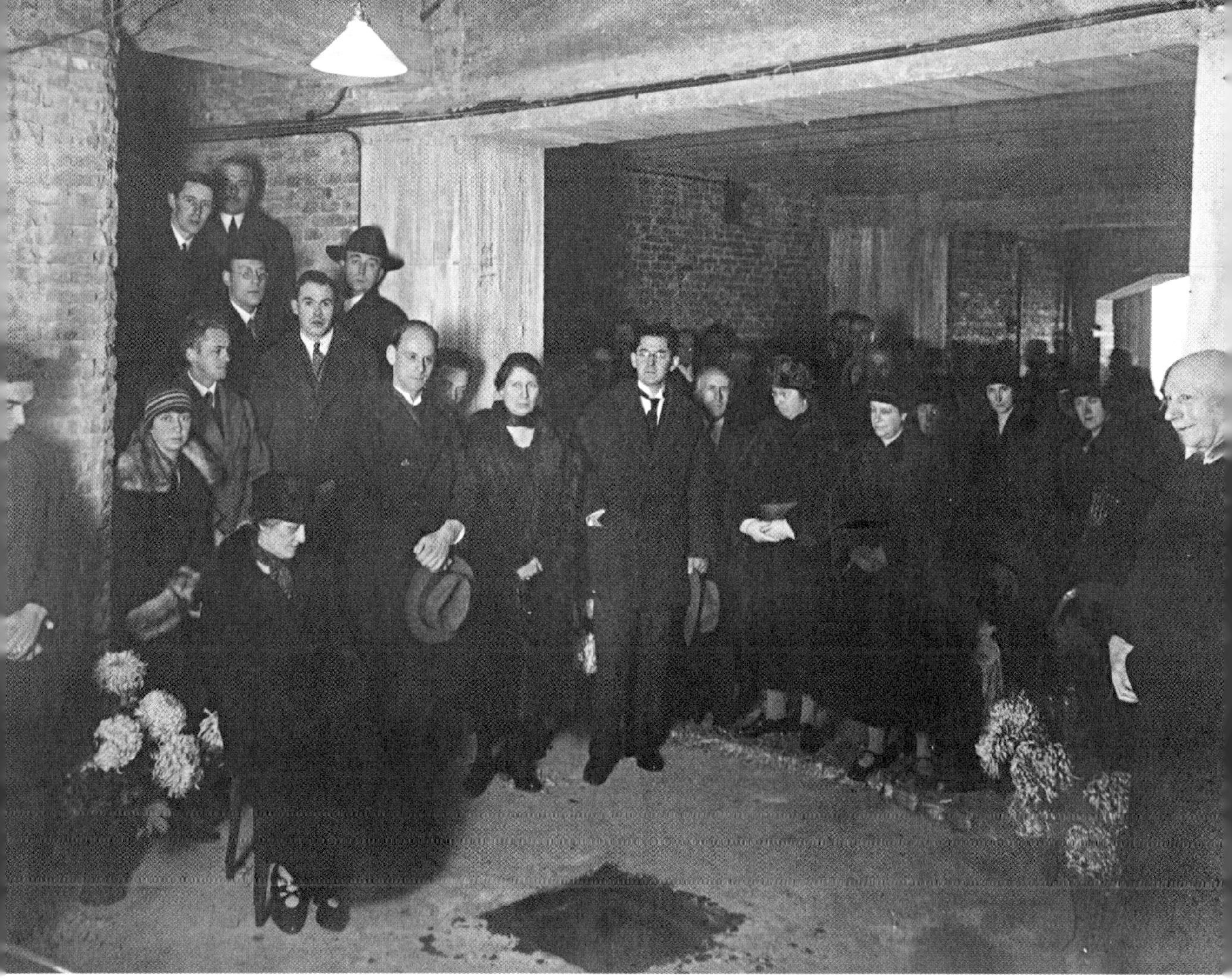

177

Ita Wegman (Mitte) bei der Grundsteinlegung der *Rudolf Steiner Kliniek* in Den Haag, 13. November 1927. Links neben ihr: Frederik Willem Zeylmans van Emmichoven. Zwischen den beiden: Karl König.

Ita Wegman (center) at the laying of the foundation stone for the *Rudolf Steiner Clinic* in The Hague, 13 November 1927. On the left next to her: Frederik Willem Zeylmans van Emmichoven. Between the two: Karl König.

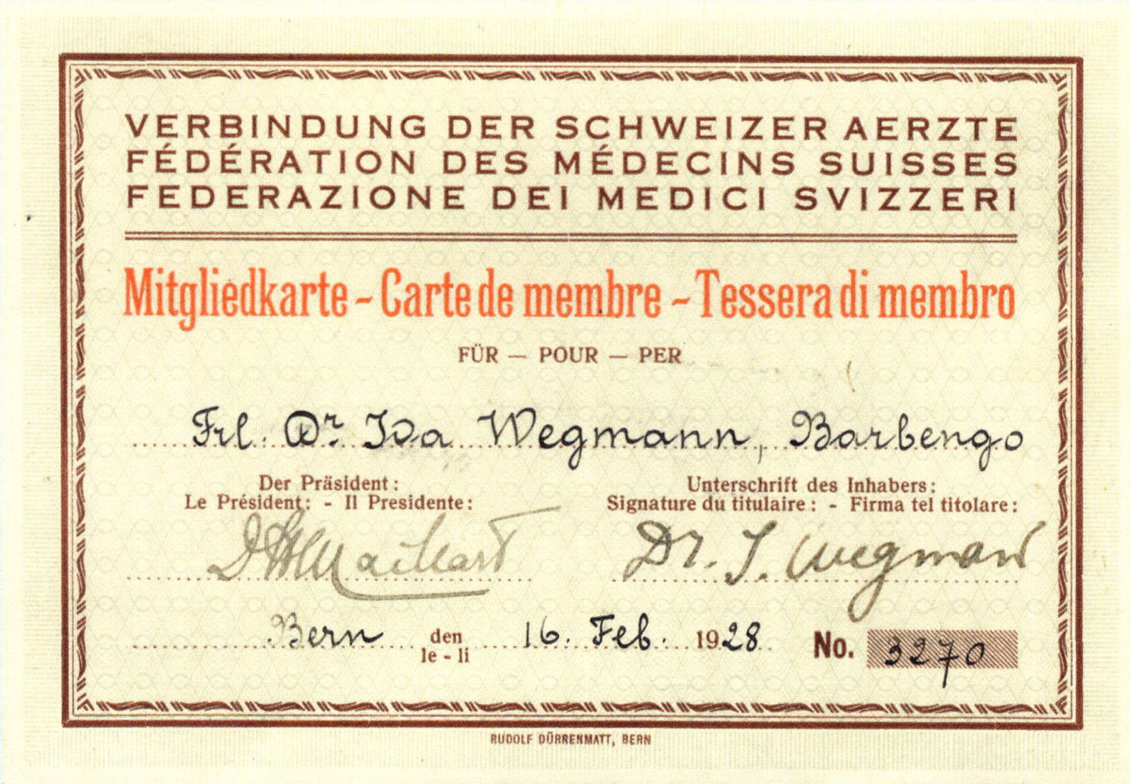

VERBINDUNG DER SCHWEIZER AERZTE
FÉDÉRATION DES MÉDECINS SUISSES
FEDERAZIONE DEI MEDICI SVIZZERI

Mitgliedkarte - Carte de membre - Tessera di membro

FÜR — POUR — PER

Frl. Dr. Ita Wegmann, Barbengo

Der Präsident:
Le Président: - Il Presidente:

Unterschrift des Inhabers:
Signature du titulaire: - Firma tel titolare:

Dr. I. Wegman

Bern den / le - li 16. Feb. 1928 No. 3270

RUDOLF DÜRRENMATT, BERN

179
Titelseite Prospekt «Weltkonferenz über die Wohlfahrt der Menschheit (Unsektiererisch. Unpolitisch) Abzuhalten in London Juli 1928. Vorläufige Ankündigung und Programm», ohne Datum (Herbst 1926).
Title page of brochure "World Conference on the Welfare of Humanity (nonsectarian. nonpolitical) to be held in London July 1928. Provisional Announcement and Program," undated (Fall 1926).

178
«Verbindung der Schweizer Aerzte [...] Mitgliedkarte [...] für Frl. Dr. Ita Wegmann [...] Bern, den 16. Febr. 1928.»
"Federation of Swiss Physicians ... membership card ... for Frl. Dr. Ita Wegmann ... Bern, 16 Feb. 1928."

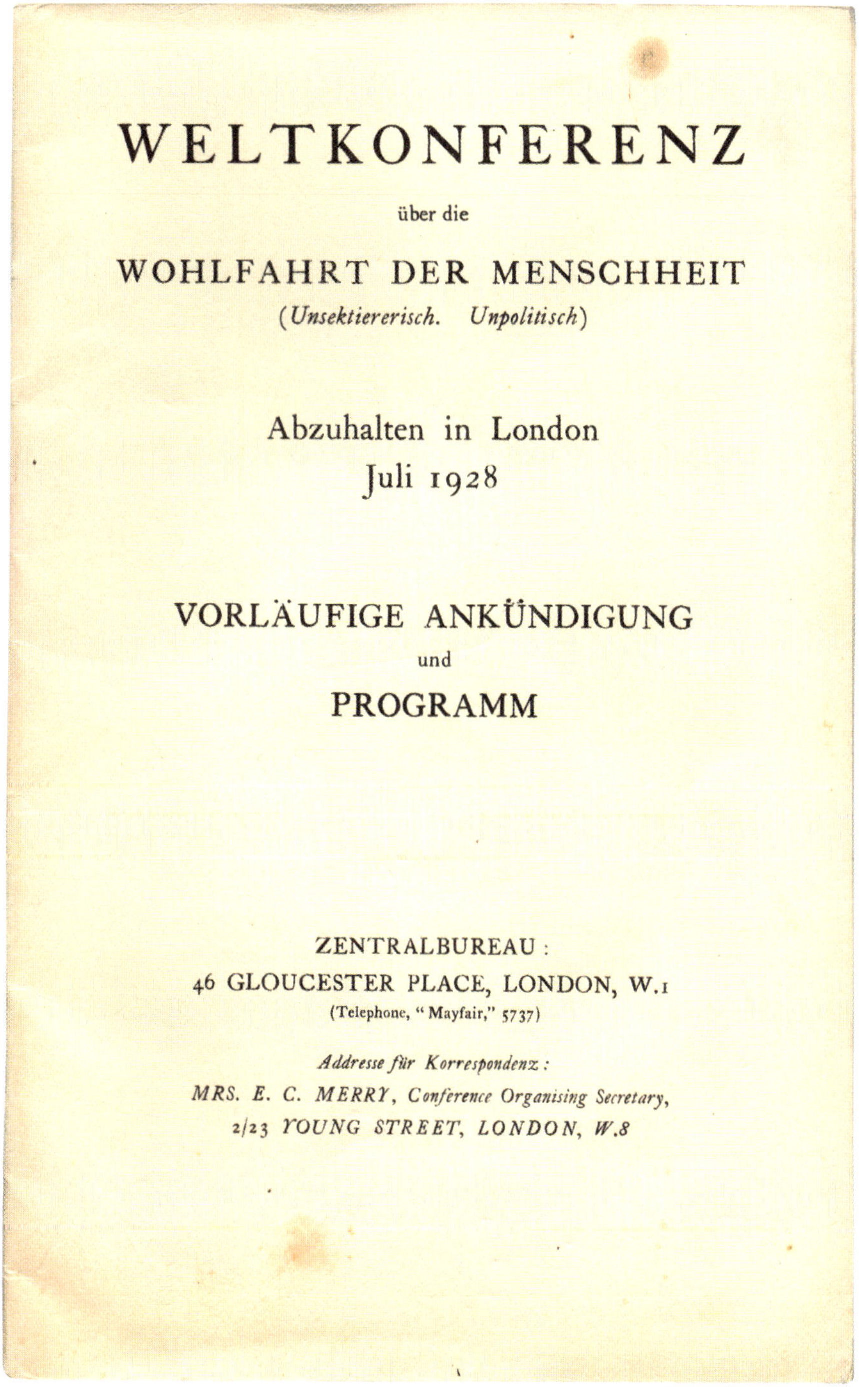

WELTKONFERENZ

über die

WOHLFAHRT DER MENSCHHEIT

(*Unsektiererisch. Unpolitisch*)

Abzuhalten in London
Juli 1928

VORLÄUFIGE ANKÜNDIGUNG
und
PROGRAMM

ZENTRALBUREAU:
46 GLOUCESTER PLACE, LONDON, W.1
(Telephone, "Mayfair," 5737)

Addresse für Korrespondenz:
MRS. E. C. MERRY, Conference Organising Secretary,
2/23 *YOUNG STREET, LONDON, W.8*

Medical Section of the

WORLD CONFERENCE on SPIRITUAL SCIENCE

July 20th—August 1st, 1928

FRIENDS' HOUSE, EUSTON ROAD, LONDON, N.W.1

Curative Education

Sunday, 29th July

4.30 p.m. Curative Education and its Ethical Aspects.
DR. KARL SCHUBERT, of the Waldorf School, Stuttgart.

6 p.m.
Addresses and Demonstrations on Curative Education
Introduction by DR. E. KOLISKO. Address by FRED. GEUTER
(Sonnenhof Institute, Arlesheim nr Bâle, Switzerland)

A Day's Work in a Curative Educational Institute

Demonstrations of newly invented Musical Instruments; their use in Curative Education (Mr. Pracht). Exhibition of handicrafts, painting and modelling by backward and difficult children from the curative educational Institutes at Sonnenhof, Lauenstein-Zwätzen (Jena) and Pilgramshein.

Throughout the Conference explanations will be given by teachers of the different Institutes (MR. LOEFFLER, MR. STROHSCHEIN, MR. PICKERT).

Other lectures and demonstrations of educational interest:
EDUCATIONAL EURHYTHMY at the Rudolf Steiner Hall, 33 Park Road, N.W.1. (Monday, 23rd July, Friday, 27th July, Monday, 30th July.)

NEW METHODS IN PHYSICAL TRAINING
Saturday, 28th July.

For the Lectures of the Educational Day (28th July) see separate leaflet.

Full programme and particulars of the Conference on application.

P.T.O.

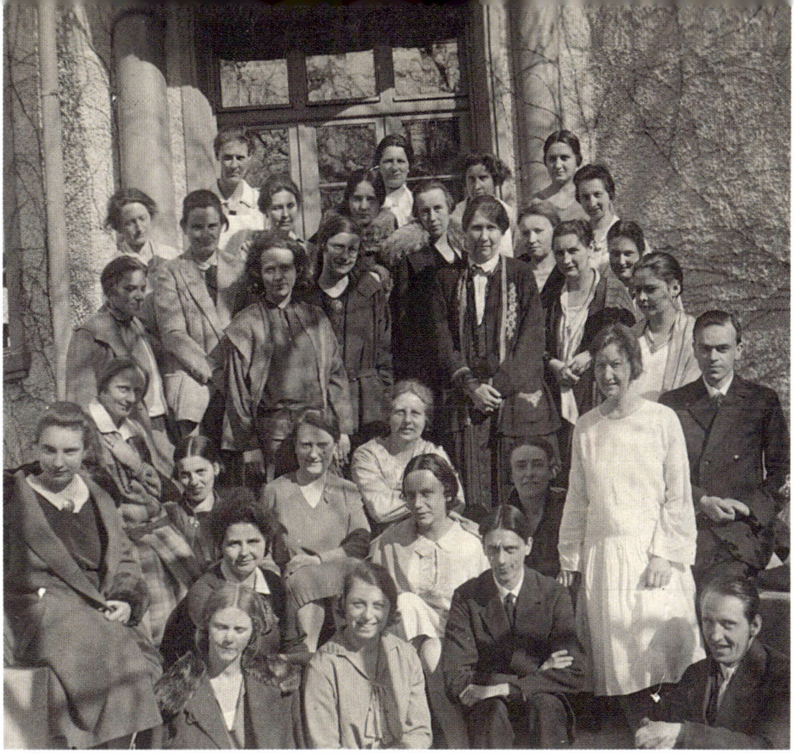

180
Titelseite Prospekt «Medical Section of the World Conference on Spiritual Science July 20th – August 1st. 1928 Friends' House, Euston Road, London N.W.1», ohne Datum (1928).
Title page of brochure "Medical Section of the World Conference on Spiritual Science July 20th – August 1st 1928 Friends' House, Euston Road, London N.W.1," undated (1928).

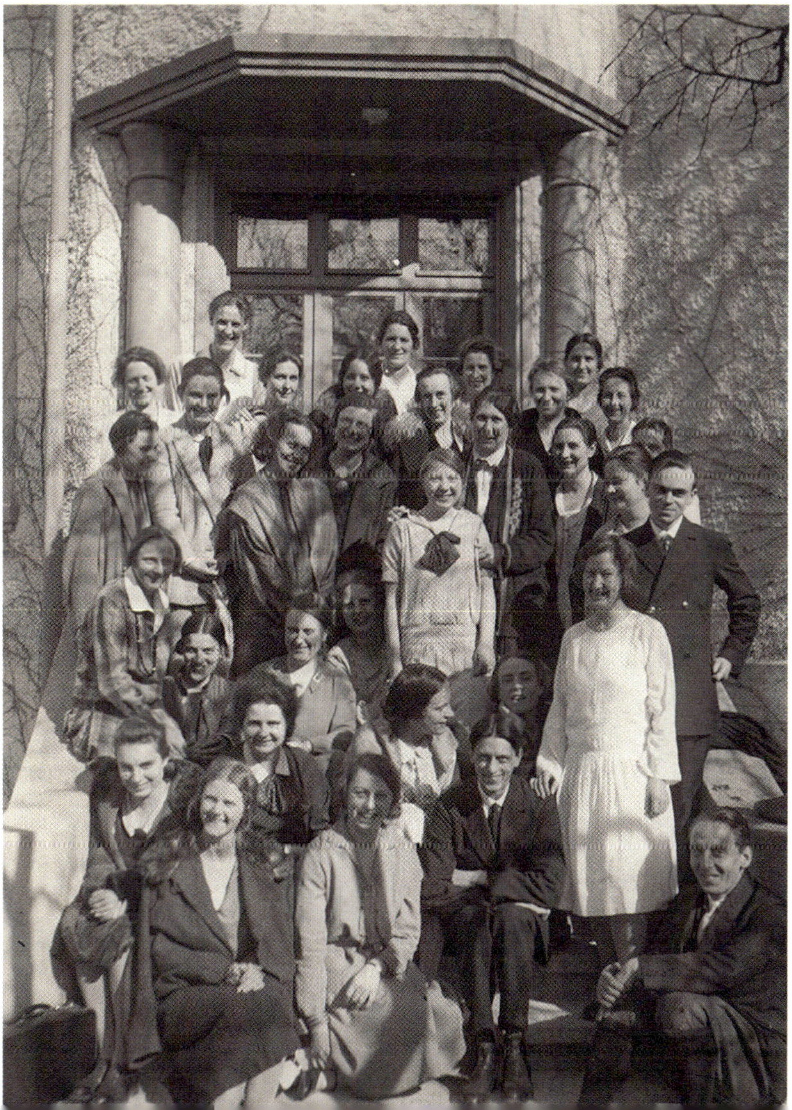

181
Ita Wegman mit KursteilnehmerInnen an der Treppe zum Esszimmer des KTI, ohne Datum (1928).
Ita Wegman with course participants at the stairs to the KTI dining room, undated (1928).

182
Ita Wegman mit KursteilnehmerInnen an der Treppe zum Esszimmer des KTI, ohne Datum (1928).
Ita Wegman with course participants at the stairs to the KTI dining room, undated (1928).

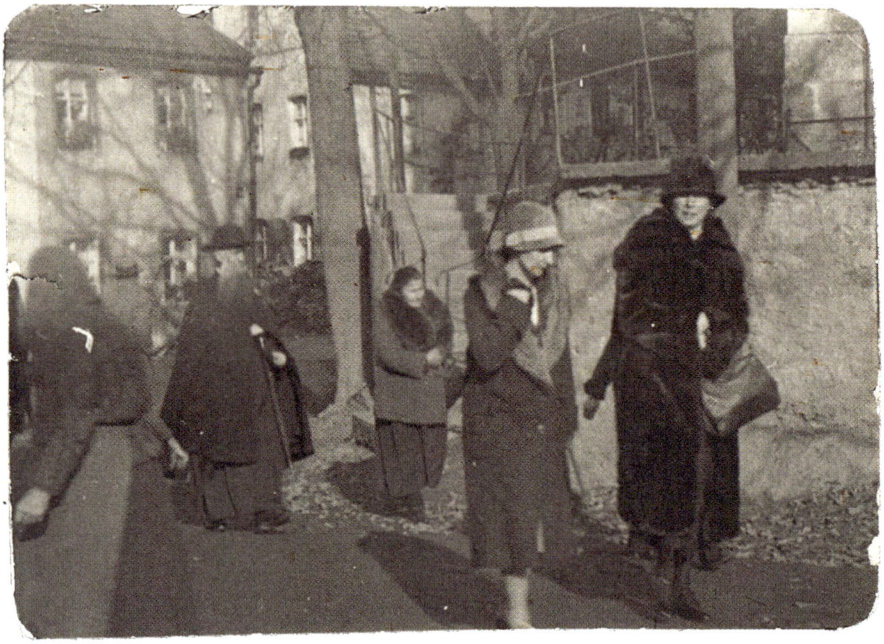

183
Ita Wegman (Erste von rechts) in Konnersreuth, ohne Datum (1927/1928).
Ita Wegman (far right) in Konnersreuth, undated (1927/1928).

184
Ita Wegman (Erste von links) auf der Reise zum Mont St. Michel (Frankreich), August 1928. Rechts von Ita Wegman v. l. n. r.: Margarete Bockholt, Mien Viehoff, Nora Stein (geb. von Baditz), Walter Johannes Stein, Georg Moritz Erbprinz von Sachsen-Altenburg.
Ita Wegman (far left) on the trip to Mont St. Michel (France), August 1928. To Ita Wegman's right (from left to right): Margarete Bockholt, Mien Viehoff, Nora Stein (née von Baditz), Walter Johannes Stein, Georg Moritz crown prince of Sachsen-Altenburg.

185
Ita Wegman (Zweite von links) auf der Reise zum Mont St. Michel, August 1928. Rechts von Ita Wegman v. l. n. r.: Georg Moritz Erbprinz von Sachsen-Altenburg, Nora Stein (geb. von Baditz), Walter Johannes Stein.
Ita Wegman (second from left) on the trip to Mont St. Michel, August 1928. To Ita Wegman's right (from left to right): Georg Moritz, crown prince of Sachsen-Altenburg, Nora Stein (née von Baditz), Walter Johannes Stein.

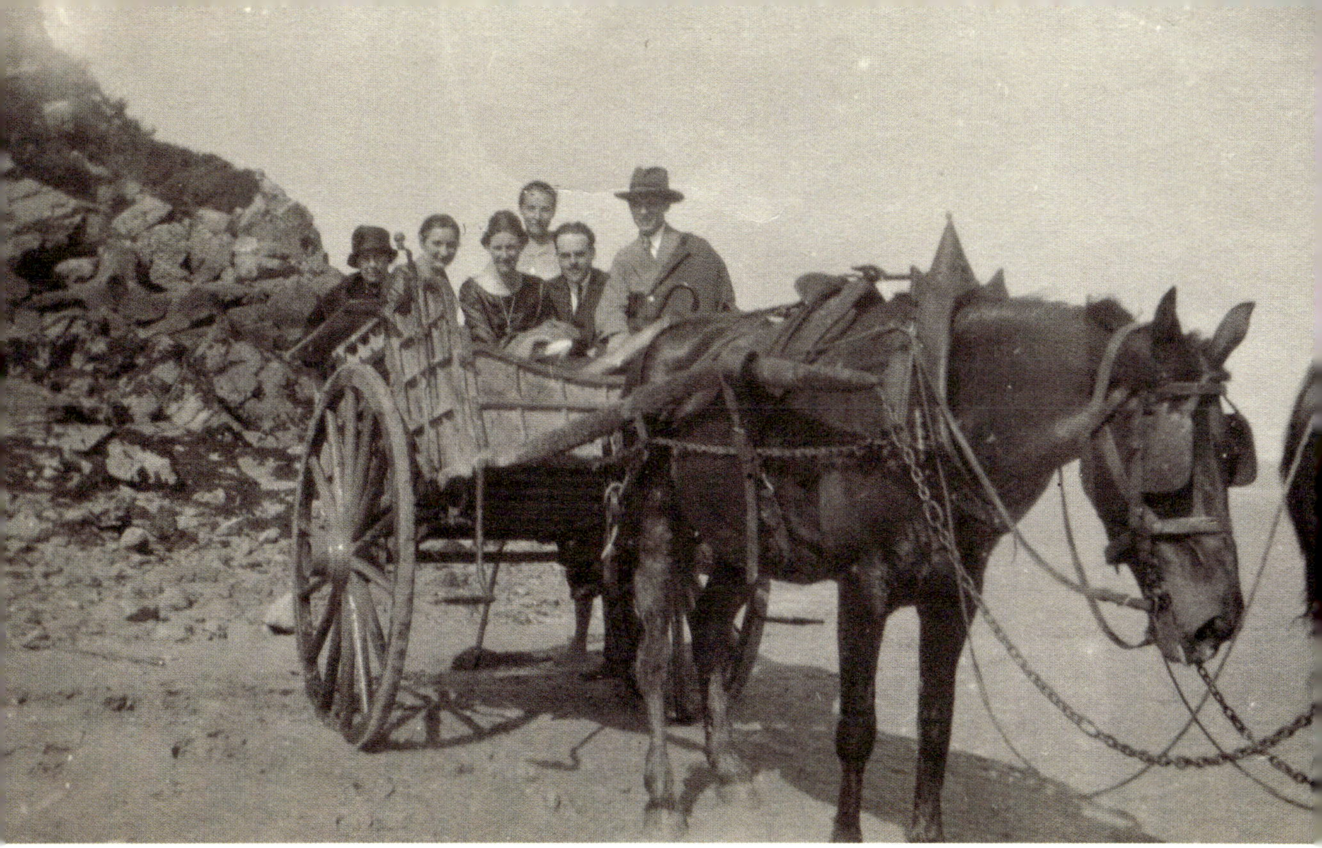

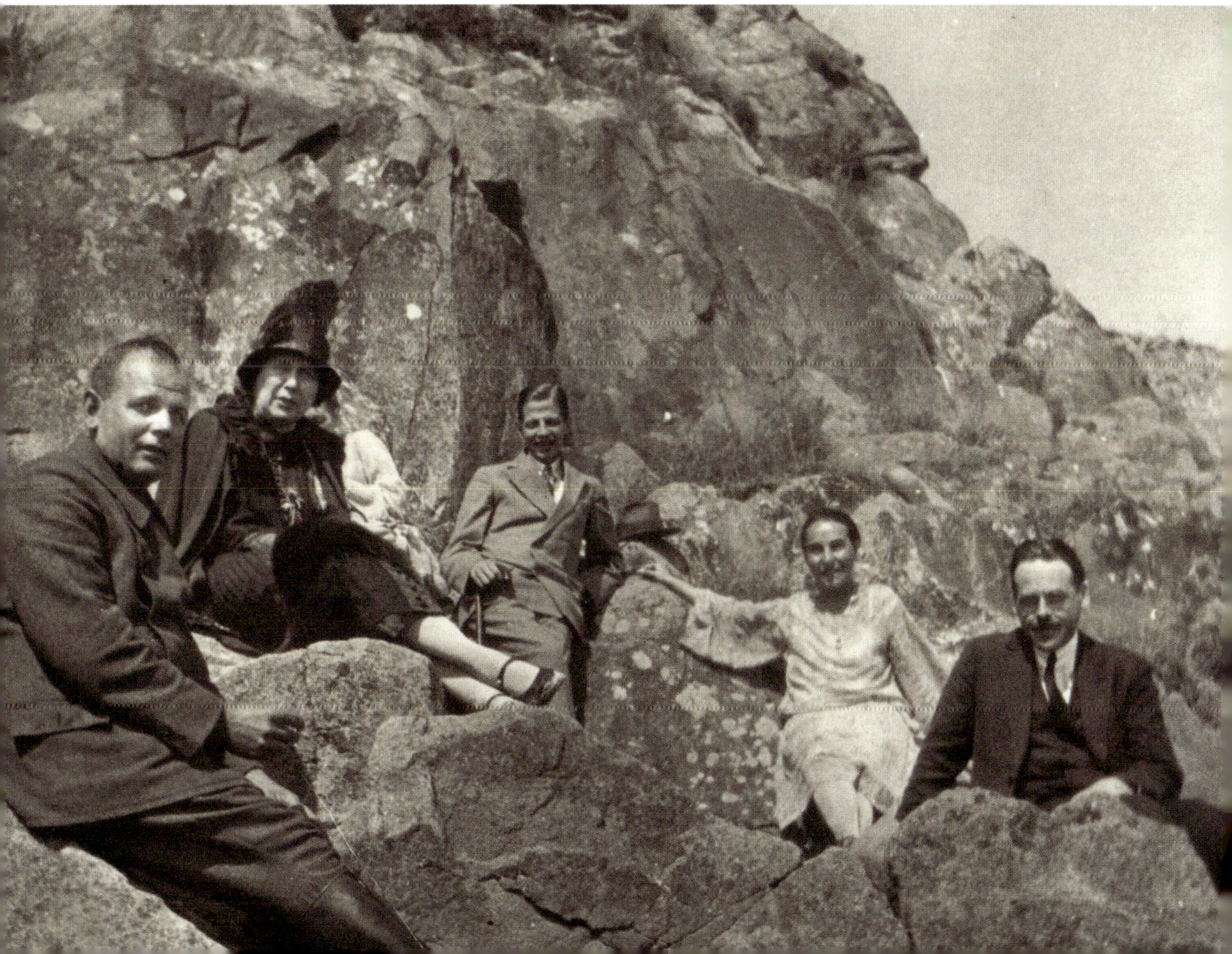

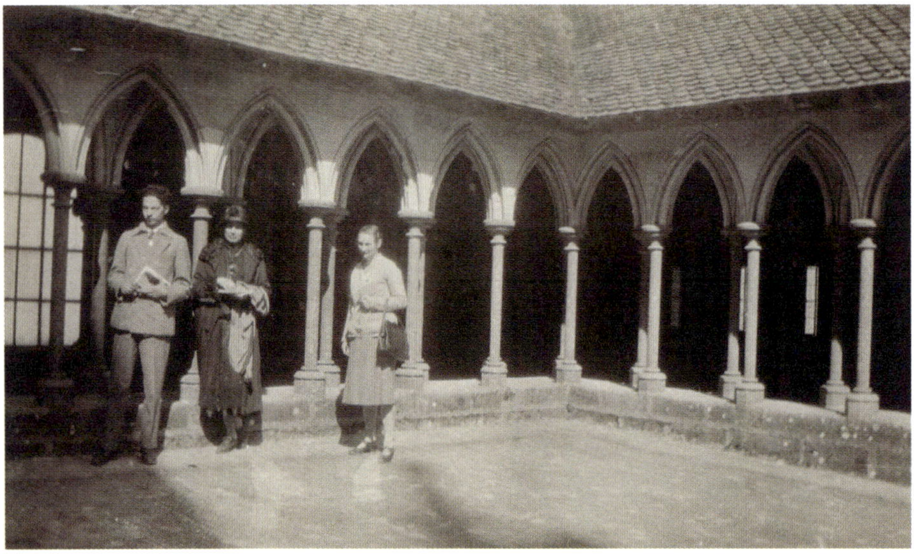

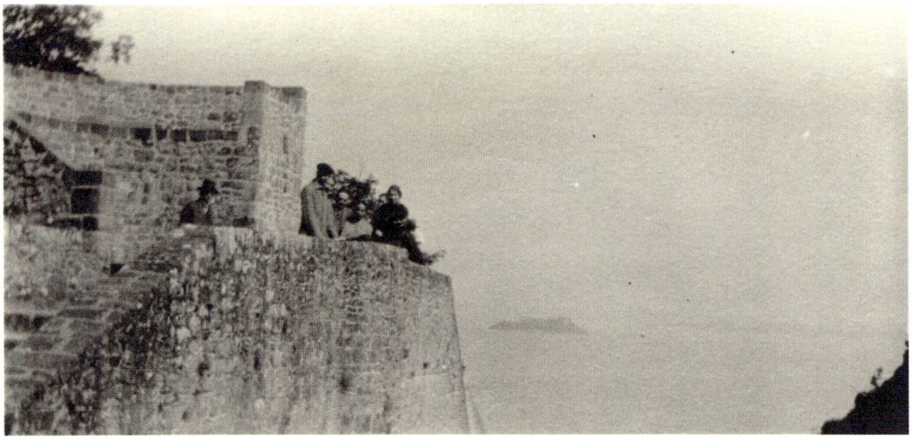

186
Ita Wegman (Mitte) mit Margarethe Bockholt (rechts), Mont St. Michel, 4. August 1928.
Ita Wegman (center) with Margarethe Bockholt (right), Mont St. Michel, 4 August 1928.

187
Ita Wegman (Erste von rechts) auf dem Mont St. Michel, August 1928.
Ita Wegman (far right) on Mont St. Michel, August 1928.

188
Ita Wegman (Im Vordergrund), Reise zum Mont St. Michel, August 1928.
Ita Wegman (foreground), trip to Mont St. Michel, August 1928.

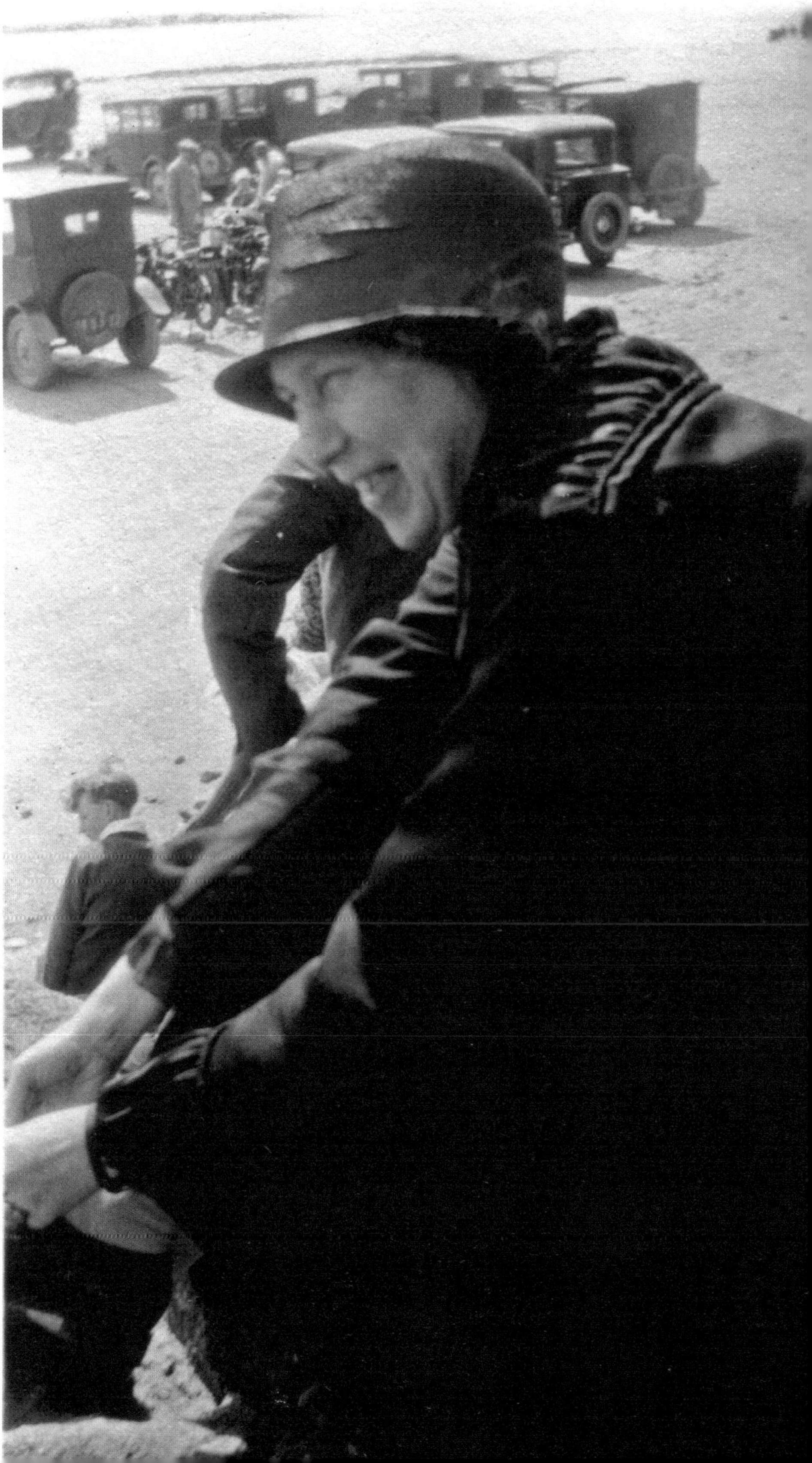

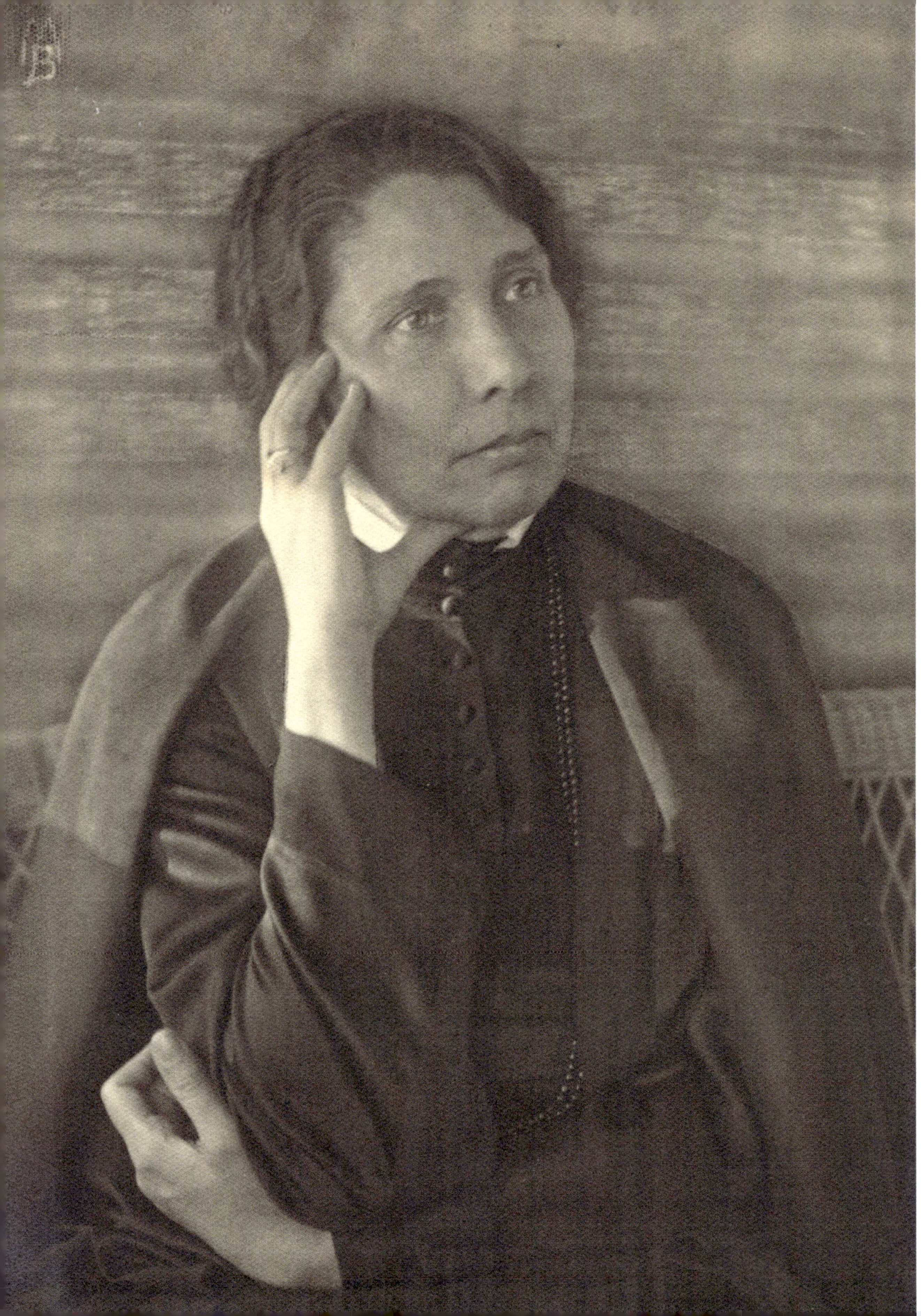

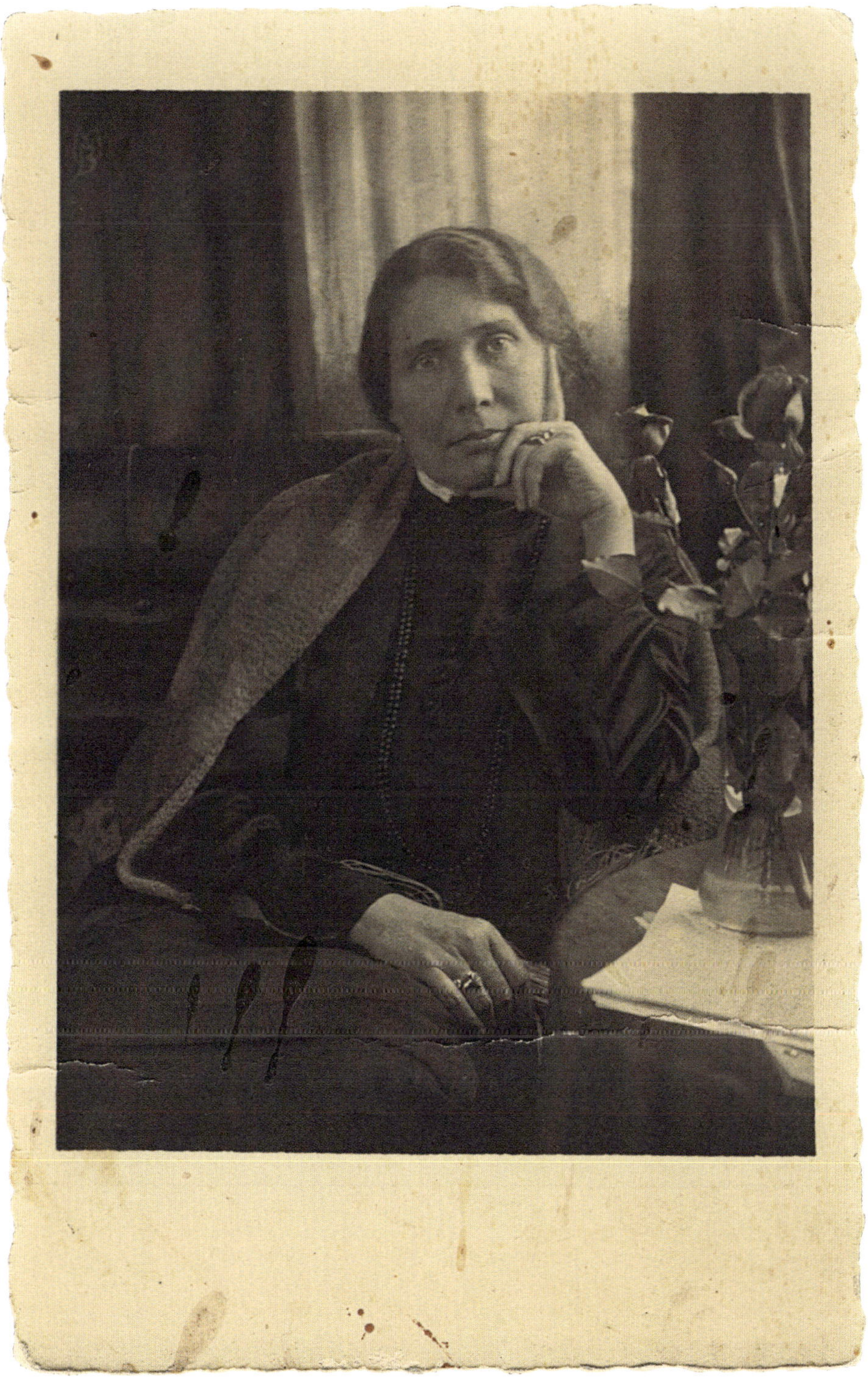

189
Ita Wegman in Breslau, ohne Datum (1928).
Ita Wegman in Breslau, undated (1928).

190
Ita Wegman in Breslau, ohne Datum (1928).
Ita Wegman in Breslau, undated (1928).

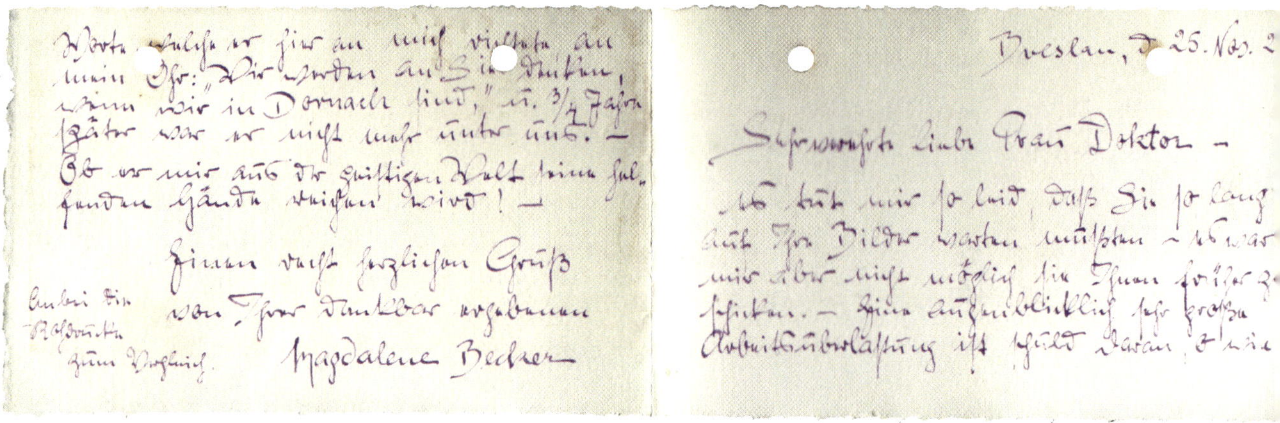

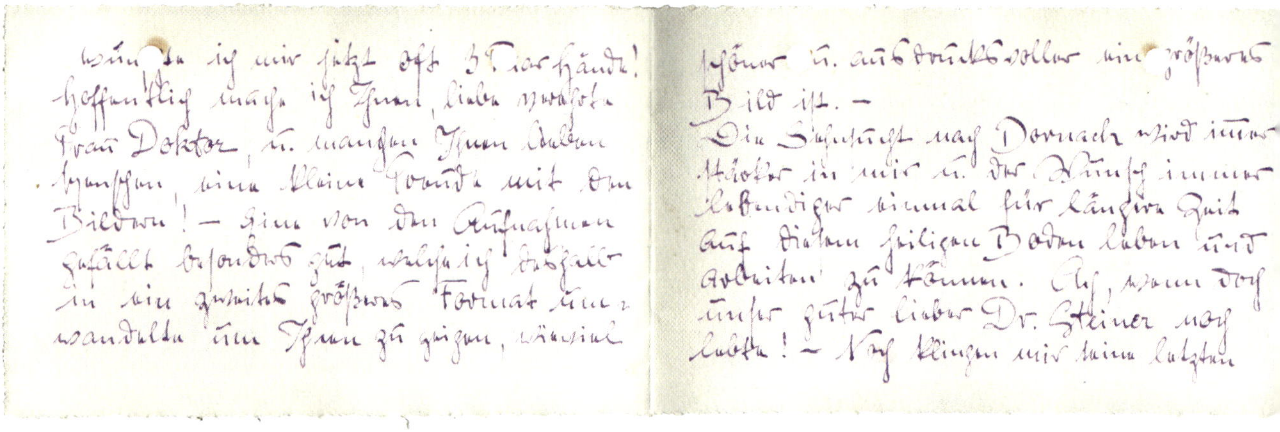

Breslau, d. 25. Nov. 2[illegible]

Sehr verehrte liebe Frau Doktor –

Es tut mir so leid, daß Sie so lang auf Ihre Bilder warten mußten – es war mir aber nicht möglich sie Ihnen früher zu schicken. – Eine augenblicklich sehr große Arbeitsüberlastung ist schuld daran, [illegible] wie wünschte ich mir jetzt oft 3 Paar Hände! Hoffentlich mache ich Ihnen, liebe verehrte Frau Doktor, u. manchen Ihrer Lieben Menschen eine kleine Freude mit den Bildern! – Eine von den Aufnahmen gefällt besonders gut, welche ich deshalb in ein zweites größeres Format umwandelte um Ihnen zu zeigen, wieviel schöner u. ausdrucksvoller ein größeres Bild ist. –

Die Sehnsucht nach Dornach wird immer stärker in mir u. der Wunsch immer lebendiger einmal für längere Zeit auf diesem heiligen Boden leben und arbeiten zu können. Ach, wenn doch unser guter lieber Dr. Steiner noch lebte! – Noch klingen mir seine letzten Worte, welche er hier an mich richtete im Ohr: „Wir werden an Sie denken, wenn wir in Dornach sind,“ u. 3/4 Jahre später war er nicht mehr unter uns. – Ob er mir aus der geistigen Welt seine helfenden Hände reichen wird! –

Einen recht herzlichen Gruß
von Ihrer dankbar ergebenen
Magdalene Becker

Anbei die Rohdrucke zum Vergleich.

191, 192

Brief der Fotografin Magdalene Becker
an Ita Wegman, Breslau, 25. November 1928.

Letter from the photographer Magdalene Becker
to Ita Wegman, Breslau, 25 November 1928.

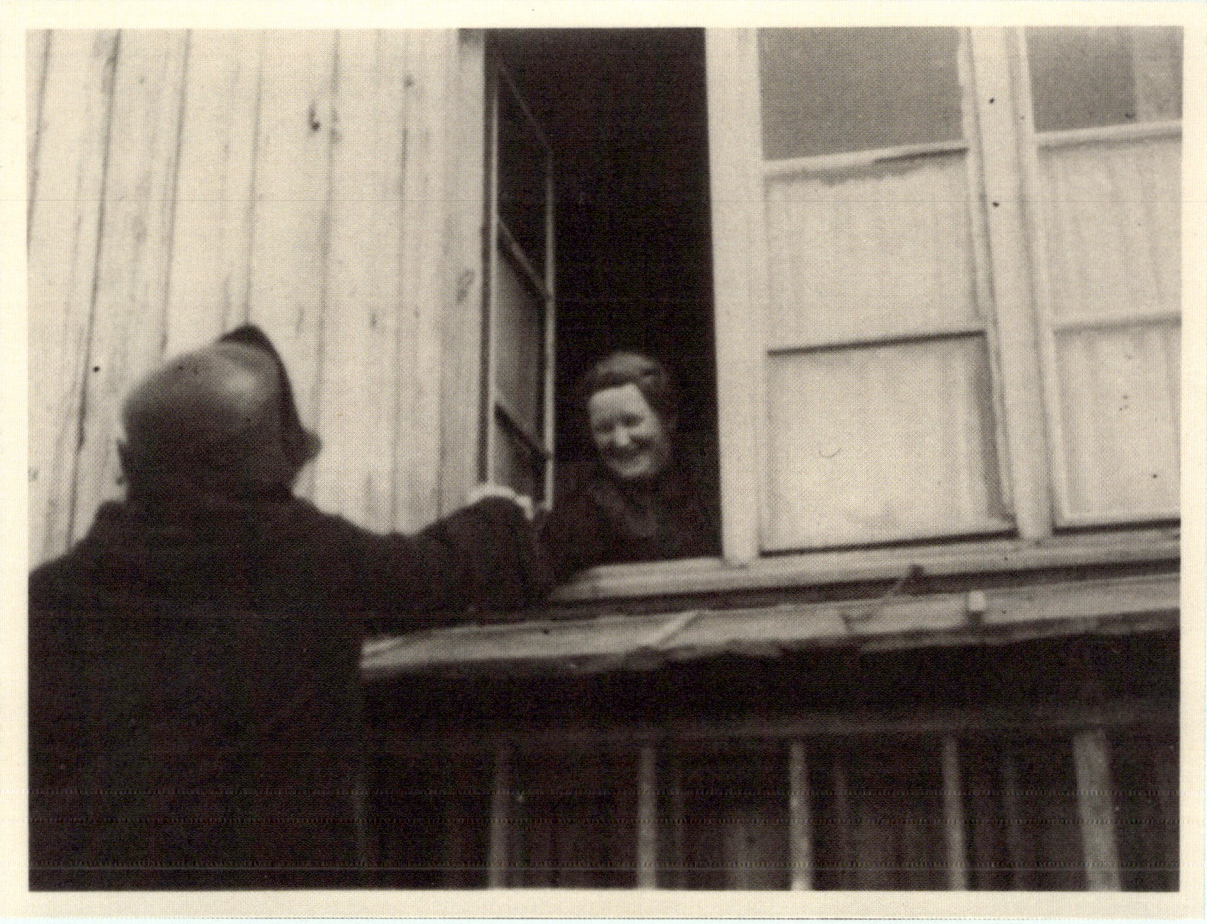

193
Ita Wegman und Marie Steiner, ohne Datum.
Ita Wegman and Marie Steiner, undated.

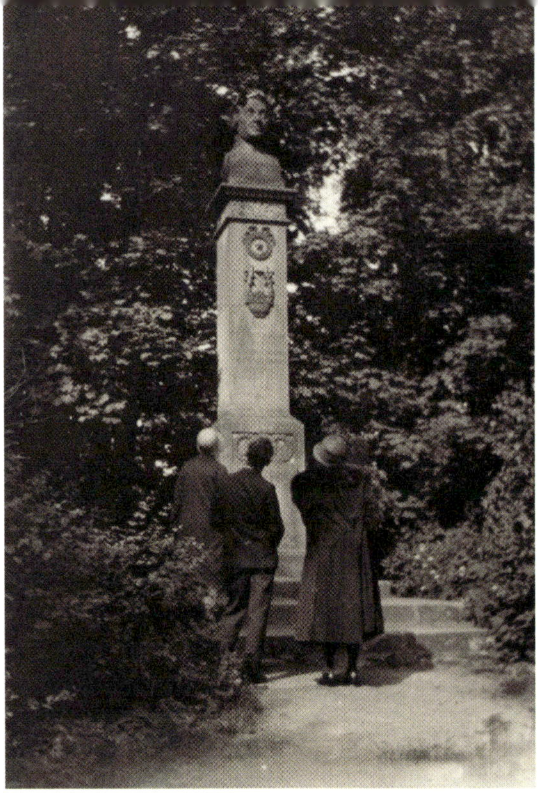

194
Ita Wegman (rechts) mit zwei unbekannten Personen vor dem Denkmal des Dichters Johann Peter Uz, dem Ort des Attentats auf Kaspar Hauser. Ansbach, 2. Juli 1929.
Ita Wegman (right) with two unknown individuals in front of the monument to poet Johann Peter Uz, the place where Kaspar Hauser was assassinated. Ansbach, 2 July 1929.

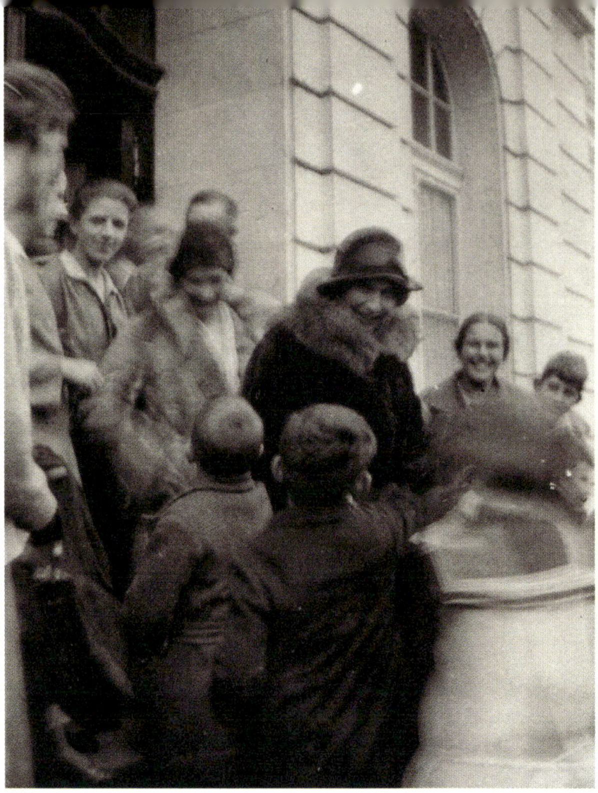

195
Ita Wegman am Eingang zum heilpädagogischen Institut *Schloss Gerswalde* mit Kindern und Mitarbeitern. Gerswalde, ohne Datum (1929).
Ita Wegman at the entrance to the curative education institute *Schloss Gerswalde* with children and co-workers. Gerswalde, undated (1929).

196
Ita Wegman (links) mit Florence Simpson am *Sonnenhof*. Arlesheim, ohne Datum.
Ita Wegman (left) with Florence Simpson at *Sonnenhof*. Arlesheim, undated.

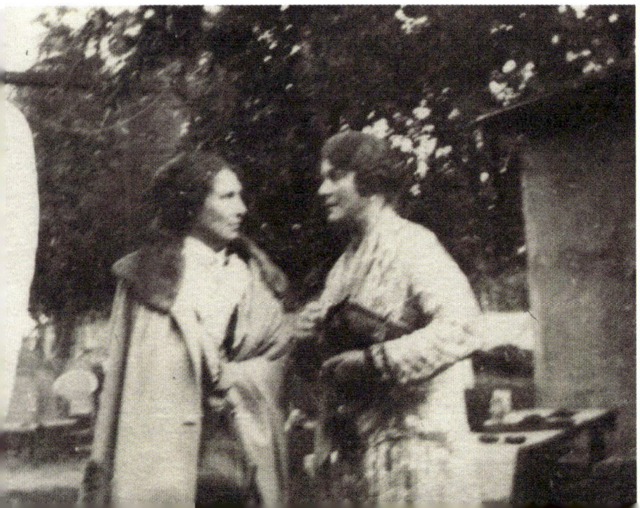

197
Ita Wegman mit Florence Simpson am *Sonnenhof*. Arlesheim, ohne Datum.
Ita Wegman with Florence Simpson at *Sonnenho*. Arlesheim, undated.

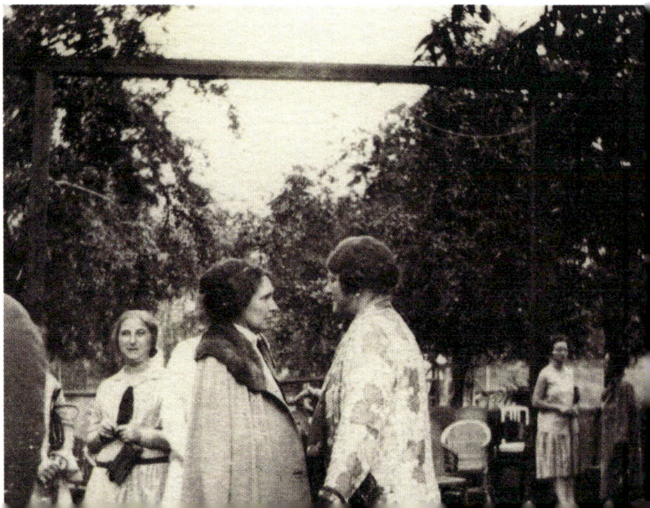

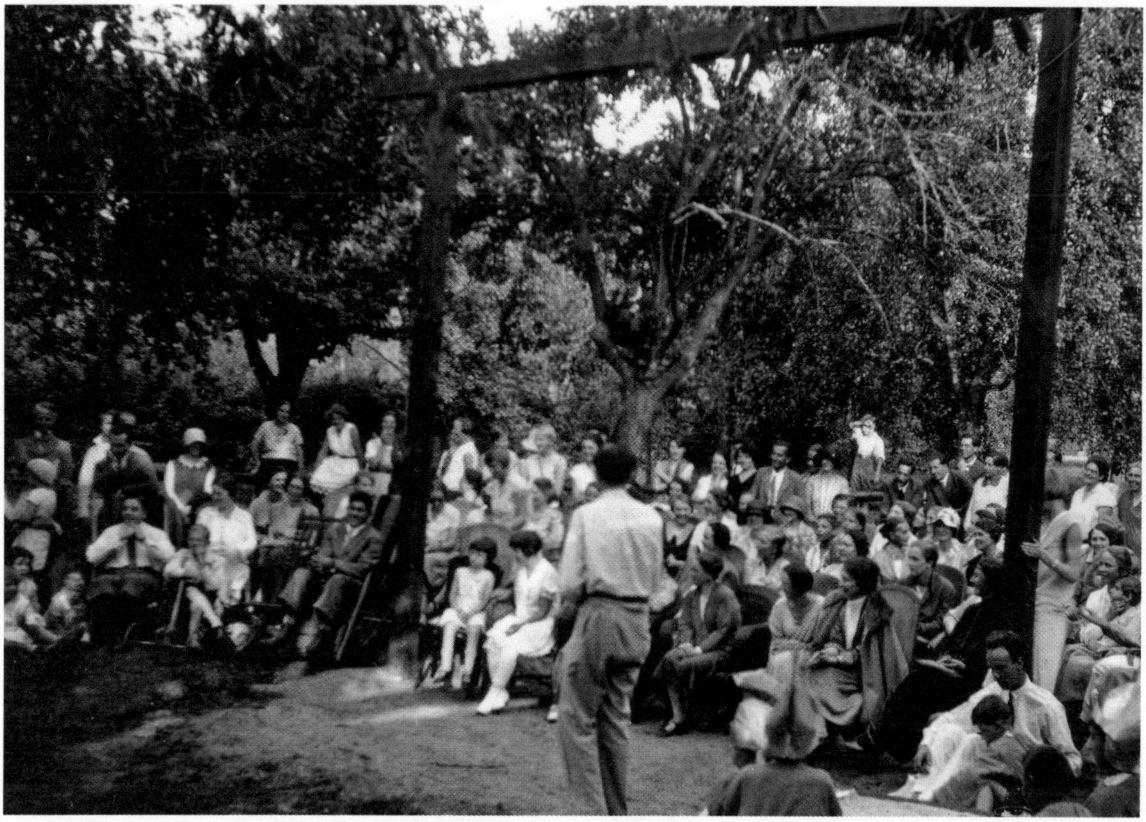

198
Ita Wegman (erste Reihe, Zweite von rechts) bei einem Fest im *Sonnenhof.* Arlesheim, ohne Datum.
Ita Wegman (first row, second from right) at a festival in the *Sonnenhof.* Arlesheim, undated.

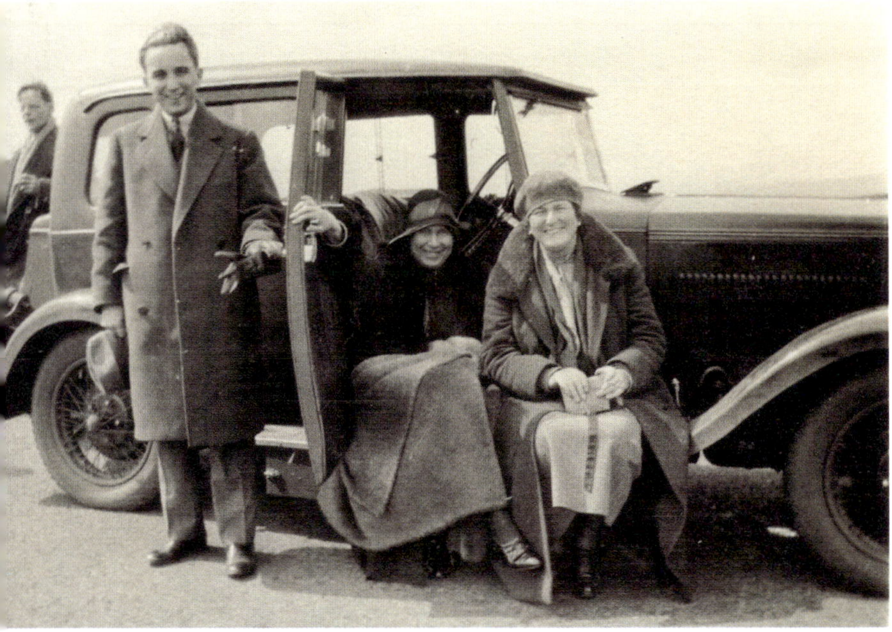

199
Ita Wegman mit Florence Simpson. England-Reise in einem Morris Cowley, Mai 1929.
Ita Wegman with Florence Simpson. Trip through England in a Morris Cowley, May 1929.

200
IIta Wegman mit Florence Simpson. England-Reise in einem Morris Cowley, Mai 1929.
Ita Wegman with Florence Simpson. Trip through England in a Morris Cowley, May 1929.

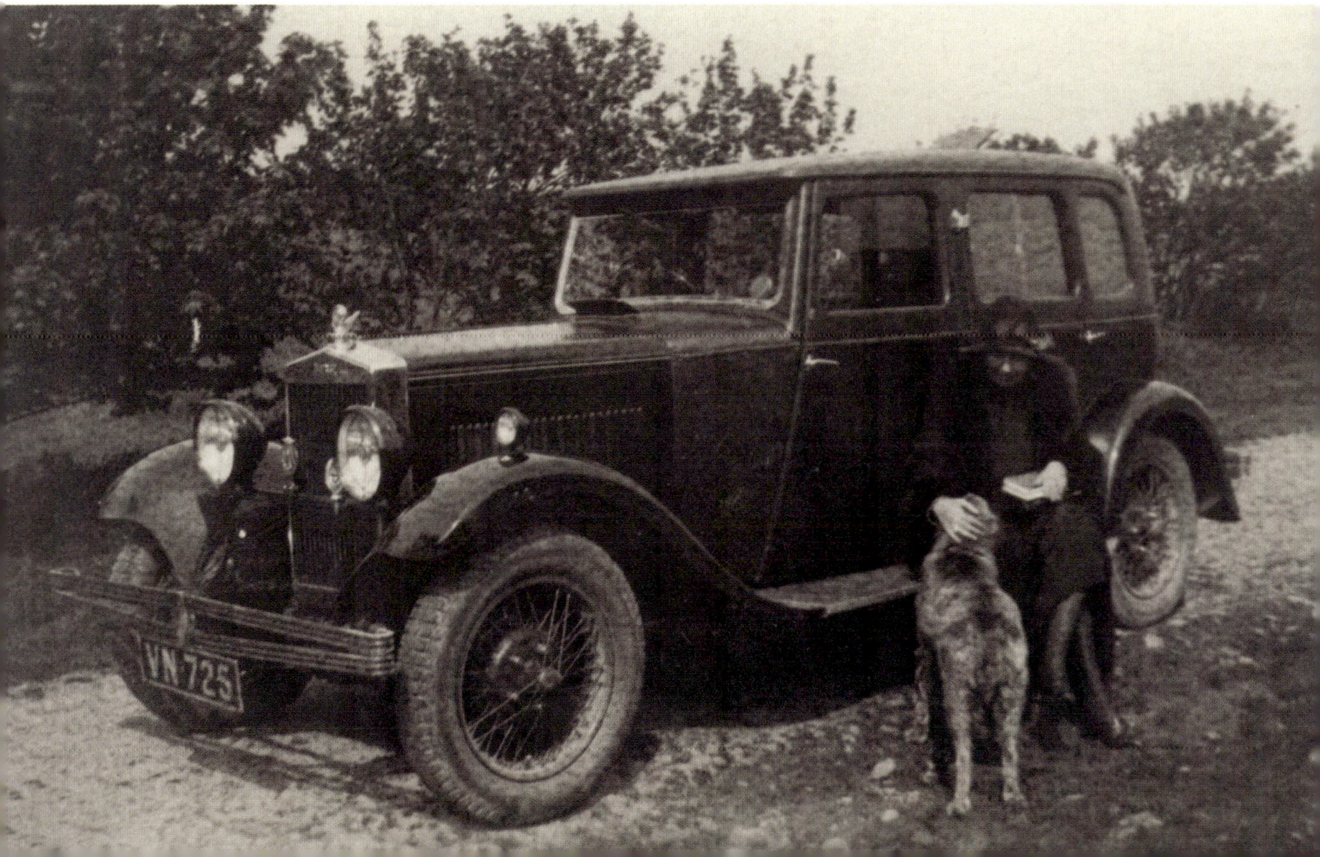

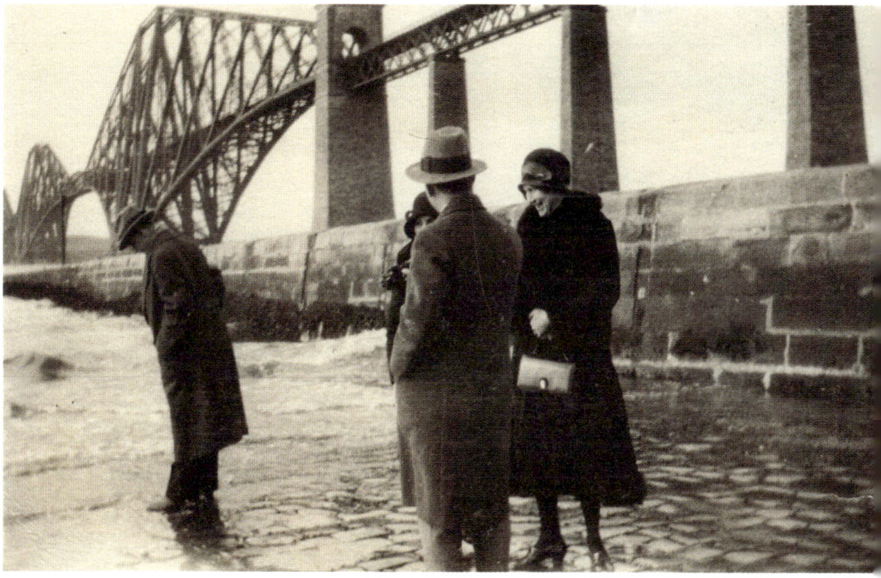

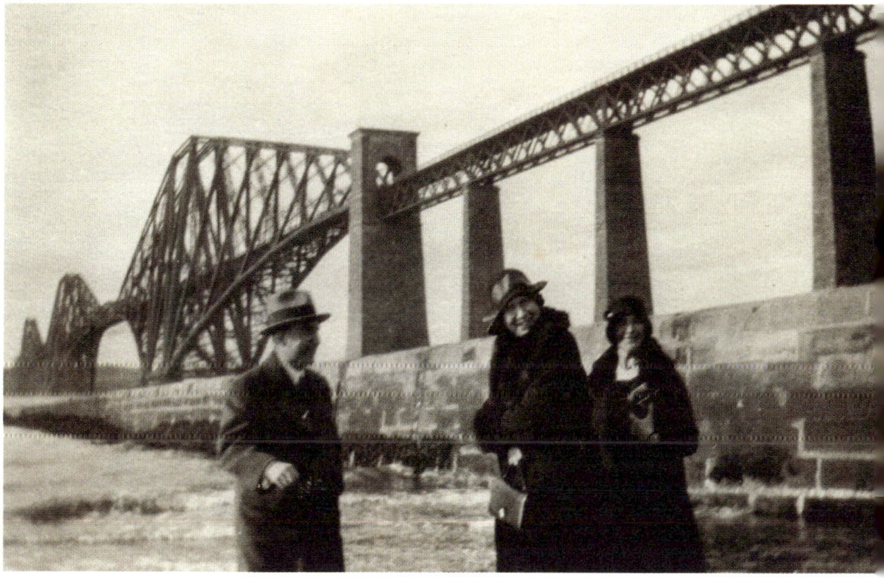

201
Ita Wegman bei der *Forth Bridge* in Edinburgh (Schottland), Mai 1929.
Ita Wegman at the *Forth Bridge* in Edinburgh (Scotland), May 1929.

202
Ita Wegman bei der *Forth Bridge* in Edinburgh (Schottland), Mai 1929.
Ita Wegman at the *Forth Bridge* in Edinburgh (Scotland), May 1929.

AUS MICHAELS WIRKEN

EINE LEGENDEN- UND BILDERSAMMLUNG
VON NORA STEIN

EINE BETRACHTUNG ÜBER MICHAELS
WIRKEN IM LICHTE DER ANTHROPO-
SOPHISCHEN GEISTESWISSENSCHAFT
VON ITA WEGMAN

1929
ORIENT-OCCIDENT-VERLAG
STUTTGART – DEN HAAG – LONDON

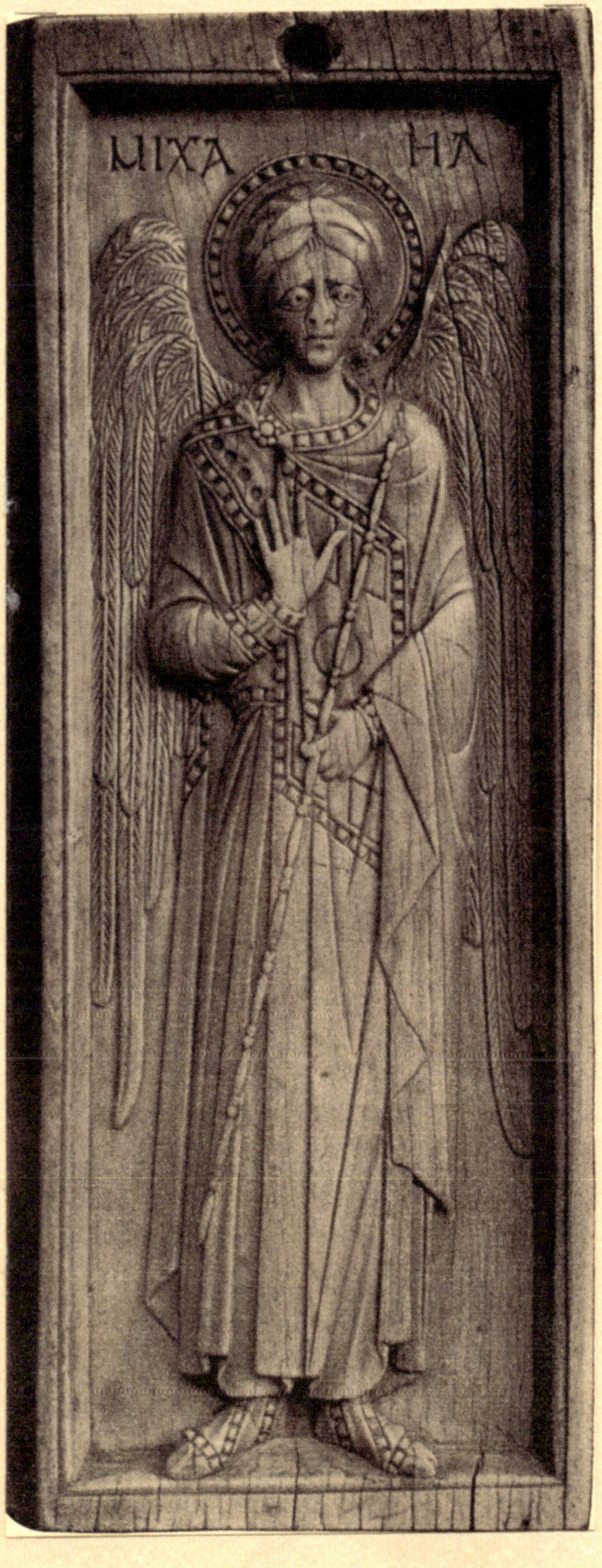

203
Aus Michaels Wirken. Eine Legenden- und Bildersammlung von Nora Stein. Eine Betrachtung über Michaels Wirken im Lichte der anthroposophischen Geisteswissenschaft von Ita Wegman. **1929. Orient-Occident Verlag. Stuttgart – Den Haag – London.**
From Michael's activity. A collection of legends and images by Nora Stein. A consideration of Michael's activity in light of anthroposophical spiritual science by Ita Wegman. 1929. Orient-Occident-Verlag. Stuttgart – The Hague – London.

204
Erzengel Michael. Elfenbein Relief, byzantinisch, 12. Jahrhundert. Berlin, Kaiser Friedrich-Museum. Abbildung in: *Aus Michaels Wirken*, S. 45.
Archangel Michael. Ivory relief, Byzantine 12th century. Berlin, Kaiser Friedrich Museum. Image in *Aus Michaels Wirken* [From Michael's activity], p. 45.

205
Ita Wegman (rechts), ohne Datum.
Ita Wegman (right), undated.

206
Ita Wegman in Hafelekar, nördlich von Innsbruck, 3. September 1929.
Ita Wegman in Hafelekar, north of Innsbruck, 3 September 1929.

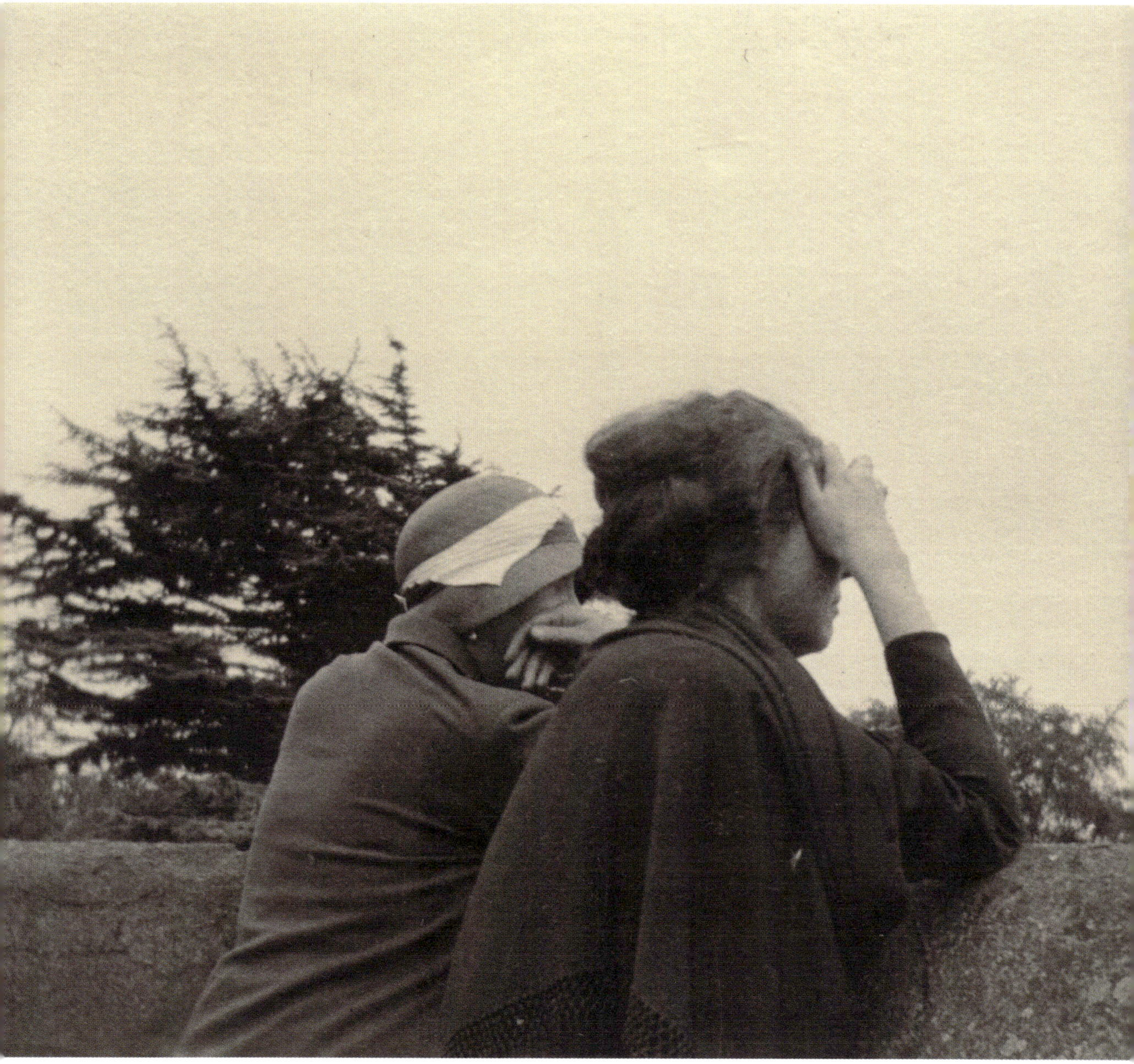

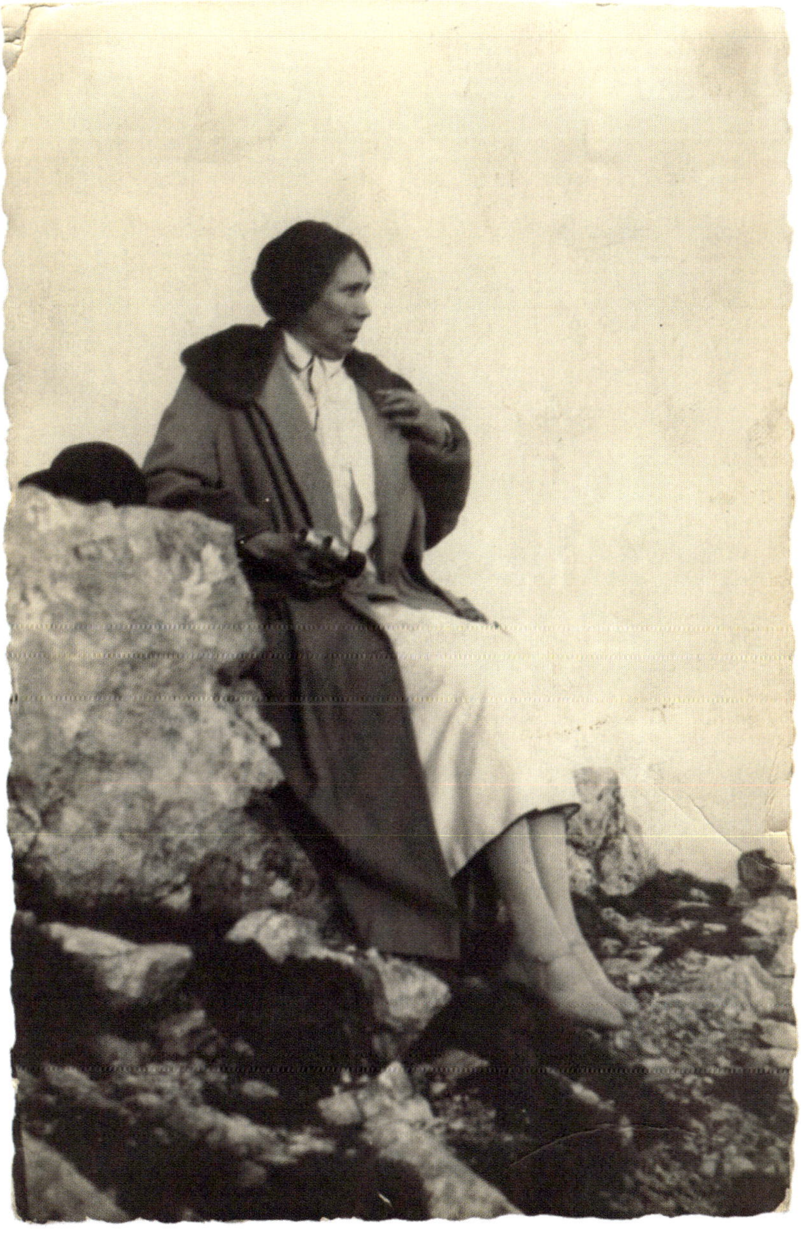

NOVEMBER 1929 Naturwissenschaftlicher Kongress in Amsterdam; intensive Gespräche Ita Wegmans mit Studenten.

22.–24. NOVEMBER 1929, BERLIN *Heilkunst, Heilpädagogik und soziale Probleme.* Tagung der Medizinischen Sektion, über 1 000 Hörer.

29. NOVEMBER – 1.DEZEMBER 1929, HAMBURG Tagungsprogramm wie Berlin.

2.–11. AUGUST 1930 *Kamp de Stakenberg* in Holland, organisiert von Hans Grelinger (Medizinstudent), Willem Zeylmans van Emmichoven, Pieter de Haan und Bernard Lievegoed. Aktive Teilnahme Wegmans. Mehr als 1 000 überwiegend junge Teilnehmer aus 23 Ländern.

7.–14. SEPTEMBER 1930 *Soziale Woche* in Arlesheim – ein Kurs für Fürsorgerinnen und andere Mitarbeiterinnen der Sozialämter; ca. 50 Teilnehmer. Bericht Ita Wegmans in der *NATURA*: *«Es war mit diesem Kursus ein erster Versuch gemacht, mit in der sozialen Fürsorge stehenden Menschen, die noch nicht oder wenig mit Anthroposophie in Beziehung getreten waren, in Verbindung zu kommen. Es war uns dabei nicht allein darum zu tun, nur zu geben, sondern auch Anregungen für unsere eigene Arbeit auf sozialem Gebiet zu erhalten. Wir hoffen, auf diesem Wege eine fruchtbare Zusammenarbeit für die Zukunft anzubahnen.»*

17.–19. OKTOBER 1930 Tagung in Berlin *Heilkunst, Ernährung und Landwirtschaft,* verbunden mit einer Ausstellung, ausgehend von der Medizinischen und der Naturwissenschaftlichen Sektion am Goetheanum. Abdruck von mehreren Aufsätzen in der *NATURA*, z. B. zum Thema *Brot.*

NOVEMBER 1929 Natural science congress in Amsterdam; intensive conversations between students and Ita Wegman.

22–24 NOVEMBER 1929, BERLIN *The Healing Arts, Curative Education, and Social Problems* – a Medical Section conference with more than 1,000 attendees.

29 NOVEMBER – 1 DECEMBER 1929, HAMBURG Conference program similar to the one in Berlin.

2–11 AUGUST 1930 *Kamp de Stakenberg* in Holland, organized by Hans Grelinger (medical student), Willem Zeylmans van Emmichoven, Pieter de Haan, and Bernard Lievegoed. Ita Wegman is an active participant. More than 1 000 predominantly young participants from 23 countries.

7–14 SEPTEMBER 1930 *Social Week* in Arlesheim – a course for social workers and other co-workers in social welfare offices, ca. 50 participants. From a report by Ita Wegman in *NATURA*: *"With this course, a first attempt was made to make a connection with those in the field of social work who have not yet formed a relationship with anthroposophy or who are only a bit familiar with it. Thus, our sole concern was not merely to give something but to receive impulses for our own work in the social realm. In this way, we hope to initiate a fruitful collaboration for the future."*

17–19 OCTOBER 1930 Conference in Berlin: *The Art of Healing, Nutrition, and Agriculture* in connection with an exhibition from the Medical Section and the Natural Science Section at the Goetheanum. Numerous essays appear in *NATURA,* e.g., on the theme of *bread.*

1931 Gründung eines anthroposophisch-medizinischen Zentrums in Berlin West, Schillstr. 11 a. Ärztliche Gemeinschaftspraxis (Margarete Bockholt und Ida Behre), heilpädagogisches Tagesheim, Labor zur Früherkennung des Krebses, Büro des Dachverbands der *Allgemeinen Sozialen Hilfe e. V.*

7.–8. MÄRZ 1931 Ärztetagung in Arlesheim.

APRIL 1931 Generalversammlung der Anthroposophischen Gesellschaft im Goetheanum mit schweren Angriffen auf Ita Wegman.

8. MAI 1931 Beginn von weiteren Schwesternkursen in der Klinik.

JULI 1931 aufgrund zunehmender Feindseligkeit gegen ihre Person und ihre Bestrebungen Entschluss Wegmans, das KTI und den *Sonnenhof* aus dem wirtschaftlichen Zusammenhang der Anthroposophischen Gesellschaft bzw. des Vereins des Goetheanums herauszulösen. Zusammen mit den Klinikärzten und Rudolf Hauschka Gründung des gemeinnützigen Vereins *Klinisch-therapeutisches Institut,* der die zwei Betriebe erwirbt.

6.–12. SEPTEMBER 1931 Fürsorgerinnentagung in der Klinik.

16. SEPTEMBER 1931 Schloss Hamborn bei Paderborn kann mitsamt Nebengebäuden, Acker- und Weideland und Inventar nach komplizierten Verhandlungen mithilfe von Hypotheken erworben werden. Umbau zum Heil- und Erziehungsinstitut für seelenpflegebedürftige Kinder.

6.–12. NOVEMBER 1931 Fürsorgerinnentagung in Berlin.

1931 Founding of an anthroposophical-medical center in Berlin West, Schillstr. 11 a. Group practice (Margarete Bockholt and Ida Behre), curative education day care center, laboratory for the early detection of cancer, office of the umbrella organization of the *Allgemeine Soziale Hilfe, e.V.* [General social assistance association].

7–8 MARCH 1931 Conference in Arlesheim for doctors.

APRIL 1931 Annual General Meeting of the Anthroposophical Society at the Goetheanum - severe attacks on Ita Wegman.

8 MAY 1931 Beginning of further nursing courses in the clinic.

JULY 1931 Because of increasing hostility towards her and her efforts, Ita Wegman decides to remove the KTI and the *Sonnenhof* from their business relationship with the Anthroposophical Society, or rather the Goetheanum Association. Along with clinic doctors and Rudolf Hauschka, founding of the non-profit association *Clinical-therapeutic Institute,* which acquires the two enterprises.

6–12 SEPTEMBER 1931 Conference for social workers held in the clinic.

16 SEPTEMBER 1931 Following complicated negotiations, Schloss Hamborn - along with neighboring buildings, farm and pasture lands, and inventory - is acquired with the help of mortgage loans. Conversion to a medical and educational institute for children in need of soul care.

6–12 NOVEMBER 1931 Conference in Berlin for social workers.

27.–31. DEZEMBER 1931 *Arbeits-Zusammenkunft für heilpädagogische Fragen am Goetheanum, ausgehend von der Medizinischen Sektion ...* Vorträge, Gespräche, Ausstellung von Arbeiten der Kinder - aus *Sunfield* (bei Birmingham), Schloss Pilgramshain (Schlesien), *Schloss Gerswalde* (Uckermark), Schloss Mühlhausen (bei Stuttgart), *Zonnehuis* (bei Zeist, Holland), *Sonnenhof* (Arlesheim) ... Zum Abschluss Choral aus dem Weihnachtsoratorium mit 36 Leiern, aufgeführt von Kindern und Mitarbeitern. «*Kinder, die alleine zunächst nicht in der Lage wären, irgend etwas Schönes aus sich herauszufördern, können bei einer solchen Art ‹heilpädagogischer Hausmusik› ihren bescheidenen Teil zu einem wunderbar schönen Ganzen beitragen. Die Freude darüber gibt ihnen das Selbstvertrauen, das den äusseren heilpädagogischen Massnahmen von innen her helfend entgegenkommt.*»

FEBRUAR 1932 Kurs für «junge Mediziner».

10. MÄRZ 1932 Brief Ita Wegmans an die Vorstandsmitglieder in Dornach, Abmeldung von der Generalversammlung und Ankündigung einer Reise. «*[...] Durch diese Erholungszeit hoffe ich, Distanz zu gewinnen zu all den Geschehnissen der letzten Jahre.*»

21. APRIL–26. MAI 1932 Reise nach Griechenland und Kleinasien, zusammen mit Ilse Knauer.

JUNI/JULI 1932 Besuch der Heilpädagogischen Institute in Deutschland, mehrere Reisen nach England.

1932 Begründung eines Medizinischen Zentrums in «*10, KENT TERRACE, LONDON, N.W.1*», laut Prospekt «*a branch of the Clinical and Therapeutical Institute at Arlesheim, Switzerland, under the supervision of Dr. Wegman*».

27.–29. NOVEMBER 1932 Tagung in Berlin.

27–31 DECEMBER 1931 *Working meeting concerned with curative education questions held at the Goetheanum, organized by the Medical Section ...* Lectures, conversations, exhibition of the children's work - from *Sunfield* (near Birmingham), Schloss Pilgramshain (Silesia), *Schloss Gerswalde* (Uckermark), Schloss Mühlhausen (near Stuttgart), *Zonnehuis* (near Zeist, Holland), *Sonnenhof* (Arlesheim) ... To close, a chorale from the Christmas oratorio with 36 lyres, performed by children and co-workers. "*Through this kind of 'curative education house music,' children who are initially unable to bring forth anything beautiful out of themselves can contribute their modest part to a wonderfully beautiful whole. The joy found in that gives them the self-confidence that comes from within to meet and support the outer curative-educational measures.*"

FEBRUARY 1932 Course for "young doctors / medical students."

10 MARCH 1932 Letter from Ita Wegman sent to the members of the Executive Council in Dornach, cancelling her registration for the Annual General Meeting and giving notice of a forthcoming trip. "*... through this period of rest and recuperation, I hope to gain some distance from all the events of the last years.*"

21 APRIL–26 MAY 1932 Trip to Greece and Asia Minor with Ilse Knauer.

JUNE/JULY 1932 Visit to the Curative Education Institute in Germany; a number of trips to England.

1932 Founding of a Medical Center at "*10, KENT TERRACE, LONDON, N.W.1.*" According to the brochure: "*a branch of the Clinical and Therapeutical Institute at Arlesheim, Switzerland, under the supervision of Dr. Wegman.*"

30. JANUAR 1933 Machtergreifung Adolf Hitlers - Umwandlung der Weimarer Republik in eine nationalsozialistische Einparteiendiktatur. *«[...] Das ist der Anfang der Hetze, die jetzt kommen wird, weil natürlich über diesen Weg dann herauskommt, dass Dr. Steiner und seine Anhänger doch Landesverräter sind und nicht national [...].»*

27. FEBRUAR 1933 Vortrag Wegmans zu Rudolf Steiners Geburtstag in der Rudolf Steiner Hall, London. Bemühungen, das Zentrum der anthroposophischen Medizin aufgrund der politischen Entwicklungen Deutschlands nach England zu verlagern. Plan einer Klinik (Nursing Home) und eines Diätrestaurants in London.

7.–9. MÄRZ 1933 Ärztekurs in Arlesheim; 22 junge Mediziner nehmen teil.

MÄRZ 1933 Persönliche Einladungsbriefe Wegmans an ca. 30 Menschen - Heilpädagogen und Ärzte aus Deutschland, England und Holland - zu einer geheimen Zusammenkunft Anfang April in Stuttgart und Berlin, um angesichts der veränderten politischen Bedingungen über Schutzmöglichkeiten und Weiterarbeit zu beraten. *«Ich halte diese Zusammenkunft [für] von ausserordentlicher Wichtigkeit und sicher alle Freunde auch, weil die Zeiten gewiss schwerer werden, überall Diktatur auftreten wird und wir uns doch einigermassen besprechen müssen, um Wege zu finden, wie uns zu halten.»*

Allein in Deutschland waren Anfang der 1930er Jahre ca. 500-600 Kinder und Jugendliche in ständiger Betreuung der anthroposophischen Heime, durch ca. 200-300 Mitarbeiter; dazu kamen sehr viele ambulant betreute Kinder und Kinder und Jugendliche der «Hilfsklassen».

27–29 NOVEMBER 1932 Conference in Berlin.

30 JANUARY 1933 Adolf Hitler seizes power; transformation of the Weimar Republic into a national socialist, one-party dictatorship. "... This is the beginning of the smear campaign now to come because, of course, along this path it is then said that Dr. Steiner and his followers are traitors and not national ..."

27 FEBRUARY 1933 Lecture by Ita Wegman on the occasion of Rudolf Steiner's birthday in the Rudolf Steiner Hall in London. Efforts to relocate the center of anthroposophical medicine to England because of political developments in Germany. Plans for a clinic in London, a maternity unit (nursing home) in Kent Terrace, as well as the opening of a dietary restaurant.

7–9 MARCH 1933 Course held in Arlesheim for doctors; 22 young doctors / medical students take part.

MARCH 1933 Personal letters of invitation from Ita Wegman to ca. 30 people - curative educators and doctors from Germany, England, and Holland - to a secret meeting in Stuttgart and Berlin at the beginning of April in order to discuss protective measures and continuation of the work given the changes in the political conditions. *"I consider this meeting to be extraordinarily important and am confident that all friends do as well because the times will become increasingly difficult, dictatorships will emerge everywhere, and we must be able to discuss this to some degree in order to find ways of sustaining ourselves."*

In Germany alone, at the beginning of the 1930's 500-600 children and adolescents were in the continuing supervisory care of anthroposophical care homes, cared for by c. 200-300 co-workers. In addition, there were many children in outpatient care, and both children and adolescents in the auxiliary "help classes."

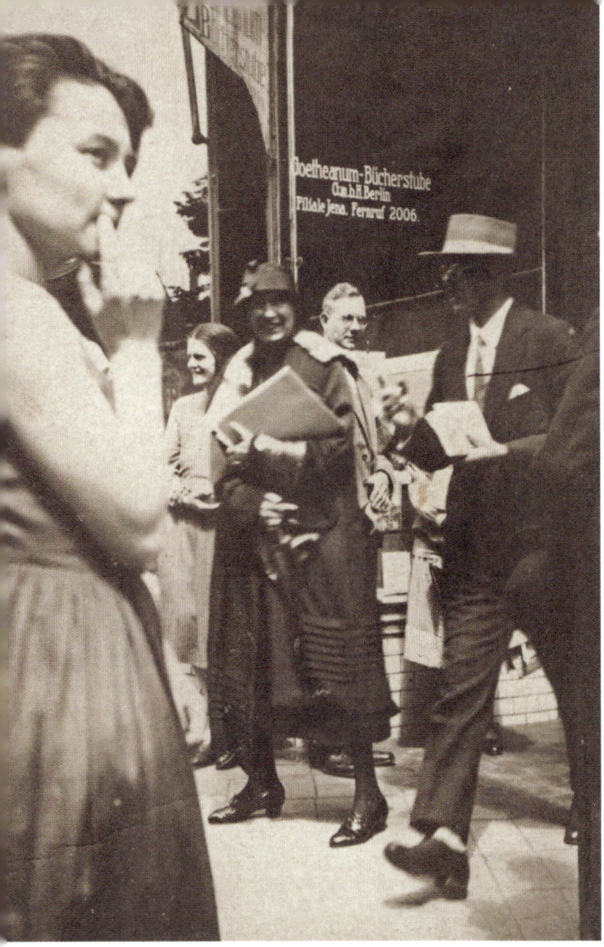

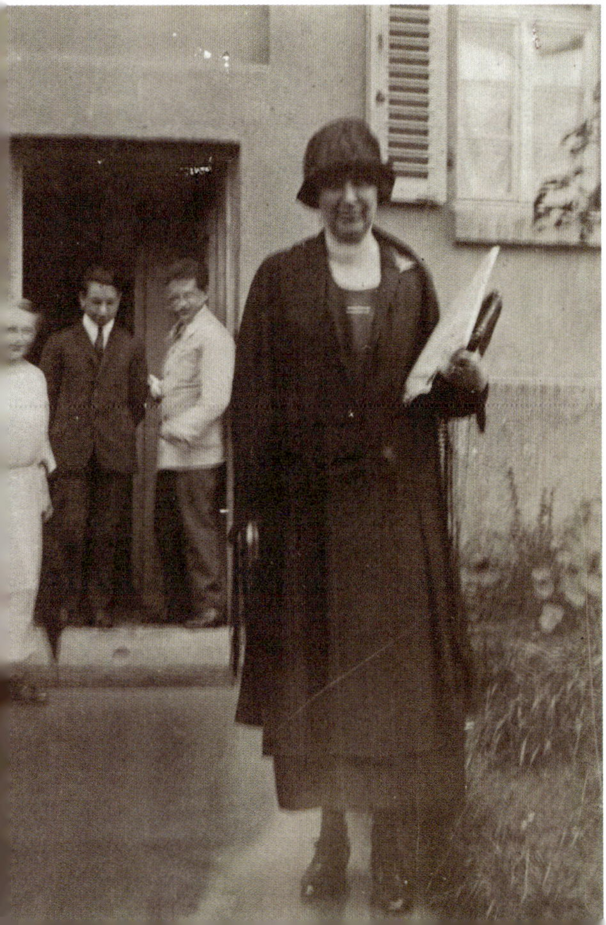

207

Ita Wegman vor der *Goetheanum-Bücherstube* in Jena. Rechts: Franz Löffler, ohne Datum. In Berlin, Jena und Stuttgart wurden auf Anregung Wegmans ab 1929 *Goetheanum-Bücherstuben* eingerichtet.

Ita Wegman in front of the *Goetheanum Bookshop* in Jena. On the right: Franz Löffler, undated. Starting in 1929, *Goetheanum Bookshops* were established in Berlin, Jena, and Stuttgart at Wegman's suggestion.

208

Ita Wegman zu Besuch bei Karl Schubert in Stuttgart, ohne Datum

Ita Wegman visiting Karl Schubert in Stuttgart, undated.

209

Ita Wegman (dritte Reihe, Zweite von links) und Karl König (dritte Reihe, Erster von links) bei einem Krankenpflege-, Massage und Heileurythmiekurs am KTI, September 1930.

Ita Wegman (third row, second from left) and Karl König (third row, far left) during a caregiving, massage and curative eurythmy course at the KTI, September 1930.

210

Ita Wegman (erste Reihe, Zweite von links) bei einer naturwissenschaftlichen Tagung in Amsterdam, November 1929. Links von Ita Wegman: Frederik Willem Zeylmans van Emmichoven. Rechts von ihr: Guenther Wachsmuth, Elisabeth Vreede, Lili Kolisko.

Ita Wegman (first row, second from left) at a natural science meeting in Amsterdam, November 1929. On Ita Wegman's left: Frederik Willem Zeylmans van Emmichoven. On her right: Guenther Wachsmuth, Elisabeth Vreede, Lili Kolisko.

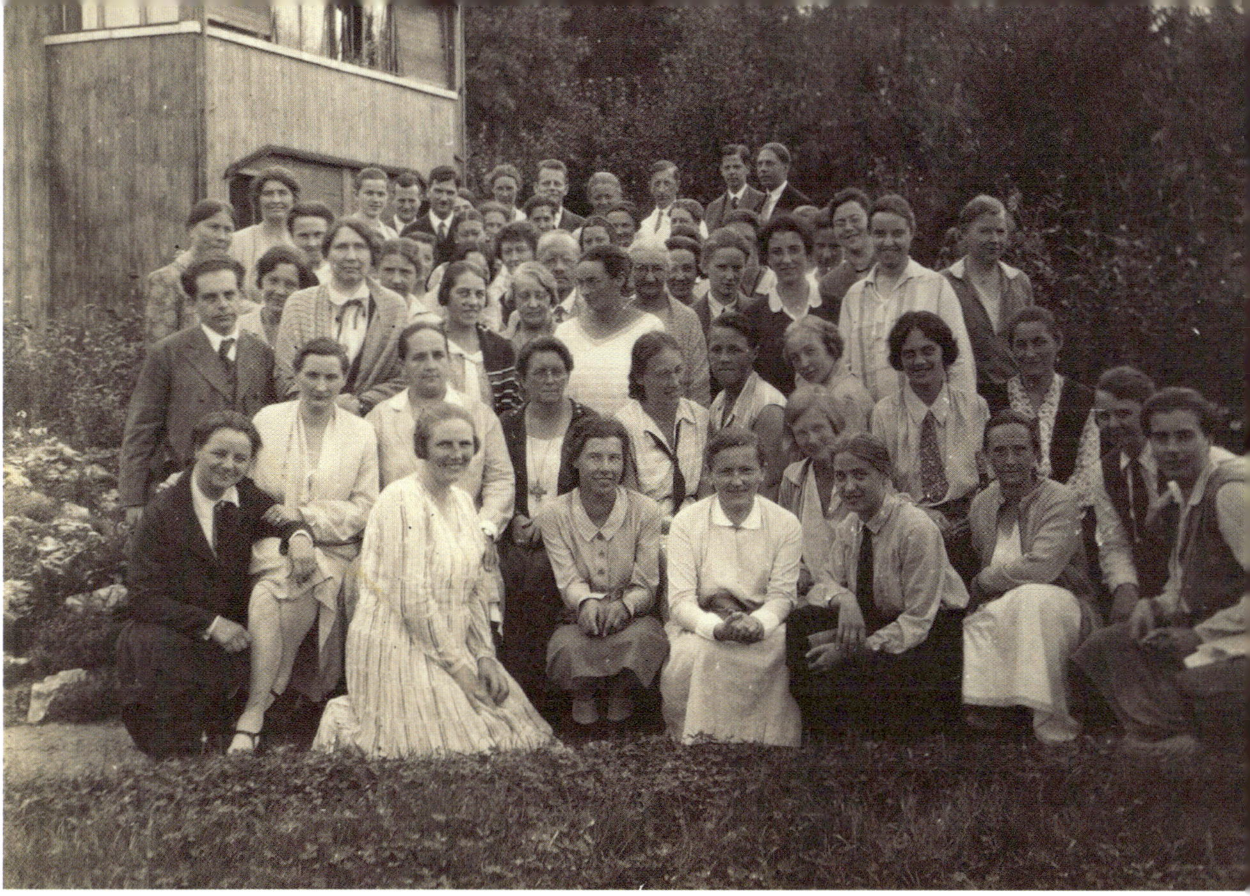

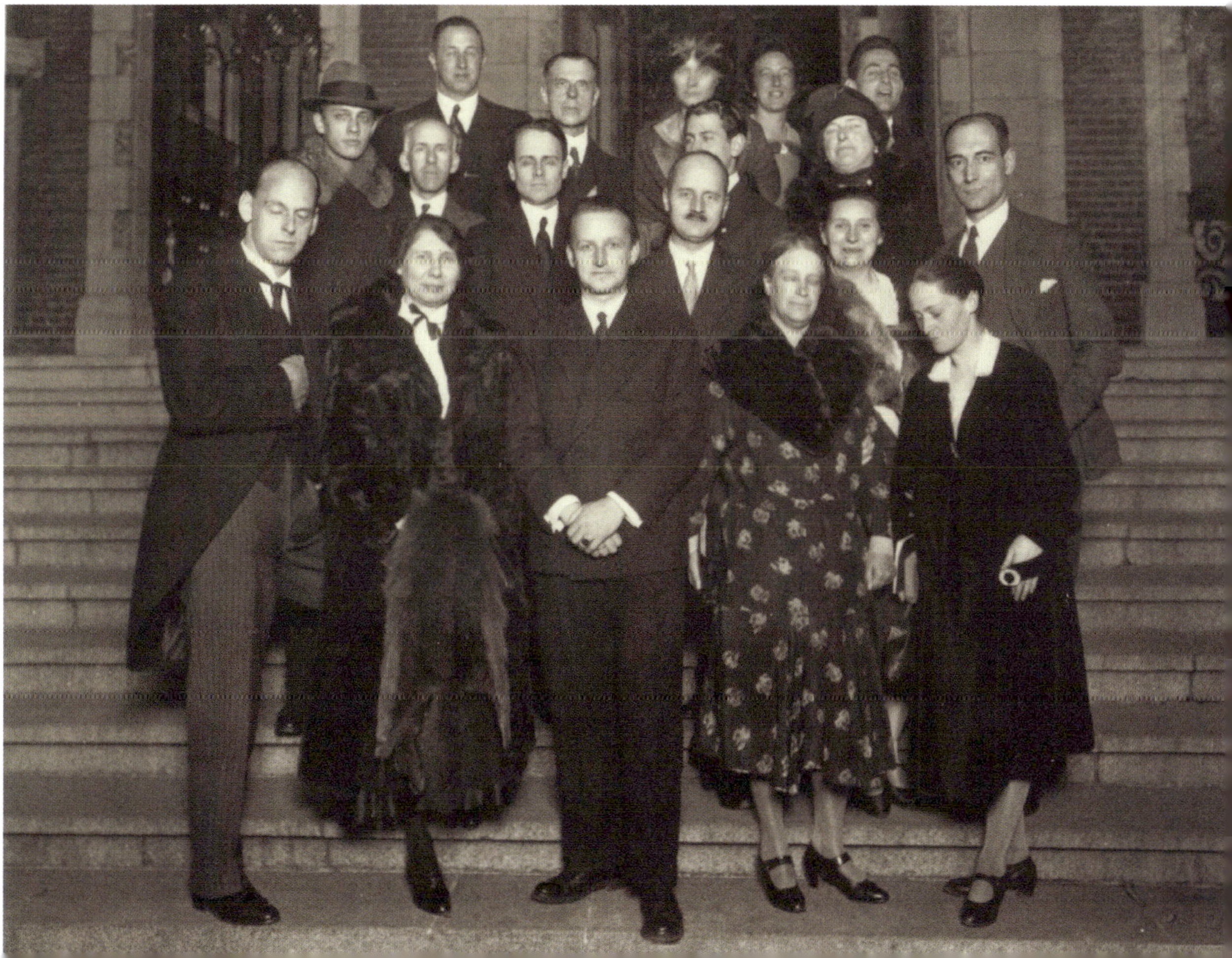

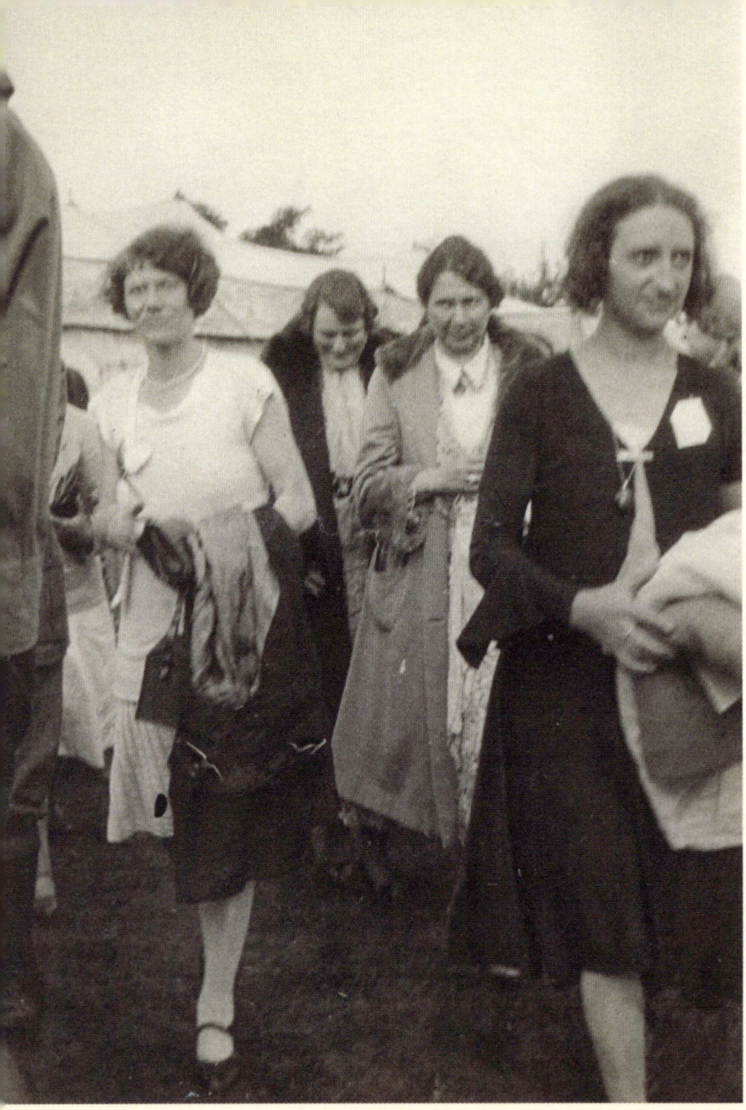

211
Ita Wegman (Dritte von links) mit Florence Simpson (Zweite von links). *Kamp de Staakenberg*, August 1930.
Ita Wegman (third from left) with Florence Simpson (second from left) at *Kamp de Staakenberg*, August 1930.

212
Ita Wegman und Florence Simpson, *Kamp de Staakenberg*, August 1930.
Ita Wegman and Florence Simpson at *Kamp de Staakenberg*, August 1930.

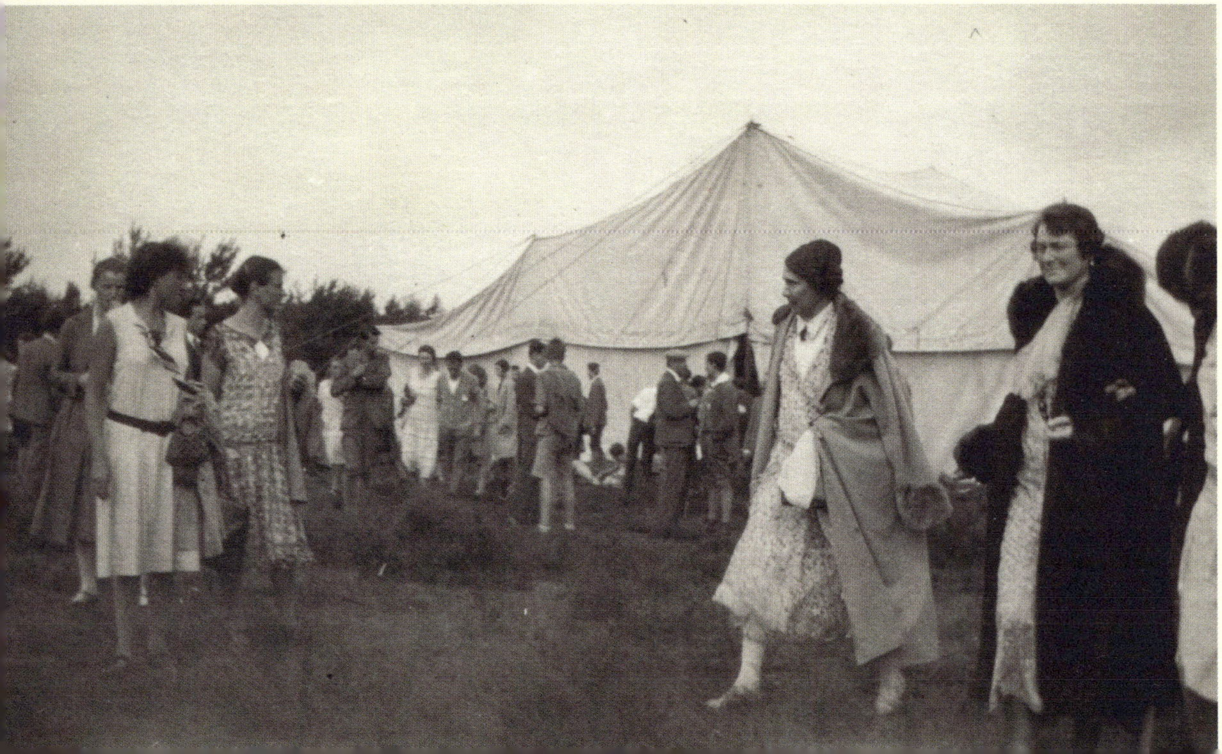

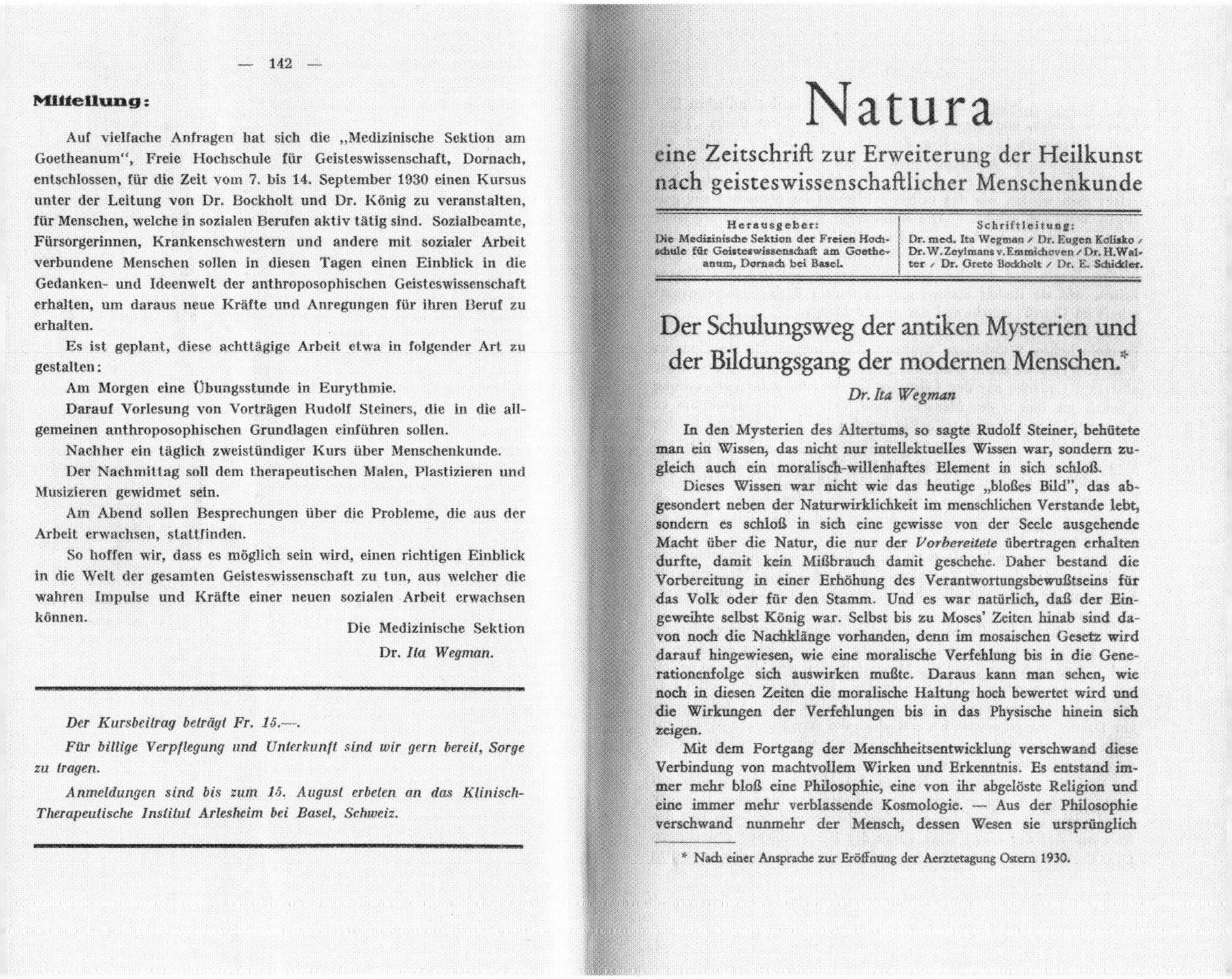

— 142 —

Mitteilung:

Auf vielfache Anfragen hat sich die „Medizinische Sektion am Goetheanum", Freie Hochschule für Geisteswissenschaft, Dornach, entschlossen, für die Zeit vom 7. bis 14. September 1930 einen Kursus unter der Leitung von Dr. Bockholt und Dr. König zu veranstalten, für Menschen, welche in sozialen Berufen aktiv tätig sind. Sozialbeamte, Fürsorgerinnen, Krankenschwestern und andere mit sozialer Arbeit verbundene Menschen sollen in diesen Tagen einen Einblick in die Gedanken- und Ideenwelt der anthroposophischen Geisteswissenschaft erhalten, um daraus neue Kräfte und Anregungen für ihren Beruf zu erhalten.

Es ist geplant, diese achttägige Arbeit etwa in folgender Art zu gestalten:

Am Morgen eine Übungsstunde in Eurythmie.

Darauf Vorlesung von Vorträgen Rudolf Steiners, die in die allgemeinen anthroposophischen Grundlagen einführen sollen.

Nachher ein täglich zweistündiger Kurs über Menschenkunde.

Der Nachmittag soll dem therapeutischen Malen, Plastizieren und Musizieren gewidmet sein.

Am Abend sollen Besprechungen über die Probleme, die aus der Arbeit erwachsen, stattfinden.

So hoffen wir, dass es möglich sein wird, einen richtigen Einblick in die Welt der gesamten Geisteswissenschaft zu tun, aus welcher die wahren Impulse und Kräfte einer neuen sozialen Arbeit erwachsen können.

Die Medizinische Sektion
Dr. *Ita Wegman.*

Der Kursbeitrag beträgt Fr. 15.—.

Für billige Verpflegung und Unterkunft sind wir gern bereit, Sorge zu tragen.

Anmeldungen sind bis zum 15. August erbeten an das Klinisch-Therapeutische Institut Arlesheim bei Basel, Schweiz.

Natura

eine Zeitschrift zur Erweiterung der Heilkunst nach geisteswissenschaftlicher Menschenkunde

Herausgeber:	Schriftleitung:
Die Medizinische Sektion der Freien Hochschule für Geisteswissenschaft am Goetheanum, Dornach bei Basel.	Dr. med. Ita Wegman / Dr. Eugen Kolisko / Dr. W. Zeylmans v. Emmichoven / Dr. H. Walter / Dr. Grete Bockholt / Dr. E. Schickler.

Der Schulungsweg der antiken Mysterien und der Bildungsgang der modernen Menschen.*

Dr. Ita Wegman

In den Mysterien des Altertums, so sagte Rudolf Steiner, behütete man ein Wissen, das nicht nur intellektuelles Wissen war, sondern zugleich auch ein moralisch-willenhaftes Element in sich schloß.

Dieses Wissen war nicht wie das heutige „bloßes Bild", das abgesondert neben der Naturwirklichkeit im menschlichen Verstande lebt, sondern es schloß in sich eine gewisse von der Seele ausgehende Macht über die Natur, die nur der *Vorbereitete* übertragen erhalten durfte, damit kein Mißbrauch damit geschehe. Daher bestand die Vorbereitung in einer Erhöhung des Verantwortungsbewußtseins für das Volk oder für den Stamm. Und es war natürlich, daß der Eingeweihte selbst König war. Selbst bis zu Moses' Zeiten hinab sind davon noch die Nachklänge vorhanden, denn im mosaischen Gesetz wird darauf hingewiesen, wie eine moralische Verfehlung bis in die Generationenfolge sich auswirken mußte. Daraus kann man sehen, wie noch in diesen Zeiten die moralische Haltung hoch bewertet wird und die Wirkungen der Verfehlungen bis in das Physische hinein sich zeigen.

Mit dem Fortgang der Menschheitsentwicklung verschwand diese Verbindung von machtvollem Wirken und Erkenntnis. Es entstand immer mehr bloß eine Philosophie, eine von ihr abgelöste Religion und eine immer mehr verblassende Kosmologie. — Aus der Philosophie verschwand nunmehr der Mensch, dessen Wesen sie ursprünglich

* Nach einer Ansprache zur Eröffnung der Aerztetagung Ostern 1930.

213
Ita Wegman: *NATURA Eine Zeitschrift zur Erweiterung der Heilkunst nach geisteswissenschaftlicher Menschenkunde*. 4. Jahrgang 1929/30. Doppelseite 142/143.
Ita Wegman: *NATURA A journal for the extension of the healing arts based on the spiritual scientific understanding of the human being.* Volume 4, 1929/30. Two page spread 142/143.

214
Ita Wegman (links neben dem Fenster) bei einem Kurs für «junge Mediziner» an der Treppe zum Esszimmer des KTI, ohne Datum.
Ita Wegman (left, next to the window) at a course for "young doctors/medical students" at the stairs to the KTI dining room, undated.

215
Ita Wegman (erste Reihe, Dritte von rechts) in Kent Terrace, London, 1931.
Ita Wegman (first row, third from right) in Kent Terrace, London, 1931.

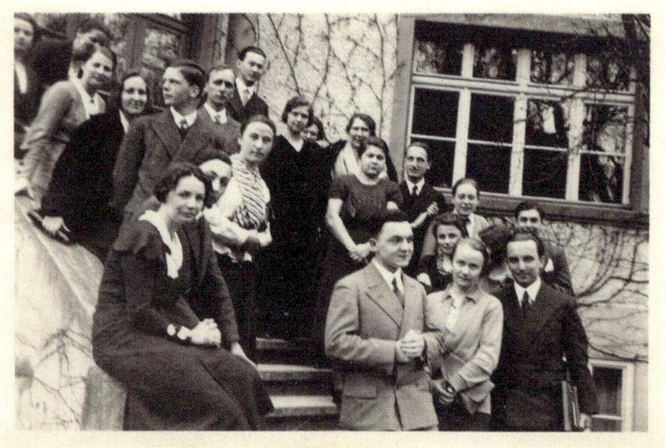

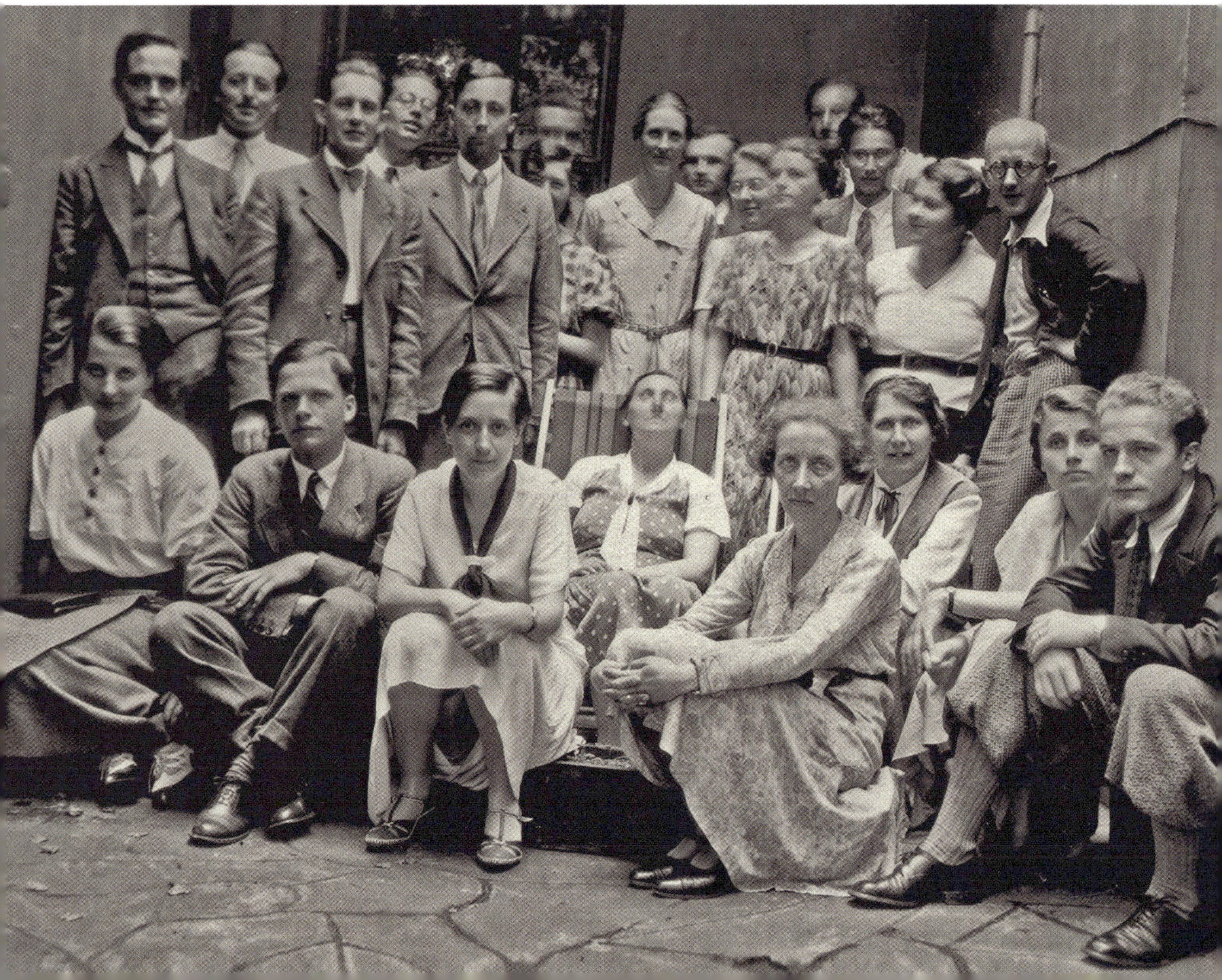

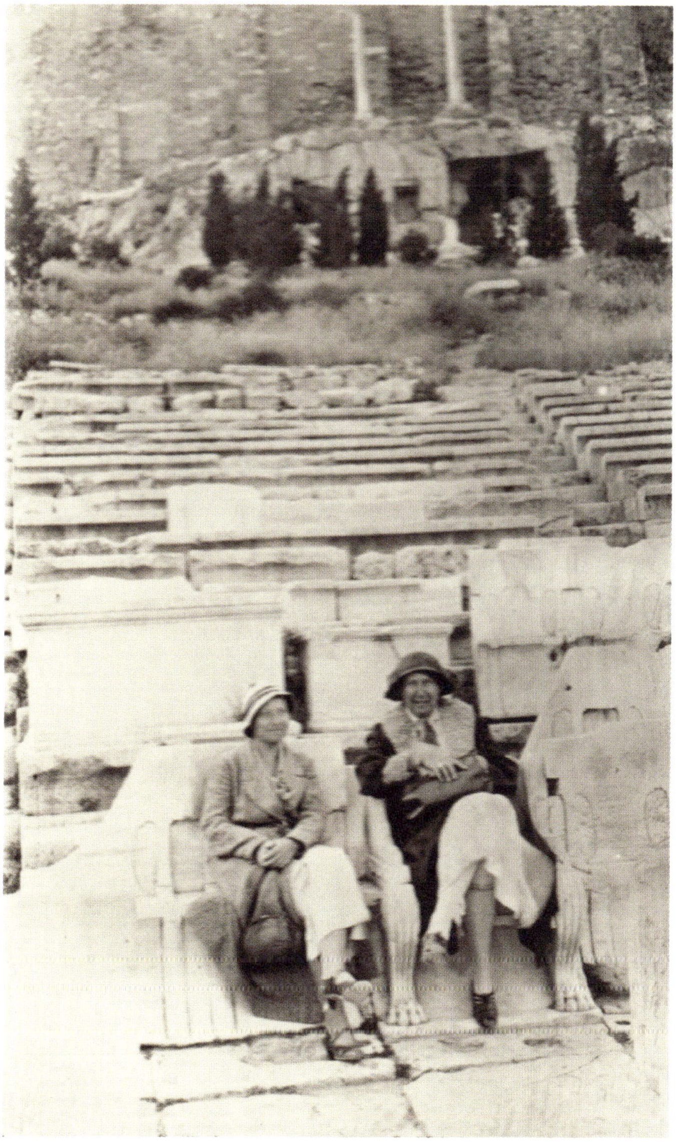

216

Ita Wegman (rechts) und Ilse Knauer (links). Bacchus Tempel, Athen, April/Mai 1932. Als Postkarte gedruckt und von Ita Wegman an Mien Viehoff gesandt.

Ita Wegman (right) and Ilse Knauer (left). Temple of Bacchus, Athens, April/May 1932. Printed as a postcard and sent by Ita Wegman to Mien Viehoff.

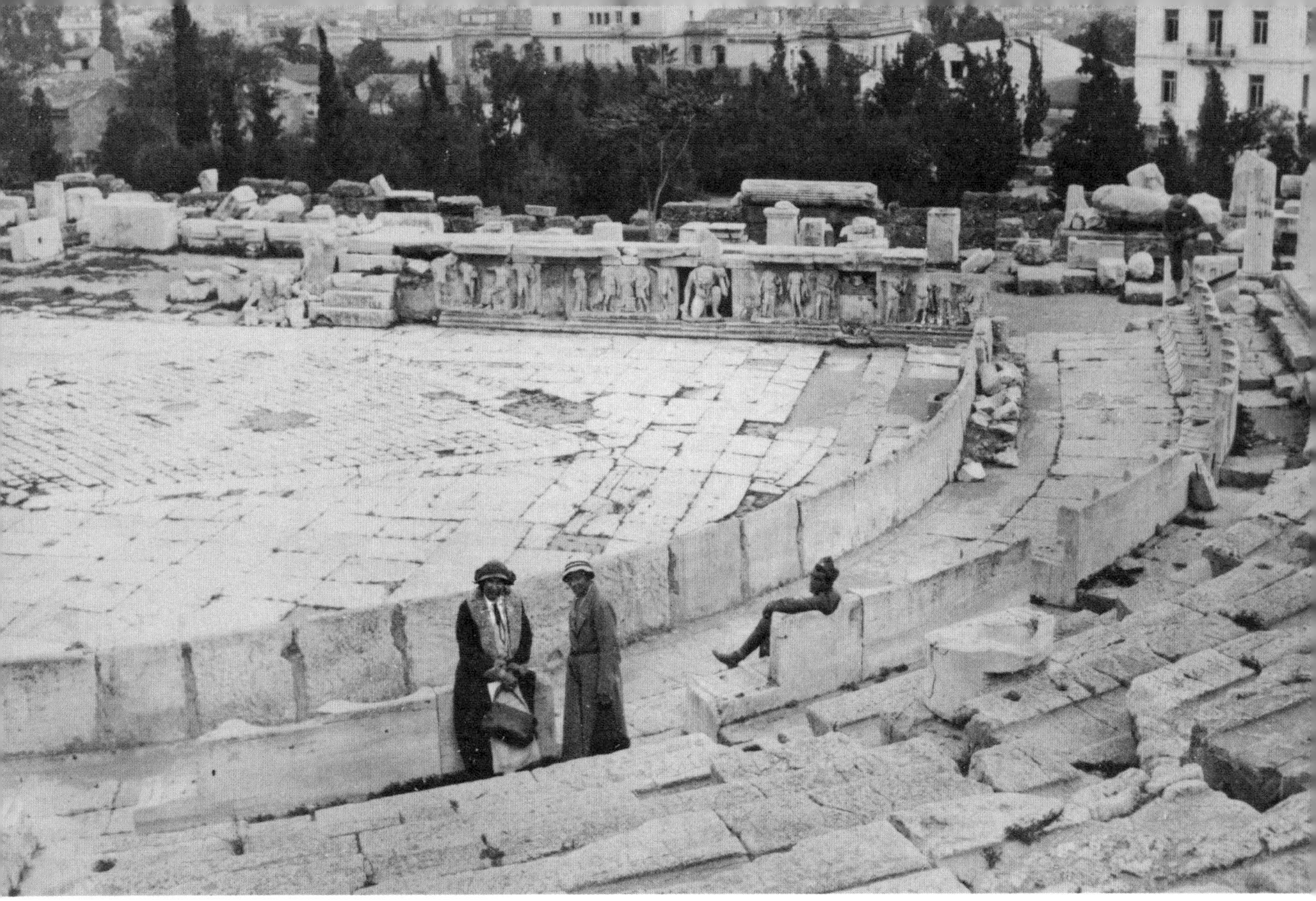

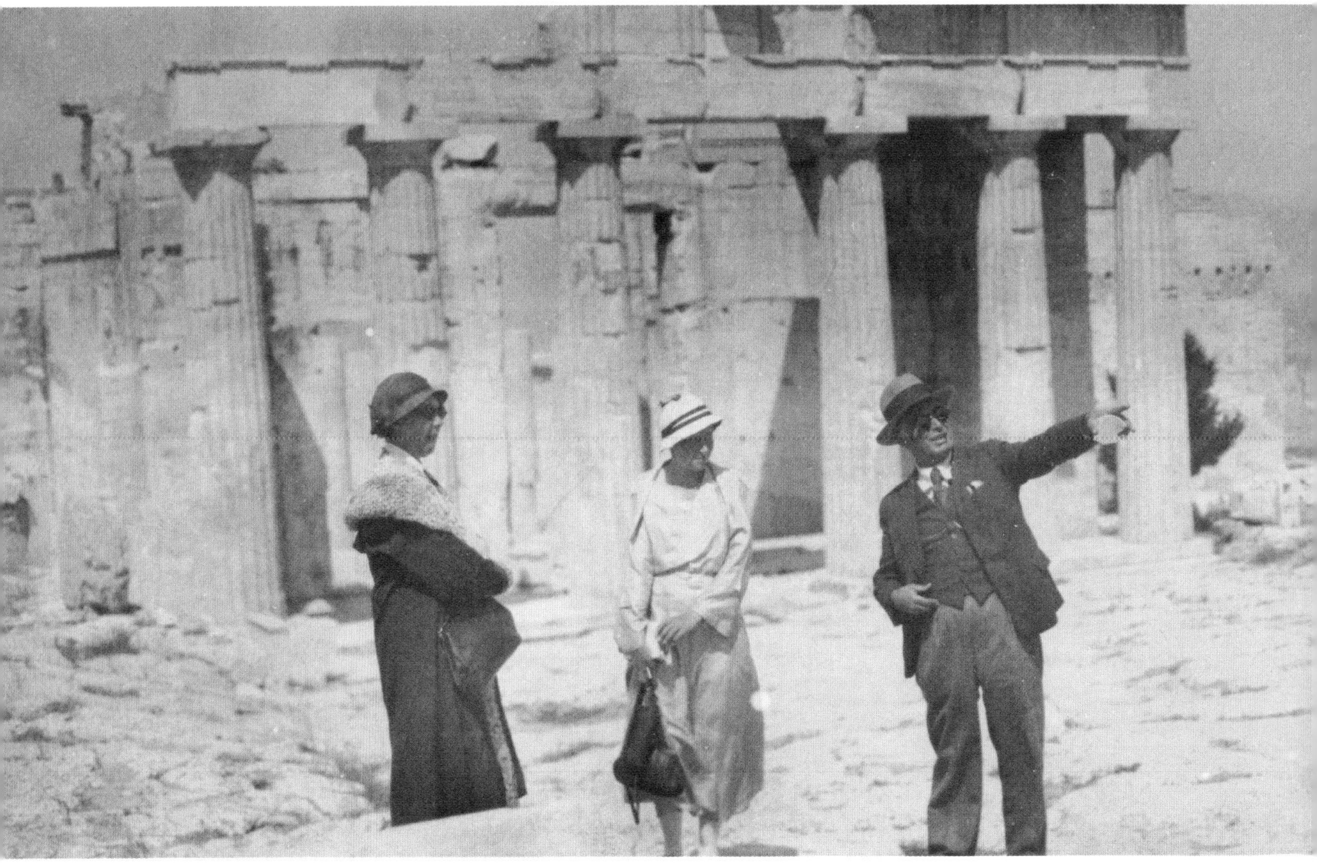

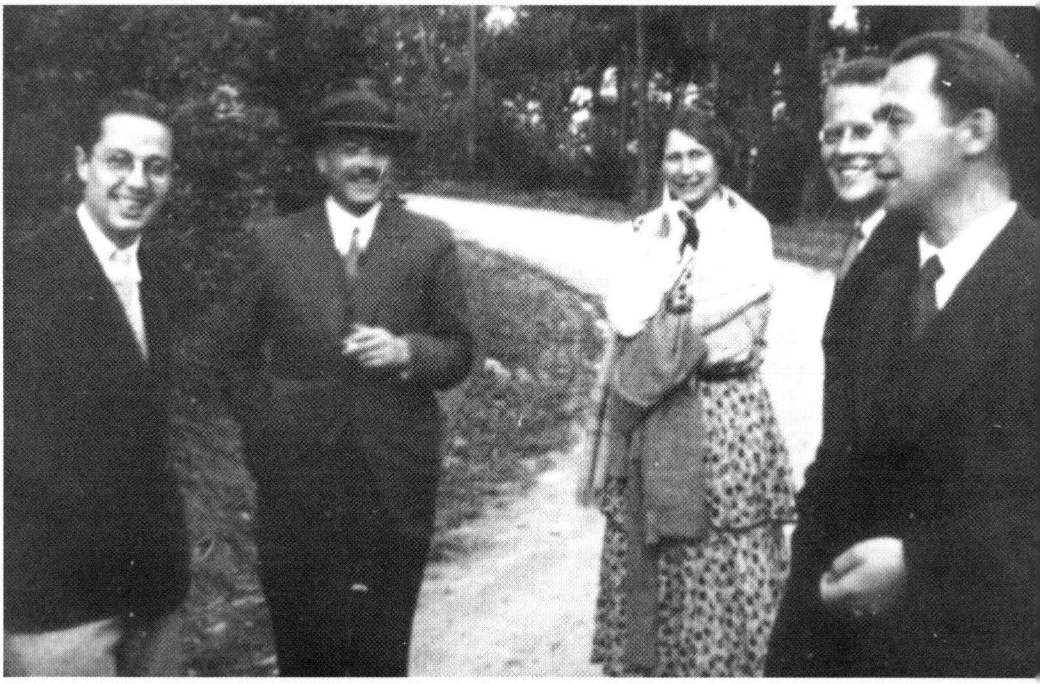

217
Ita Wegman (links) und Ilse Knauer (rechts) auf einer Griechenlandreise, April/Mai 1932. Bacchus Tempel, Athen.
Ita Wegman (left) and Ilse Knauer (right) on a trip to Greece, April/May 1932. Temple of Bacchus, Athens.

218
Ita Wegman (links) mit Ilse Knauer und Erich Kirchner (rechts). Bacchus Tempel, Athen, April/Mai 1932.
Ita Wegman (left) with Ilse Knauer and Erich Kirchner (right). Temple of Bacchus, Athens, April/May 1932.

219
Ita Wegman mit Werner Pache, Franz Löffler, Sigfried Pickert und Albrecht Strohschein (v. l. n. r.) im heilpädagogischen Institut Lauenstein-Altefeld, 1. September 1932.
Ita Wegman with Werner Pache, Franz Löffler, Sigfried Pickert and Albrecht Strohschein (from left to right) at the Lauenstein-Altefeld curative education institute, 1 September 1932.

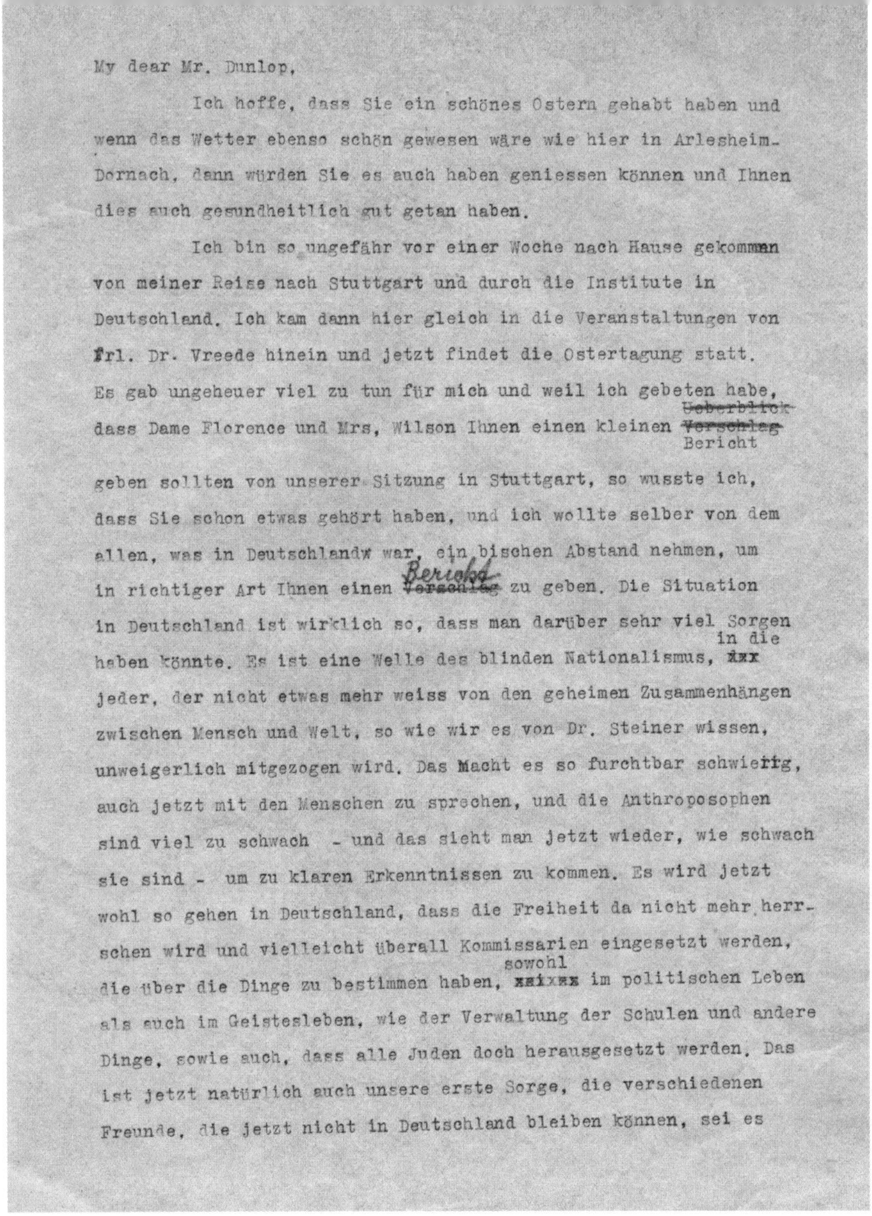

My dear Mr. Dunlop,

Ich hoffe, dass Sie ein schönes Ostern gehabt haben und wenn das Wetter ebenso schön gewesen wäre wie hier in Arlesheim-Dornach, dann würden Sie es auch haben geniessen können und Ihnen dies auch gesundheitlich gut getan haben.

Ich bin so ungefähr vor einer Woche nach Hause gekommen von meiner Reise nach Stuttgart und durch die Institute in Deutschland. Ich kam dann hier gleich in die Veranstaltungen von Frl. Dr. Vreede hinein und jetzt findet die Ostertagung statt. Es gab ungeheuer viel zu tun für mich und weil ich gebeten habe, dass Dame Florence und Mrs. Wilson Ihnen einen kleinen ~~Ueberblick~~ ~~Verschlag~~ Bericht geben sollten von unserer Sitzung in Stuttgart, so wusste ich, dass Sie schon etwas gehört haben, und ich wollte selber von dem allen, was in Deutschlandw war, ein bischen Abstand nehmen, um in richtiger Art Ihnen einen ~~Verschlag~~ Bericht zu geben. Die Situation in Deutschland ist wirklich so, dass man darüber sehr viel Sorgen haben könnte. Es ist eine Welle des blinden Nationalismus, ~~xxx~~ in die jeder, der nicht etwas mehr weiss von den geheimen Zusammenhängen zwischen Mensch und Welt, so wie wir es von Dr. Steiner wissen, unweigerlich mitgezogen wird. Das Macht es so furchtbar schwierig, auch jetzt mit den Menschen zu sprechen, und die Anthroposophen sind viel zu schwach - und das sieht man jetzt wieder, wie schwach sie sind - um zu klaren Erkenntnissen zu kommen. Es wird jetzt wohl so gehen in Deutschland, dass die Freiheit da nicht mehr herrschen wird und vielleicht überall Kommissarien eingesetzt werden, die über die Dinge zu bestimmen haben, ~~xxixxx~~ sowohl im politischen Leben als auch im Geistesleben, wie der Verwaltung der Schulen und andere Dinge, sowie auch, dass alle Juden doch herausgesetzt werden. Das ist jetzt natürlich auch unsere erste Sorge, die verschiedenen Freunde, die jetzt nicht in Deutschland bleiben können, sei es

220–222
Ita Wegman: Brief an Daniel Nicol Dunlop, 17. April 1933, S. 1–3.
Letter from Ita Wegman to Daniel Nicol Dunlop, 17 April 1933, pp. 1–3.

"My dear Mr. Dunlop,

I hope you have had a lovely Easter, and if the weather was as beautiful as it was here in Arlesheim-Dornach, then you would have been able to enjoy it and this would have also been good for your health.

I returned home about a week ago from my trip to Stuttgart and through the institutes in Germany. I stepped right into Frl. Dr. Vreede's events and now the Easter Conference is taking place. There is a tremendous amount for me to do, and because I have asked Dame Florence and Mrs. Wilson to give you a proper ~~overview/proposal~~ report of our meeting in Stuttgart, I knew you have already heard something, and I myself wanted to take a little distance from everything that is happening in Germany in order to give you a proper proposal report. The situation in Germany is actually such that one could be quite worried about it. It is a wave of blind nationalism, with which everyone inevitably goes along who does not know something more of the secret relationships between the human being and the world in the way we know about it from Dr. Steiner. It makes it incredibly difficult even now to speak with people, and the anthroposophists are far too weak - and one sees now again how

- 2 -

dass sie von jüdischer Herkunft sind, sei es dass sie durch eine bestimmte Arbeit, die mehr auf dem sozialen Gebiet stattgefunden hat, nicht ganz sicher sind in Deutschland. Und es ist für mich die bange Frage: wie organisieren wir uns so als wahre Anthroposophen, um dem wahren Menschentum zu dienen, dass wir über den Nationalismus hinaus Geisteswissenschaft in der richtigen Art weiter verbreiten und auch darnach leben können, weil ich es herankommen sehe, dass die Welle, die jetzt in Deutschland ist, nicht nur bei Deutschland bleiben wird, sondern sich auf die verschiedenen anderen Länder ausbreiten wird und jedes Land sich abkapseln wird, bis/zuletzt dies – weil das natürlich gegen alle wahre Evolution ist – zu einem allgemeinen grossen Krieg wieder entartet. Wie verhalten wir uns – und das gehört doch auch zu unseren Aufgaben, sonst hat Anthroposophie gar keinen Sinn, wenn wir sie nur für uns im stillen Kämmerlein uns aneignen – zu diesen grossen Dingen heran, um so zu arbeiten, dass wir vielleicht manches verhüten können durch unsere richtige Einstellung und durch die richtigen Taten. Und so denke ich immer an das, was Sie, lieber Mr. Dunlop, in Glastonbury angeregt haben, dass die Freunde, die zusammengehören, sich zusammentun, um wirklich einen Bund zu machen, der stark und kräftig ist, um zu überdauern die allerschwersten Zeiten, die jetzt kommen werden. Die Sitzung, die wir in Stuttgart gehabt haben, hat sehr gut gewirkt. Das ist nachträglich von allen Seiten herausgekommen. Wir dürfen diese Art des Zusammenkommens nicht fallen lassen und so muss jetzt doch beraten werden, wo die nächste Zusammenkunft sein wird. Ich habe eingehend auch mit Dr. Zeylmans gesprochen, der jetzt auch hier ist, und wir haben doch das Gefühl, dass all diese Dinge nicht allzusehr in die Gesellschafts-Angelegenheiten hereingebracht werden sollten, sodass Dr. Zeylmans mitmachen will, wenn es nicht hereingezogen

weak they are - in order to arrive at clear insights. It will now probably come to pass in Germany that freedom will no longer prevail there, and perhaps commissioners will be installed everywhere who will determine matters in political as well as in spiritual/intellectual life, like the administration of schools and other things, as well that all Jews will be displaced. Now, of course, our first concern is the various friends who now are unable to remain in Germany who, because they are of Jewish descent or because of a particular work that took place more in the social realm, are not entirely safe in Germany. And the anxious question I have is this: how do we organize ourselves as true anthroposophists in order to serve true humanity so, over and beyond nationalism, we further disseminate spiritual science in the right way so that it can continue to live afterwards, because I see it coming that the wave that is now in Germany will not remain in Germany alone but will spread to various other countries, and every country will encapsulate itself, until in the end - because this is naturally contrary to all true evolution - this degenerates into a great general war again. How do we conduct ourselves - and this also belongs to our tasks, otherwise anthroposophy makes absolutely no sense if we acquire it only for ourselves in quiet little rooms - in regard to these large matters in order to work in such a way that we perhaps are able to prevent much through our proper engagement and through the right deeds. And thus, I always think about what you, dear Mr. Dunlop, inspired in Glastonbury, that the friends who belong together work together in order really to form an association that is strong and powerful in order to survive the most difficult times now to come. The meeting that we had in Stuttgart had a very good effect. That emerged from all sides after the fact. We ought not drop

- 3 -

wird in die Gesellschaft und vielleicht ist das auch für den Moment das Beste. Er gab mir den Rat, wenn die nächste Zusammenkunft in Holland sein wird, es nicht im Haag mitten in der Anthroposophischen Gesellschaft zu tun, wo aller Augen dann auf uns gerichtet sind, sondern z. B. in der Nähe von Utrecht, in Zeist, wo Dr. Lievegoed jetzt sein grosses Institut hat, und wo die Versammlung stattfinden kann in einer ausserordentlich schönen Gegend, die auch abgelegen ist von allen anderen Einmischungen. Wir können dann von dort aus - die Freunde die noch weiter mitkommen können - weiter nach England gehen, wo zu Pfingsten vielleicht auch irgend eine Veranstaltung sein wird. Sollte die Zusammenkunft in England sein, dann könnte natürlich nur eine ganz kleine Anzahl Freunde kommen, was sie sowieso tun würden. Dann ist es besser, dieses für Bangor zu tun, wofür dann die Freunde das Geld sicher ersparen können. Wir sind den englischen Freunden ausserordentlich dankbar, dass wir von hier nach England blicken können jetzt noch wie eine Art Bollwerk gegen Erschütterungen nicht nur in der Welt, sondern auch in unserer anthroposophischen Gesellschaft und ich bitte Sie, Mr. Dunlop, dieses als ausserordentlich wichtig anzusehen und ich sehe in Ihnen denjenigen, mit dem wir uns alle verbinden können zu einem Besseren für die Menschheit.

Mit recht freundlichen Grüssen

this kind of meeting and thus it must be discussed where the next gathering will be. I have also spoken in-depth with Dr. Zeylmans who is also here now, and we have the feeling that all these things should not be brought too much into the Society and its affairs, so that Dr. Zeylmans wants to work with us so that it is not brought into the Society, and perhaps for the moment that is what is best. He advised me that if the next meeting will be in Holland, not to hold it in the Hague in the Anthroposophical Society, where all eyes would then be upon us, but rather, for example, in the vicinity of Utrecht, in Zeist, where Dr. Lievegoed now has his large institute and where all gatherings can take place in an extraordinarily beautiful area that is also sequestered from other interferences. From there, we can - with the friends who are able to accompany us further - go on to England where perhaps some kind of event will also take place for Whitsun. Should the gathering take place in England then of course only a very small number of friends could come which they would do in any case. Then it is better to do this for Bangor [Wales] for which the friends could certainly save the money. We are extraordinarily thankful to the English friends that we can now still look from here towards England as a kind of bulwark against upheavals not only in the world but also in our anthroposophical Society, and I would ask you, Mr. Dunlop, to view this as extraordinarily important and I see in you the one with whom we can all connect for what is better for humanity.
With very kind greetings"

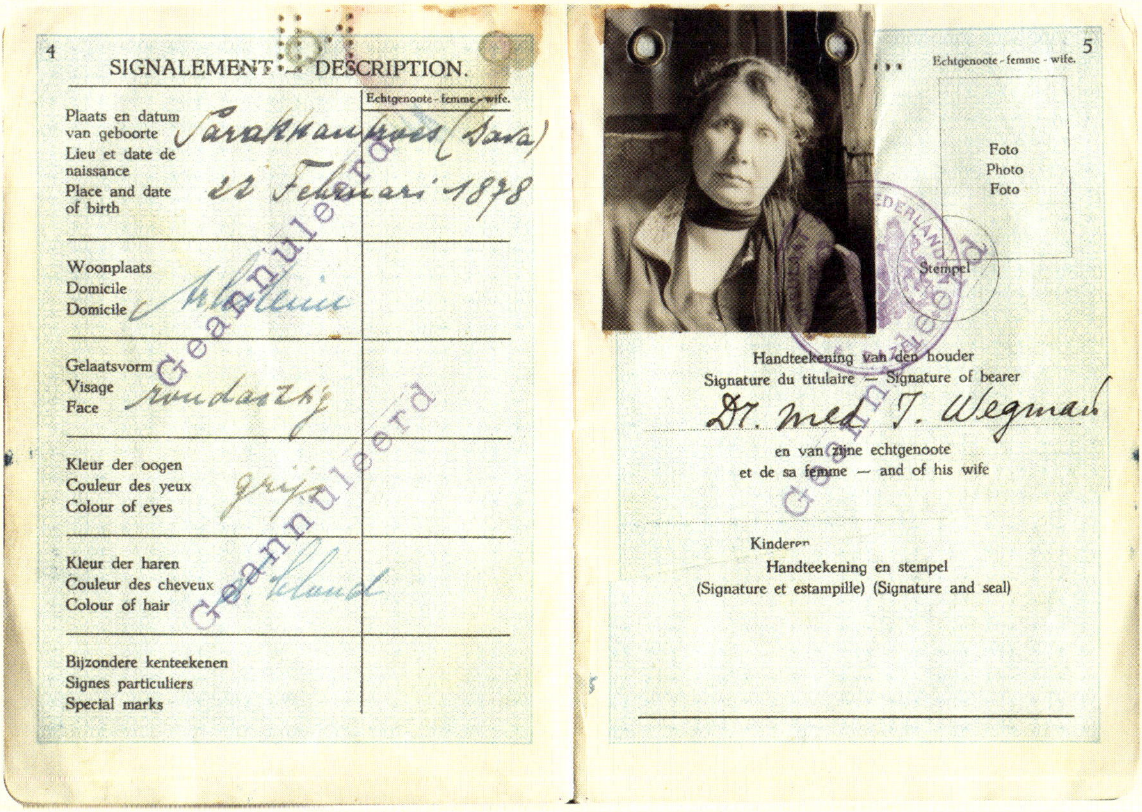
4
SIGNALEMENT — DESCRIPTION.
Echtgenoote - femme - wife.
Plaats en datum van geboorte / Lieu et date de naissance / Place and date of birth: Sarakkampoes (Java) 22 Februari 1878
Woonplaats / Domicile / Domicile: Arlesheim
Gelaatsvorm / Visage / Face: rondachtig
Kleur der oogen / Couleur des yeux / Colour of eyes: grijs
Kleur der haren / Couleur des cheveux / Colour of hair: d. blond
Bijzondere kenteekenen / Signes particuliers / Special marks
Geannuleerd
Geannuleerd

5
Echtgenoote - femme - wife.
Foto / Photo / Foto
Stempel
Handteekening van den houder / Signature du titulaire — Signature of bearer
Dr. med. I. Wegman
en van zijne echtgenoote / et de sa femme — and of his wife
Kinderen
Handteekening en stempel / (Signature et estampille) (Signature and seal)
Geannuleerd

223

Pass, signiert «Dr. med. I. Wegman».
Basel, den 14. Juli 1933.

Passport, signed "Dr. med. I. Wegman."
Basel, 14 July 1933.

1. APRIL 1933 Treffen in Stuttgart, unmittelbar danach in Berlin.

17. APRIL 1933 Wegman in einem Brief nach England: *«Es wird jetzt wohl so gehen in Deutschland, dass die Freiheit da nicht mehr herrschen wird und vielleicht überall Kommissarien eingesetzt werden, die über die Dinge zu bestimmen haben, sowohl im politischen Leben als auch im Geistesleben, wie der Verwaltung der Schulen und andere Dinge, sowie auch, dass alle Juden doch herausgesetzt werden.»*

28. APRIL 1933 *«Heute möchte ich doch einmal anfragen, welche Möglichkeiten bestehen, Menschen, die in Deutschland aus ihrer Arbeit herausgeschleudert sind, zu helfen, entweder wenigstens aus Deutschland herauszukommen oder zu einer Tätigkeit zu kommen? Besteht nicht in England eine Organisation, mit deren Hilfe man eventuell für diese armen Menschen etwas tun kann? [...] Es handelt sich dabei um Menschen, die mit der jetzigen Regierung nicht einverstanden sind und weil sie nicht einverstanden sind, allerlei Gefahren laufen, auch um diejenigen, die von jüdischer Herkunft sind und deshalb herausgestossen werden. Ich bitte Sie also dringlich, sich mit diesen Fragen zu befassen. Wir müssen doch eine internationale Organisation schaffen, um auch geistig gegen dies Ungeistige der jetzigen nationalistischen Regierungen, [...] entgegenzutreten.»*

Zahlreiche Reisen - Paris, Holland, England (London und Birmingham) - mit dem Ziel, die anthroposophischen Freunde und Mitarbeiter über die fatalen Entwicklungen in Deutschland zu informieren und zu Hilfsaktivitäten zu veranlassen.

4. JUNI 1933 Pfingsten, Einweihung des heilpädagogischen Heimes *Clent Grove* durch Ita Wegman: *«I am not speaking to you as to people who belong to a particular Nationality-I am speaking to those who have been able to raise themselves above their Nationality and are seeking to find true Humanity. [...]»*

In London wird die Gründung eines Nursing Home in *Kent Terrace* behördlich verweigert.

1 APRIL 1933 Meeting takes place in Stuttgart; immediately thereafter in Berlin.

17 APRIL 1933 From a letter sent by Ita Wegman to England: *"It is likely that in Germany freedom will no longer prevail and perhaps commissars will be put in place everywhere who will determine things in political as well as in intellectual and spiritual life, like the administration of schools and other matters, as well as other things like all the Jews being expelled."*

28 APRIL 1933 *"Today I would just like to inquire what the possibilities are for helping people who have been tossed out of their job in Germany, either at the very least to leave Germany or to have some employment? Does an organization exist in England that can possibly help us to do something for these poor people? ... This is about people who are not in agreement with the current government and because they do not agree run all sorts of risks, and also those who are of Jewish descent and will therefore be tossed out. I am thus urgently requesting that you occupy yourself with this question. We must create an international organization to counter spiritually the unspiritual in the current nationalistic government ..."*

Numerous trips - Paris, Holland, England (London and Birmingham), for the purpose of informing the anthroposophical friends and co-workers about the disastrous developments in Germany and to arrange for aid and relief activities.

4 JUNE 1933 Whitsun. Dedication of the curative education home *Clent Grove* by Ita Wegman. *"I am not speaking to you as to people who belong to a particular Nationality - I am speaking to those who have been able to raise themselves above their Nationality and are seeking to find true Humanity ..."*

In London, the founding of a nursing home in *Kent Terrace* is denied by officials.

24.–30. JULI 1933 Heilpädagogische Tagung in Arlesheim.

2.–10. AUGUST 1933 Medizinerkurs in der Klinik, im Anschluss Fortbildungskurs in Heileurythmie.

5. AUGUST 1933 «Orientierungsreise» Wegmans mit 12 jungen Medizinstudierenden nach England, die z.T. Emigration erwägen; Geld, Unterkunft etc. durch Wegman organisiert. Der Student Lothar Marx, jüdischer Herkunft, bleibt in England, wie mit Wegman vorbesprochen.

5. SEPTEMBER 1933 Sommerschule in Bangor.

8. NOVEMBER 1933 Wegman in London.

NOVEMBER 1933 Besuch der heilpädagogischen Institute Hamborn und Gerswalde.

27.–29. NOVEMBER 1933 Tagungsteilnahme in Berlin.

JANUAR 1934 Reise zur anthroposophischen Jugendtagung nach Holland.

FEBRUAR 1934 Reise nach Holland, dann nach England. Kulminierende Spannungen in der Leitung der Anthroposophischen Gesellschaft in Dornach. Pläne zur Ausschaltung Ita Wegmans und ihrer Vorstandskollegin, der Mathematikerin und Astronomin Dr. Elisabeth Vreede.

MÄRZ 1934 Arbeitswoche für junge Mediziner und Medizinstudenten am KTI.

24–30 JULY 1933 Curative education conference in Arlesheim.

2–10 AUGUST 1933 Course held in the clinic for doctors, in connection with an advanced training course in curative eurythmy.

5 AUGUST 1933 “Information gathering trip” - Dr. Wegman travels to England with 12 young medical students who, in part, are considering emigration; money, support, etc. organized by Ita Wegman. Lothar Marx, a student of Jewish descent, remains in England as had been previously arranged with Dr. Wegman.

5 SEPTEMBER 1933 Summer School in Bangor.

8 NOVEMBER 1933 Ita Wegman in London.

NOVEMBER 1933 Visits to the curative education institutes in Hamborn and Gerswalde.

27–29 NOVEMBER 1933 Participation in a conference in Berlin.

JANUARY 1934 Travel to Holland for an anthroposophical youth conference.

FEBRUARY 1934 Travel to Holland, then England. Tensions in the leadership of the Anthroposophical Society in Dornach are reaching culmination. Plans for the exclusion of Ita Wegman and the mathematician and astronomer Elisabeth Vreede, her Executive Council colleague.

MARCH 1934 Working week for young doctors and medical students at the KTI.

8. MÄRZ 1934 Weiter massive Konflikte um das Goetheanum. Brief an dem Vorsitzenden der Anthroposophischen Gesellschaft. *«Wieder naht eine Generalversammlung, wieder werden Emotionen der Mitglieder hoch aufgepeitscht, wieder werden sicher anständige Leute, die Dr. Steiner geschätzt und geliebt hat, mit Hilfe dieser aufgepeitschten Emotionen angegriffen, deren Prestige unterminiert und die Menschen systematisch kaputt gemacht. [...] Was meine Arbeit im Goetheanum betrifft, die speziell auch mit der Heilkunst in Zusammenhang steht, so teile ich hiermit dem Vorstand und der Mitgliedschaft mit, dass ich gar nicht gewillt bin, Veränderungen, die in den Sektionen vorgenommen werden könnten, gelten zu lassen.»*

Schwere Erkrankung Wegmans in Arlesheim. Krankenlager und Pflege dann in Hondrich (oberhalb des Thunersees), im Mai/Juni in Wengen, bis in den September hinein im Wallis.

Einladung von Erbprinz Georg Moritz von Sachsen-Altenburg zu einer Erholungsreise nach Palästina ab Mitte September. Auf der Hinreise nach Jaffa Aufenthalt in Konstantinopel. Besuch zahlreicher heiliger Stätten in Palästina, auf der Rückreise Aufenthalt in Capri und Rom.

DEZEMBER 1934 Rückkehr Wegmans nach Arlesheim. Intensive Wiederaufnahme der Arbeit.

18. JANUAR 1935 Tod von Henriëtte Charlotte Maria Wegman in Den Haag.

Vorbereitungen zum Ausschluss Ita Wegmans und Elisabeth Vreedes aus dem Vorstand der Anthroposophischen Gesellschaft und der Sektionsleitung. Publikation einer diffamierenden «Denkschrift».

14. APRIL 1935 Generalversammlung der Anthroposophischen Gesellschaft in Dornach: Ausschluss von Elisabeth Vreede und Ita Wegman.

Inhaltliche und soziale Weiterarbeit im KTI und in den heilpädagogischen Instituten, die alle mit Ita Wegman verbunden bleiben. *«Nachdem hier*

8 MARCH 1934 Further massive conflicts around the Goetheanum. Open letter to the chairman of the Anthroposophical Society. *"An Annual General Meeting again draws near; again, the emotions of the members are being whipped up; again, quite upstanding people whom Dr. Steiner valued and loved are being attacked by means of these whipped up emotions, their reputations undermined and people are systematically destroyed ... In regard to my work in the Goetheanum, which is also related in particular to medicine, I hereby inform the Executive Council and the membership that I am entirely unwilling to accept changes in the sections that could be made."*

Ita Wegman becomes seriously ill and is confined to bed in Arlesheim, then receives care in Hondrich (above Lake Thun), in Wengen in May / June, and then in Valais until September.

Invitation from the crown prince Georg Moritz von Sachsen-Altenburg to undertake a restorative trip to Palestine after the middle of September. A stop in Constantinople on the way to Jaffa. Visits numerous holy sites in Palestine; stops in Capri and Rome on the return trip.

DECEMBER 1934 Ita Wegman returns to Arlesheim. Intensive resumption of the work.

18 JANUARY 1935 Death of Ita Wegman's mother, Henriëtte Charlotte Maria Wegman in the Hague.

Preparations undertaken for the exclusion of Ita Wegman and Elisabeth Vreede from the Executive Council of the Anthroposophical Society and the Section leadership. Publication of a defamatory "Memorandum".

14 APRIL 1935 Annual General Meeting of the Anthroposophical Society in Dornach: exclusion of Elisabeth Vreede und Ita Wegman.

The content-related work and ongoing work socially continues in the KTI and curative education institutes, which all remain connected to Ita *sehr viel Unruhe war wegen der Generalversammlung, die stattfand mit all den Ausschliessungen und Abberufungen, die stattgefunden haben, ist wieder Ruhe eingetreten und wir sind wieder in die stetige, feste Arbeit hereingekommen. An dem Willen, weiterzuarbeiten an demjenigen, was Rudolf Steiner als Aufgaben mir gegeben hat, die medizinische Arbeit und Heilpädagogik so viel wie möglich in die Welt zu bringen, wird natürlich durch diese Beschlüsse einer Generalversammlung nichts geändert. Wir werden genau so intensiv weiterarbeiten [...]»*

«Weil nun doch durch den Willen der Anthroposophischen Gesellschaft selber der Vorstand, den R. Steiner eingesetzt hat, nicht mehr besteht, ist die Situation nun so geworden, dass ich, was meine Person antrifft, mich auf den anderen Teil der Aufgaben konzentrieren werde, den Dr. Steiner mir gegeben hat. Das Medizinische mit Anthroposophie zu durchdringen, so gut es in meinen Kräften steht, werde ich durchzuführen versuchen, während die Aufgabe, als Mitglied des Vorstandes zu arbeiten, jetzt wegfällt. Die Aufgaben, die mit meiner Arbeit für das Medizinische zusammenhängen, können von keinem Beschluss einer Gen.[eral]-Vers.[ammlung] ausgelöscht werden; so bleibt dieses bestehen, und ich will alles tun, was in meinen Kräften steht, um diese Arbeit richtig durchzuführen.»

21. APRIL 1935 Besuch in Hamborn.

1935 Vielfältige Kursangebote für Mitarbeiter am KTI und auswärtige Teilnehmer; erfolgreiche sprachtherapeutische Kurse unter Leitung von Martha Hemsoth.

30. MAI 1935 Tod von Daniel N. Dunlop in London, Wegmans wichtigstem Gesprächspartner und Mitstreiter in England. Dunlop hatte u. a. die «Weltkonferenz» organisiert, um den Kulturwert der Anthroposophie öffentlich sichtbar zu machen.

Wegman. *"After the great unrest caused by the Annual General Meeting that took place with all the exclusions and dismissals that occurred, calm has again returned and we are again in the midst of steady, solid work. The will to continue to work on what Rudolf Steiner gave to me as tasks - to bring the medical work and curative education into the world to the extent possible - has, of course, not at all been altered by these decisions by an Annual General Meeting ..."*

"Since now, by the will of the Anthroposophical Society itself, the Executive Council put in place by R. Steiner no longer exists, the situation has become such that I, as far as I am concerned, will concentrate on the other part of the tasks given to me by Dr. Steiner. Since the task of membership in the Executive Council has now been eliminated, I will seek, using the strengths I have, to carry out the permeation of medicine with anthroposophy. The tasks that are related to my work for medicine cannot be eliminated by any decision of a Gen[eral]-Meet[ing]; thus, these remain unchanged, and I will do everything within my power to carry out this work correctly."

21 APRIL 1935 Visit to Hamborn.

1935 Numerous course offerings for the co-workers at the KTI and participants from outside; successful speech therapy course under the direction of Martha Hemsoth.

30 MAY 1935 Death of Daniel N. Dunlop in London, Ita Wegman's most important conversation partner and comrade-in-arms in England. Among other things, Dunlop had organized the "World Conference" in order to make the cultural value of anthroposophy publicly visible.

Abschrift. Arlesheim, den 25. März 1934.

An den

Vorstand der Allgemeinen Anthroposophische Gesellschaft

z. Hd. des 1. Vorsitzenden

Herrn Albert S t e f f e n ,

D o r n a c h .

Die unterzeichneten Mitarbeiter am Goetheanum nehmen die bevorstehende Generalversammlung zur Veranlassung, Ihnen folgendes auszusprechen:

Die Auseinandersetzung mit den vorgebrachten Vorschlägen und Erklärungen hat uns zu der Einsicht geführt, dass wir auch weiterhin innerhalb der Allgemeinen Anthroposophischen Gesellschaft an den von Rudolf Steiner gegebenen Prinzipien unbedingt festhalten werden. Abstimmungen und Majoritätsbeschlüsse, die in ihren Ergebnissen in das geistige Wirken von Persönlichkeiten eingreifen wollen, werden wir nicht anerkennen, da sie den Boden dieser Prinzipien verlassen.

Wir sehen weiterhin unsere Aufgabe darinnen, Anthroposophie so zu verwirklichen, wie es sich aus der inneren Haltung des Heilerberufes ergibt. Wir erkennen aus den Erfahrungen der täglichen Arbeit, dass die anthroposophische Medizin in der gegenwärtigen Weltsituation immer dringender gebraucht wird. Wir fühlen die daraus sich ergebende Verpflichtung, in dieser Arbeit kräftig fortzufahren. Wir sehen in der Zusammenarbeit mit Frau Dr. Wegman, der Leiterin der Medizinischen Sektion am Goetheanum, die Möglichkeit, die Medizin durch Anthroposophie so zu erweitern und zu vertiefen, dass darin die von Dr. Steiner gegebenen Impulse wirken können.

Damit schliessen wir uns den Aufgaben, wie Frau Dr. Wegman sie in dem Brief an Sie, Herr Steffen, charakterisiert hat, voll und ganz an.

gez. Dr. Kaelin
Dr. Bockholt
Dr. van Deventer
Dr. Stavenhagen
Dr. Suchantke
Dr. Knauer
Dr. Walter
Dr. Bort
Dr. Berthold
Dr. Leroi.

224
Abschrift: Die Stellungnahme der Arlesheimer Ärztinnen und Ärzte Kaelin, Bockholt, van Deventer, Stavenhagen, Suchantke, Knauer, Walter, Bort, Berthold und Leroi vom 25. März 1934 an den Vorstand der Allgemeinen Anthroposophischen Gesellschaft.
Copy: Statement by Arlesheim physicians Kaelin, Bockholt, van Deventer, Stavenhagen, Suchantke, Knauer, Walter, Bort, Berthold and Leroi on 25 March 1934 to the Executive Council of the General Anthroposophical Society.

"Copy.
Arlesheim, 25 March 1934

To the
Executive Council of the General
Anthroposophical
Society
Attn. The Chairperson
Mr. Albert Steffen,
Dornach

The undersigned Goetheanum colleagues take the opportunity of the forthcoming Annual General Meeting to express the following to you:

The controversy surrounding the proposals and explanations being suggested has led us to the insight that we will also continue within the General Anthroposophical Society to adhere steadfastly to the principles given by Rudolf Steiner. We will not acknowledge votes and majority decisions that through their consequences attempt to interfere with the spiritual activity of individuals, since such actions depart from the basis for these principles.

We continue to see our task in implementing anthroposophy in a way that arises out of the inner attitude of the profession of healing. We recognize, based on the experiences of daily work, that anthroposophical medicine is ever more urgently needed in the current world situation. We feel the resulting obligation to continue on vigorously in this work. In our cooperative work with Fr. Dr. Wegman, the leader of the Medical Section at the Goetheanum, we see the possibility for expanding and deepening medicine through anthroposophy so that that the impulses given by Dr. Steiner can be effective in it.

Thus, we connect ourselves with the tasks in the way that Fr. Dr. Wegman characterized them in her letter to you, Mr. Steffen, fully and completely."

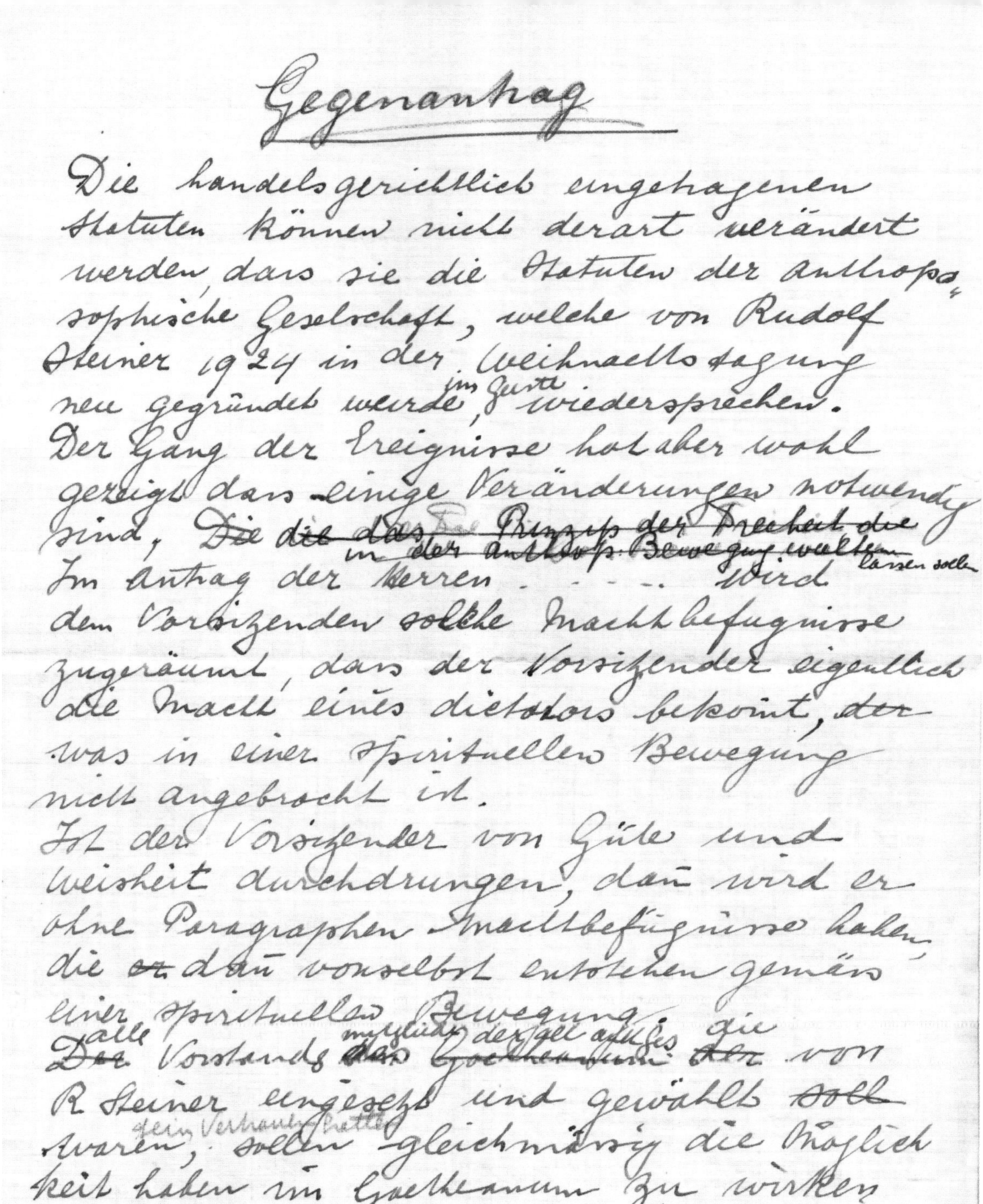

Gegenantrag

Die handelsgerichtlich eingetragenen Statuten können nicht derart verändert werden, dass sie die Statuten der Anthroposophische Gesellschaft, welche von Rudolf Steiner 1924 in der Weihnachtstagung neu gegründet wurde, im Geiste wiedersprechen.
Der Gang der Ereignisse hat aber wohl gezeigt dass einige Veränderungen notwendig sind, ~~Die die das Das Prinzip der Freiheit die in der anthrop. Bewegung walten~~ lassen solle
Im Antrag der Herren . . . . wird dem Vorsitzenden solche Machtbefugnisse zugeräumt, dass der Vorsitzender eigentlich die Macht eines dictators bekomt, ~~der~~ was in einer spirituellen Bewegung nicht angebracht ist.
Ist der Vorsitzender von Güte und Weisheit durchdrungen, dann wird er ohne Paragraphen Machtbefugnisse haben die ~~er~~ dann vonselbst entstehen gemäss einer spirituellen Bewegung.
~~Der~~ alle Vorstands mitglieder ~~das Goetheanum der~~ derzeit aufs es die von R. Steiner eingesetzt und gewählt ~~soll~~ waren, sein Vertrauen hatte, sollen gleichmässig die Möglichkeit haben im Goetheanum zu wirken mit denjenigen Mitgliedern, die sich mit

225
Ita Wegman: Manuskript *Gegenantrag*, S. 1, ohne Datum (Ende Februar/März 1934). Er bezieht sich auf einen Antrag auf Veränderung der Statuten.
Ita Wegman: Manuscript of *Countermotion*, p. 1, undated (end of February/March 1934). It concerns a motion to change the statutes.

«Gegenantrag
Die handelsgerichtlich eingetragenen Statuten können nicht derart verändert werden, dass sie die Statuten der anthroposophische Gesellschaft, welche von Rudolf Steiner 1924 in der Weihnachtstagung neu gegründet wurde, im Geiste widersprechen. Der Gang der Ereignisse hat aber wohl gezeigt, dass einige Veränderungen notwendig sind. ~~Die das Prinzip der Freiheit die in der Anthrop. Bewegung walten lassen sollen.~~ Im Antrag der Herren ... wird dem Vorsitzenden solche Machtbefugnisse zugeräumt [eingeräumt], dass der Vorsitzenden eigentlich die Macht eines dictators bekommt, was in einer spirituellen Bewegung nicht angebracht ist.

Ist der Vorsitzende von Güte und Weisheit durchdrungen, dann wird er ohne Paragraphen Machtbefugnisse haben, die dann von selbst entstehen gemäss einer spirituellen Bewegung.

Alle Vorstandsmitglieder der all[gemeinen] anth[roposophischen] Ges[ellschaft], die von R. Steiner eingesetzt und gewählt waren, sein Vertrauen hatten, sollen gleichmässig die Möglichkeit haben im Goetheanum zu wirken mit denjenigen Mitgliedern, die sich mit [S. 1] dieser Arbeit und um diesen Vorstandsmitglied gruppieren wollen.»

“Countermotion
The statutes registered for incorporation cannot be changed in such a way that they contradict the spirit of the statutes of the Anthroposophical Society newly founded by Rudolf Steiner at the Christmas Conference in 1924. But the course of events has probably shown that a few changes are necessary. ~~Which should allow the principle of freedom to prevail in the anthrop. movement.~~ In the motion brought by the gentlemen ... so much authority is granted to the chair that the chair actually receives the power of a dictator, which is inappropriate in a spiritual movement.

If the chair is imbued with goodness and wisdom, he will have authority without legalities, authority that then arises of its own accord in keeping with a spiritual movement.

All members of the Executive Council of the Gen[eral] Anth[roposophical] Soc[iety], who were appointed and chosen by R. Steiner, and had his trust, should have an equal opportunity to work in the Goetheanum with those members, who [p. 1] want to be associated with this work and want to form a group around this member of the Executive Council.”

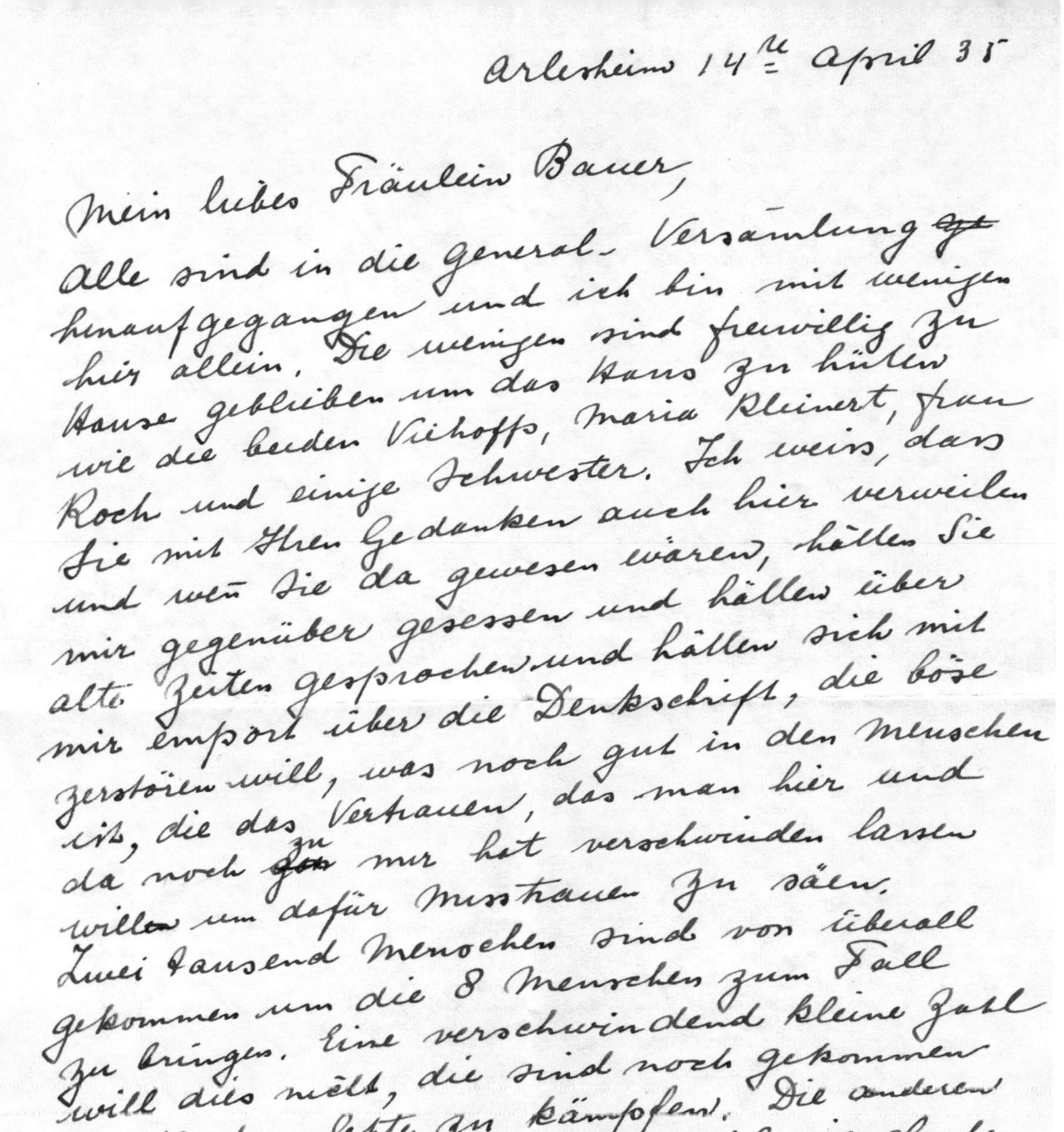

Arlesheim 14ten April 35

Mein liebes Fräulein Bauer,

Alle sind in die General-Versamlung ~~gt~~ hinaufgegangen und ich bin mit wenigen hier allein. Die wenigen sind freiwillig zu Hause geblieben um das Haus zu hüten wie die beiden Vihoffs, Maria Kleinert, Frau Koch und einige Schwester. Ich weiss, dass Sie mit Ihren Gedanken auch hier verweilen und wenn Sie da gewesen wären, hätten Sie mir gegenüber gesessen und hätten über alte Zeiten gesprochen und hätten sich mit mir empört über die Denkschrift, die böse zerstören will, was noch gut in den Menschen ist, die das Vertrauen, das man hier und da noch ~~zu~~ zu mir hat verschwinden lassen will um dafür Misstrauen zu säen. Zwei tausend Menschen sind von überall gekommen um die 8 Menschen zum Fall zu bringen. Eine verschwindend kleine Zahl will dies nicht, die sind noch gekommen um für das letzte zu kämpfen. Die anderen Freunden sind weggeblieben, weil sie glauben keine Hoffnung mehr zu haben.

Eine unerhörte Situation innerhalb der Gesellschaft! Was mich selber betrifft, ich habe die Empfindung, dass ich neu wieder an,

226

Ita Wegman: Brief an Sofie Bauer, 14. April 1935 (während der Generalversammlung der Anthroposophischen Gesellschaft), S. 1.

Ita Wegman: Letter to Sofie Bauer, 14 April 1935 (during the Annual General Meeting of the Anthroposophical Society). p. 1.

«Arlesheim 14er April 35

Mein liebes Fräulein Bauer,

Alle sind in der Generalversammlung hinaufgegangen und ich bin mit wenigen hier allein. Die wenigen sind freiwillig zu Hause geblieben um das Haus zu hüten wie die beiden Viehhoffs, Maria Kleinert, Frau Koch und einige Schwester. Ich weiss, dass Sie mit Ihren Gedanken auch hier verweilen und wenn Sie da gewesen wären, hätten sie mir gegenüber gesessen und hätten über alte Zeiten gesprochen und hätten sich mit mir empört über die Denkschrift, die böse zerstören will, was noch gut in den Menschen ist, die das Vertrauen, dass man hier und da noch zu mir hat verschwinden lassen will, um dafür Misstrauen zu säen.

Zwei tausend Menschen sind von überall gekommen, um die 8 Menschen zum Fall zu bringen. Eine verschwindend kleine Zahl will dies nicht, die sind noch gekommen, um für das letzte zu kämpfen. Die anderen Freunden sind weg geblieben, weil sie glauben keine Hoffnung mehr zu haben.

Eine unerhörte Situation innerhalb der Geselschaft! Was mich selber betrifft, ich habe die Empfindung, dass ich neu wieder an- [S. 1] fangen muss, alsob überhaupt keine Weihnachtstagung gewesen wäre. Diese Weihnachtstagung war genau wie die Dreigliederung des sozialen Lebens eine Frühgeburt. Dr Steiner wollte versuchen, ob Menschen reif waren für die Gestaltung des Michaelischen Zeitalter. Es gelang ihm nicht, die 3 Gliederung in das soziale Leben hinein zu bringen, es gelang ihm nicht das 3gliedrige Empfinden, die Differenzierung in Denken, Fühlen und Wollen, auf eine höhere Stufe in den Menschen zu erwecken, damit sie intensiver mit Anthroposophie sich verbinden können und die Menschen unter einander sich besser lernen zu vertragen. Wir müssen die Weihnachtstagung auch zu Grabe führen. Dies will ja nicht sagen, dass sie nicht eines Tages vielleicht wieder auferstehen wird, wenn genügend Menschen da sein werden, um diesen Act der Grundsteinlegung in den Herzen treu zu bewahren. So will ich wenigstens hoffen und von neuem anfangen. Unsere Wirksamkeit ist ja nicht mit einem Leben erschöpft. Von meiner Haltung hängt ja viel ab. Eine bejahende Grundhaltung dem Weltenkarma gegenüber ist sicher für bestimmte Hierarchien wertvoll; davon ernähren sie sich. Und viel Nahrung kriegen sie ja nicht in dieser materialistischen Zeit. –

Da durch dieses Vorgehen sicher viel Unordnung entstehen wird überall, mache ich mir [S. 2] grosse Sorgen zu Ostern hier weg zu gehen. Dabei fühlt Dr. v. Deventer sich sehr elend so auch Kaelin; neue Patienten sind angemeldet und unsere finantielle Lage ist sehr precär. Dr. Bockholt wird sehr enttäuscht sein, wenn sie nicht gehen kann, das gibt keine gute Stimmung im Haus, sodass hier im Haus ein Loch entstehen wird, wenn ich mich auch entfernen würde. Das Beste wird sein, dass ich hier bleibe, dr B. nach Hamborn fahrt, und hier v. Deventer und Kaelin sich ausruhen. Es tut mir Leid, dass es so geworden ist, aber was ist daran zu tun? In Hamborn müssen die Oster Tage gefeiert werden das ist doch klar. Ich werde dann bevor ich nach England fahre über Hamborn reisen.

Wie geht es Ihnen? Eigentlich fühle ich mich frei. –

Da kommen gerade einige aus der Versammlung zurück. Sie sagen es ist hoffnungslos! Nun, das wissen wir ja. Graf Polzer soll grossartig gesprochen haben und gewirkt haben. Es soll gesagt haben, dass nicht nur Frau dr. Steiner esoterische Berechtigung gehabt haben soll, sondern auch Ich. Von Polzer ausgesprochen hat dieses schon eine Bedeutung, weil R. Steiner [S. 3] ihm das gesagt hat.

Meine esoterische Arbeit hat mit der Stelle der Schriftführerin nichts zu tun sie berechtigt mich als Mitarbeiterin von Dr. Steiner da zu stehen, hat er gesagt und er hofft, dass ich auch in dieser Richtung nicht aufhören werde zu arbeiten trotz allem.

Über dieser Hülfe bin ich ja sehr dankbar, mir kommt es alsob dr Steiner mir diese Botschaft bringen lässt durch Graf Polzer.

Nun liebes Frl Bauer heute genug, meine lieben Gedanken für Sie, grüssen Sie alle im Haus, hauptsächlich Schwester Eva,

Herzlichst

Ihre I. Wegman»

"Arlesheim, 14 April 35

My dear Fräulein Bauer,

Everyone went up to the Annual General Meeting and I am here alone with a few. Those few remained here voluntarily in order to tend the house. I, both of the Viehhoffs, Maria Kleinert, Mrs. Koch, and a few nurses. I know that in your thoughts you also linger here, and if you were here you would have been sitting opposite me and speaking of the old days, and becoming indignant with me over the memorandum that evilly wants to destroy what is still good in people, that seeks to make the trust in me vanish that people here and there still have - in order to sow mistrust.

Two thousand people from all over have arrived to bring about the fall of 8 human beings. An infinitesimally small number does not want this; they came to fight to the end. The other friends stayed away because they believe there is no hope left.

An unprecedented situation in the Society! In regard to what concerns me personally, I have the feeling that I must begin [p. 1] anew as though there had never been a Christmas Conference. Like the threefolding of social life, this Christmas Conference was a premature birth. Dr. Steiner wanted to test whether people were mature enough for the formation of the age of Michael. He did not succeed in bringing about the 3folding of social life; he did not succeed in awakening a 3fold sense at a higher level in people, differentiation of thinking, feeling, and willing so that they could connect more intensively with anthroposophy, and human beings could learn to be more tolerant of one another. We must also take the Christmas Conference to its grave. That is not to say that it will not one day perhaps resurrect in the world if sufficient people are there to loyally sustain this act of laying the foundation stone into hearts. Thus, I will at least hope and begin anew. Our effective work is not exhausted with one life. Much depends on my attitude. An affirming attitude in regard to world karma is certainly valuable for particular hierarchies; they nourish themselves from it. And they do not receive much nourishment in this materialistic time.

Since surely much confusion and disorder will arise because of this proceeding, I am quite worried about [p. 2] being away from here at Easter. In addition, Dr. v. Deventer feels quite miserable as does Kaelin; new patients are registered and our financial situation is very precarious, Dr. Bockholt will be very disappointed if she cannot go, which does not create a good mood in the house; here in the house a gap will be created if I also leave. What would be best is to remain here, while Dr. B goes to Hamborn, and v. Deventer and Kaelin stay here and rest. I am sorry that it has come to this but what can be done about it? The days of Easter must be celebrated in Hamborn, that is clear! I will then travel by way of Hamborn before I go to England.

How are you? Actually, I feel free. -

Some are returning just now from the gathering. They say it is hopeless! But we know that. Count Polzer is said to have spoken magnificently and effectively. He is said to have stated that it is not only Frau Dr. Steiner who is supposed to have esoteric justification, but that I do as well. Coming from Polzer, this is significant because R. Steiner [p. 3] said it to him.

To me, my esoteric work had nothing to do with my position as Secretary; he said that my work justified my standing there as a colleague of Dr. Steiner, and he hopes that I would also not stop my work in this direction despite everything.

I am certainly very thankful for this help; it seems to me as if Dr. Steiner allowed this message to be brought to me through Count Polzer.

Now dear Miss Bauer, enough for today. My loving thoughts for you, and greet everyone there in the house, especially sister Eva ...

Warmly

Your I Wegman"

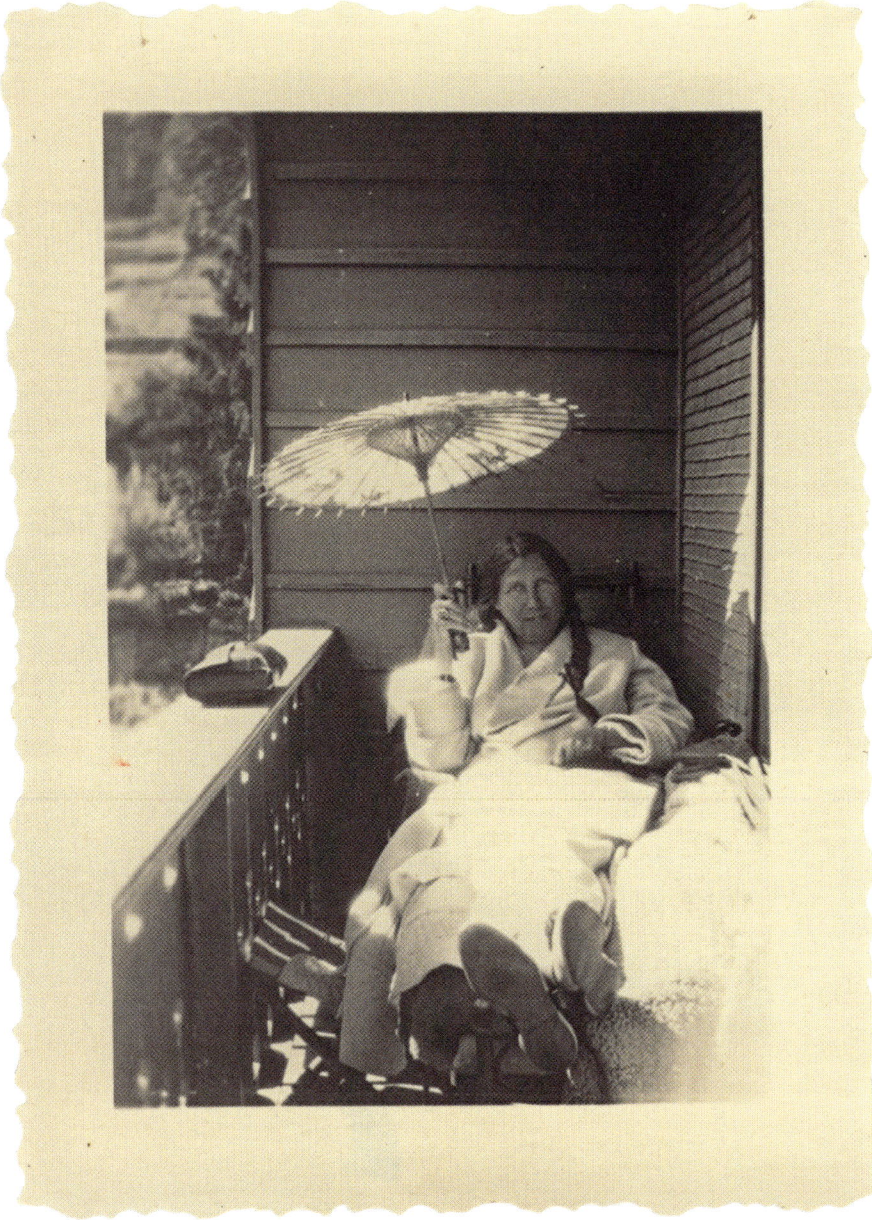

227
Ita Wegman auf dem Krankenlager in Hondrich, Mai/Juni 1934.
Ita Wegman in her sickbed in Hondrich, May/June 1934.

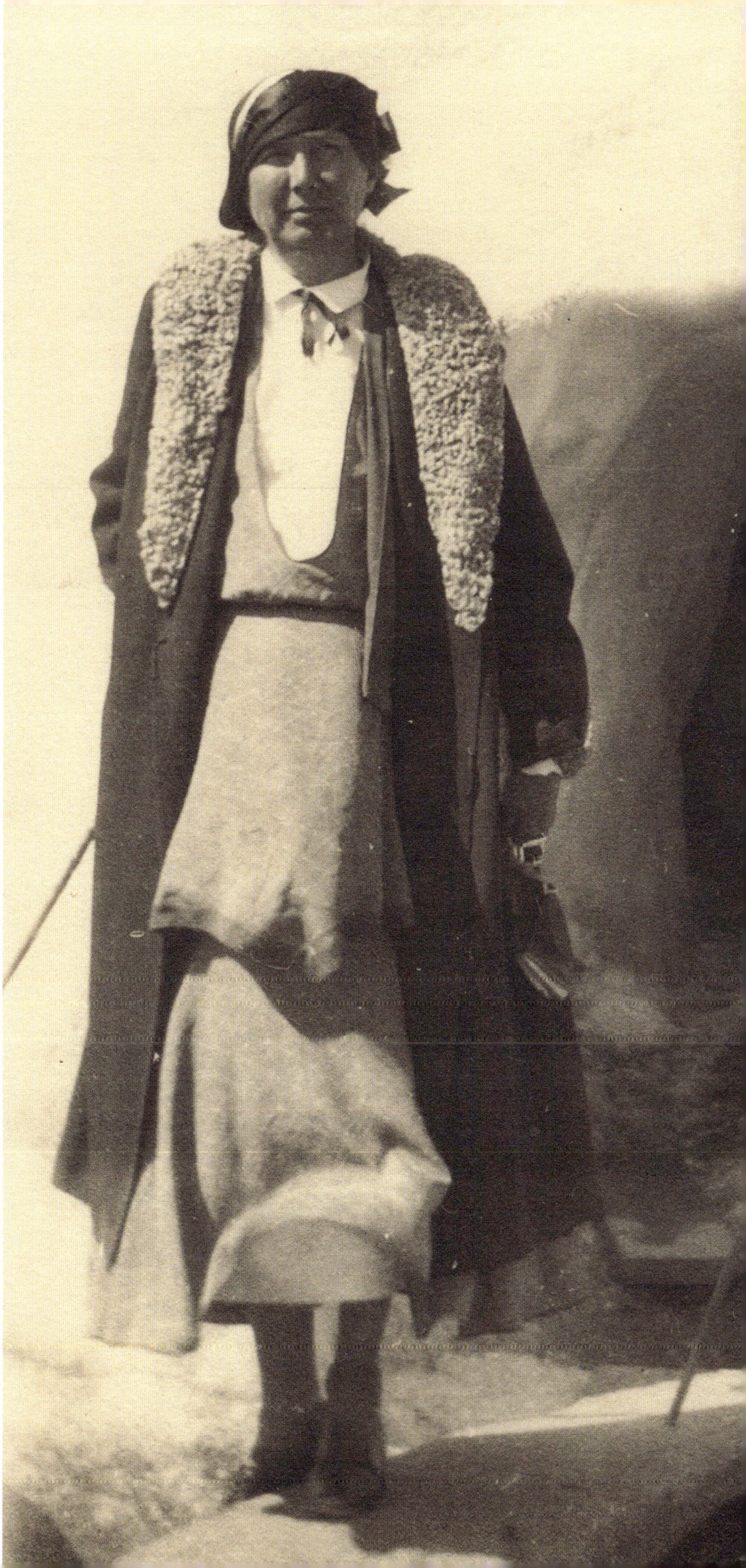

228
Ita Wegman am Rhonegletscher, 29. August 1934.
Ita Wegman at the Rhône Glacier, 29 August 1934.

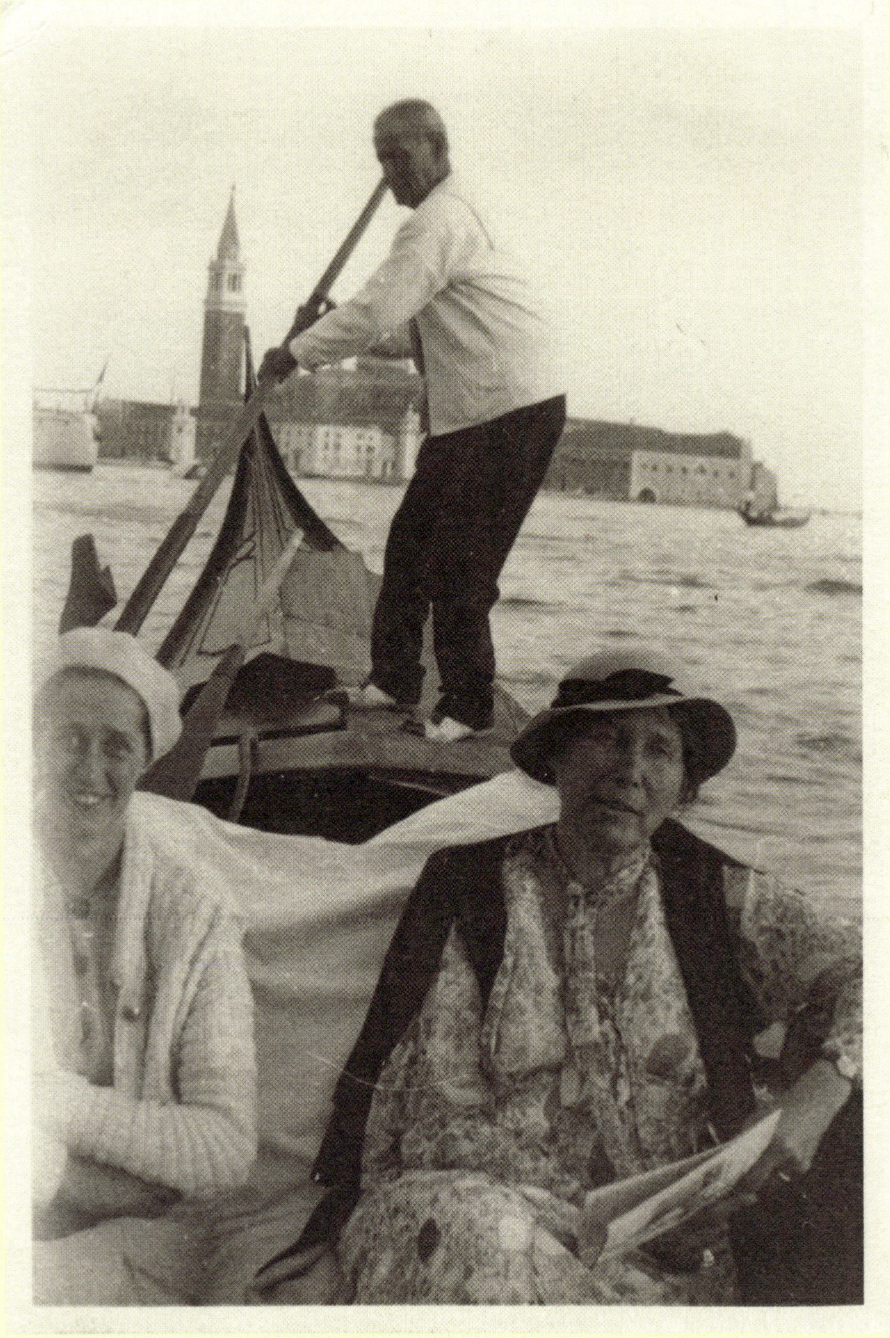

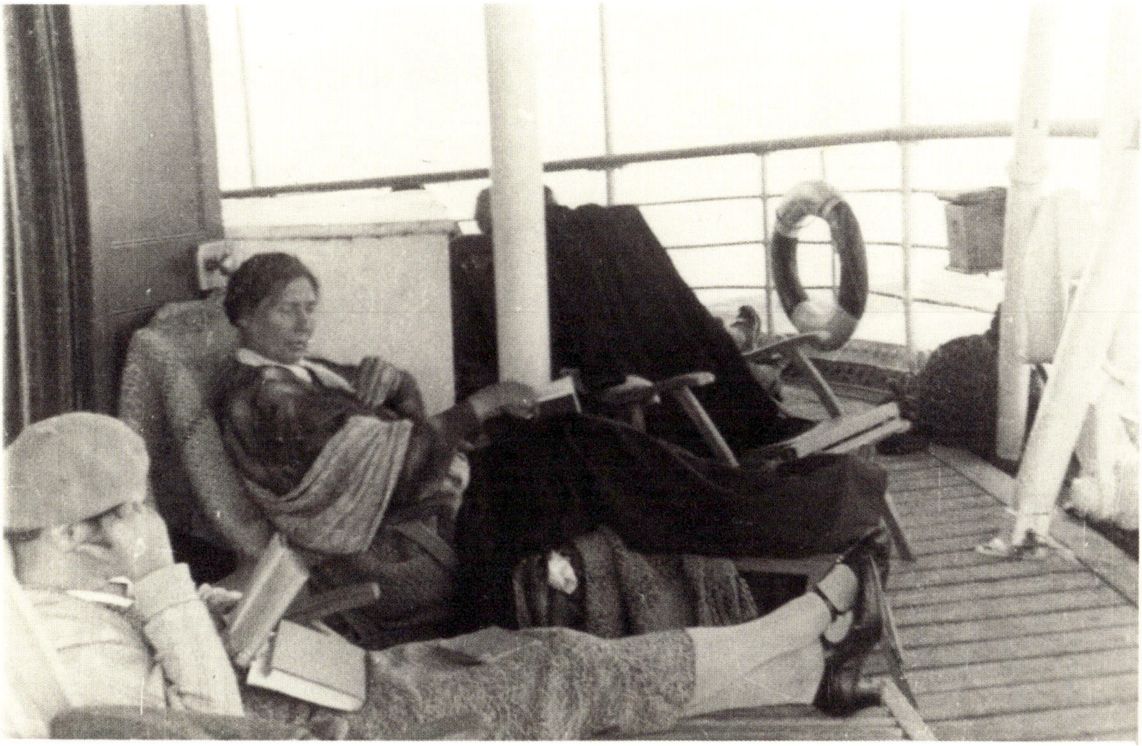

229
Ita Wegman mit Kalmia Bittleston in Venedig, auf der Reise nach Palästina. September 1934.
Ita Wegman with Kalmia Bittleston in Venice, during the trip to Palestine. September 1934.

230
Ita Wegman mit Kalmia Bittleston an Bord der *Vienna* auf der Reise nach Palästina. Rückseitige handschriftliche Notiz: «Am Heck der *Vienna* auf der Fahrt nach Griechenland.» Beginn der Schifffahrt am 20. September 1934.
Ita Wegman with Kalmia Bittleston on board the *Vienna* during the trip to Palestine. Handwritten inscription on the back: "At the stern of the *Vienna* on the passage to Greece." Start of the cruise on 20 September 1934.

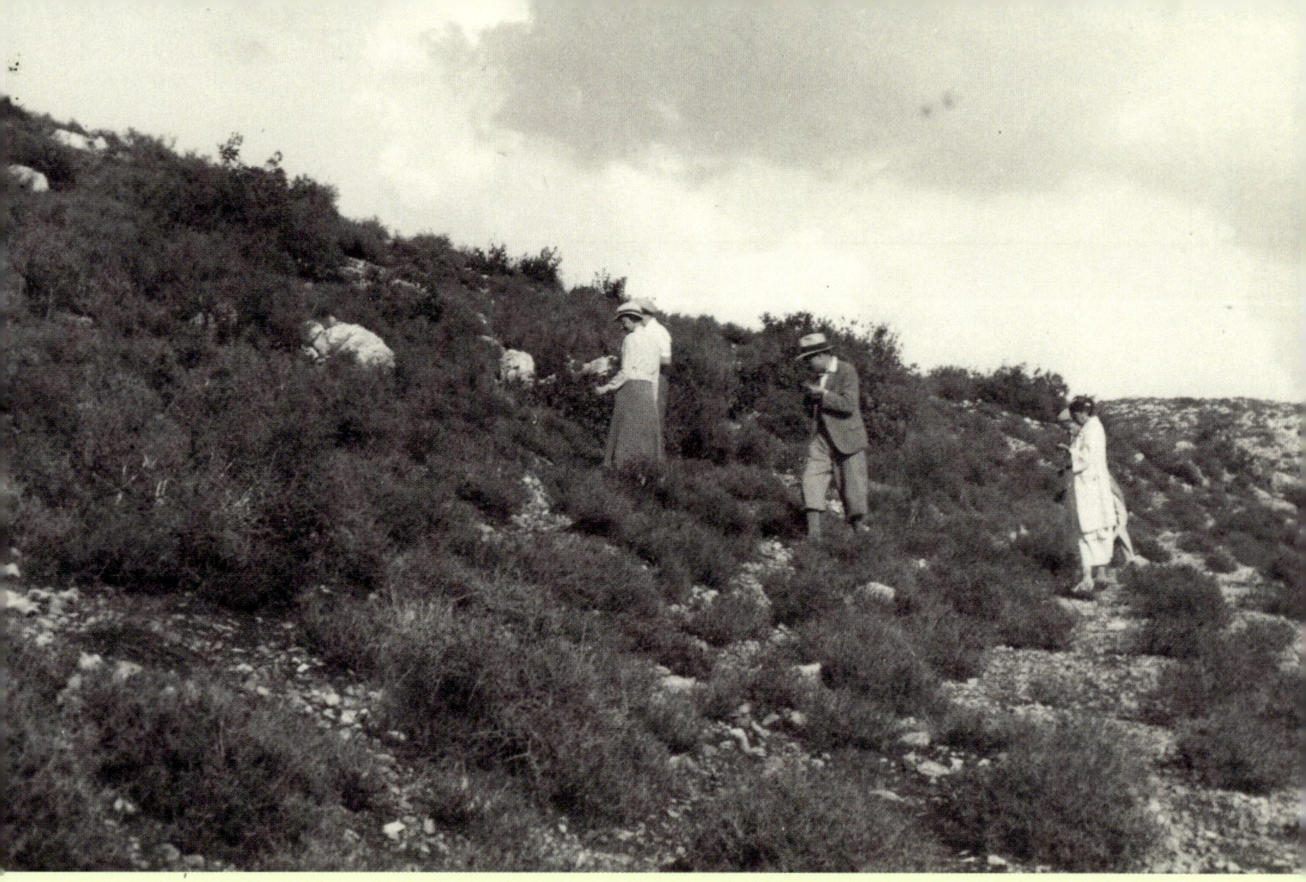

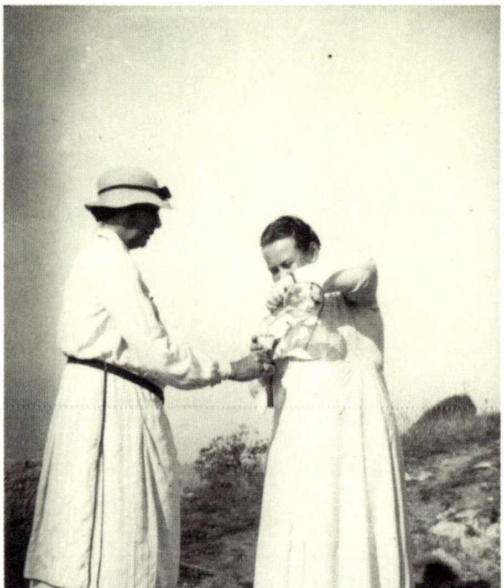

231
Ita Wegman (Erste von rechts) in Safed, in Galiläa, 9. Oktober 1935. Rückseitig handschriftliche Notiz: «höchster Berg in Palästina (Weihrauchduft). Hinter Saphet. (Blick von dort g. See Genezareth und auf d. anderen Seite zum Meer nach Haifa u. Akkon)».
Ita Wegman (far right) Safed, in Galilee, 9 October 1935. Handwritten inscription on the back: "Highest mountain in Palestine (scent of incense). Behind Saphet. (view from there t. Lake Genezareth and on the other side to the sea toward Haifa and Acre)."

232
Ita Wegman auf Capri, Oktober/November 1934. Rückseitig handschriftliche Notiz: «auf Ana capri Wegm. Miliora (Quellwasser aus den geliehenen Gläsern eines deutschen Künstlerphilosophen).»
Ita Wegman on Capri. October/November 1934. Handwritten inscription on the back: "On Ana capri Wegm. Miliora (spring water from glasses lent by a German philosopher of art)."

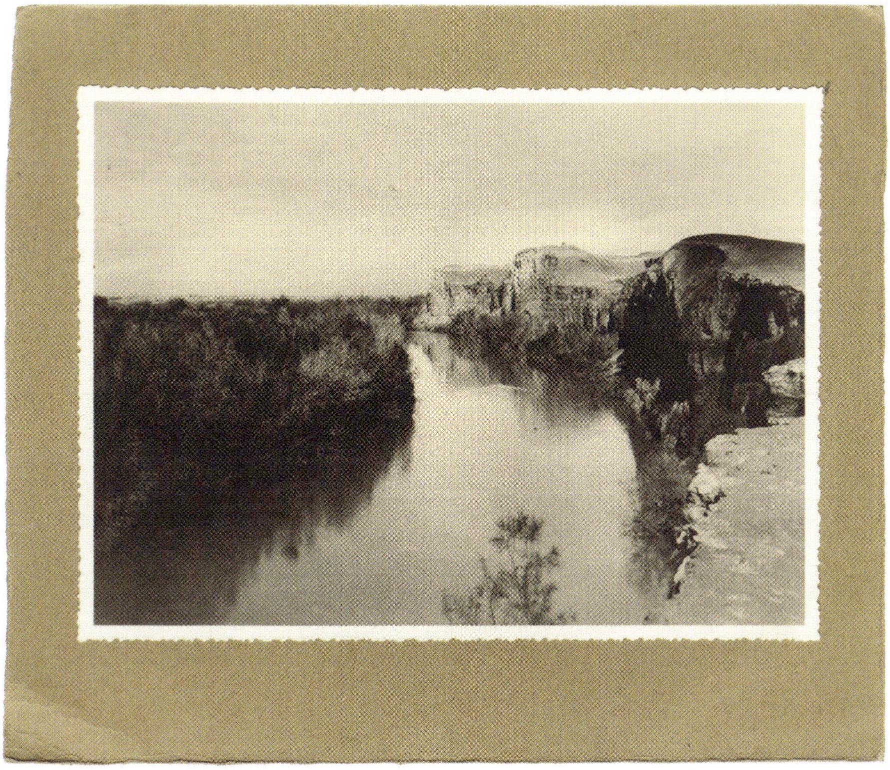

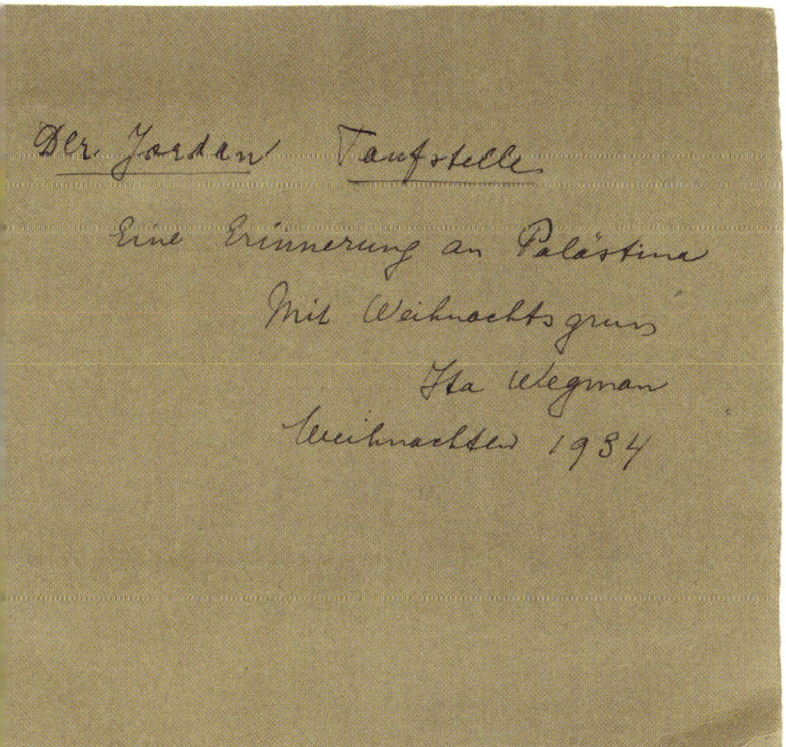

233, 234
Jordan-Taufstelle, Palästina. Rückseitig handschriftliche Notiz: «Der Jordan Taufstelle Eine Erinnerung an Palästina Mit Weihnachtsgruss Ita Wegman Weihnachten 1934».
Place of the baptism in the Jordan, Palestine. Inscription on the back: "Place of the baptism in the Jordan. A memento of Palestine with a Christmas greeting Ita Wegman Christmas 1934."

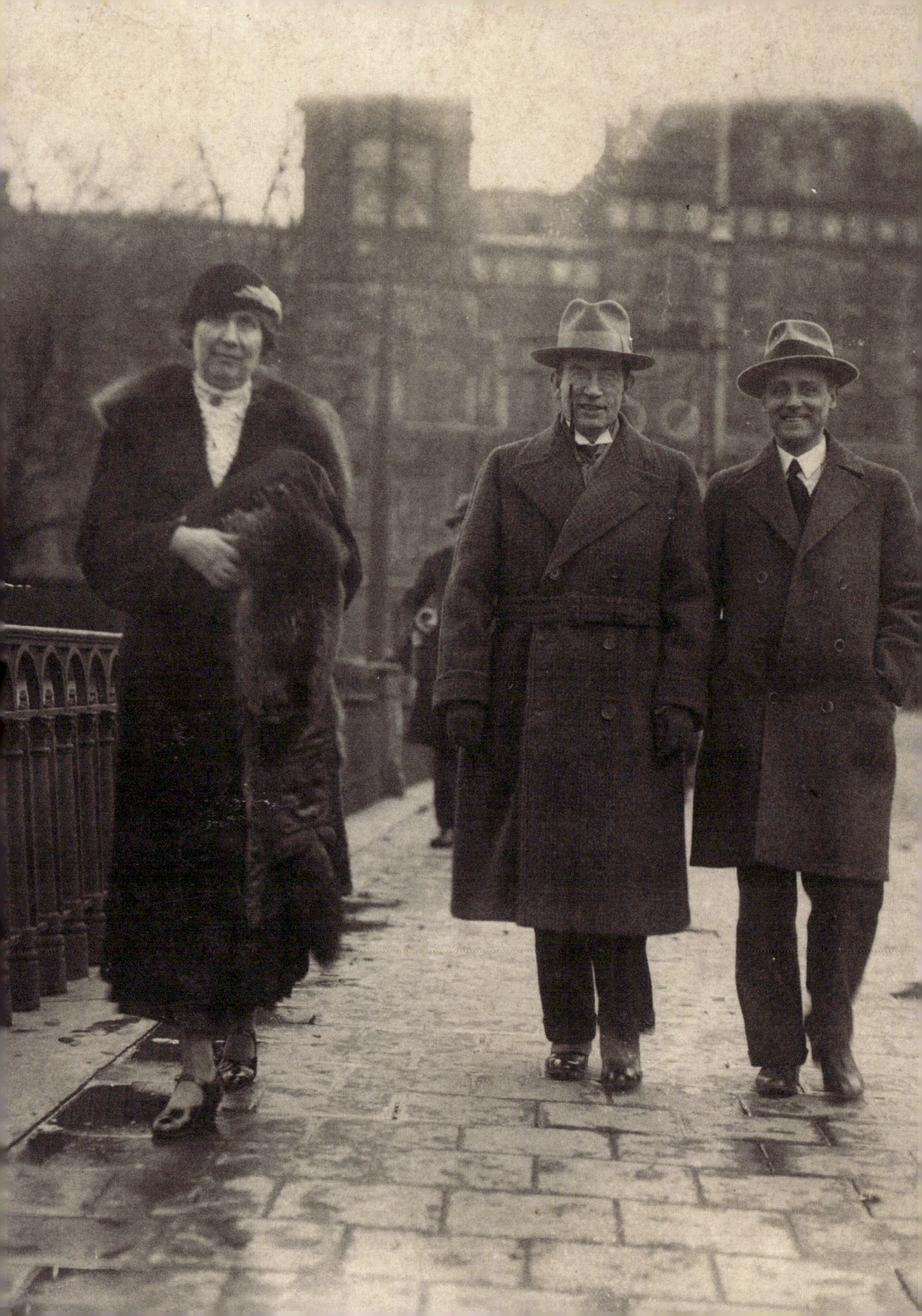

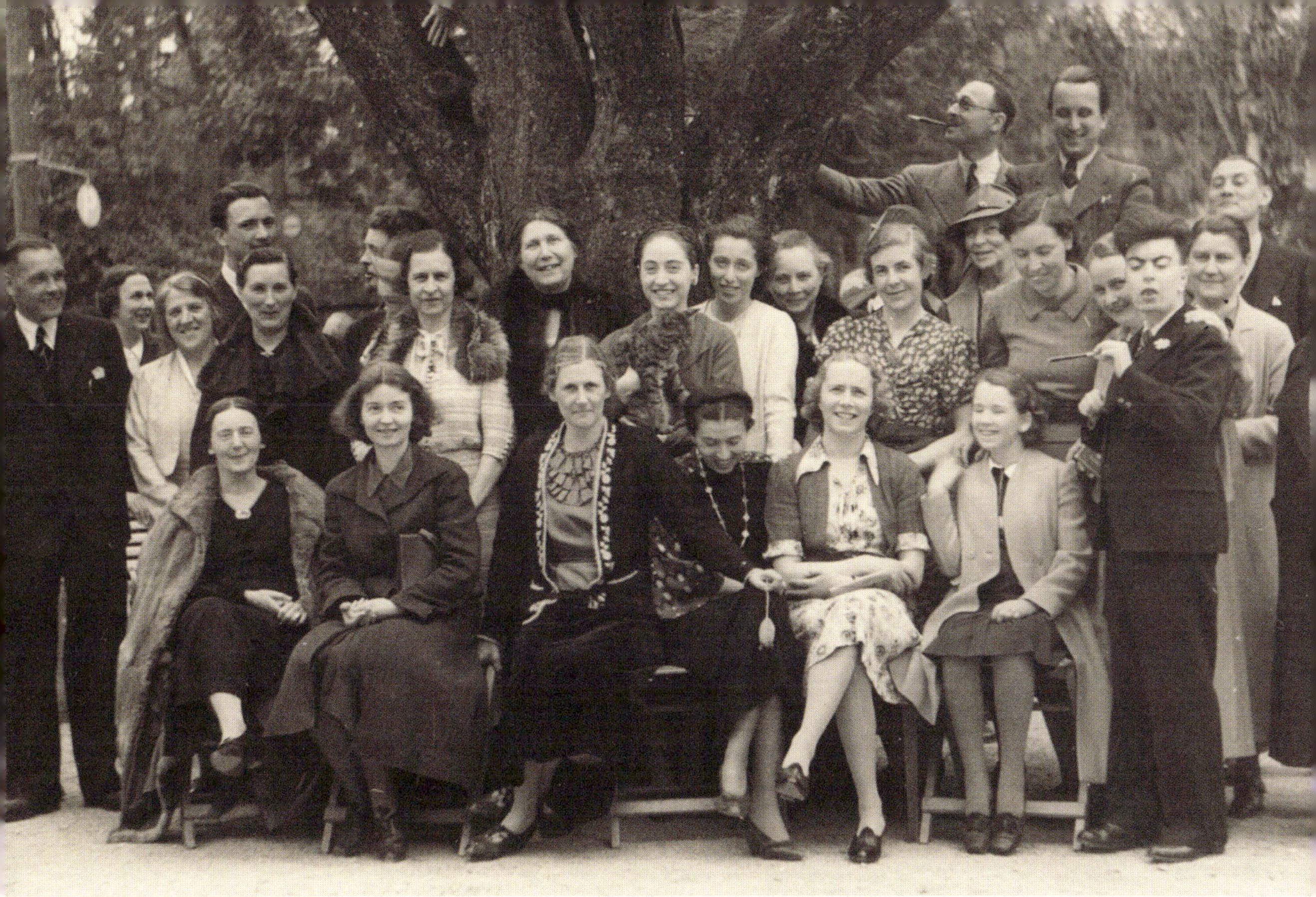

235
Ita Wegman mit Daniel Nicol Dunlop und Pieter de Haan in Amsterdam, 1935.
Ita Wegman with Daniel Nicol Dunlop and Pieter de Haan in Amsterdam, 1935.

236
Ita Wegman (hintere Reihe, in der Mitte) im *Sonnenhof*, Ostern 1935.
Ita Wegman (back row, center) in the *Sonnenhof*, Easter 1935.

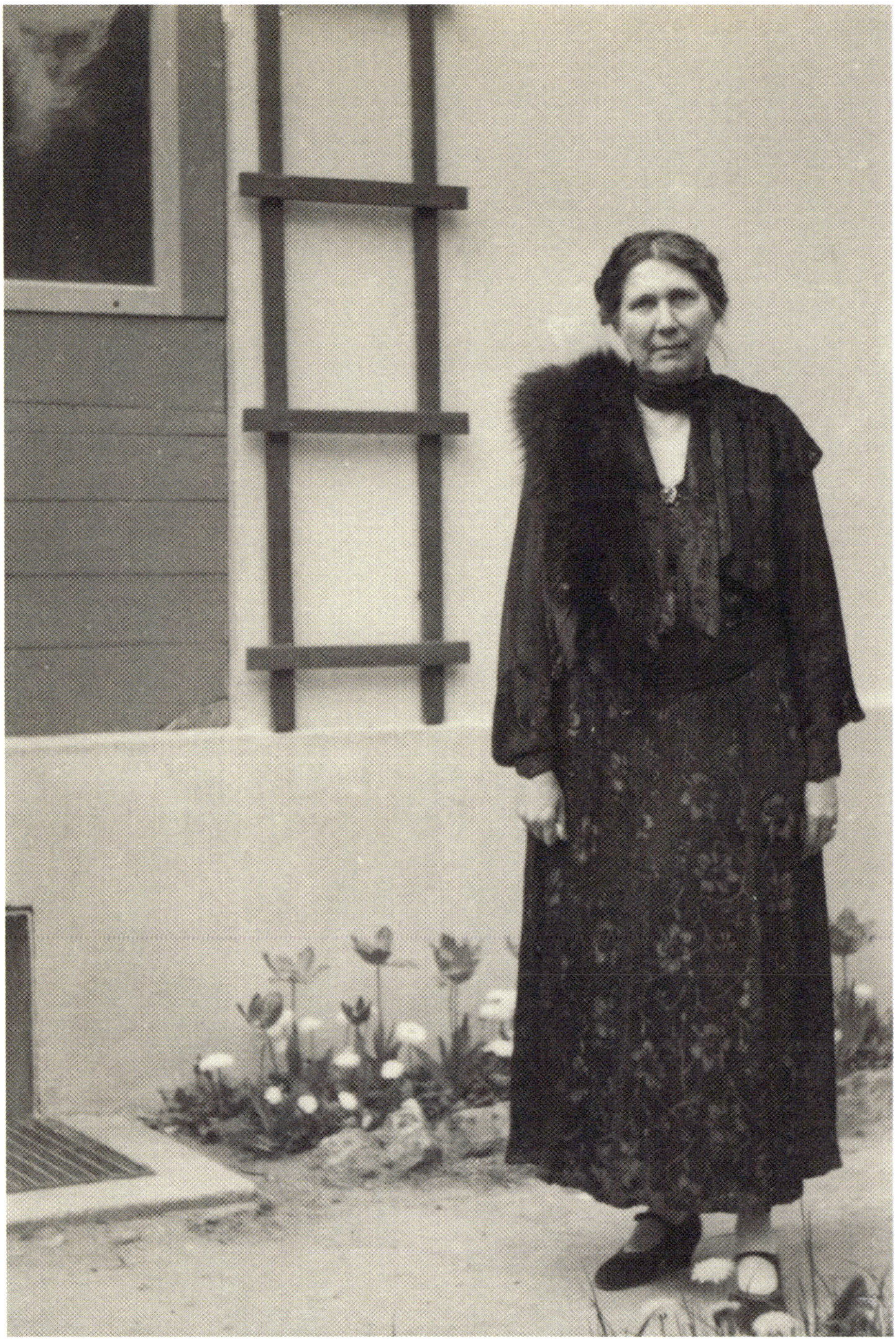

237
Ita Wegman, KTI, 1935.
Ita Wegman, KTI, 1935.

1935–1941

19. – 21. JUNI 1935 gemeinsame Ärztearbeit am KTI, anschließend ein Kurs für die Behandlung von Kindern mit Spachstörungen durch Martha Hemsoth.

19 – 21 JUNE 1935 Collaborative work by the doctors takes place at the KTI in conjunction with a course for the treatment of children with speech disorders, offered by Martha Hemsoth.

27. – 29. SEPTEMBER 1935 Arbeitszusammenkunft der Ärzte am KTI.

27 – 29 SEPTEMBER 1935 Working meeting of doctors takes place at the KTI.

15. NOVEMBER 1935 Verbot der Anthroposophischen Gesellschaft in Deutschland.

15 NOVEMBER 1935 The Anthroposophical Society is banned in Germany.

1936 Erwerb der *Casa Andrea Cristoforo* in Ascona als Dépendance des KTI sowie der Farm *La Motta* in Brissago als Filiale des *Sonnenhofs* zur Betreuung seelenpflegebedürftiger Kinder und Jugendlicher.

1936 Acquisition of *Casa Andrea Cristoforo* in Ascona as a dependency of the KTI, as well as the farm *La Motta* in Brissago as a subsidiary of the *Sonnenhof* for the care of children and adolescents in need of soul care.

FEBRUAR 1936 Eröffnung der seit langem geplanten heilpädagogischen Kindertagesstätte in Paris: *Centre de Pédagogie Curative. 52 rue de l'Assomption, Paris 16.*

FEBRUARY 1936 Opening in Paris of the long-planned curative education center for children, *Centre de Pédagogie Curative. 52 rue de l'Assomption, Paris 16.*

20. MÄRZ 1936 Unfall der Sprachgestalterin Martha Hemsoth, schwere Verbrennungen, Tod nach 10 Tagen.

20 MARCH 1936 The speech formation artist Martha Hemsoth has an accident, incurs severe burns; she dies ten days later.

16. JULI 1936 Flug Wegmans nach England wegen der Erkrankung von Major Thynnes. Pressebericht über ihre Ankunft.

16. JULY 1936 Ita Wegman flies to England because of Major Henry Thynne's illness. Press reports of her arrival.

2. – 6. AUGUST 1936 Heilpädagogischer Kurs am *Sonnenhof.*

2 – 6 AUGUST 1936 Curative education course at the *Sonnenhof.*

AUGUST 1936 Schiffsreise nach Island.

AUGUST 1936 Travel by ship to Iceland.

22. AUGUST 1936 Besuch des heilpädagogischen Kinderheims *Sólheimar* auf Island, gegründet von Sesselja H. Sigmundsdóttir-Sveson nach ihrer Ausbildung in Arlesheim.

Auf der Rückreise von Island Besuch in *Mikaelgarden*, Heim für seelenpflegebedürftige Kinder in Schweden, 1933/34 gegründet von Gustav Ritter, bis dahin Mitarbeiter des *Sonnenhofs.*

22 AUGUST 1936 Visit to *Sólheimar*, the curative education home for children in Iceland, founded by Sesselja H. Sigmundsdóttir-Sveson following her training in Arlesheim.

On the return trip from Iceland, visits *Mikaelgarden*, a Swedish home for children in need of soul care founded in 1933/34 by Gustav Ritter, who had until then been a co-worker in the *Sonnenhof.*

2.–4. OKTOBER 1936 Ärztetagung an der Klinik.

Mit Hilfe Wegmans erfolgreiche Emigration von Dr. Ludwig Engel, jüdischer Herkunft, anthroposophischer Arzt in Breslau seit mehr als 12 Jahren. Dr. Engel erhält Unterkunft in Kent Terrace, muss englische Examina absolvieren, wird britischer Arzt.

Insgesamt verhilft Wegman nachweislich mindestens neun anthroposophischen Ärztinnen und Ärzten jüdischer Herkunft, einem jüdischen Medizinstudenten und sechs jüdischen Heilpädagoginnen und Heilpädagogen zur Flucht ins Ausland.

MÄRZ 1937 Abschluss der Umbauarbeiten der *Casa Andrea Cristoforo.*

26. MÄRZ 1937 Ärztekonferenz am KTI.

12. OKTOBER 1937 Beginn eines Ausbildungskurses am KTI.

JANUAR 1938 Zusammenkunft am KTI auf Initiative von Willem Zeylmans van Emmichoven, 14 Jahre nach der «Weihnachtstagung».

FEBRUAR 1938 Sizilienreise Wegmans auf Einladung von Dame Florence Simpson. Vorzeitige Rückkehr am **15. MÄRZ** aufgrund der behördlichen Schließung der *Gnadenwalder Kuranstalten* nach dem Einmarsch der deutschen Wehrmacht in Österreich («Anschluss» Österreichs). Nobert Glas und der Hauslehrer der Glas-Kinder, Edgar Elbogen, beide jüdischer Herkunft, werden verhaftet. Madeleine van Deventer und der Arlesheimer Geschäftsführer Rudolph, die in Vertretung Wegmans anreisen, werden ebenfalls verhaftet, aber nach wenigen Tagen wieder freigelassen.

9. MAI 1938 erfolgreicher Einsatz Ita Wegmans für die Freilassung von Norbert Glas und Edgar Elbogen.

2–4 OCTOBER 1936 Conference for doctors held at the Clinic.

With Ita Wegman's help, Dr. Ludwig Engel (of Jewish descent), an anthroposophical doctor in Breslau for more than 12 years, successfully emigrates. Dr. Engel receives housing in Kent Terrace, has to pass English exams, becomes a British doctor.

There is proof that, in total, Ita Wegman assists at least nine anthroposophical doctors of Jewish descent (both women and men), a Jewish medical student, and six Jewish curative educators to flee abroad.

MARCH 1937 Completion of the renovation of *Casa Andrea Cristoforo.*

26 MARCH 1937 Conference at the KTI for doctors.

12 OCTOBER 1937 A training course held at the KTI begins.

JANUARY 1938 Meeting held at the KTI through the initiative of Willem Zeylmans van Emmichoven, 14 years after the "Christmas Conference 1923/24".

FEBRUARY 1938 Ita Wegman travels to Sicily by invitation of Dame Florence Simpson. Return ahead of time (**15 MARCH**) because of the government's closing of the *Curative Institutes Gnadenwald* after the German army marches into Austria (the "annexation of Austria"). Norbert Glas and the private tutor of the Glas children, Edgar Elbogen, both of Jewish descent, are arrested. Madeleine van Deventer and the Arlesheim business manager Rudolph, who appear there as Ita Wegman's representatives, are likewise arrested but released again after several days.

9 MAY 1938 Ita Wegman's application for the release of Norbert Glas und Edgar Elbogen is successful.

2. JUNI 1938 Maria und Norbert Glas treffen aus Wien in Arlesheim ein. Einige Wochen später erfolgreiche Emigration nach England. Helmi Burmeister übernimmt die ärztliche Leitung in Gnadenwald.

23.–28. JUNI 1938 Arbeitskonferenz für Musikerziehung und Heilpädagogik.

25.–30. JULI 1938 öffentliche heilpädagogische Seminarwoche am *Sonnenhof.*

NOVEMBER 1938 Ita Wegman in Paris.

JUNI 1939 Bulgarienreise auf Einladung von E. Papasovaus aus Sofia: von Wien über das Burgenland, Budapest, Belgrad, Schwarzes Meer, bis nach Konstantinopel. Rückreise über Zagreb nach Kraljevec, dem Geburtsort Rudolf Steiners. Heimkehr nach Arlesheim am **7. JULI 1939.**

1. SEPTEMBER 1939 Ausbruch des Zweiten Weltkriegs.

4. SEPTEMBER 1939 Unfall Ita Wegmans: Sturz, komplizierter Bruch und schmerzhafte Operation des linken Arms.

15. APRIL 1940 Wegen drohender Kriegsgefahr behördliche Anordnung zur Erstellung eines Evakuierungsplanes für KTI und *Sonnenhof.*

2 JUNE 1938 Maria and Norbert Glas from Vienna arrive in Arlesheim. Several weeks later, they successfully emigrate to England. Helmi Burmeister assumes the medical leadership in Gnadenwald.

23–28 JUNE 1938 Working conference for music education and curative education.

25–30 JULY 1938 Public seminar week on curative education at the *Sonnenhof.*

NOVEMBER 1938 Ita Wegman in Paris.

JUNE 1939 Trip to Bulgaria on the invitation of E. Papasovaus, from Sofia; the journey takes her from Vienna through Burgenland, Budapest, Belgrade, the Black Sea, to Constantinople. The return trip goes through Zagreb and on to Kraljevic, the birthplace of Rudolf Steiner. Return home to Arlesheim on **7 JULY 1939.**

1 SEPTEMBER 1939 Outbreak of the Second World War.

4 SEPTEMBER 1939 Ita Wegman accidentally falls, resulting in a complicated break and painful surgery on her left arm.

15 APRIL 1940 Because of imminent danger of war, governmental order for the preparation of an evacuation plan for the KTI and *Sonnenhof.*

MAI 1940 Einmarsch der deutschen Armee in Frankreich. Flucht der anthroposophisch-heilpädagogischen Gemeinschaft um Vala Bérence und Hanna Lissau mit 13 Kindern nach Südfrankreich (nicht besetzt).

Vorsorgliche Evakuierung der Kinder des *Sonnenhofs* - teilweise in die Gegend von Grindelwald, teilweise ins Tessin nach *La Motta*.

Umzug Wegmans nach Ascona, 16 Patienten sind bereits dort. Intensive ärztliche Arbeit; Grundlagenstudien mit Hilma Walter: Durcharbeitung der Mitschriften zu Krankenbehandlungen bis 1924 unter Mitwirkung Rudolf Steiners. Der letzte Jahrgang der *NATURA* erscheint.

Madeleine van Deventer übernimmt die Leitung des - ohne internationale Patienten - verkleinerten KTI.

Ita Wegman setzt ihr Testament «Letzter Wille» auf.

Feier des Weihnachtsfests in der *Casa Andrea Cristoforo*; Beginn der sog. «Weihnachtsarbeit» dort.

1941 *Casa Andrea Cristoforo.* Arbeit als Ärztin und umfangreiche Korrespondenz. Anthroposophische Vorträge Wegmans regelmäßig donnerstags und sonntags.

Die *Casa* ist trotz massiver finanzieller Probleme sukzessive nicht nur Erholungsort, sondern Ort der Kultur und der Gedankenfreiheit für Patienten, Emigranten, Künstler.

MAY 1940 German army invades France. The anthroposophical curative education community around Vala Bérence und Hanna Lissau flees with 13 children for the unoccupied south of France.

Precautionary evacuation of the children at the *Sonnenhof* - some of them moved to the region around Grindelwand, some to *La Motta* in Tessin.

Ita Wegman moves to Ascona; 16 patients are already there. Intensive medical work; foundational studies with Hilma Walter: Working through the transcripts of medical treatments up to 1924 that had been undertaken with Rudolf Steiner. The last issue of *NATURA* appears.

Madeleine van Deventer assumes the leadership of the KTI; the absence of international patients causes a reduction in its size.

Ita Wegman draws up her "Last Will and Testament."

Celebration of the Christmas festival in *Casa Andrea Cristoforo.* Beginning of the so-called "Christmas work" there.

1941 *Casa Andrea Cristoforo.* Work as a doctor and extensive correspondence. Anthroposophical lectures by Ita Wegman, held regularly on Thursdays and Sundays.

Despite massive financial problems, the *Casa* is gradually becoming not only a place of rest and recovery but of culture and free thinking for patients, emigrants, artists.

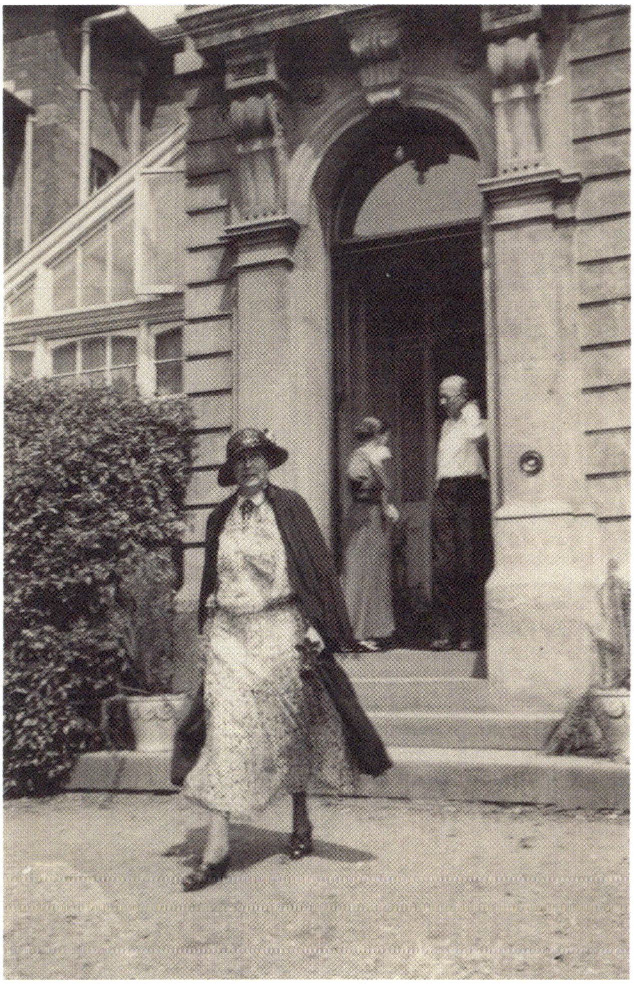

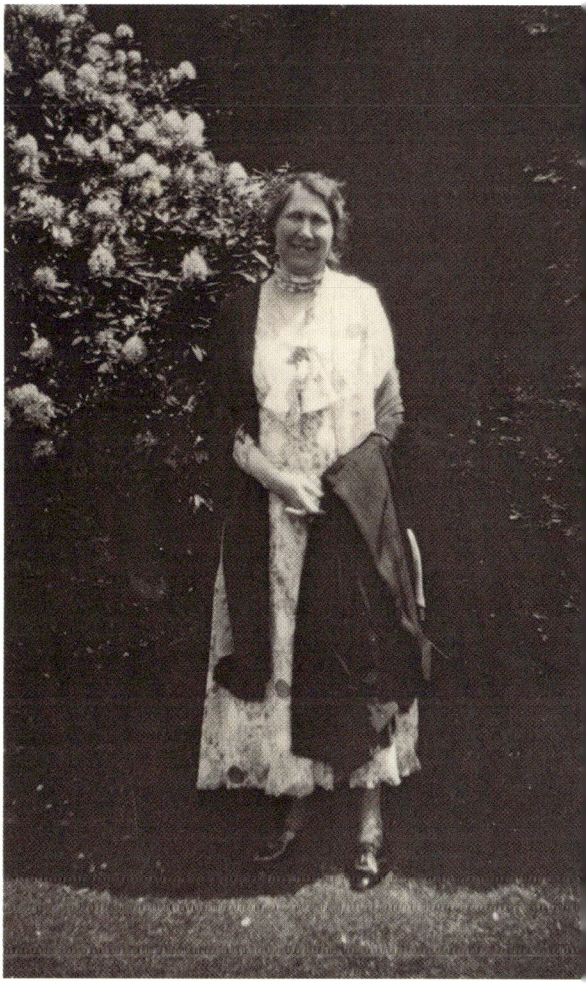

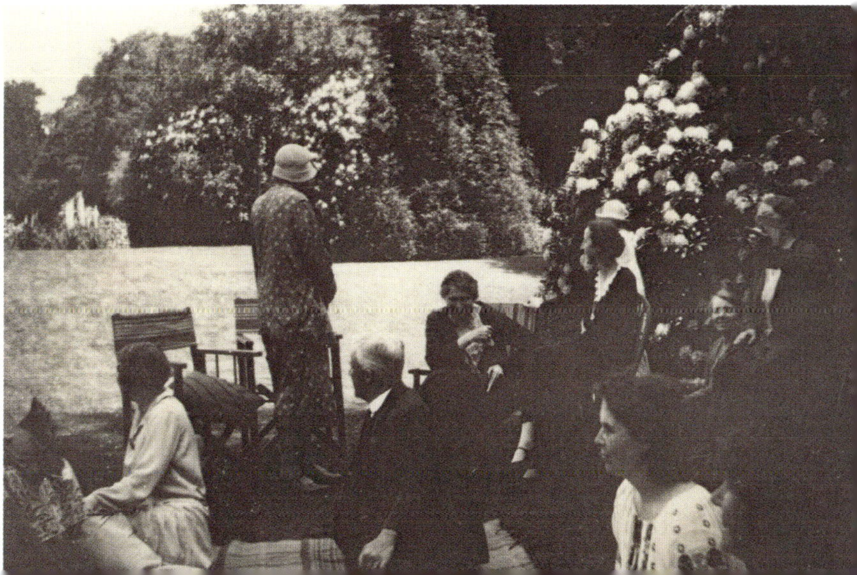

238
Ita Wegman im heilpädagogischen Institut von Clent, Pfingsten 1935.
Ita Wegman in the curative education institute at Clent, Whitsun 1935.

239
Ita Wegman in Clent, Pfingsten 1935.
Ita Wegman in Clent, Whitsun 1935.

240
Ita Wegman (hinten, in der Mitte) in Clent, Pfingsten 1935 (9./10. Juni 1935).
Ita Wegman (rear, center) in Clent, Whitsun 1935 (9/10 June 1935).

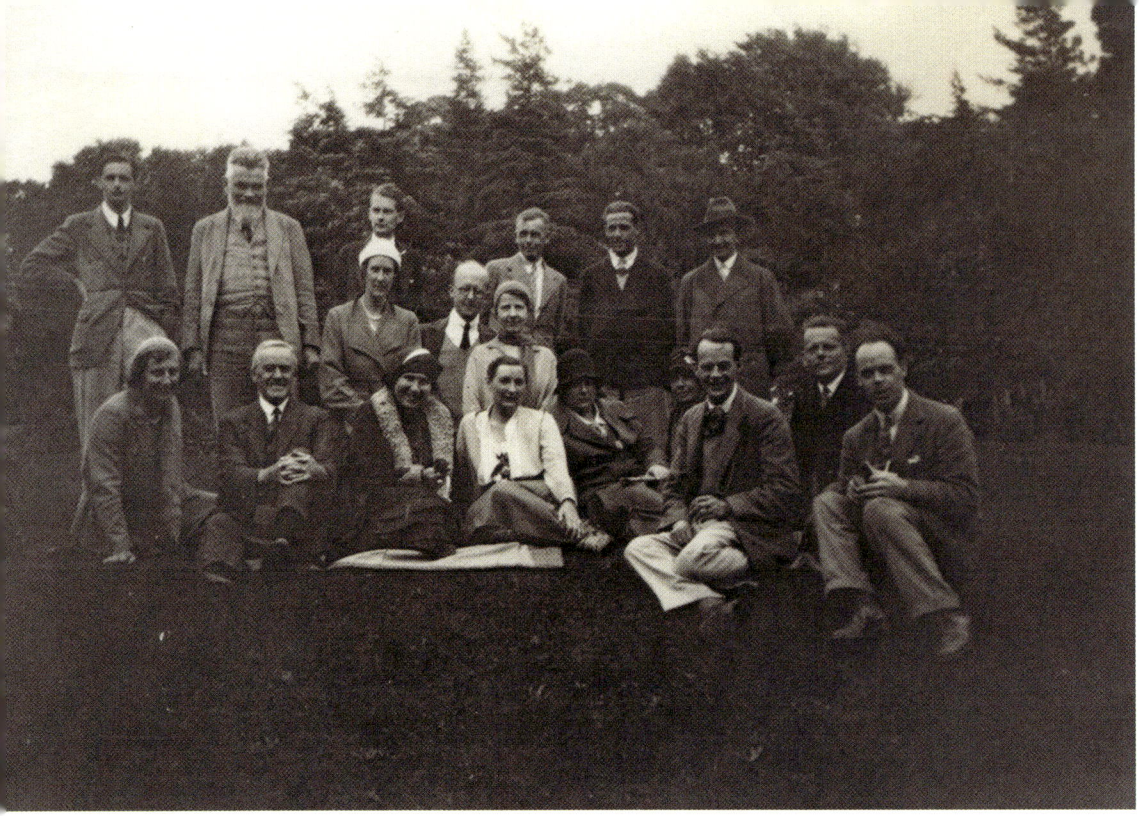

241
Ita Wegman (erste Reihe, Dritte von Links) in Clent, Pfingsten 1935. Rechts neben ihr Margarete Bockholt.
Ita Wegman (first row, third from left) in Clent, Whitsun 1935. On the right next to her Margarete Bockholt.

242
Ita Wegman und die *Sonnenhof*-Gemeinschaft, Passwang, 1935.
Ita Wegman and the *Sonnenhof* community, Passwang, 1935.

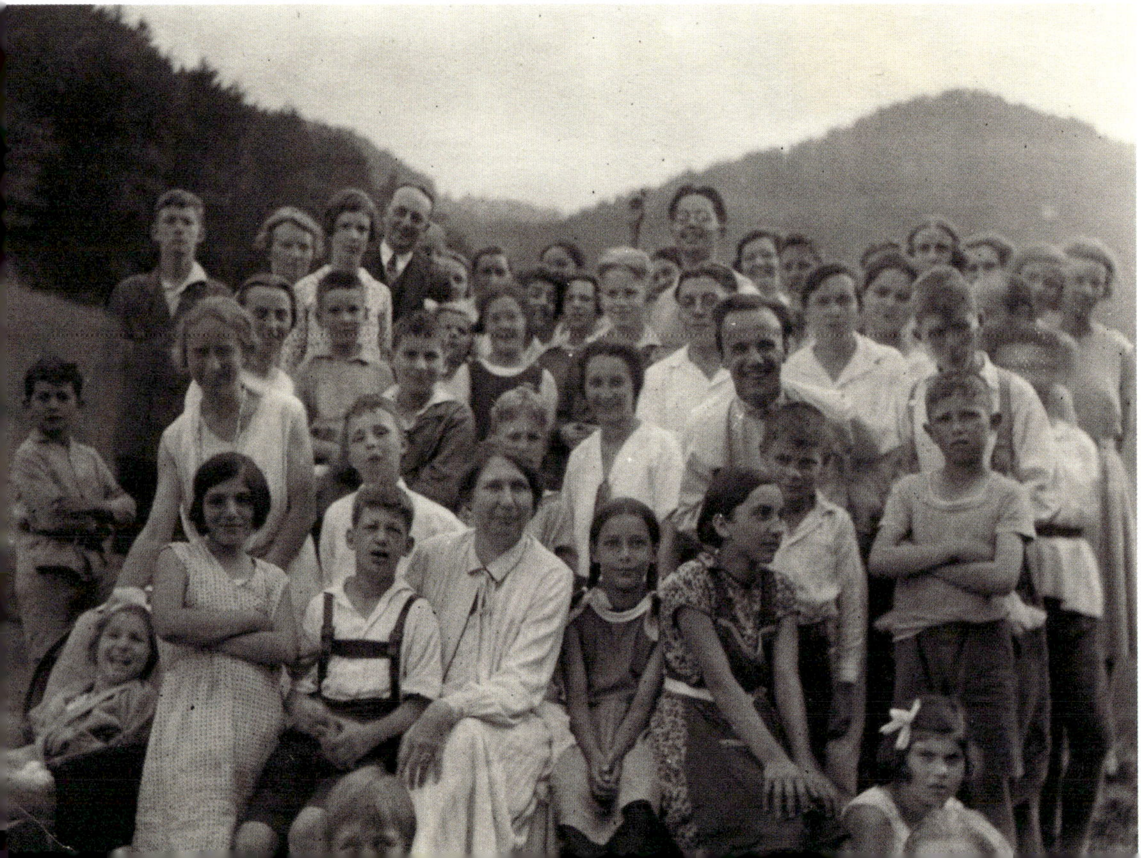

243
Ita Wegman (hinten in der Mitte) bei einem *Sonnenhof*-Fest, ohne Datum (1935). Ita Wegman hält ein Kind in den Armen, vermutlich den ca. dreijährigen Knaben Karli Scharff. Margarete Bockholt (Erste von Links), Hanna Lissau (vermutlich in der Mitte). Rückseitige handschriftliche Beschriftung: «Frl. Fuchs, Dr. Bockholt, Dr. Wegman, John Werk, Frl. Lissau, Schw. Clara [von Woedtke], Karli Scharff, Elma».
Ita Wegman (rear, center) at a *Sonnenhof* festival, undated (1935). Ita Wegman holds a child in her arms, possibly the three-year-old boy Karli Scharff. Margarete Bockholt (far left), Hanna Lissau (probably, center). Handwritten inscription on the back: "Frl. Fuchs, Dr. Bockholt, Dr. Wegman, John Werk, Frl. Lissau, Schw. Clara [von Woedtke], Karli Scharff, Elma."

244
Ita Wegman vor einem Morris Cowley, Passwang, 1935.
Ita Wegman standing in front of a Morris Cowley, Passwang, 1935.

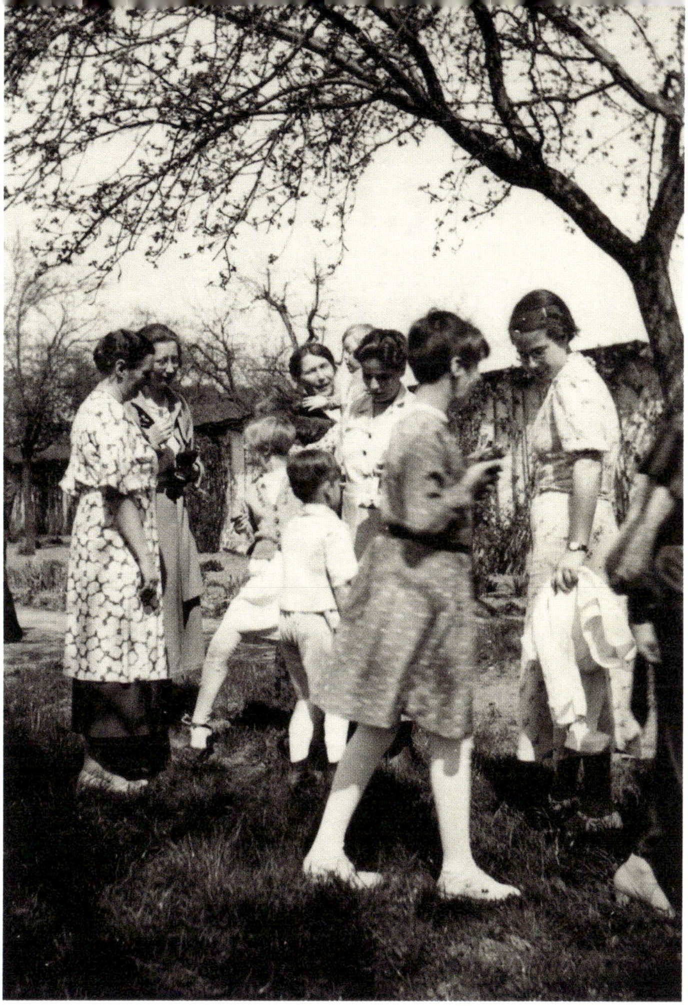

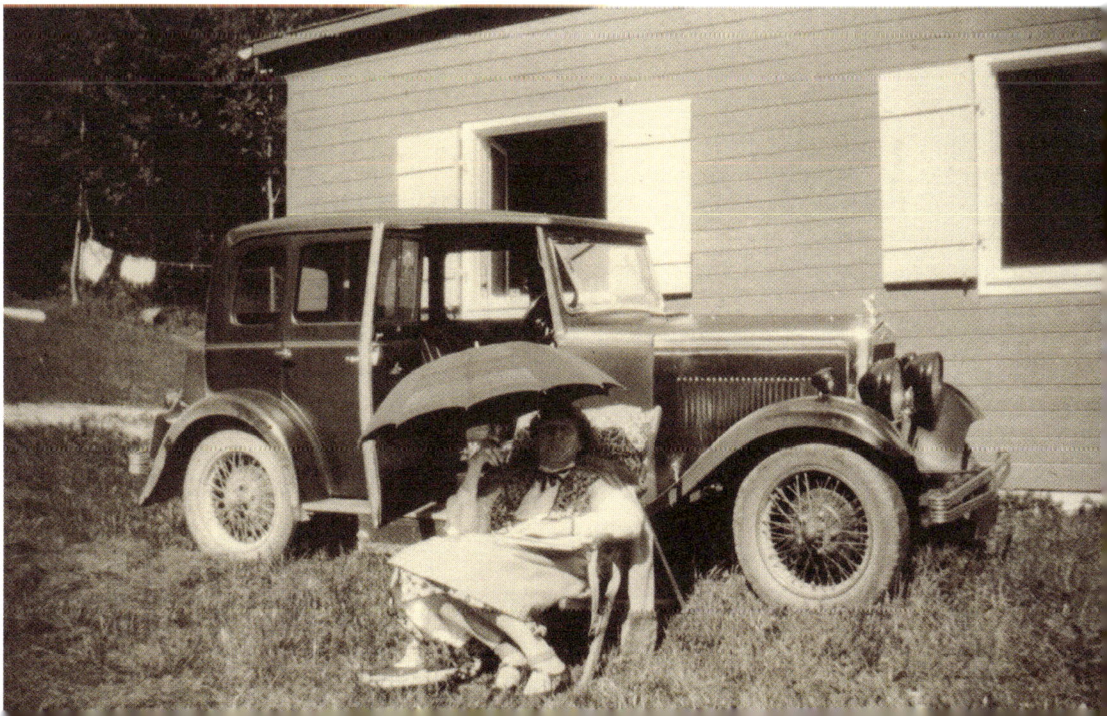

«Die Heilkunst im Lichte Anthroposophische[r] Geisteswissenschaft

Die Heilkunst, die ausgeht von der freien Hochschule für Geisteswissenschaft Goetheanum in Dornach in der Schweiz wurde von Dr. Rudolf Steiner inauguriert und stellt einen Teil von dem dar, was die gesamte Anthroposophische Lehre Rudolf Steiners umfasst.

Alles, was auf medizinischem Gebiet an den Universitäten gelehrt wird, alles Wissenschaftliche wird innerhalb dieser Heilkunst voll und ganz anerkannt, man schätzt die Resultate [S. 1] wissenschaftlicher Forschung man ist sich aber auch darüber hinaus bewusst, dass trotz aller Errungenschaften der neuern Zeit ein Unbefriedigt sein sich geltend macht, wenn es sich darum handelt die eigentliche Ratio für die Therapie zu gewinnen.

Man ist sich auch bewusst, dass dieses Unbefriedigt sein nur dadurch überwunden werden kann, dass zu der Anschauung des physisch sinnlichen Menschen die Anschauung des Übersinnlichen in Menschen hinzu kommt.» [S. 2]

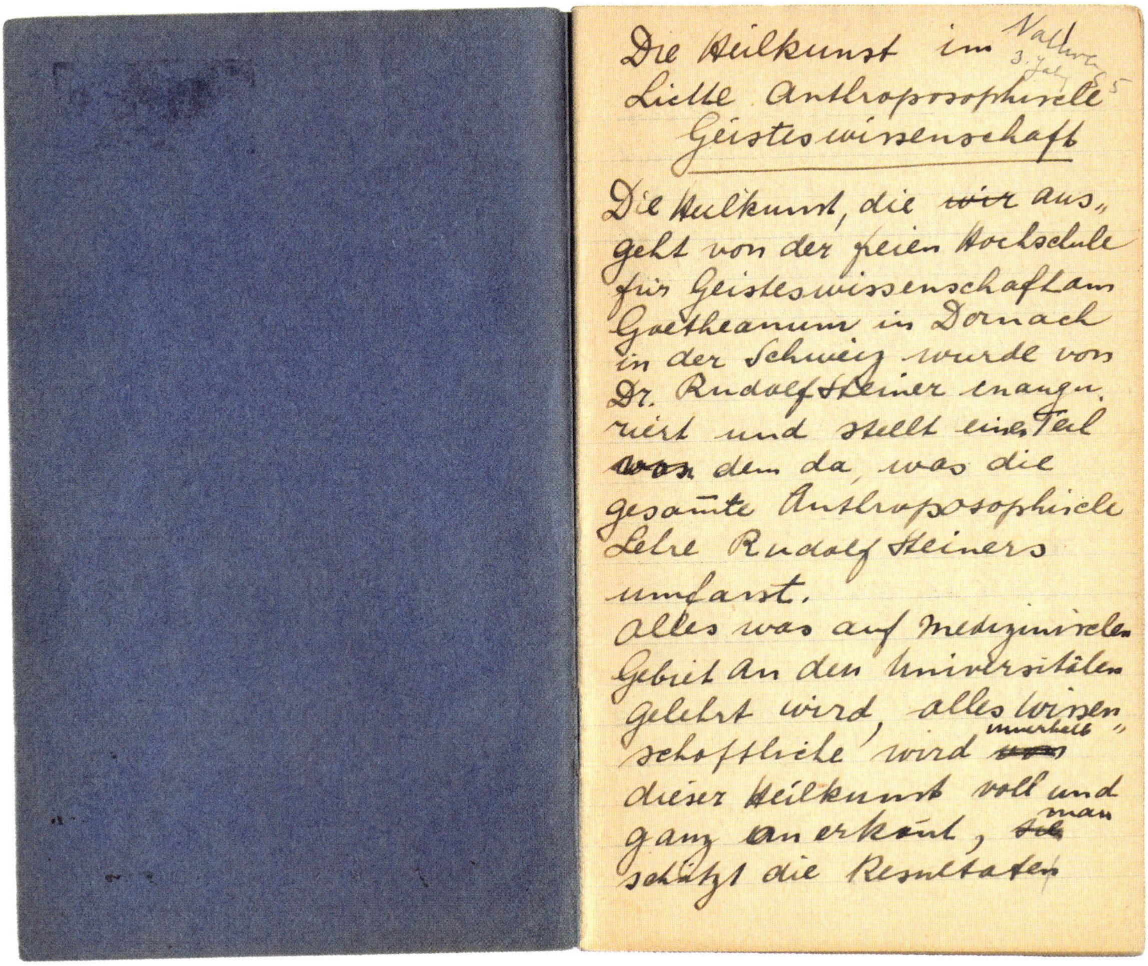

245, 246
Ita Wegman: «*Die Heilkunst im Lichte anthroposophische[r] Geisteswissenschaft*», Manuskript Notizbuch 38, S. 1–3, 1935.
Ita Wegman: "*Die Heilkunst im Lichte anthroposophische[r] Geisteswissenschaft*" *[The art of healing in the light of anthroposophical spiritual science]*. Manuscript Notebook, pp. 1–3, 1935.

“The Art of Healing in the Light of Anthroposophic[al] Spiritual Science

The art of healing that originates at the School for Spiritual Science at the Goetheanum in Dornach Switzerland was inaugurated by Dr. Rudolf Steiner and presents a part of what is contained in Rudolf Steiner’s whole anthroposophical teaching.

Everything taught about medicine in universities, everything scientific, is fully and completely acknowledged in this art of healing; the results [p. 1] of scientific research are valued, but one is also conscious that despite all the achievements of the modern time there is some element of dissatisfaction when it comes to finding the actual rationale for the therapy.

There is also a consciousness that this dissatisfaction can only be overcome by adding a view of the supersensible in the human being to what is physically visible in the human being.” [p. 2]

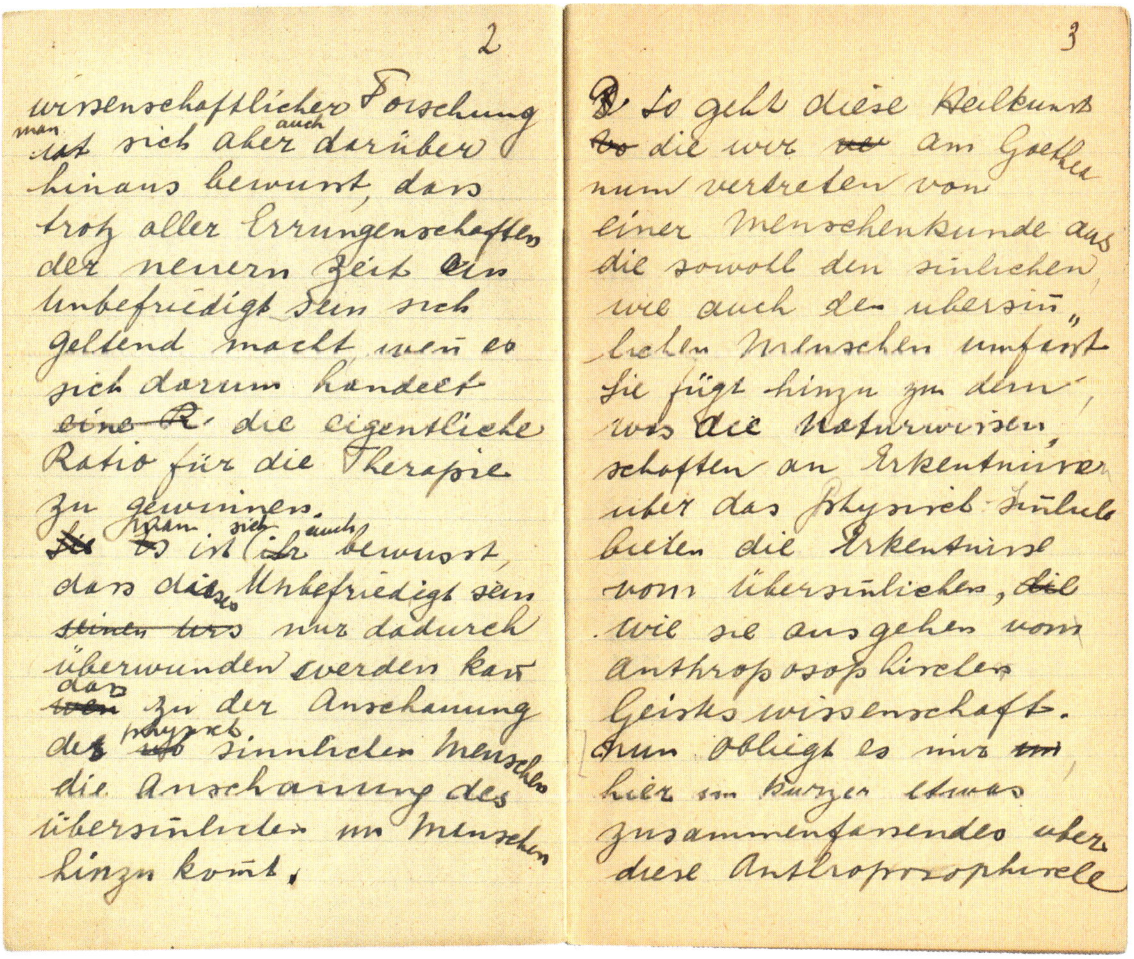

2

wissenschaftlicher Forschung
man ist sich aber auch darüber
hinaus bewusst, dass
trotz aller Errungenschaften
der neuern Zeit ein
Unbefriedigt sein sich
geltend macht wenn es
sich darum handelt
die eigentliche
Ratio für die Therapie
zu gewinnen.
man ist sich auch bewusst,
dass dieses Unbefriedigt sein
nur dadurch
überwunden werden kann
das zu der Anschauung
des physisch sinnlichen Menschen
die Anschauung des
übersinnlichen im Menschen
hinzu komt.

3

So geht diese Heilkunst
die wir am Goetheanum vertreten von
einer Menschenkunde aus
die sowohl den sinnlichen
wie auch den übersinnlichen Menschen umfasst
Sie fügt hinzu zu dem
was die Naturwissenschaften an Erkenntnissen
über das physisch-sinnliche
bieten die Erkentnisse
vom übersinnlichen,
wie sie ausgehen vom
anthroposophischen
Geisteswissenschaft.
Nun obliegt es mir
hier im kurzen etwas
zusammenfassendes über
diese Anthroposophische

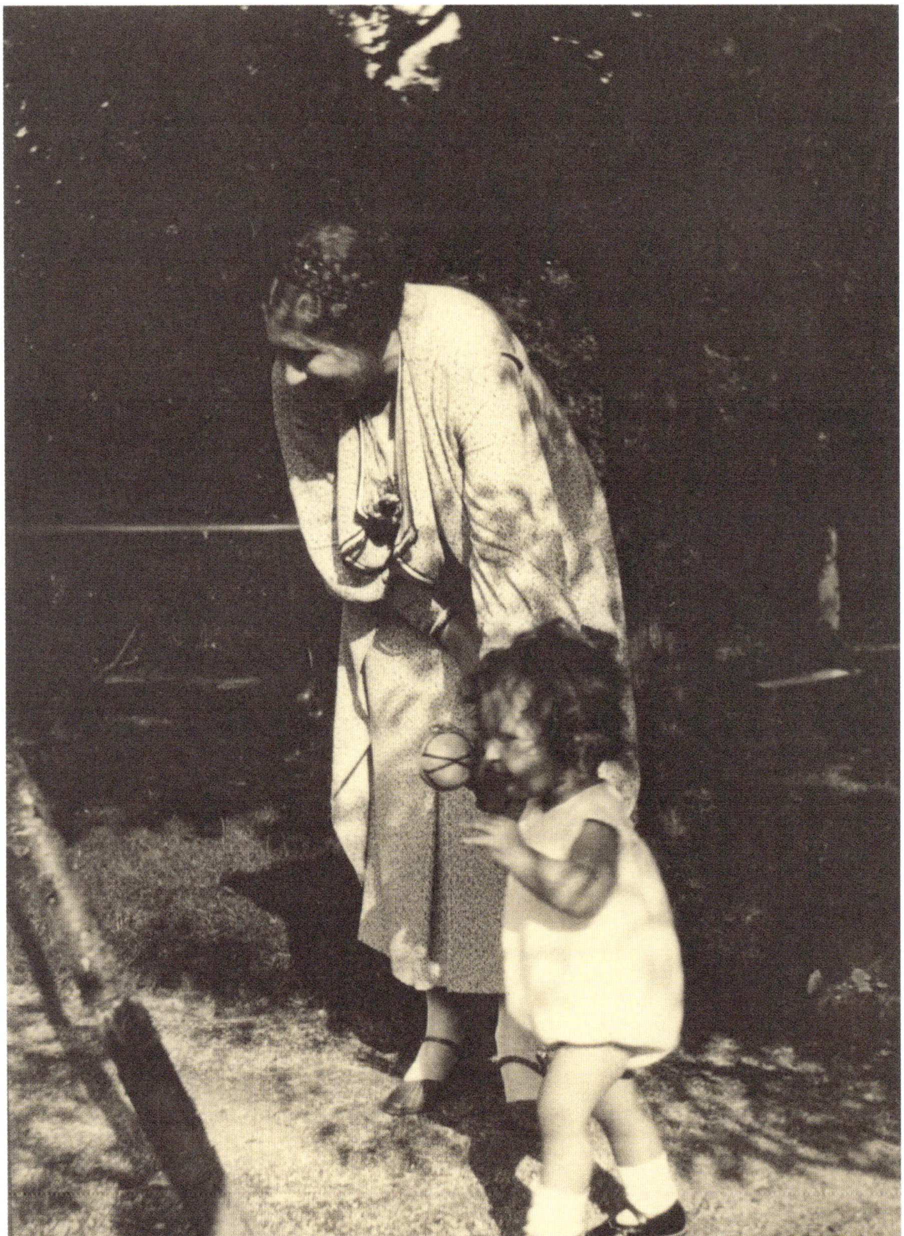

247

Ita Wegman mit Benediktus Kaelin. KTI, 1935.

Ita Wegman with Benediktus Kaelin. KTI, 1935.

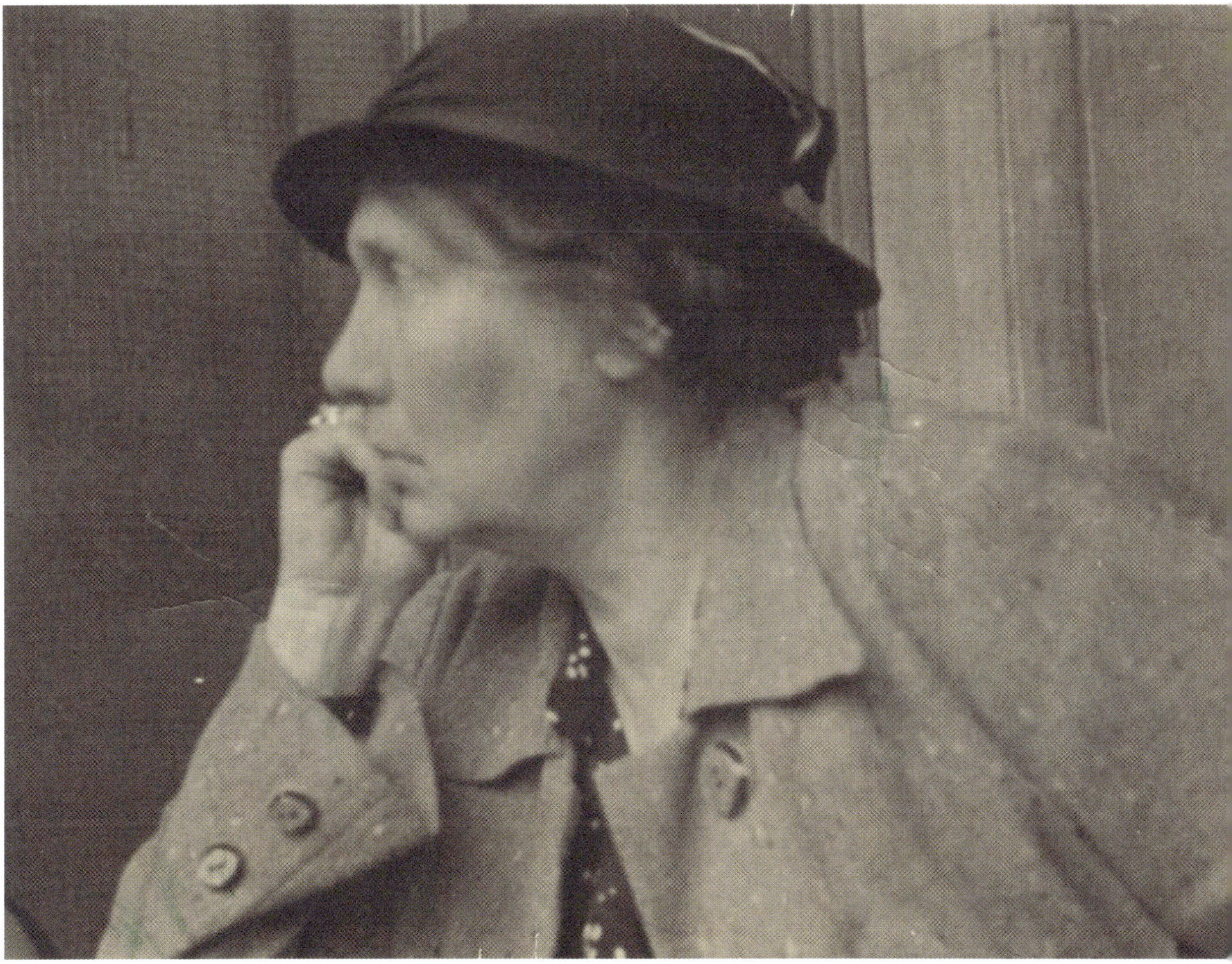

248
Ita Wegman, ohne Datum. Fotografie aus dem Album von Katja Brühl.
Ita Wegman, undated photograph from Katja Brühl's album.

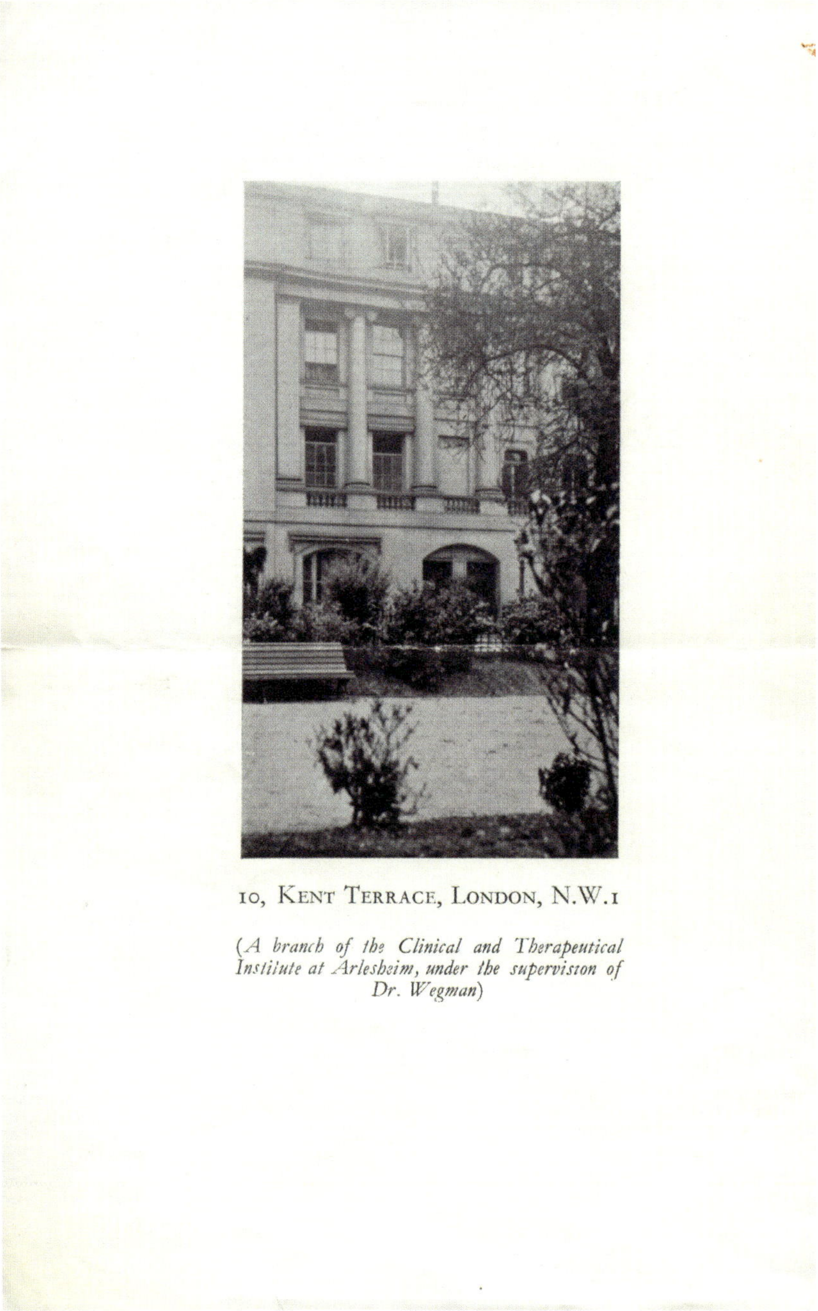

10, KENT TERRACE, LONDON, N.W.1

(A branch of the Clinical and Therapeutical Institute at Arlesheim, under the supervision of Dr. Wegman)

249

Prospekt Kent Terrace, London.

Prospectus for Kent Terrace, London.

250, 251

Ita Wegman: Brief an Ludwig Engel, Arlesheim, 10. Januar 1936.

Ita Wegman: Letter to Ludwig Engel, Arlesheim, 10 January 1936.

Arlesheim, den 10. Januar 1936.

Lieber Dr. Engel!

Ich hatte schon durch Str. etwas gehört von Ihrer Absicht, in England etwas zu suchen und Gebrauch zu machen von dem, was Sie gehört haben, dass 50 Aerzten, die nicht mehr in Deutschland sein können, die Möglichkeit gegeben werden soll, nach England zu kommen. Ich habe sofort nach England geschrieben, um zu informieren und man wird sich von allen Seiten für Sie einsetzen. Ob es vernünftig ist, von anderer Seite der Gesellschaft aus zu verlangen, dass ein Arzt nach England kommt, weiss ich nicht. Meistens helfen die jüdischen Aktionen nur, wenn man frei als jüdischer Arzt kommt, sonst sind sie nicht interessiert, einem zu helfen. Was Sie dann später tun, kann ja den Menschen gleichgültig sein, England ist da grosszügig genug, einen darin freizulassen. Um aber hereinzukommen, müssen Sie schon als jüdischer Arzt bei den jüdischen Comitées um Hilfe bitten. Am besten ist es, Sie kommen persönlich jetzt nach London, um Ihre Sachen selber in die Hand zu nehmen. Das hat Dr. Stein Ihnen sicher auch schon geraten. Nun ist die Sache wohl so, dass Sie eine Einladung brauchen, um hereinzukommen. Diese Einladung müssen wir Ihnen verschaffen. Ich habe schon diesbezüglich an Mrs. Merry geschrieben.

Bitte tun Sie alles, was Sie können. Rasch muss gehandelt werden, damit die Möglichkeiten nicht schon verpasst sind. Es ist jetzt die beste Gelegenheit, etwas zu erreichen, so wie die Weltlage momentan steht; ein halb Jahr später, ja vielleicht drei Monate später, ist schon alles wieder anders. Sie können in London bei uns N. W. 1, 10 Kent Terrace wohnen, und von dort aus dann alles machen. Sie können versichert sein, dass ich Ihnen in jeder Beziehung helfen werde, weil ich mich wirklich freuen würde, wenn es Ihnen gelingen könnte, in England Fuss zu fassen.

Hoffentlich geht es Ihrer Frau gut!

Mit recht freundlichem Gruss

Ihre I. W.

"Arlesheim, 10 January 1936
Dear Dr. Engel!
I had already heard something from Str. about your intention to look for something in England, and take advantage of what you heard, that 50 doctors who can no longer remain in Germany are given the possibility to come to England. I immediately wrote to England to inform them about this, and there will be support for you from all quarters. Whether it makes sense for others (the Society) to request that a doctor come to England, I don't know. For the most part, Jewish initiatives help only if one comes independently as a Jewish doctor, otherwise they are not interested in helping. What you then do later matters little to people, England is tolerant enough to leave one free. But to be allowed to enter, as a Jewish doctor you must request help from the Jewish committees. It is best if you now personally come to London in order to take matters into your own hands. Dr. Stein surely must have advised you of this already. Now the matter is likely such that you need an invitation in order to enter the country. We must provide you with this invitation. I have already written to Mrs. Merry about this.
Please do everything you can. It must be done with all haste so that the possibilities are not soon missed. Now is the best opportunity to achieve something in the current world situation; a half year later, perhaps three months later – everything is again completely different. You can live with us in London [N. W. 1, 10 Kent Terrace] and do everything from there. You can be assured that I will help you in every regard because it would be a real pleasure for me if you managed to get a footing in England.
I hope your wife is well!
With my very kind regards
Yours I. W. "

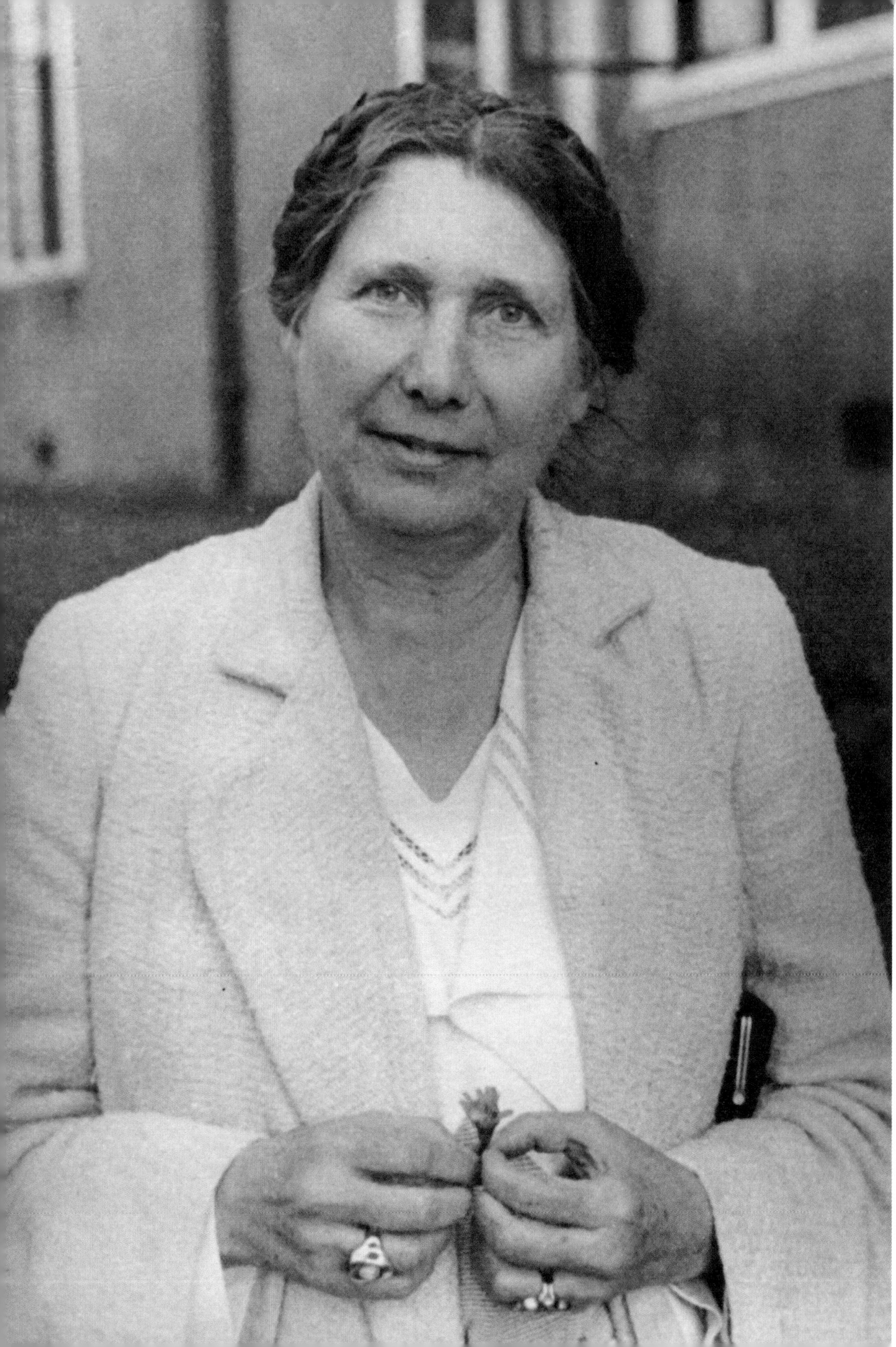

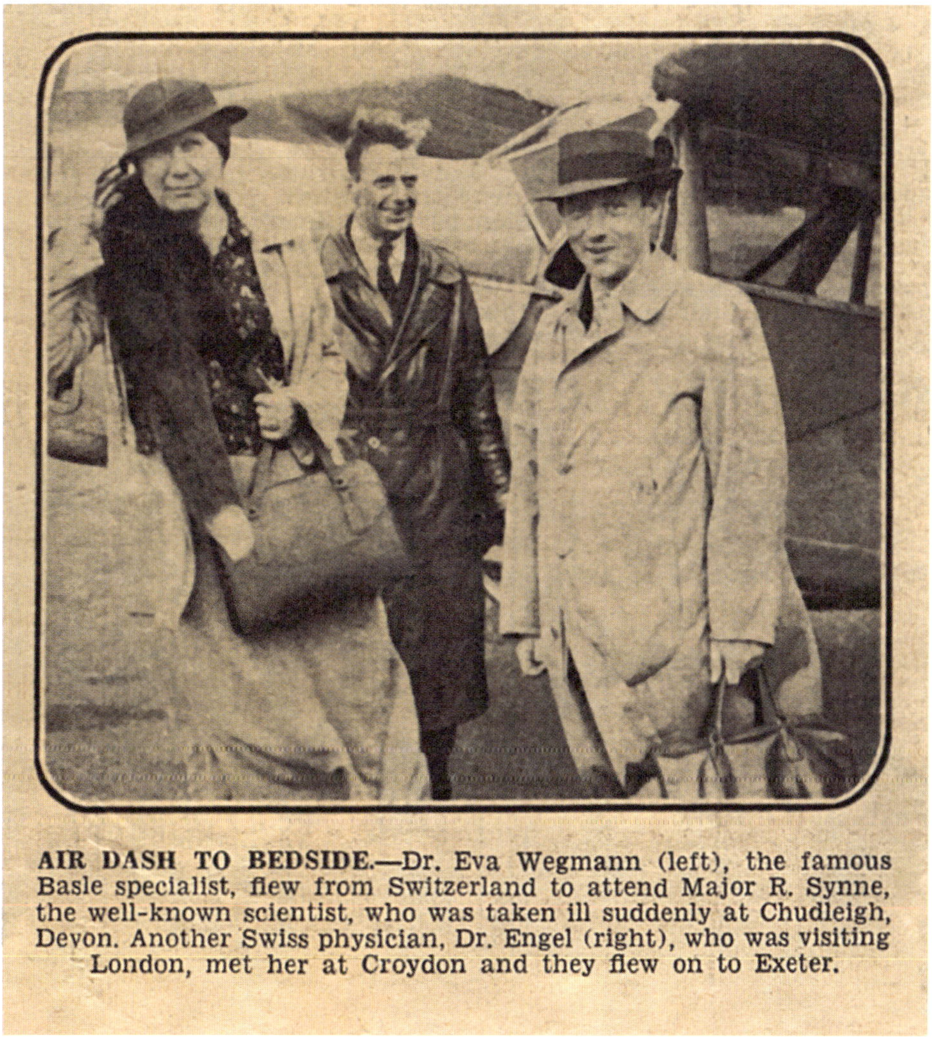

AIR DASH TO BEDSIDE.—Dr. Eva Wegmann (left), the famous Basle specialist, flew from Switzerland to attend Major R. Synne, the well-known scientist, who was taken ill suddenly at Chudleigh, Devon. Another Swiss physician, Dr. Engel (right), who was visiting London, met her at Croydon and they flew on to Exeter.

252
Ita Wegman in Arlesheim, nach 1935.
Ita Wegman in Arlesheim, after 1935.

253
Artikel in *Daily Sketch*, Thursday, July 16, 1936, S. 14.
Article in *Daily Sketch*. Thursday, 16 July 1936. p. 14.

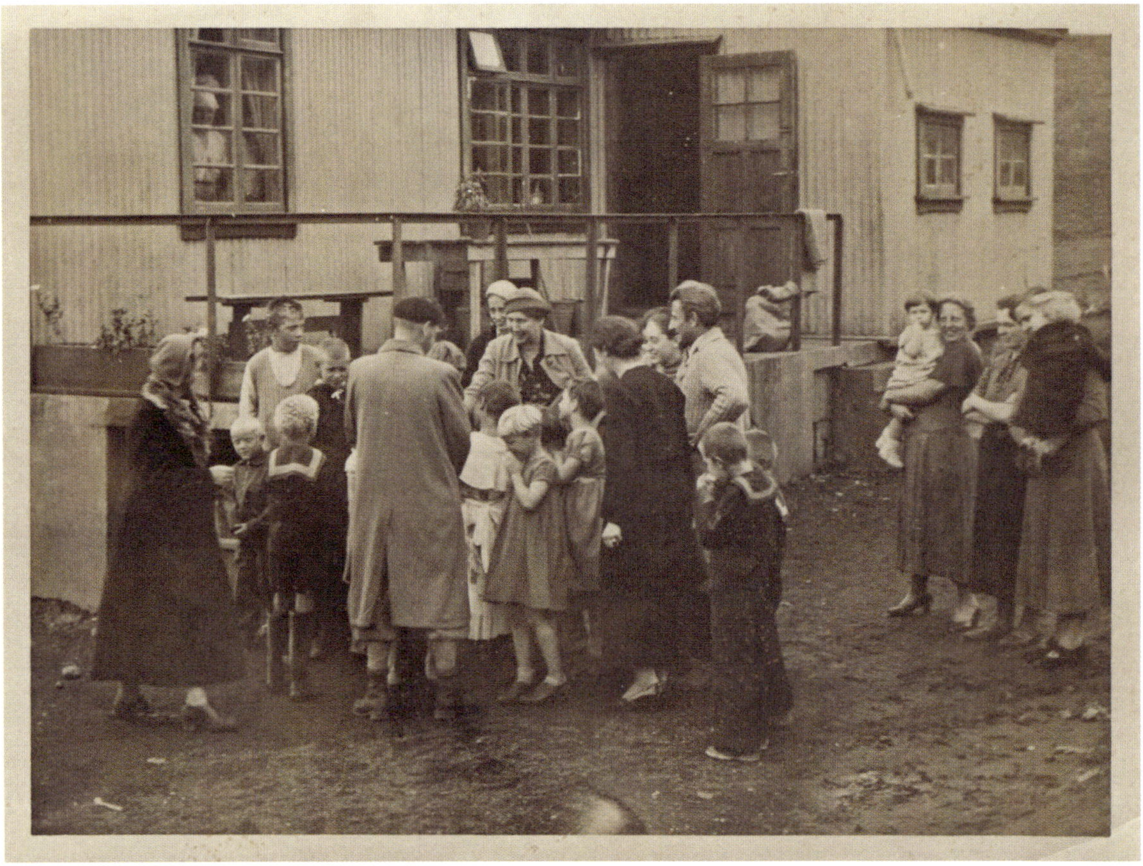

254
Ita Wegman (Mitte) auf Island. Ankunft im heilpädagogischen Kinderheim *Sólheimar*, 23. August 1936.
Ita Wegman (center) in Iceland. Arrival at *Sólheimar*, the curative education home for children, 23 August 1926.

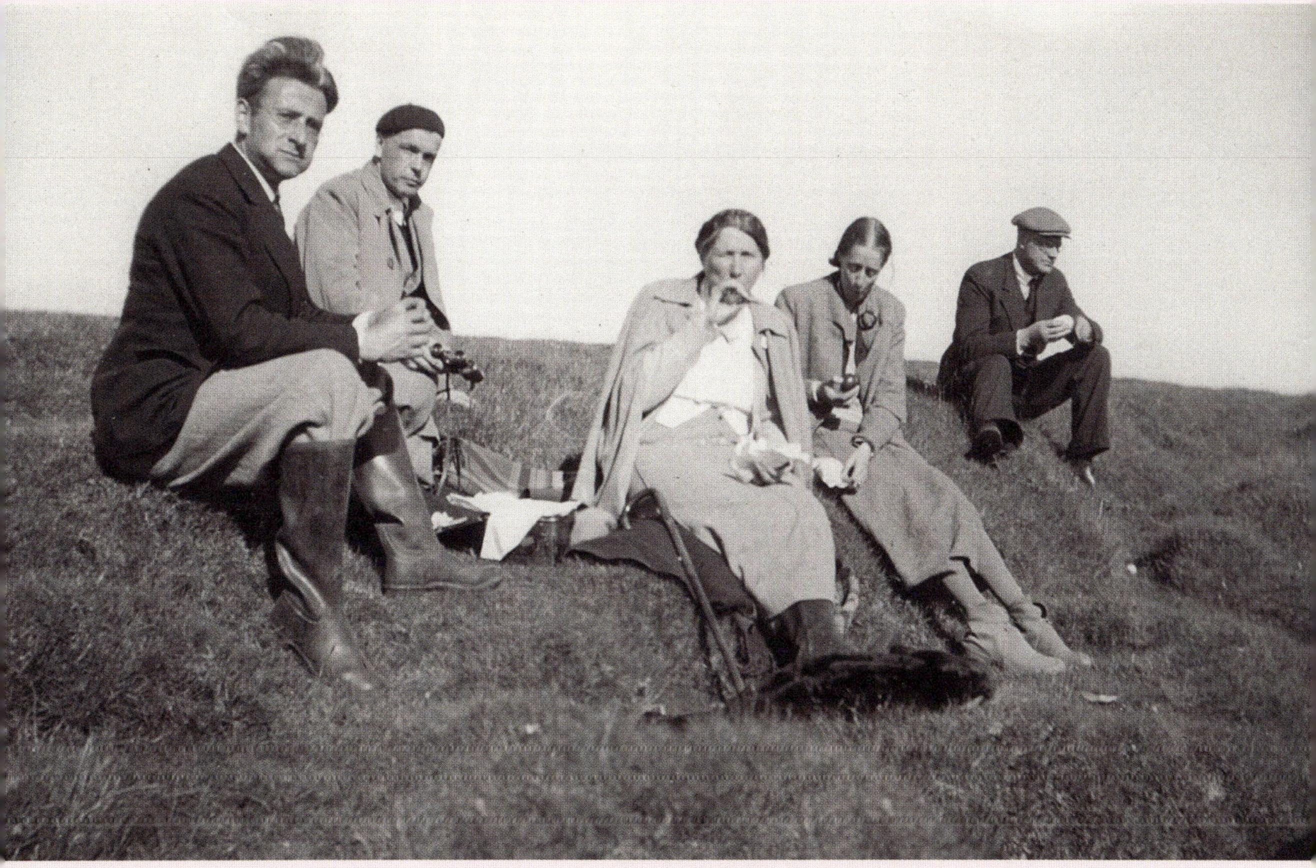

255
Ita Wegman in *Sólheimar*. Rechts neben ihr: Kalmia Bittelston. August 1936.
Ita Wegman in *Sólheimar*. On the right, next to her: Kalmia Bittleston. August 1936.

Kurzes Exposé über die Tätigkeit des Klinisch-Therapeutischen Instituts in Arlesheim zu Handen des Sanitäts-Departements des Kantons Baselland.

Im Juni 1921 wurde das Klinisch-Therapeutische Institut in Arlesheim gegründet in einem zu diesem Zweck umgebauten Privathaus in Arlesheim, worin zunächst 12 Patienten Aufnahme finden konnten. Anlass zu dieser Gründung war die damals inaugurierte Erweiterung der Heilkunst nach geisteswissenschaftlichen Erkenntnissen. Durch die Anregungen, die die anthroposophische Natur-und Menschenerkenntnis auch für das Gebiet der Medizin und besonders für die Therapie zu geben vermag, fühlte sich Frau Dr. I. Wegman veranlasst, eine Klinik ins Leben zu rufen, wo in der täglichen Praxis die neuen medizinischen Möglichkeiten erprobt, angewendet und durch weitere Erfahrung ausgedehnt werden konnten. Die Klinik füllte sich sofort, und eine ambulante Praxis sowohl in Basel, wie auch im Institut selbst, entwickelte sich rasch, sodass schon im nächsten Jahr eine Ausdehnung notwendig wurde, wozu der damalige Sury-Hof (jetzige Sonnenhof) in Arlesheim als Dependance erworben wurde.

Neben den Bestrebungen auf rein medizinischem Gebiet gliederte sich bald eine heilpädagogische Abteilung an. Schwer erziehbare Kinder, die neben einer gründlichen medizinischen Behandlung auch eine individuelle Erziehung brauchten, kamen als Patienten aus den verschiedensten Ländern, und so wurden wir genötigt, den Betrieb noch zu erweitern und umliegende Häuser, wie die "Holle" am Mühlebodenweg 10 für den heilpädagogischen Betrieb mit einzurichten. Auch ein landwirtschaft-

256–259 (Seiten/Pages 240–243)
Ita Wegman: «Kurzes Exposé über die Tätigkeit des Klinisch-Therapeutischen Instituts Arlesheim zu Händen des Sanitäts-Departements des Kantons Baselland.» Ohne Datum.
Ita Wegman: "Report of the activity of the Clinical-Therapeutic Institute in Arlesheim, for the health department of canton Baselland." Undated.

"A Brief Synopsis of the Activity of the Clinical-Therapeutic Institute in Arlesheim Prepared for the Health Department of Canton Baselland

In June 1921 the Clinical Therapeutic Institute in Arlesheim was founded in a private house in Arlesheim that was renovated for this purpose, where initially 12 patients could be admitted. The reason for this founding was the extension of the art of healing according to spiritual scientific insights that was inaugurated at that time. Through the impulses that anthroposophical knowledge of nature and the human being is also able to offer the field of medicine and therapy in particular, Fr. Dr. I. Wegman felt prompted to call into life a clinic where in daily practice the new medical possibilities could be tested, applied, and expanded through further experience. The clinic was immediately at capacity, and an outpatient practice in Basel as well as in the Institute developed quickly, so that in the following year an expansion already became necessary; as a result, what was then the Sury-Hof (and is now the Sonnenhof) was acquired as a dependency.

Alongside efforts in purely medical fields, a curative education department was soon added. Children who are difficult to school, who in addition to basic medical treatment also required individual schooling, came from the most varied countries as patients, and so we were compelled to expand the operation further and adapt surrounding houses like the 'Holle' at Mühlenbodenweg 10 for use by the curative education department. In addition, an agricultural operation was added on. In later years, since this pediatric unit was expanding, the Sonnehof had to be enlarged for it. – We would briefly include here something about the further development of this curative education department. What began with very few children, the number of children undergoing curative education treatment has grown continu-

- 2 -

licher Betrieb wurde angegliedert. In späteren Jahren, wo diese Kinder-Abteilung sich ausdehnte, musste hierfür der Sonnenhof erweitert werden. - Wir möchten hier noch kurz etwas einschalten über die weitere Entwicklung dieser heilpädagogischen Abteilung. Anfangend mit ganz wenigen Kindern ist die Zahl der in heilpädagogischer Behandlung befindlichen Kinder im Laufe der Jahre dauernd gestiegen. Jetzt hat die heilpädagogische Arbeit eine solche Ausdehnung angenommen, dass wir 50-60 Kinder in Obhut haben. Die Kinder kommen aus den verschiedensten Ländern. In den letzten Jahren war es uns möglich, aus verschiedenen Städten der Schweiz von Fürsorgestellen Kinder zur Erziehung und Behandlung zu übernehmen, durchweg gegen stark reduzierte Sätze oder auch zeitweise als Freiplätze. Von dem, was im Sonnenhof als heilpädagogisch-medizinisches Zentrum ins Leben gerufen wurde, sind im Laufe der Jahre in vielen Ländern Europas Zweigstellen entstanden, die zwar wirtschaftlich unabhängig sind, aber in dauernder Zusammenarbeit mit ihrem schweizerischen Zentrum stehen: so in England, Holland, Schweden, in Deutschland mehrere Institute, in Frankreich hoffen wir demnächst eines zu eröffnen. Diese heilpädagogische Bewegung geniesst in weitesten Kreisen grosses Interesse und hat in den wenigen Jahren ihres Bestehens viel Beachtung gefunden.

Zurückkehrend zu der weiteren Entwicklung des Klinisch-Therapeutischen Instituts selbst, möchten wir erwähnen, dass es durch die Zunahme der medizinischen Arbeit nötig war, auch mehr Hilfskräfte heranzuziehen. Aus dem speziellen Charakter unserer Bestrebungen ergab sich, dass für diese Arbeit nur solche Aerzte und Mitarbeiter in Frage kamen, die aufs innigste vertraut mit der von uns vertretenen neuen medizinischen Richtung sind, und da

ously over the years. Now the curative education work has expanded to such an extent that we have 50-60 children in our care. The children come from the most varied countries. In recent years it was possible for us to take on welfare children from various Swiss cities for treatment and schooling, invariably through greatly reduced rates or sometimes on scholarship. As a result of what has been called into life in the Sonnehof as a curative education-medical center, branches have been established in many European countries; they are economically independent but are engaged in ongoing collaborative work with their Swiss center: thus in England, Holland, Sweden, and Germany there are several institutes, we hope to open one soon in France. This curative education movement enjoys great interest from the widest circles and in the few years of its existence has received much attention.

Returning to the further development of the Clinical-Therapeutic Institute itself, we would like to mention that because of the growth of the medical work it was necessary to take on additional supportive assistance. It became apparent from the special character of our endeavors that for this work only those doctors and co-workers were worth considering who are most inwardly familiar with the new medical direction represented by us, and since no Swiss doctors existed for this, in 1924 a conversation took place in the health department in Liestal with Herr Dr. Rudolf Steiner and Fr. Dr. Ita Wegman in which the situation was clarified and verbal permission was granted to employ foreign assistants under the managerial responsibility of Fr. Dr. Wegman. Now there are two Swiss doctors connected with our Clinic and the Sonnenhof: Dr. Werner Kaelin, who was active earlier as a general practitioner in Weggis a/Vierwaldstättersee and has been working here in the Clinic since 1928; and

- 3 -

keine Schweizer Aerzte da waren, fand im Jahre 1924 von Herrn Dr. Rudolf Steiner und Frau Dr. I. Wegman in Liestal im Sanitäts-Departement eine Besprechung statt, wo die Sachlage klargelegt und die mündliche Genehmigung erteilt wurde, ausländische Assistenten zu beschäftigen unter Verantwortung der Leitung von Frau Dr. I. Wegman. Jetzt sind mit unserer Klinik und dem Sonnenhof zwei Schweizer Aerzte verbunden: Dr. Werner Kaelin, früher als praktischer Arzt in Weggis a/Vierwaldstättersee und seit 1928 hier in der Klinik tätig; sowie auch Dr. Ernst Marti, jetzt praktizierender Arzt in Basel, Burgunderstr. 18, der sich hauptsächlich der Kinder, die für heilpädagogische Behandlung im Sonnenhof sind, angenommen hat. Als ausländische Volontärärzte haben wir meistens zwei, jetzt Fräulein Dr. van Deventer und Dr. Leroi. Andere Aerzte sind zur Ausbildung hier. Unsere Ausbildungskurse werden von einem Arzt geleitet, der auch in Heileurythmie ausgebildet ist: Dr.Grete Bockholt.

In den Jahren 1926/27 fand wegen Platzmangel eine Erweiterung der Klinik statt, und durch einen Ausbau wurde die Klinik um das Doppelte vergrössert, sodass jetzt Platz für die Aufnahme von 25-30 Patienten vorhanden ist. Zu gleicher Zeit wurden bessere Möglichkeiten für die bei uns angewendeten Therapien geschaffen, sowie ein Raum für ein Versuchslaboratorium, worin wissenschaftliche Forschungen und Ausarbeitung von neuen Medikamenten usw. gepflegt werden. Ein wichtiger Zweig unserer wissenschaftlichen Arbeit ist die Krebsforschung, mit der sich insbesondere Dr. W. Kaelin befasst.

In den nächsten Jahren wurde der Betrieb weiter nach innen und aussen ausgebaut und stellt jetzt ein Unternehmen dar, in dem jährlich 250-300 Hauspatienten zur Aufnahme und klinischen

Dr. Ernst Marti, currently a general practitioner in Basel, Burgunderstr. 18, who has taken on primary responsibility for the children in the Sonnenhof for curative education treatment. As foreign volunteer physicians, we usually have two, currently Frl. Dr. van Deventer and Dr. Leroi. Other doctors are here for continuing education. Our training courses are led by a doctor who also has training in eurythmy: Dr. Grete Bockholt.

In 1926/27, because of a lack of space, an expansion of the clinic took place; an addition was built that nearly doubled the size of the Clinic, so there is now space to accommodate 25-30 patients. At the same time, improved possibilities were created for the therapies used by us, as well as a room for an experimental laboratory in which scientific experiments and development of new medicaments etc. could be fostered. A significant branch of our scientific work is in cancer research in which Dr. W. Kaelin is especially involved.

In the years following, the operation was further enlarged both inwardly and outwardly, and now represents an operation where 250-300 in-patients present themselves for admission and clinical treatment annually, and where there are many who receive outpatient treatment. - In 1931, the Clinical-Therapeutic Institute was converted into a non-profit association that excluded private interests.

In connection with the regulations of the immigration police that are growing increasingly strong, in 1934 a commission consisting of the superintendents of the cantonal labor bureau and the cantonal immigration police paid us a visit and inspected our operation, and as a result adjusted the work- and residence-permits of the co-workers since the economic continued existence of our institutions - that make up a registered cadastre of ca. SFr 500,000 - would not have borne interference in the workforce.

- 4 -

Behandlung sich einfinden und viele Patienten in ambulanter Behandlung sind. - Im Jahre 1931 wurde das Klinisch-Therapeutische Institut in einen gemeinnützigen Verein umgewandelt, der Privatinteressen ausschliesst.

Im Zusammenhang mit den immer strenger werdenden fremdenpolizeilichen Bestimmungen besuchte uns 1934 eine Kommission, bestehend aus den Herren Vorstehern des Kantonalen Arbeitsamtes und der Kantonalen Fremdenpolizei, die in unsere Betriebe Einsicht nahm und in der Folge die Arbeits-und Aufenthaltsbewilligungen der Mitarbeiter neu regelte, da der wirtschaftliche Fortbestand unserer Institutionen, deren Katasterwerte ca. Frs. 500,000.-- ausmachen, einen Eingriff in den Personalbestand nicht ertragen hätte.

Es ist noch zu erwähnen, dass seit ungefähr 10 Jahren in unserem Betrieb Ausbildungskurse stattfinden, wo Helfer ausgebildet werden für die Arbeit in den mit unserem Betrieb verbundenen Einrichtungen im Ausland und die bei uns beschäftigten Hilfskräfte weitergebildet werden. Neben einer Menschenkunde wird Unterricht gegeben in den verschiedenen Fächern der künstlerischen Therapie, wie sie bei uns angewendet werden und in Heileurythmie und Heilpädagogik. Durchschnittlich 50-70 Menschen besuchen diese Kurse. Jährlich finden ein bis zwei Aerzte-Kongresse statt,wozu die hiesigen Aerzte, sowie Aerzte aus dem Ausland erscheinen und die Resultate unserer medizinischen Bestrebungen besprochen und weiter ausgebaut werden. Eine Zeitschrift "Natura", populär-wissenschaftlichen Inhalts, dient zur Verbreitung der von uns vertretenen Ideen.

Ein bedeutende Zahl von Aerzten verweilte im Laufe der Jahre für kürzere oder längere Zeit zu Studienzwecken an unserer Klinik, um sich im Zentrum der Bewegung einzuarbeiten, bevor sie zu eigener Praxis sich niederliessen.

Verein Klinisch-Therapeutisches Institut
in Arlesheim

Dr. I. Wegman

It is also worth noting that for approximately the last ten years training courses have taken place within our organization in which helpers are further trained for work in facilities in foreign countries that are connected with our operation and the support staff employed by us is also offered further training. In addition to knowledge about the human being, instruction is offered in the various fields of artistic therapy as they are applied by us, and in curative eurythmy and curative education. On average, 50–70 people take part in these courses. One or two conferences for doctors take place annually in which the local doctors as well as doctors from abroad appear and discuss the results of our medical endeavors and are further trained. A journal NATURA with popular-scientific contents serves to disseminate the ideas represented by us.

Over the years, a significant number of doctors stayed for a shorter or longer time for the purpose of studying in our clinic in order to find their way into the work at the center of the movement before they settle into their own practice.

Association of the
Clinical-Therapeutic Institute
in Arlesheim

[Dr. I. Wegman
Her handwritten signature]"

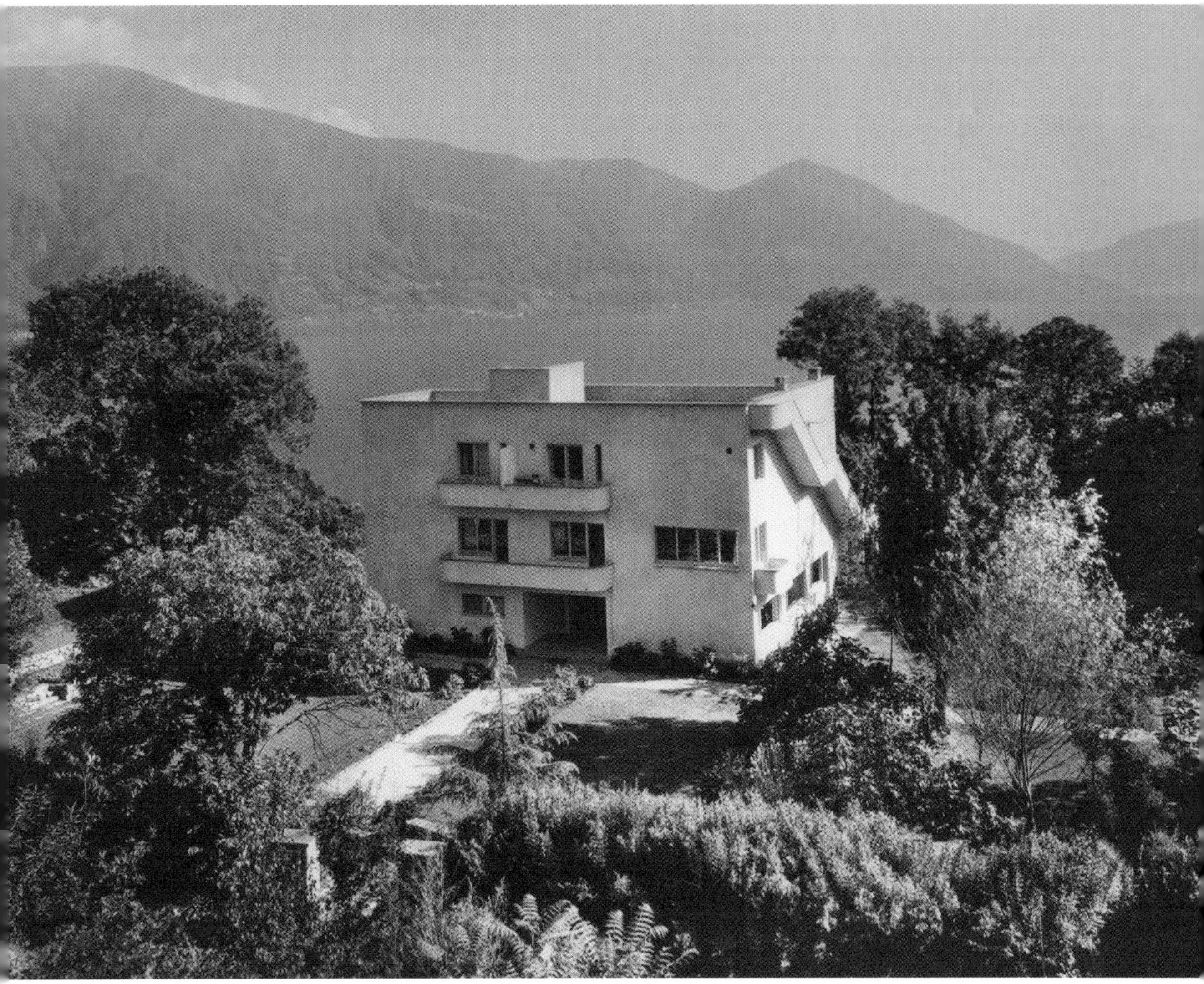

260
Casa Andrea Cristoforo. Ascona-Collina vor dem Umbau, 1936.
Casa Andrea Cristoforo. Ascona-Collina, before the remodeling, 1936.

261
Casa Andrea Cristoforo. Ascona-Collina, 1936.
Casa Andrea Cristoforo. Ascona-Collina, 1936.

262
Casa Andrea Cristoforo. Ascona-Collina, nach dem Umbau 1937.
Casa Andrea Cristoforo. Ascona-Collina, after the 1937 remodeling.

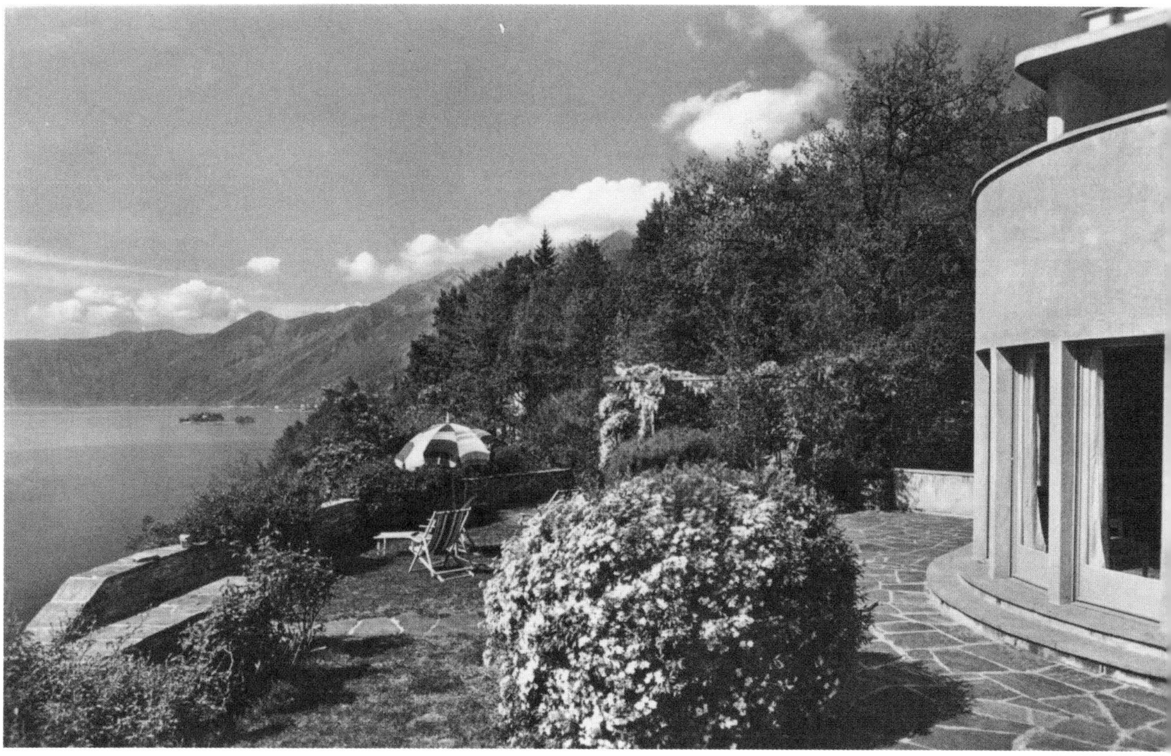

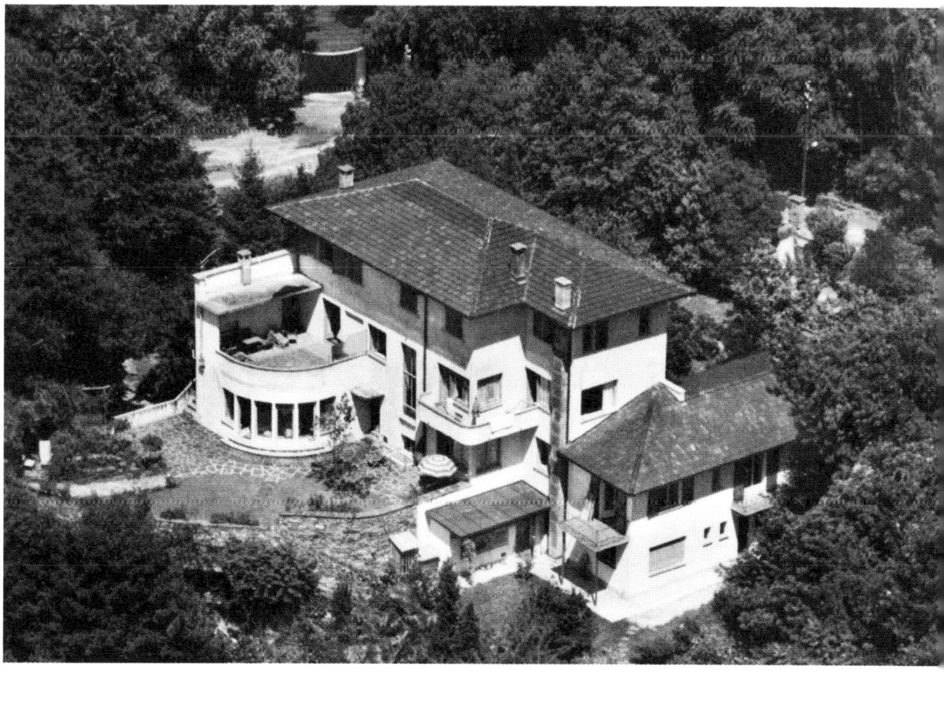

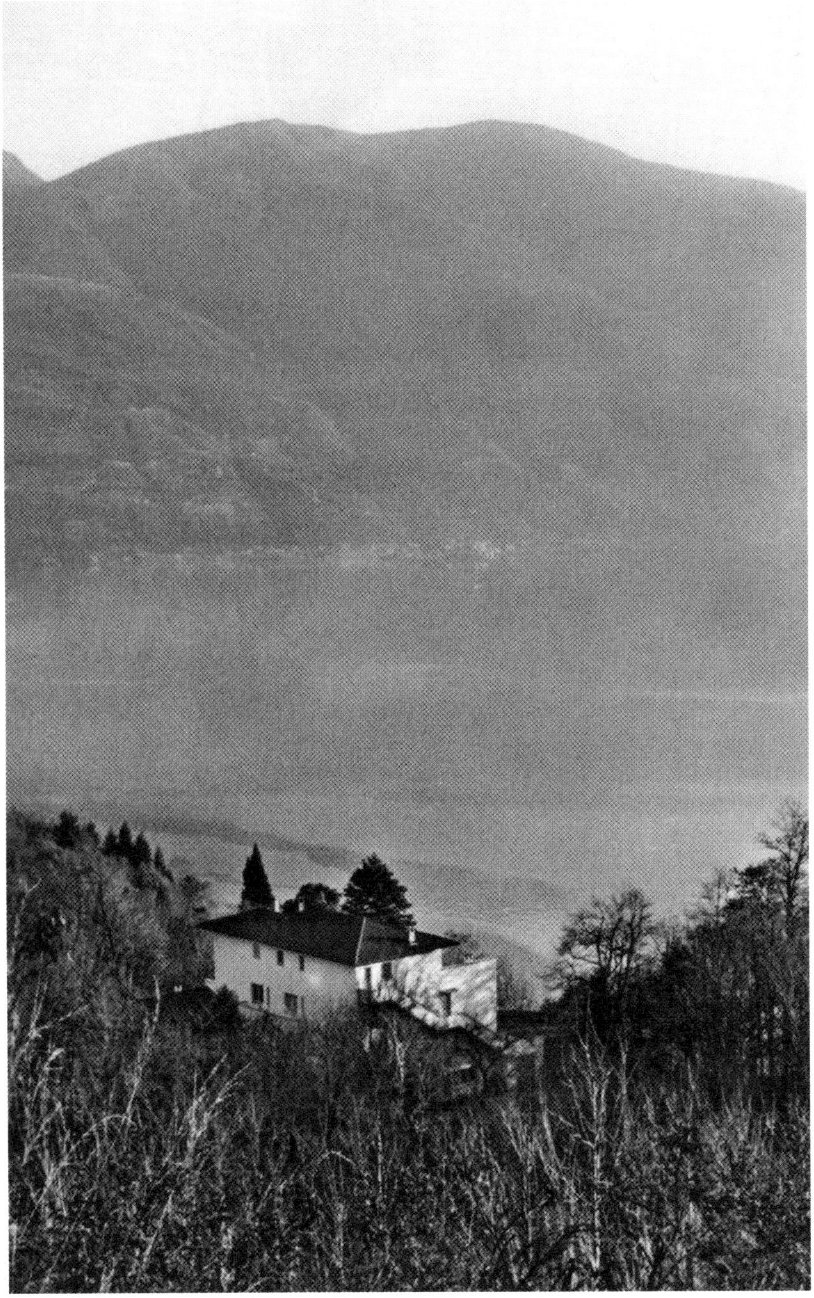

263
Casa Andrea Cristoforo. Ascona-Collina, nach dem Umbau 1937.
Casa Andrea Cristoforo. Ascona-Collina, after the 1937 remodeling.

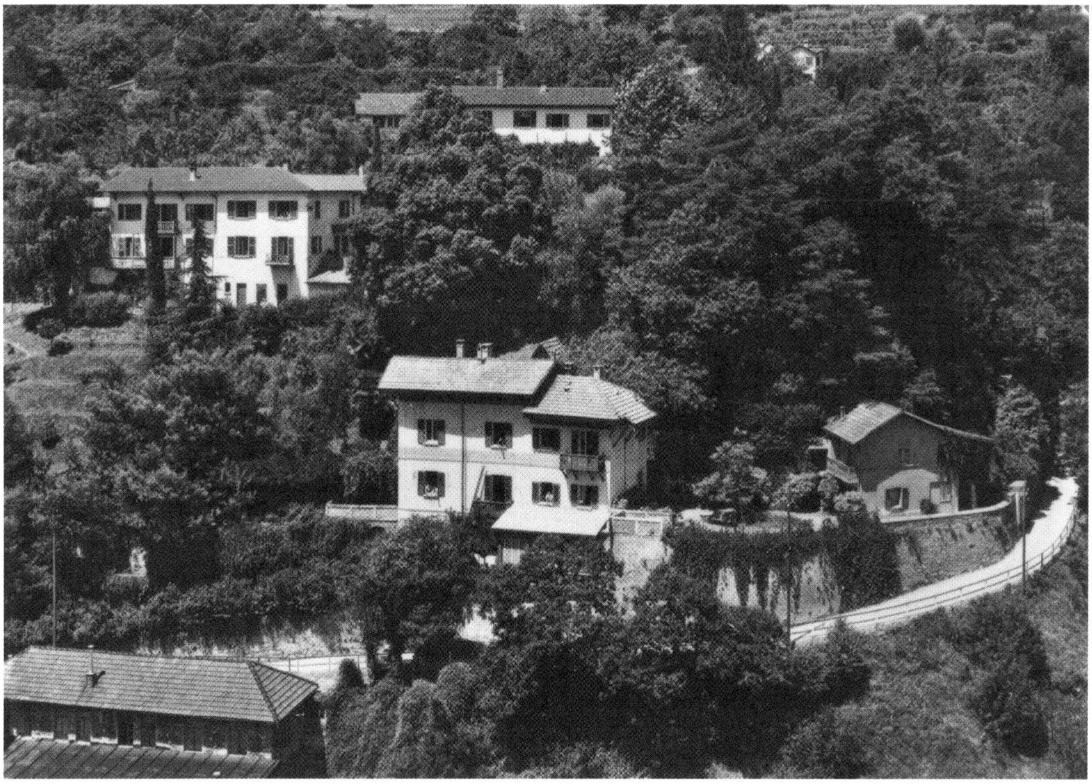

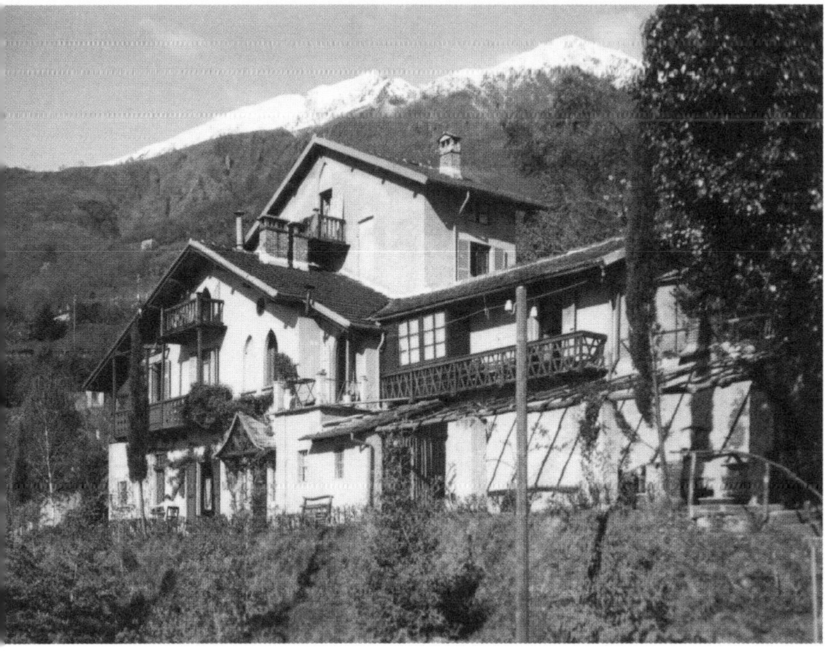

264
Erholungsstätte *Motta* Brissago (Lago Maggiore), Dépendance des *Klinisch-therapeutischen Instituts* und Kinderheims *Sonnenhof*, Arlesheim, heute das heilpädagogische Institut *La Motta*, 1937.
Motta convalescent home Brissago (Lake Maggiore), dependency of the *Clinical-therapeutic Institute* and children's home *Sonnenhof*, Arlesheim, today the curative education institute *La Motta*, 1937.

265
Erholungsstätte *Motta* Brissago (Lago Maggiore), Dépendance des *Klinisch-therapeutischen Instituts* und Kinderheims *Sonnenhof*, Arlesheim, heute *Casa Maria* des heilpädagogischen Institutes, ohne Datum.
Motta convalescent home Brissago (Lake Maggiore), dependency of the *Clinical-therapeutic Institute* and children's home *Sonnenhof*, Arlesheim, today the curative education institute's *Casa Maria*, undated.

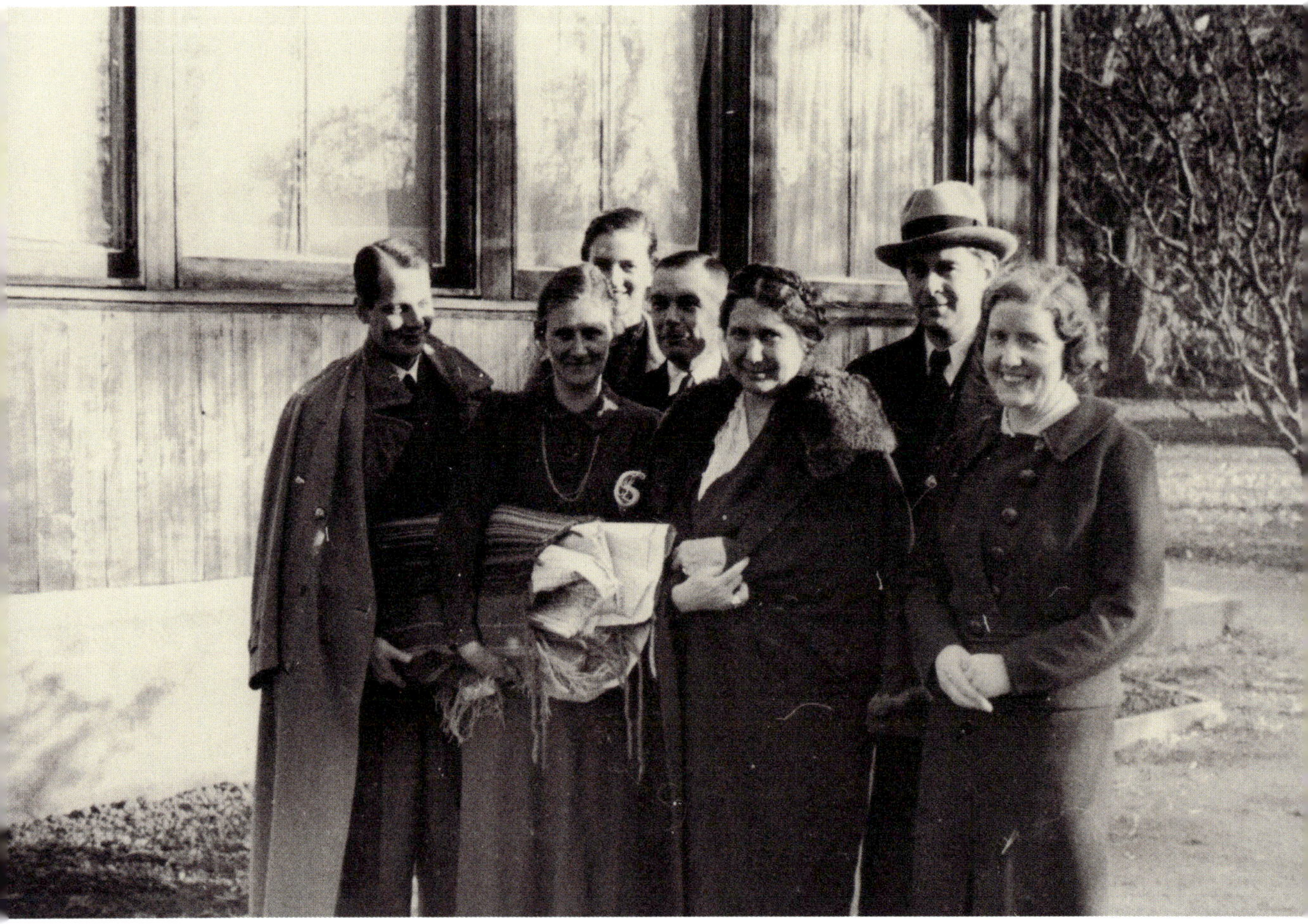

266
V. l. n. r.: Georg Moritz Erbprinz von Sachsen-Altenburg, Mien Viehoff, Lot Déking Dura, Erich Kirchner, Ita Wegman, Herr van Goudoevar, Frau van Tienhoven. KTI, vor dem *Holzhaus* (West-Fassade), Oktober/November 1937.
From left to right: Georg Moritz Crown Prince of Sachsen-Altenburg, Mien Viehoff, Lot Déking Dura, Erich Kirchner, Ita Wegman, Herr van Goudoevar, Frau v. Tienhoven. KTI, in front of the West facade of the *Holzhaus* (wooden house), October/November 1937.

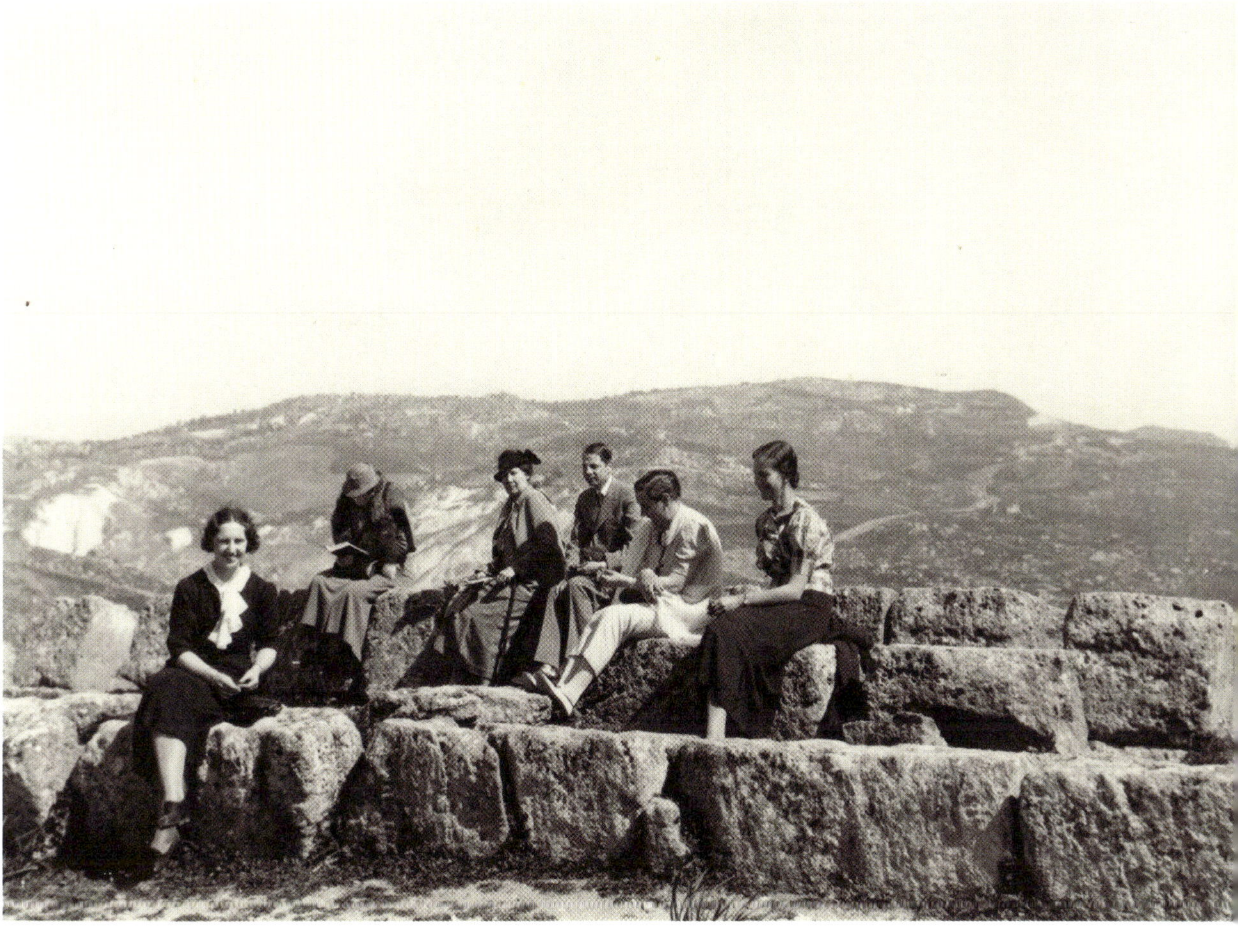

267
Ita Wegman (Dritte von links) in Agrigent, Juno Tempel. Rechts neben ihr: Georg Moritz Erbprinz von Sachsen-Altenburg, März 1938.
Ita Wegman (third from left) in Agrigento, Temple of Hera. On the right, next to her: Georg Moritz, Crown Prince of Sachsen-Altenburg, March 1938.

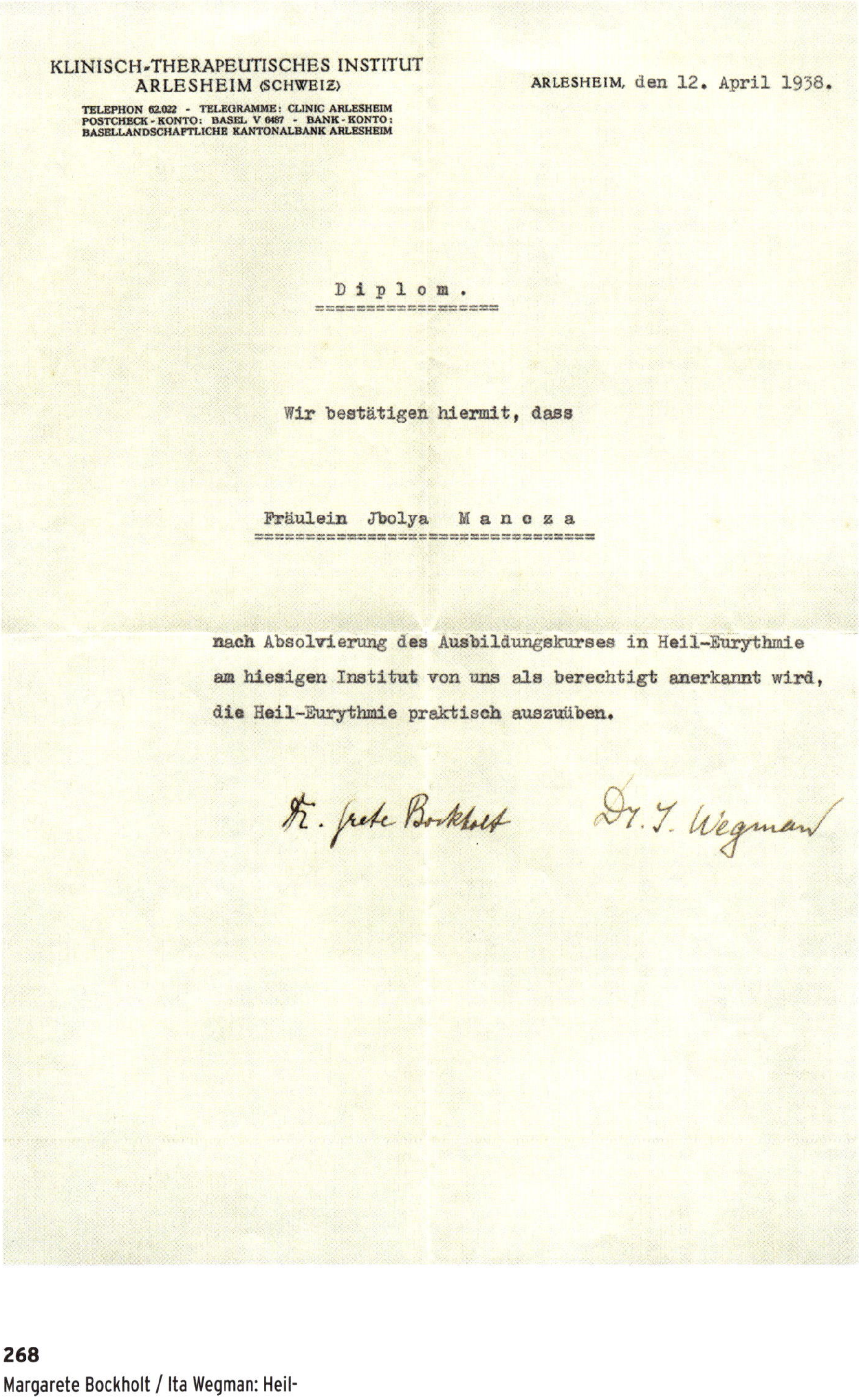

KLINISCH-THERAPEUTISCHES INSTITUT
ARLESHEIM (SCHWEIZ)

TELEPHON 62.022 - TELEGRAMME: CLINIC ARLESHEIM
POSTCHECK-KONTO: BASEL V 6487 - BANK-KONTO:
BASELLANDSCHAFTLICHE KANTONALBANK ARLESHEIM

ARLESHEIM, den 12. April 1938.

D i p l o m .

Wir bestätigen hiermit, dass

Fräulein Jbolya M a n c z a

nach Absolvierung des Ausbildungskurses in Heil-Eurythmie am hiesigen Institut von uns als berechtigt anerkannt wird, die Heil-Eurythmie praktisch auszuüben.

M. Grete Bockholt Dr. I. Wegman

268
Margarete Bockholt / Ita Wegman: Heil-Eurythmie Diplom für Jbolya Mancza, 12. April 1938.
Margarete Bockholt / Ita Wegman: Curative education diploma for Jbolya Mancza, 12 April 1938.

269
Ita Wegman auf der Schiffsreise nach Bulgarien, Juni 1939.
Ita Wegman on the voyage to Bulgaria, June 1939.

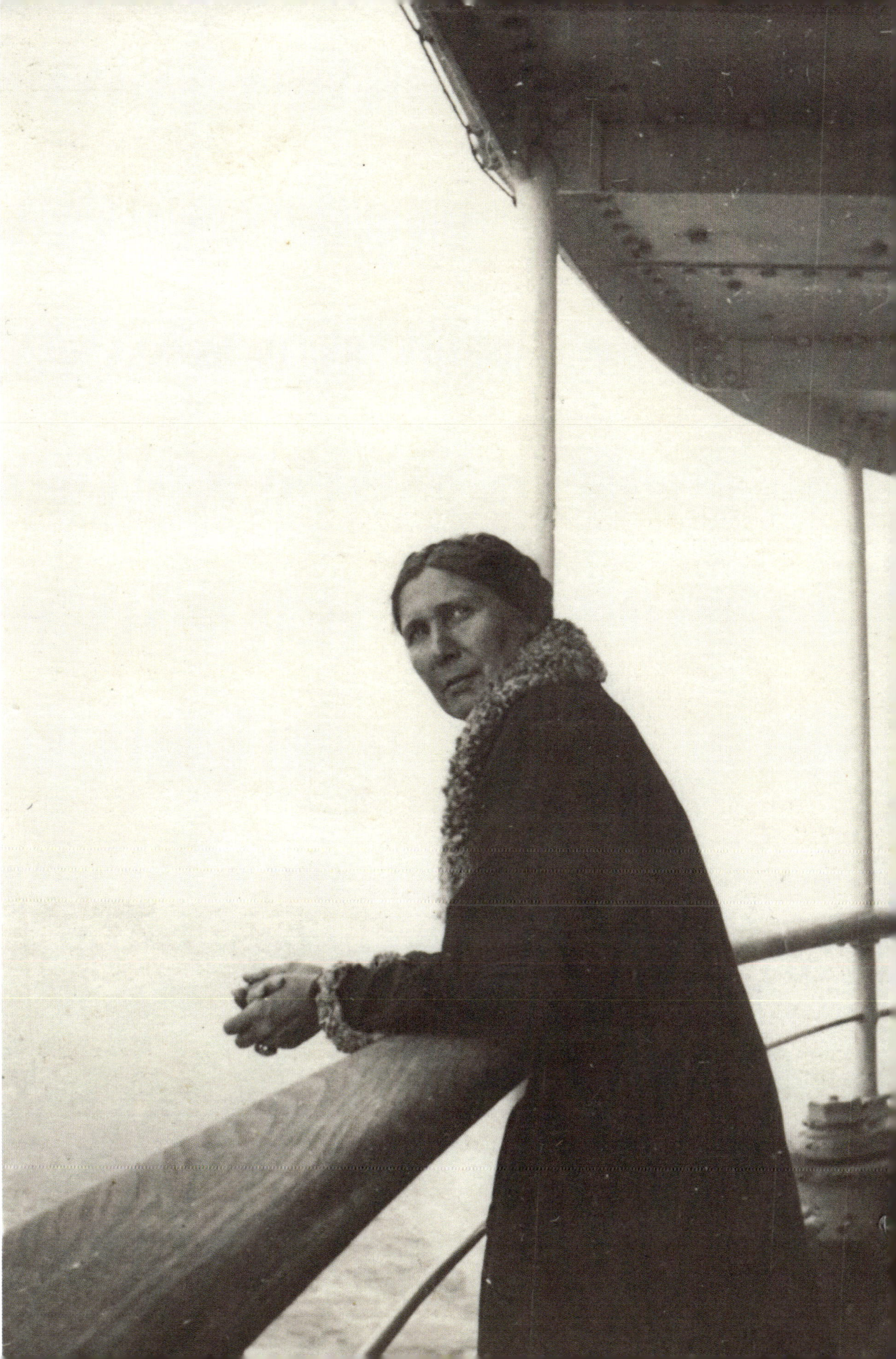

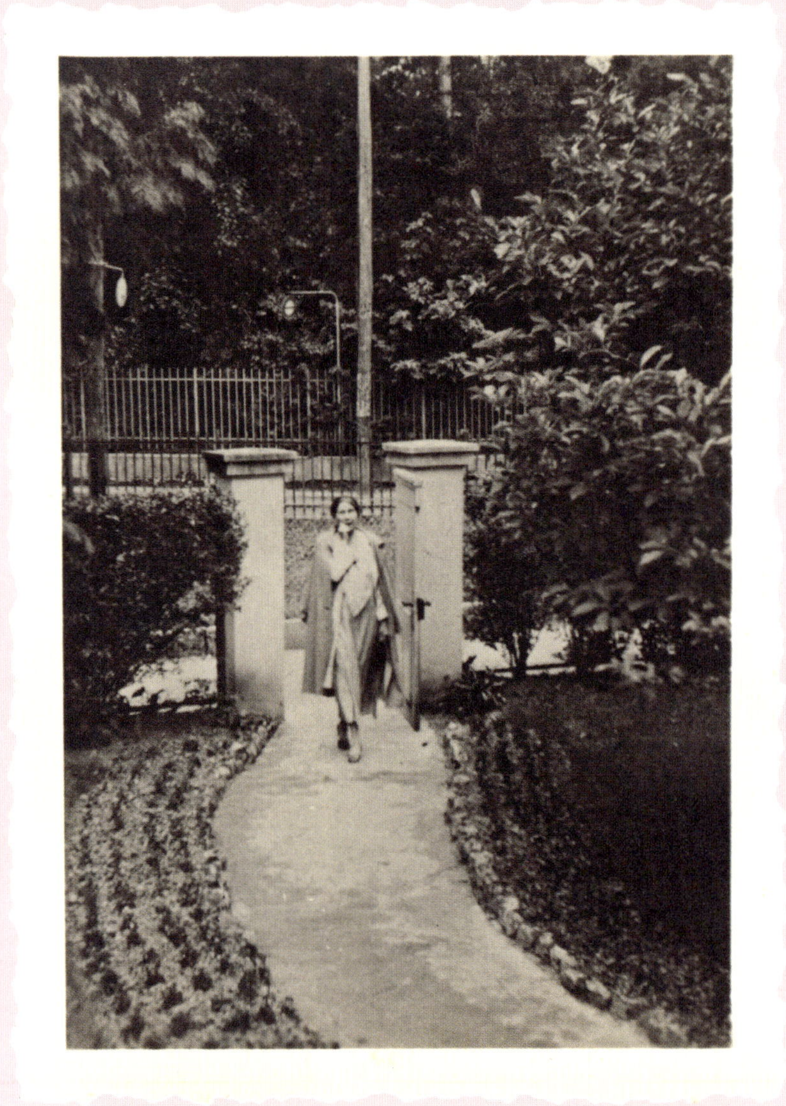

270
Ita Wegman am Garteneingang des KTI, August 1939.
Ita Wegman at the KTI's garden entrance, August 1939.

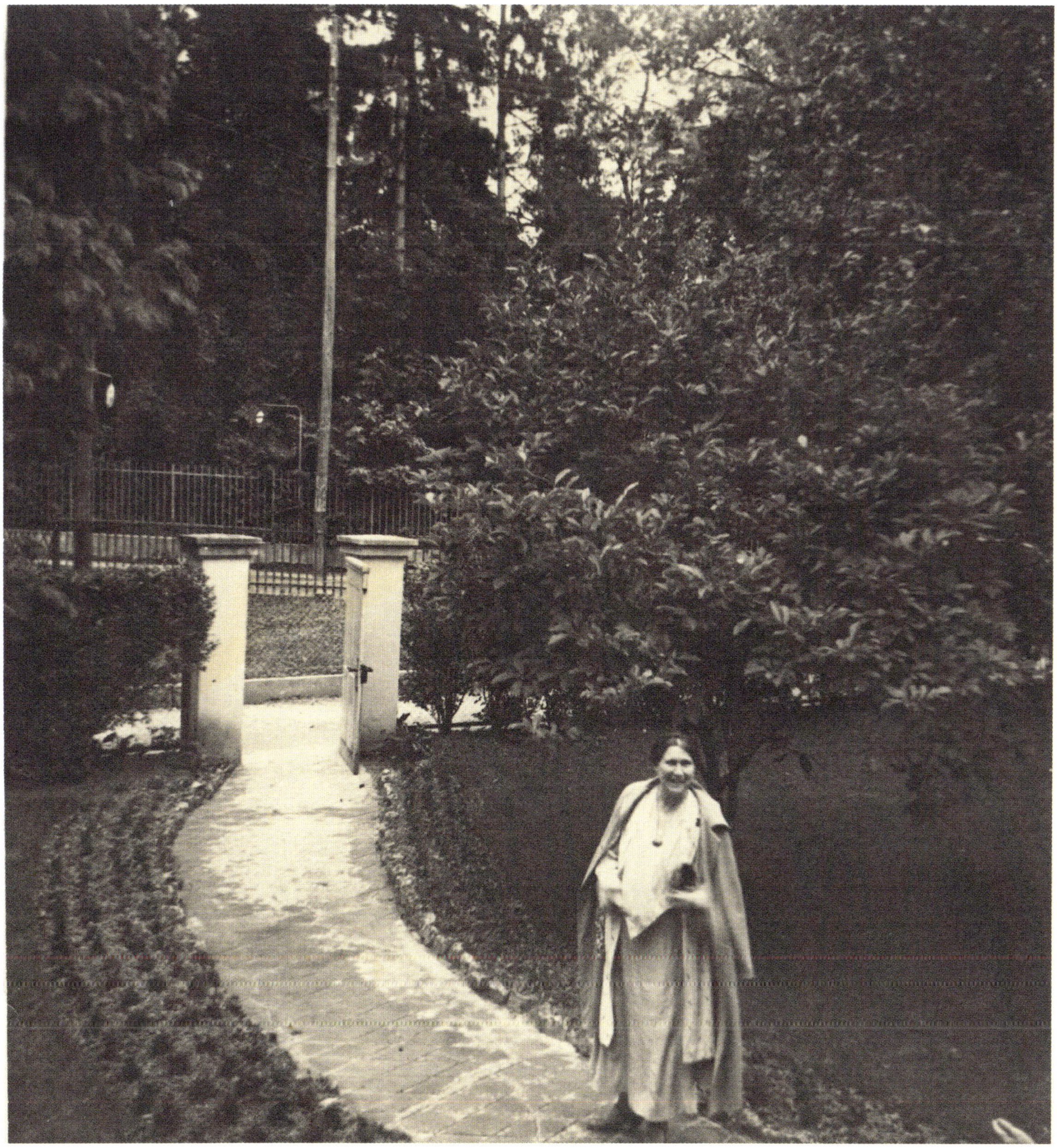

271
Ita Wegman im Garten des KTI, August 1939.
Ita Wegman in the garden of the KTI, August 1939.

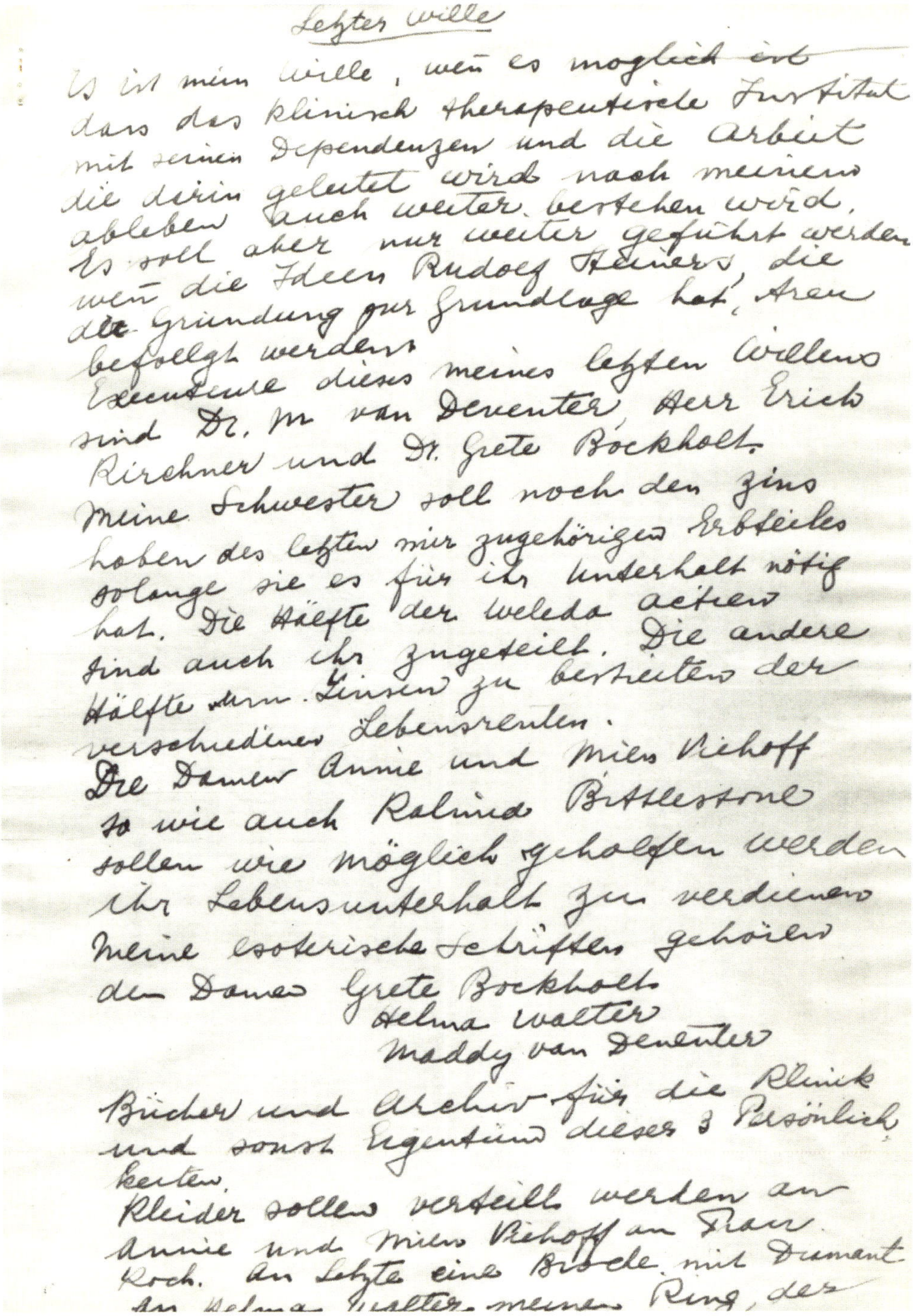

Letzter Wille

Es ist mein Wille, wenn es möglich ist
dass das klinisch therapeutische Institut
mit seinen Dependenzen und die Arbeit
die darin geleitet wird nach meinem
ableben auch weiter bestehen wird.
Es soll aber nur weiter geführt werden
wenn die Ideen Rudolf Steiners, die
die Gründung zur Grundlage hat, treu
befolgt werden.
Executeure dieses meines letzten Willens
sind Dr. M. van Deventer, Herr Erich
Kirchner und Dr. Grete Bockholt.
Meine Schwester soll noch den Zins
haben des letzten mir zugehörigen Erbteiles
solange sie es für ihr Unterhalt nötig
hat. Die Hälfte der Weleda actien
sind auch ihr zugeteilt. Die andere
Hälfte dem Zinsen zu bestreiten der
verschiedenen Lebensrenten.
Die Damen Annie und Mien Riehoff
so wie auch Rosalind Bittlestone
sollen wie möglich geholfen werden
ihr Lebensunterhalt zu verdienen
Meine esoterische Schriften gehören
den Damen Grete Bockholt
Helma Walter
Maddy van Deventer
Bücher und Archiv für die Klinik
und sonst Eigentum dieser 3 Persönlich-
keiten.
Kleider sollen verteilt werden an
Annie und Mien Riehoff an Frau
Koch. An Letzte eine Brosche mit Diamant
An Helma Walter meinen Ring, der

272, 273

Ita Wegman: «Letzter Wille». Manuskript des Testamentes vom 11. Mai 1940, S. 1–2, vgl. Abschrift «Letzter Wille», Abb. 302.

Ita Wegman: "Last will and testament." Manuscript of the 11 May 1940 will, pp. 1–2, cf. copy of "Last will and testament", illus. 302.

Dr. Steiner mir gab
Mrs Wilson das lila Kreuz
Die anderen Teile soll man verteilen
wie man es will (an Mien meine Golduhr)
Bei der Weleda ist noch ein Rest
einer Summe Geldes, die sie mir zu
zahlen hat, die nichts mit den Bezügen
zu machen hat; bis jetzt hat sie 250
frs monatlich bezahlt, das sollte so f
laufen. Man sollte sorgen, dass das
weiter geht oder ausbezahlt wird.
Der Verfügungsfonds ~~sind~~ ist für diese
schwere Zeiten zu gebrauchen.
Das Holzhaus soll als Bibliothek
und Ärztezimmer eingerichtet werden
wenigstens die Zimmer die ich be-
wohnt habe, damit darin noch
eine Erinnerung an mich bewahrt
wird

Ita Wegman
Dr med

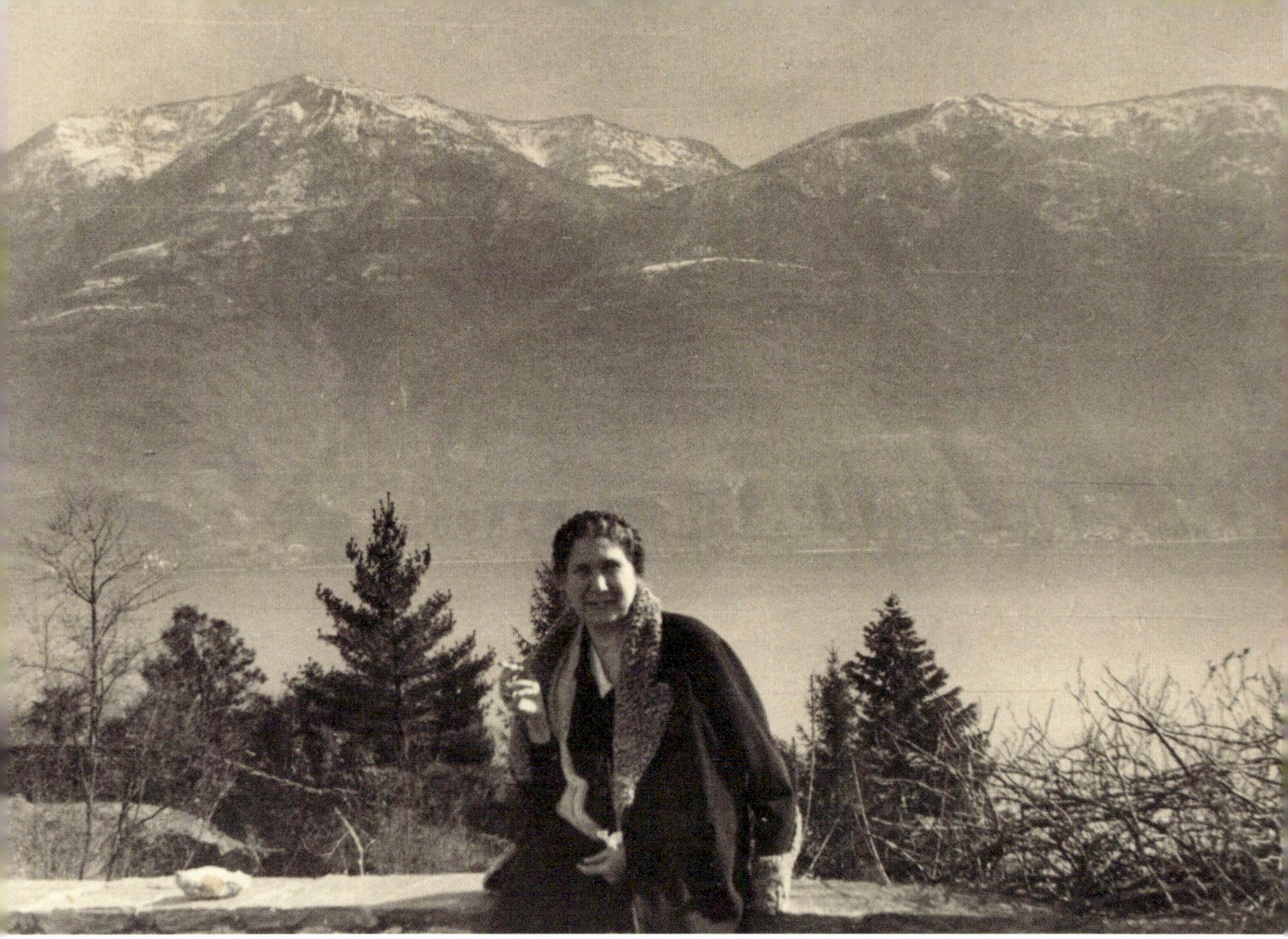

274
Ita Wegman an der Gartenmauer der *Casa Andrea Cristoforo,* 1940. Rückseitige handschriftliche Aufschrift: «Ascona Frühjahr 1940».
Ita Wegman by the garden wall at *Casa Andrea Cristoforo,* 1940. Handwritten inscription on the back: "Ascona spring 1940."

275
Ita Wegman im Gespräch mit einem unbekannten Herrn, an der Gartenmauer der *Casa Andrea Cristoforo*, 1940/1941.
Ita Wegman in conversation with an unknown gentleman, at the garden wall of *Casa Andrea Cristoforo*, 1940/1941.

276
Ita Wegman mit Margarete Link, Ascona, 1940/1941.
Ita Wegman with Margarete Link, Ascona, 1940/1941.

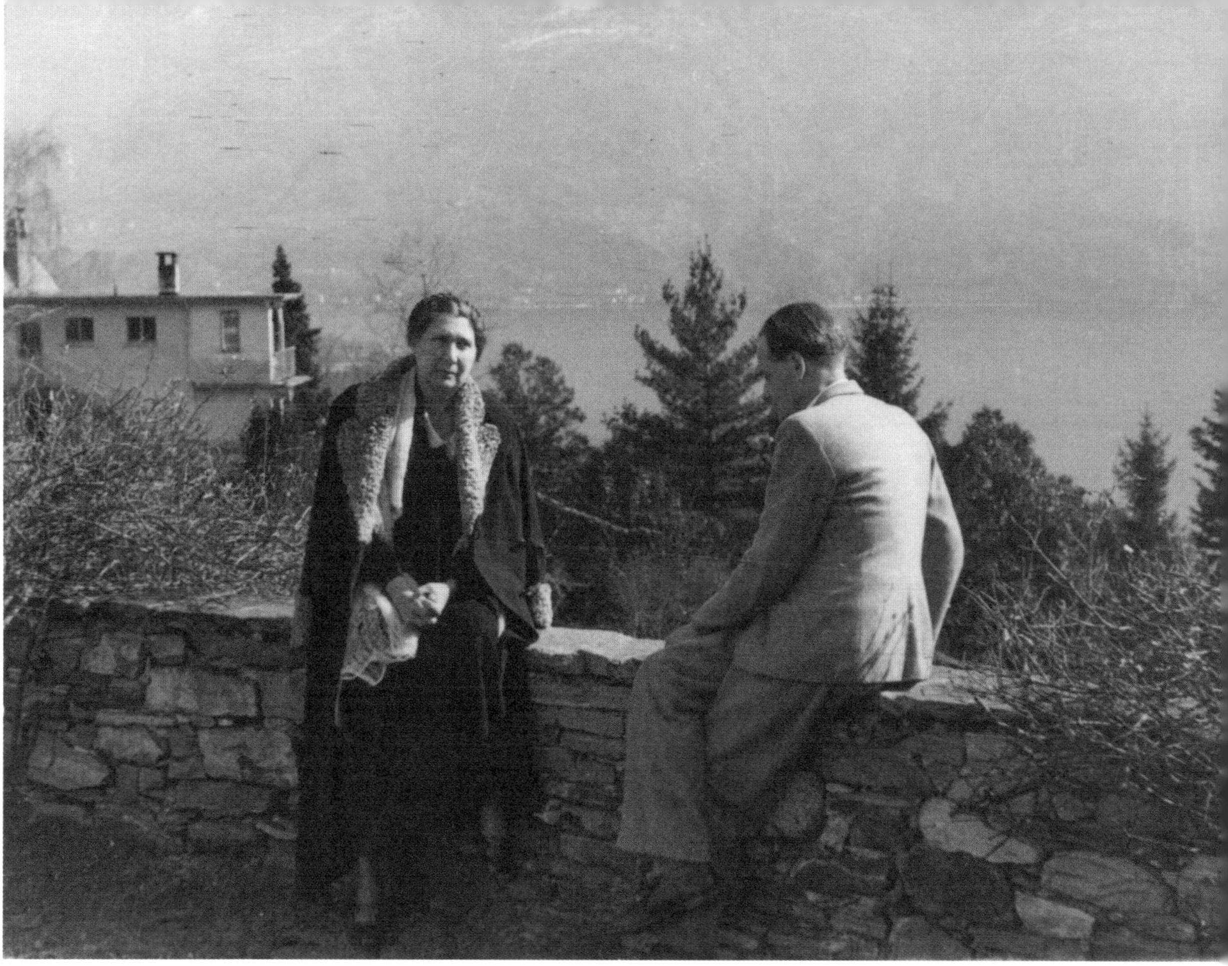

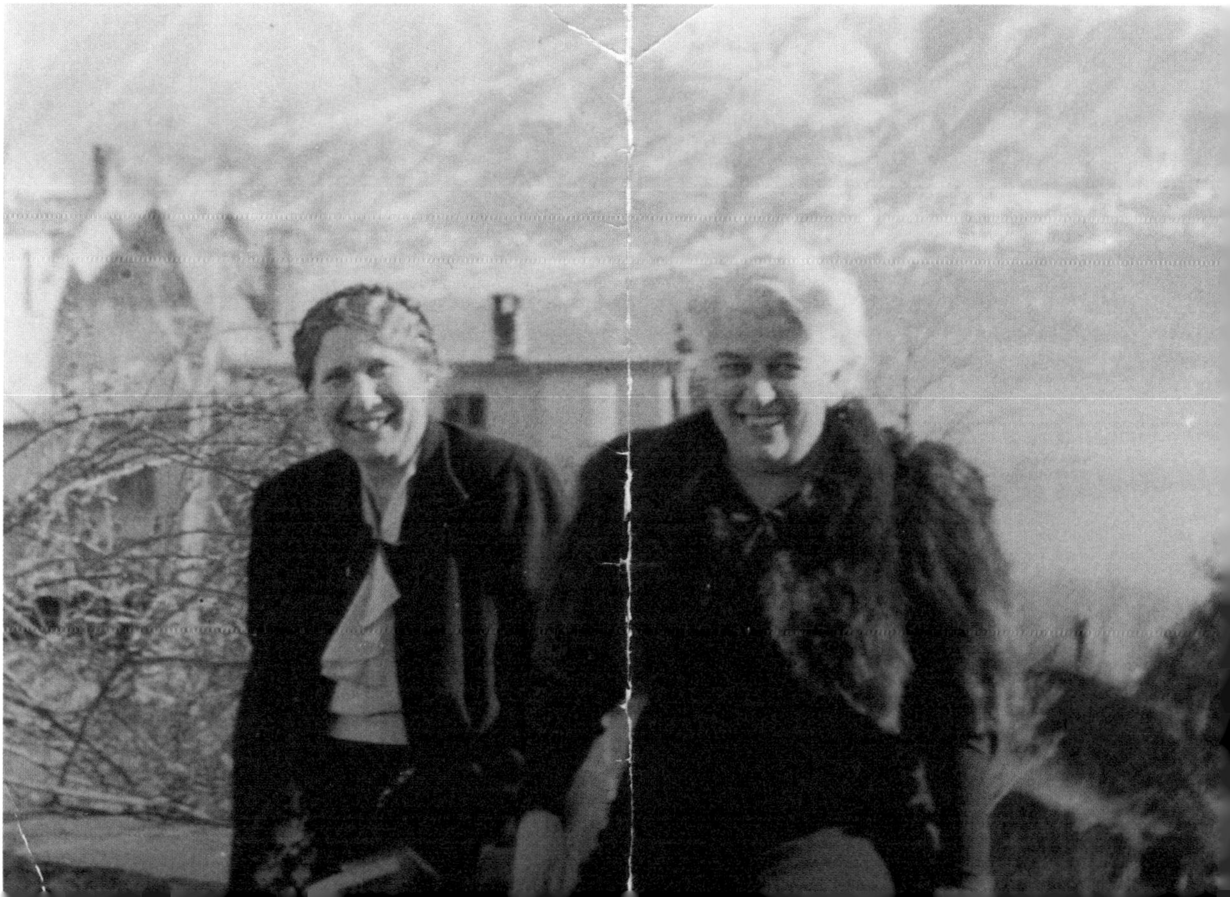

KUR- UND ERHOLUNGSHEIM
CASA ANDREA CRISTOFORO

DEPENDANCE DES KLINISCH-
TERAPEUTISCHEN INSTITUTS - ARLESHEIM

BANK: SCHWEIZERISCHE BANKGESELLSCHAFT - ASCONA
TELEFON: ASCONA 10.30

ASCONA, den 22. Dezember 1940.

Meine lieben Freunde!

Nun schicke ich, anstatt dass ich selber komme, ein Bild von mir. Ich bitte mir zu verzeihen, dass ich das so tue, aber es ist jetzt nicht anders möglich. Ich hatte immer das Gefühl, dass es notwendig war, hier in den Süden der Schweiz auch das Weihnachten mit den 13 Heiligen Nächten zu bringen, wie wir es immer gefeiert haben. Es ist in der Natur hier so - ich möchte beinahe sagen - heidnisch, dass man das Gefühl hat, dass die Elementargeister das sogar verlangen. Auch die Menschen, die hier mit uns arbeiten, haben es nötig, weil sie noch nie so etwas mitgemacht haben. So war es immer in mir ein Kampf: Darf ich es tun? Darf ich Arlesheim allein lassen und hier etwas Neues bringen? Weil auch die Arbeit in Arlesheim doch unbedingt weitergeführt werden müsste und hier etwas Neues entstehen soll, war die Entscheidung für mich recht schwer. Dann kam aber von aussen eine Entscheidung, die mich doch gezwungen hat, jetzt hier zu bleiben, und so muss ich es ansehen als etwas, was notwendig ist. Eine unserer Patientinnen ist plötzlich so krank geworden, dass es unverantwortlich wäre, wenn ich jetzt weggehen würde, weil dann, wenn etwas passieren sollte, ein fremder Arzt hinzugezogen werden müsste. Und so habe ich mich entschlossen, hierzubleiben.

Möge es Ihnen Allen gut gehen und mögen Sie das Gefühl aufbringen, dass wir doch miteinander verbunden sind trotz der räumlichen Trennung und dass es - wenn wir nur alle versuchen, das innere Licht in uns zu erwecken in dieser Zeit, wo es am besten leuchten kann, auch

gleich ist, ob ich hier bin oder in Arlesheim; wir sind dann doch miteinander vereint.

Mit sehr lieben und freundlichen Grüssen

in Treue

Ihre I. Wegman

277, 278

Ita Wegman: Brief an ihre MitarbeiterInnen am KTI aus *Casa Andrea Cristoforo*, Ascona, den 22. Dezember 1940, S. 1–2.

Ita Wegman: Letter from *Casa Andrea Cristoforo*, Ascona, to her co-workers in the KTI, 22 December 1940, pp. 1–2.

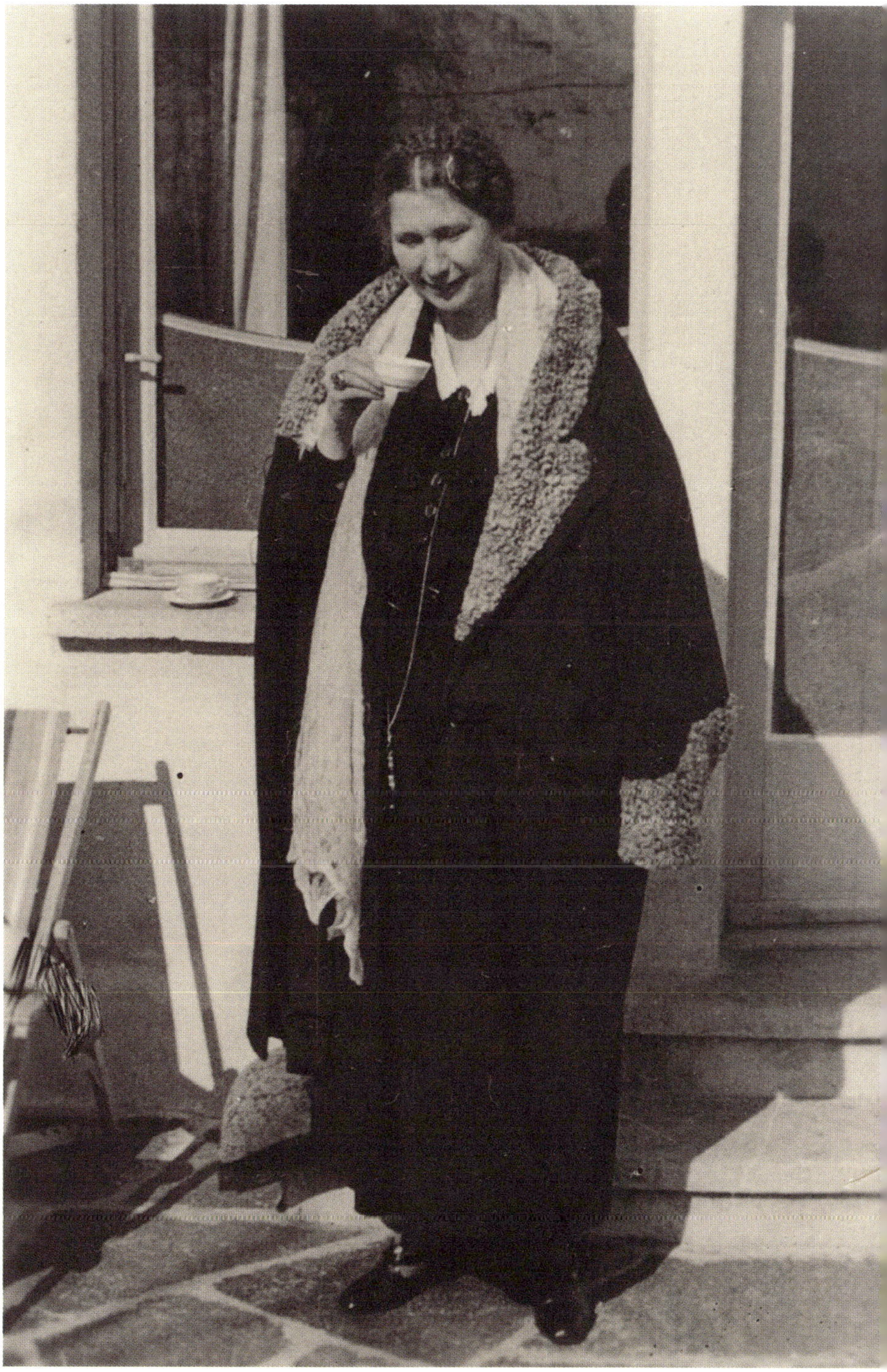

279
Ita Wegman in der *Casa Andrea Cristoforo*, 1940.
Ita Wegman in the *Casa Andrea Cristoforo*, 1940.

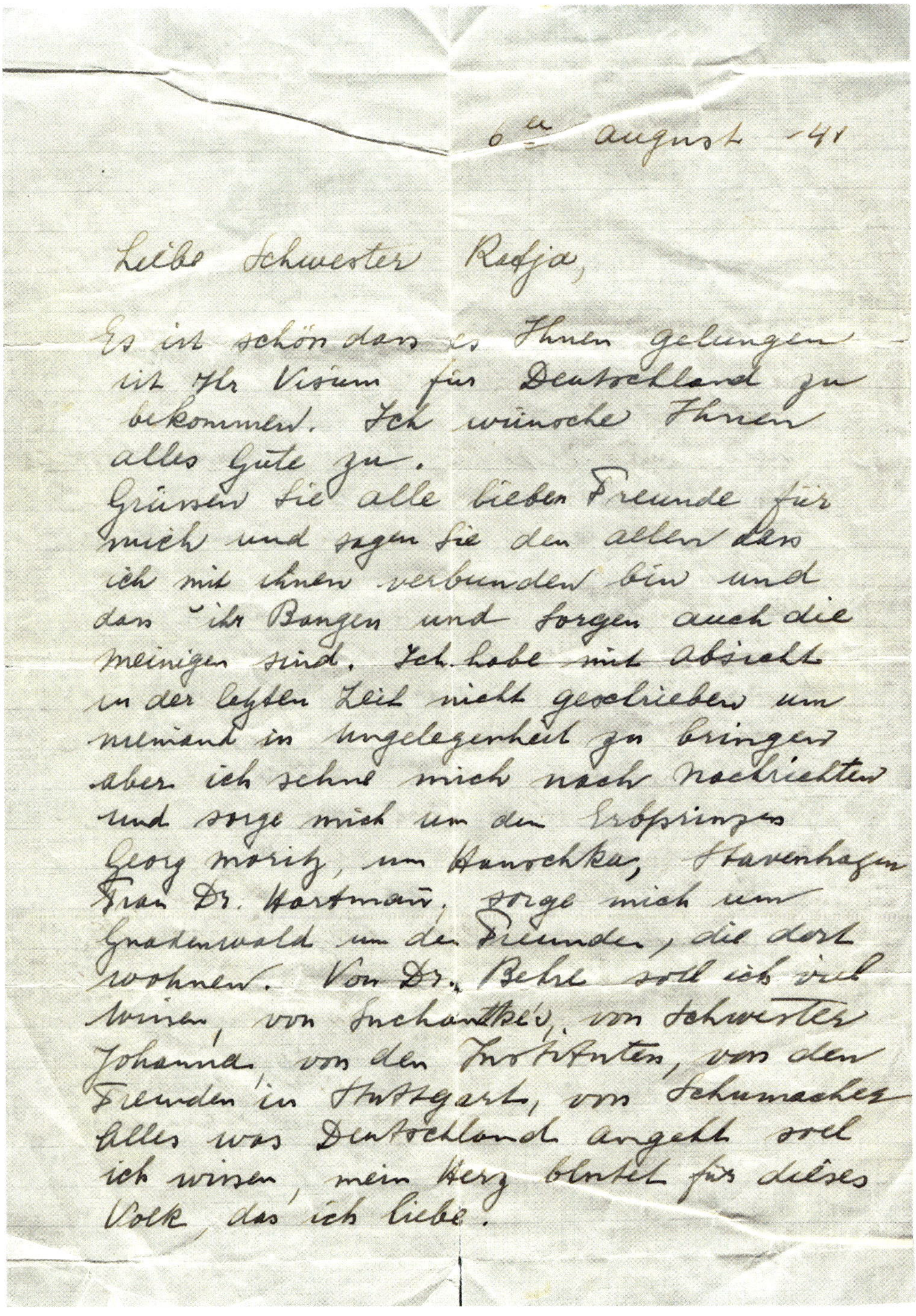

6te August -41

Liebe Schwester Redja,

Es ist schön dass es Ihnen gelungen ist Ihr Visum für Deutschland zu bekommen. Ich wünsche Ihnen alles Gute zu.
Grüssen Sie alle lieben Freunde für mich und sagen Sie den allen dass ich mit ihnen verbunden bin und dass ihr Bangen und Sorgen auch die meinigen sind. Ich habe mit Absicht in der letzten Zeit nicht geschrieben um niemand in Ungelegenheit zu bringen aber ich sehne mich nach Nachrichten und sorge mich um den Erbprinzen Georg Moritz, um Hanschka, Stavenhagen Frau Dr. Hartmann, sorge mich um Gnadenwald um den Freunden, die dort wohnen. Von Dr. Behre soll ich viel wissen, von Suchantke's, von Schwester Johanna, von den Instituten, von den Freunden in Stuttgart, von Schumacher Alles was Deutschland angeht soll ich wissen, mein Herz blutet für dieses Volk, das ich liebe.

«6er August '41
Liebe Schwester Katja,
Es ist schön dass es Ihnen gelungen ist Ihr Visum für Deutschland zu bekommen. Ich wünsche Ihnen alles Gute zu.

Grüssen Sie alle lieben Freunde für mich und sagen Sie den allen dass ich mit ihnen verbunden bin und dass ihr Bangen und Sorgen auch die meinigen sind. Ich habe mit Absicht in der letzten Zeit nicht geschrieben um niemand in Ungelegenheit zu bringen aber ich sehne mich nach Nachrichten und sorge mich um den Erbprinzen Georg Moritz, um Hauschka, Stavenhagen, Frau Dr. Hartmann, sorge mich um Gnadenwald um die Freunde, die dort wohnen. Von Dr. Behre soll ich viel wissen, von Suchantke's, von Schwester Johanna, von den Instituten, von den Freunden in Stuttgart, von Schumacher. Alles was Deutschland angeht soll ich wissen, mein Herz blutet für dieses Volk, das ich liebe. [S. 1]

Sie können den Freunden erzählen, dass es mir gut geht, dass ich viel arbeite und dass ich hier viele Möglichkeiten habe, anthroposophisch zu arbeiten und viele Menschen begegne an die ich in Arlesheim nicht herankomme.

Kommen Sie mir wieder gesund zurück, liebe Schwester Katja; wir können die letzten Getreuen wie Sie, und andere, die in Arlesheim geblieben sind, nicht entbehren! Trotzdem verstehe ich sehr gut, wenn man Sehnsucht hat nach Familie und Freunde im eigenen Land.

Nochmals an Alle herzlichste Grüsse und für Sie einen warmen Händedruck

ihre I. Wegman
drmed.»

"6th August '41
Dear Nurse Katja,

It is lovely that you have succeeded in acquiring your visa for Germany. I wish you all the best with it.

Greet all of the dear friends for me and tell them that I am connected with them, and that their struggles and concerns are mine as well. I have intentionally not written recently in order not to cause inconvenience to anyone; but I long for news and am worried about the crown prince Georg Moritz, about Hauschka, Stavenhagen, Frau Dr. Hartmann; am worried about Gnadenwald and the friends who live there. I ought to know a lot about Dr. Behre, about the Suchantkes, nurse Johanna, about the institutes, about the friends in Stuttgart, about Schumacher. I ought to know about everything concerning Germany; my heart is bleeding for this people that I love. [p. 1]

You can tell the friends that I am well, that I am doing a lot of work, and that there are many opportunities here for me to work anthroposophically, and I meet many people that I don't encounter in Arlesheim.

Return to me in good health, dear nurse Katja; we cannot do without the last stalwarts like you and others who have remained in Arlesheim! Nonetheless, I fully understand when someone has a longing for family and friends in their own country.

Once again, heartfelt greetings to everyone, and a warm handshake for you.

Yours, I. Wegman
drmed."

280
Ita Wegman: Brief an Schwester Katja Brühl, 6. August 1941, S. 1.
Ita Wegman: Letter to nurse Katja, 6 August 1941, p. 1.

1941–1943

SEPTEMBER 1941 Wegman ist einige Tage in Arlesheim, Bericht über die Schließung von *Gnadenwald.*

1942 Beteiligung Ita Wegmans an der Aktion des Schweizerischen Roten Kreuzes für «Kriegsgeschädigte Kinder»: intensive Bemühung im weitgespannten Bekannten- und Freundeskreis, um Paten für kriegsgeschädigte Kinder aus verschiedenen Ländern Europas zu gewinnen. Diese sollen sich für einige Wochen oder Monate in der Schweiz - im *Sonnenhof* oder in *Motta* - erholen können, gut ernährt und pädagogisch-therapeutisch gefördert werden, spielen können ohne Angst.

Probleme mit Schweizer Behörden und Banken; einige Gäste der *Casa Andrea Cristoforo* - Patienten, Emigranten, Besucher - sind gestrandet ohne Geld und ohne Zugriffsmöglichkeiten auf ihr Konto. Unterhaltszahlungen für einige seelenpflegebedürftige jüdische Kinder bleiben monatelang aus. Kampf gegen materielle Not.

SPÄTSOMMER 1942 Nachricht von der Deportation von Hanna Lissau, jüdischer Herkunft, durch die französischen Polizei am 26. August im heilpädagogischen Refugium *La Plume* (Südfrankreich). Intensivste Bemühungen Wegmans um ihre Freilassung. Ohne Erfolg.

HERBST 1942 Einladung an die verantwortlichen Arlesheimer Mitarbeiter zur Besprechung in die *Casa Andrea Cristoforo*. Wegman stellt ihre Pläne für die Intensivierung der therapeutischen Anstrengungen nach dem Ende des Weltkriegs vor - Ausbau der Klinik (KTI) etc.

Im Zentrum der Weihnachtsarbeit steht die Apokalypse des Johannes.

SEPTEMBER 1941 Ita Wegman is in Arlesheim for several days; report on the closing of *Gnadenwald.*

1942 Participation by Ita Wegman in the campaign by the Swiss Red Cross for "children harmed by war;" intensive efforts among the far-flung circle of acquaintances and friends to acquire sponsors for children harmed by war from various European countries. For a few weeks or months in Switzerland - in the *Sonnenhof* or *Motta* - they are to recuperate, be well fed, supported educationally and therapeutically, and play without fear.

Problems with Swiss officials and banks; some guests of the *Casa Andrea Cristoforo* - patients, emigrants, visitors - are stranded without money and without the possibility of access to their bank accounts. Support payments for a few children of Jewish descent in need of soul care remain cut off for months. A battle against material need.

LATE SUMMER 1942 News of the deportation of Hanna Lissau, of Jewish descent, by the French police on 26 August from the curative education refuge *La Plume* in southern France. Extremely intensive efforts on the part of Ita Wegman to secure her release. Without success.

AUTUMN 1942 Invitation to the responsible co-workers in Arlesheim to a discussion in *Casa Andrea Cristoforo.* Ita Wegman presents her plans for the intensification of therapeutic efforts after the end of the war - expansion of the clinic (KTI) etc.

The focal point of the Christmas work is the Apocalypse of John.

20. FEBRUAR 1943 Reise nach Arlesheim.

22. FEBRUAR 1943 Ita Wegmans 67. Geburtstag.

23. FEBRUAR in Bern beim Chef der Eidgenössischen Fremdenpolizei, Dr. Senti, um die Schweizer Einbürgerung der deutschen Mitarbeiter Werner Pache (Heilpädagoge, *Sonnenhof*) und Erich Kirchner (Geschäftsführer, KTI) zu erreichen, die von einer Ausweisung bedroht sind.

Nach der Rückkehr nach Arlesheim akute Erkrankung.

4. MÄRZ 1943. Tod Ita Wegmans im *Holzhaus* auf dem Klinikgelände. Aufbahrung im Therapiehaus, Kremation in Basel. Überführung der Asche in die Kapelle von *Motta*.

20 FEBRUARY 1943 Trip to Arlesheim.

22 FEBRUARY 1943 Ita Wegman's 67th birthday.

24 FEBRUARY 1943 Meeting in Bern with the chief of the Swiss Federal Aliens Police, Dr. Senti, about acquiring the naturalization of German co-workers Werner Pache (curative educator, *Sonnenhof*) and Erich Kirchner (managing director, KTI), both of whom are threatened with expulsion. Acute illness upon returning to Arlesheim.

4 MARCH 1943. Death of Ita Wegman in *Holzhaus* on the clinic grounds. Funeral visitation in therapy house, cremation in Basel. Transfer of her ashes to the chapel at *Motta*.

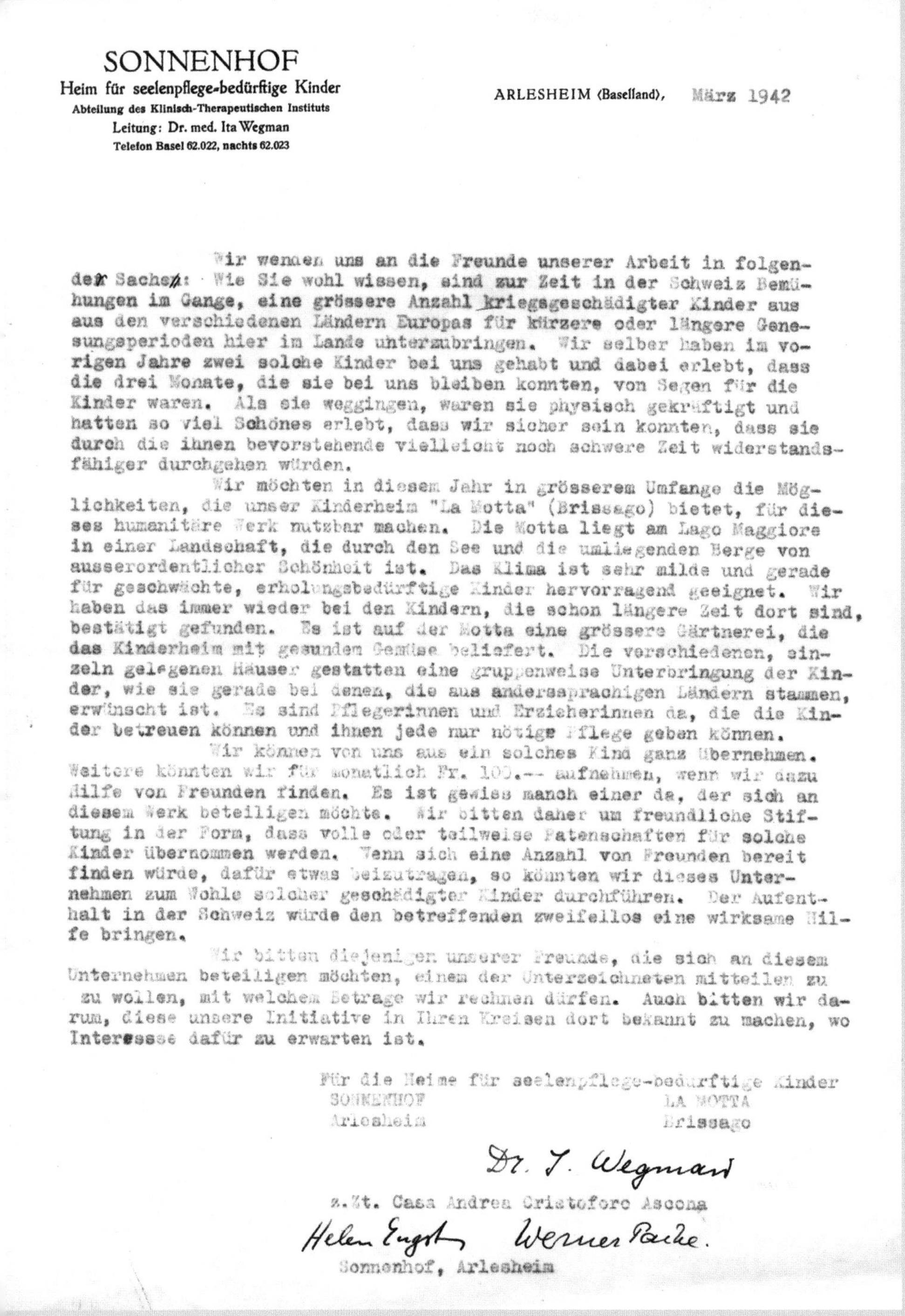

SONNENHOF
Heim für seelenpflege-bedürftige Kinder
Abteilung des Klinisch-Therapeutischen Instituts
Leitung: Dr. med. Ita Wegman
Telefon Basel 62.022, nachts 62.023

ARLESHEIM (Baselland), März 1942

Wir wenden uns an die Freunde unserer Arbeit in folgender Sache: Wie Sie wohl wissen, sind zur Zeit in der Schweiz Bemühungen im Gange, eine grössere Anzahl kriegsgeschädigter Kinder aus aus den verschiedenen Ländern Europas für kürzere oder längere Genesungsperioden hier im Lande unterzubringen. Wir selber haben im vorigen Jahre zwei solche Kinder bei uns gehabt und dabei erlebt, dass die drei Monate, die sie bei uns bleiben konnten, von Segen für die Kinder waren. Als sie weggingen, waren sie physisch gekräftigt und hatten so viel Schönes erlebt, dass wir sicher sein konnten, dass sie durch die ihnen bevorstehende vielleicht noch schwere Zeit widerstandsfähiger durchgehen würden.

Wir möchten in diesem Jahr in grösserem Umfange die Möglichkeiten, die unser Kinderheim "La Motta" (Brissago) bietet, für dieses humanitäre Werk nutzbar machen. Die Motta liegt am Lago Maggiore in einer Landschaft, die durch den See und die umliegenden Berge von ausserordentlicher Schönheit ist. Das Klima ist sehr milde und gerade für geschwächte, erholungsbedürftige Kinder hervorragend geeignet. Wir haben das immer wieder bei den Kindern, die schon längere Zeit dort sind, bestätigt gefunden. Es ist auf der Motta eine grössere Gärtnerei, die das Kinderheim mit gesundem Gemüse beliefert. Die verschiedenen, einzeln gelegenen Häuser gestatten eine gruppenweise Unterbringung der Kinder, wie sie gerade bei denen, die aus anderssprachigen Ländern stammen, erwünscht ist. Es sind Pflegerinnen und Erzieherinnen da, die die Kinder betreuen können und ihnen jede nur nötige Pflege geben können.

Wir können von uns aus ein solches Kind ganz übernehmen. Weitere könnten wir für monatlich Fr. 100.-- aufnehmen, wenn wir dazu Hilfe von Freunden finden. Es ist gewiss manch einer da, der sich an diesem Werk beteiligen möchte. Wir bitten daher um freundliche Stiftung in der Form, dass volle oder teilweise Patenschaften für solche Kinder übernommen werden. Wenn sich eine Anzahl von Freunden bereit finden würde, dafür etwas beizutragen, so könnten wir dieses Unternehmen zum Wohle solcher geschädigter Kinder durchführen. Der Aufenthalt in der Schweiz würde den betreffenden zweifellos eine wirksame Hilfe bringen.

Wir bitten diejenigen unserer Freunde, die sich an diesem Unternehmen beteiligen möchten, einem der Unterzeichneten mitteilen zu zu wollen, mit welchem Betrage wir rechnen dürfen. Auch bitten wir darum, diese unsere Initiative in Ihren Kreisen dort bekannt zu machen, wo Interesse dafür zu erwarten ist.

Für die Heime für seelenpflege-bedürftige Kinder
SONNENHOF Arlesheim — LA MOTTA Brissago

Dr. I. Wegman
z.Zt. Casa Andrea Cristoforo Ascona

Helen Engelter Werner Pache.
Sonnenhof, Arlesheim

281
Ita Wegman: Initiative für die Unterstützung der kriegsgeschädigten Kinder. Arlesheim, März 1942.
Ita Wegman: Initiative for the support of children harmed by war. Arlesheim, March 1942.

ERHOLUNGSSTÄTTE MOTTA, BRISSAGO
(LAGO MAGGIORE)
DEPENDANCE DES KLINISCH-THERAPEUTISCHEN INSTITUTS UND KINDERHEIMS SONNENHOF - ARLESHEIM
BANK: SCHWEIZERISCHE BANKGESELLSCHAFT - LOCARNO
K. TO Dr. WEGMAN - BRISSAGO
TELEPHON: BRISSAGO 2169 POSTCHECK-KONTO XI 2965

BRISSAGO, den 19. August 1942.

An die
Aerztekammer,
Woyrsch-Str. 33,
Berlin W 35.

Hiermit komme ich mit dem folgenden Gesuch. Ich bitte zum Zwecke pädagogischer Massnahmen und medizinischer Behandlung die weitere Devisengenehmigung für den Zögling Heinz Oliver Walther aus Darmstadt, zur Zeit im Kinderheim "Motta", Brissago, zu befürworten. Der hiesige Amtsarzt des Deutschen Konsulats Herr Professor Alexander, Agra, hat auf mein Zeugnis, ohne den Jungen jetzt gesehen zu haben, die Sache so beurteilt, dass seines Erachtens für den jungen Heinz Oliver Walther im Reich Pädagogik und Behandlung möglich sei. Darüber hege ich keinen Zweifel, wohl aber bin ich der Ueberzeugung, dass die Eigenart des jungen Heinz Oliver Walther so ist, dass eine so grundlegende Veränderung in Milieu und Pädagogik, sowie auch in Klima und Lebensweise schlecht vertragen werden wird, da in dieser Hinsicht schon verschiedene Male Versuche gemacht worden sind und er immer in schlechterem Zustand wieder zu uns gebracht werden musste. Ein Forcieren in dieser Richtung würde unserer Ansicht nach katastrophale Wirkungen haben und das was mit soviel Mühe bis jetzt erreicht worden ist, zu nichte machen.

Da uns die Aerztekammer Berlin als die für die Entscheidung letzte Instanz angegeben und uns empfohlen wurde, uns dahin zu wenden, gelange ich an Sie mit der Bitte, den Fall zu überprüfen und den Arzt Herrn Dr. med. G. Schumacher, wohnhaft Berlin-Charlottenburg 5, Fritschestr. 79, betreffs dieses Falles zu empfangen, da er den Jungen sehr genau kennt, ihn früher behandelt und gepflegt hat und Auskunft über ihn geben kann.

Dr. med. I. Wegman

282
Ita Wegman: Gesuch um pädagogische Maßnahmen, medizinische Behandlung und Devisengenehmigung für das Kind Heinz Oliver Walther aus Darmstadt, an die Ärztekammer Berlin. Brissago, den 19. August 1942.
Ita Wegman: Appeal for educational measures, medical treatment and an exchange permit for the child Heinz Oliver Walther from Darmstadt, to the Physicians' Council in Berlin. Brissago, 19 August 1942.

[vermittl. 5. VII. 41]

A n das
Eidgenössische Justiz-und Polizeidepartement
B e r n

Am 25. Juni 1941 wurde das Einreise-Gesuch für Fräulein Chaja Berlinerblau, polnische Staatsangehörige, wohnhaft in Paris, zwecks Kur im Klinisch-Therapeutischen Institut in Arlesheim, abgewiesen.

Ich erlaube mir, mich noch einmal an Sie zu wenden mit der Frage, ob die Verweigerung rückgängig gemacht werden könnte, wenn Sie genaue Einsicht bekommen ~~von dem~~ in den vorliegenden Fall. Es handelt sich hier um eine Dame, die regelmässig in unserer Behandlung gestanden hat und kurz vor dem Krieg dringendst wieder eine Behandlung hätte haben sollen. Die Verhältnisse haben es damals nicht erlaubt. ~~kiaxE~~ Der Zustand der Patientin hat sich inzwischen nicht gebessert, sondern ist viel bedrohlicher geworden. Es besteht Diabetes mit Verdacht auf ein Karzinom. Der Patientin liegt sehr daran, in der gleichen Behandlung zu bleiben, weil sie davon einen guten Erfolg gehabt hat. Auch haben wir im Klinisch-Therapeutischen Institut eine bestimmte Blut-Analayse nach der Methode Dr. Kaelin, um festzustellen, ob Krebs vorliegt und in welchem Stadium.

Es ist noch mitzuteilen, dass eine Summe von Frs. 2000.-- schon in Basel auf der Bank für Fräulein Berlinerblau einbezahlt worden ist.

Dann handelt es sich noch um eine zweite Anfrage für eine Madame Josette Lorin, 2, rue du Pontis Longm Cagnes sur mer, Alpes Maritimes, die gleichzeitig mit Fräulein Berlinerblau sich einer Behandlung in unserer Klinik unterwerfen möchte.

In der Hoffnung, dass in dem*) Falle von Fräulein Berlinerblau doch noch eine Revision vorgenommen ~~werden kann,~~ verbleibe ich

mit vorzüglicher Hochachtung

*) und ~~auch dem Gesuch von~~ eine Anfrage für Madame Josette Lorin ~~statt~~gegeben werden kann

283
Ita Wegman: Bitte an das Eidgenössische Justiz- und Polizeidepartment Bern, um Revision der Einreiseverweigerung der polnischen Jüdin und Patientin des KTI Chaja Berlinerblau, wohnhaft in Paris. Ohne Datum (ca. 1941).
Ita Wegman: Request to the confederational Justice and Police Department in Bern seeking a revision of the refusal of entry of Chaja Berlinerblau, a Polish Jew and patient of the KTI residing in Paris. Undated (ca. 1941).

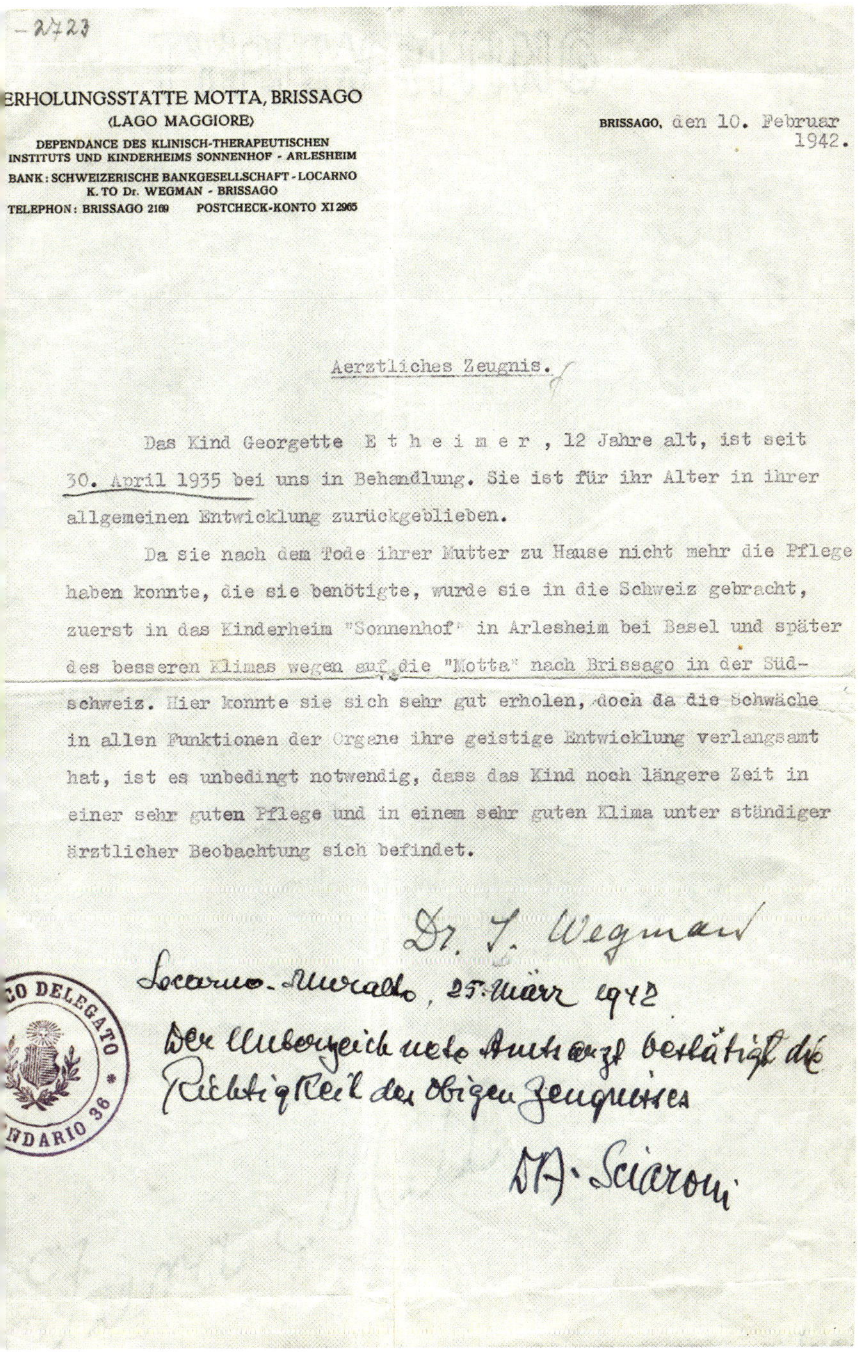

–2723

ERHOLUNGSSTÄTTE MOTTA, BRISSAGO
(LAGO MAGGIORE)
DEPENDANCE DES KLINISCH-THERAPEUTISCHEN INSTITUTS UND KINDERHEIMS SONNENHOF - ARLESHEIM
BANK: SCHWEIZERISCHE BANKGESELLSCHAFT - LOCARNO
K. TO Dr. WEGMAN - BRISSAGO
TELEPHON: BRISSAGO 2169 POSTCHECK-KONTO XI 2965

BRISSAGO, den 10. Februar 1942.

Aerztliches Zeugnis.

Das Kind Georgette E t h e i m e r , 12 Jahre alt, ist seit 30. April 1935 bei uns in Behandlung. Sie ist für ihr Alter in ihrer allgemeinen Entwicklung zurückgeblieben.

Da sie nach dem Tode ihrer Mutter zu Hause nicht mehr die Pflege haben konnte, die sie benötigte, wurde sie in die Schweiz gebracht, zuerst in das Kinderheim "Sonnenhof" in Arlesheim bei Basel und später des besseren Klimas wegen auf die "Motta" nach Brissago in der Südschweiz. Hier konnte sie sich sehr gut erholen, doch da die Schwäche in allen Funktionen der Organe ihre geistige Entwicklung verlangsamt hat, ist es unbedingt notwendig, dass das Kind noch längere Zeit in einer sehr guten Pflege und in einem sehr guten Klima unter ständiger ärztlicher Beobachtung sich befindet.

Dr. I. Wegman

Locarno-Muralto, 25. März 1942
Der Unterzeichnete Amtsarzt bestätigt die Richtigkeit des obigen Zeugnisses

Dr. A. Sciaroni

284
Ita Wegman: Ärztliches Zeugnis über Notwendigkeit der Weiterbetreuung des seelenpflegebedürftigen Kindes Georgette Etheimer in *Motta*. Brissago, 10. Februar 1942.
Ita Wegman: Medical certification concerning the necessity of further care of Georgette Etheimer, a child in *Motta* with special needs requiring care. Brissago, 10 February 1942.

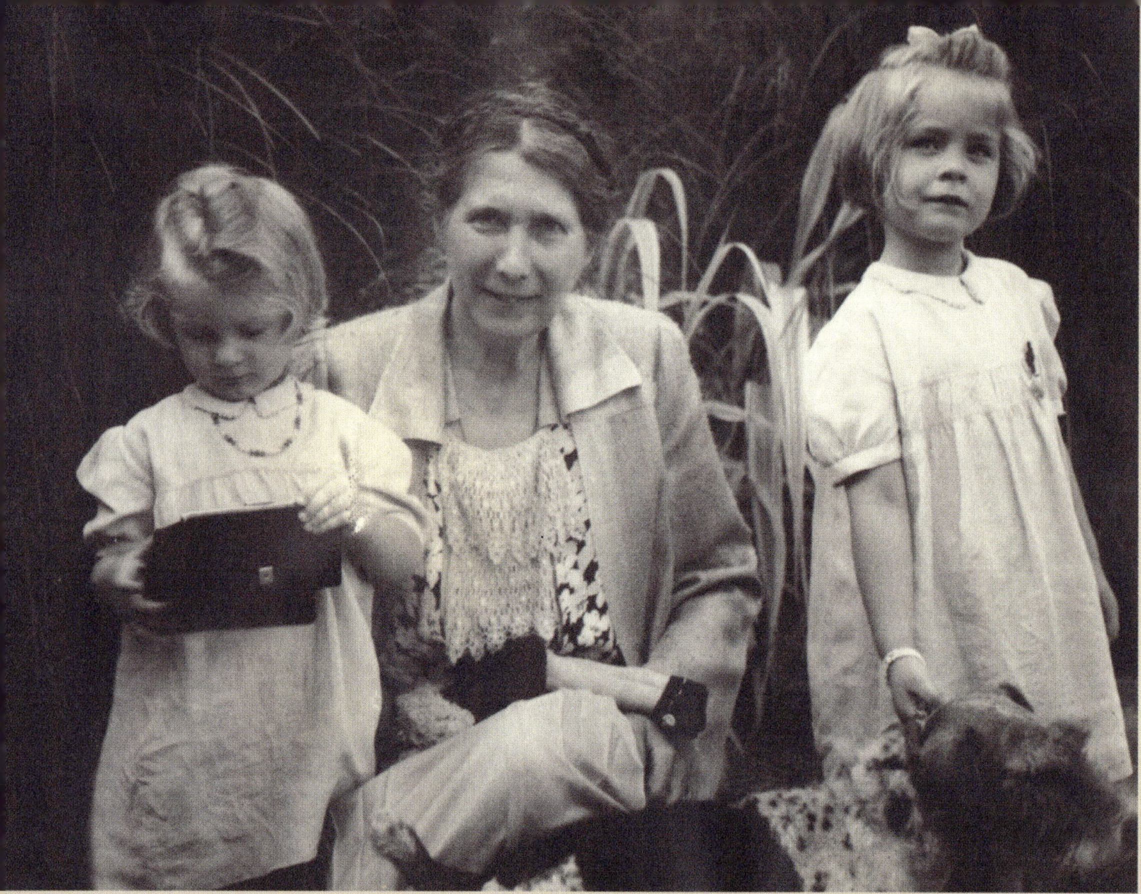

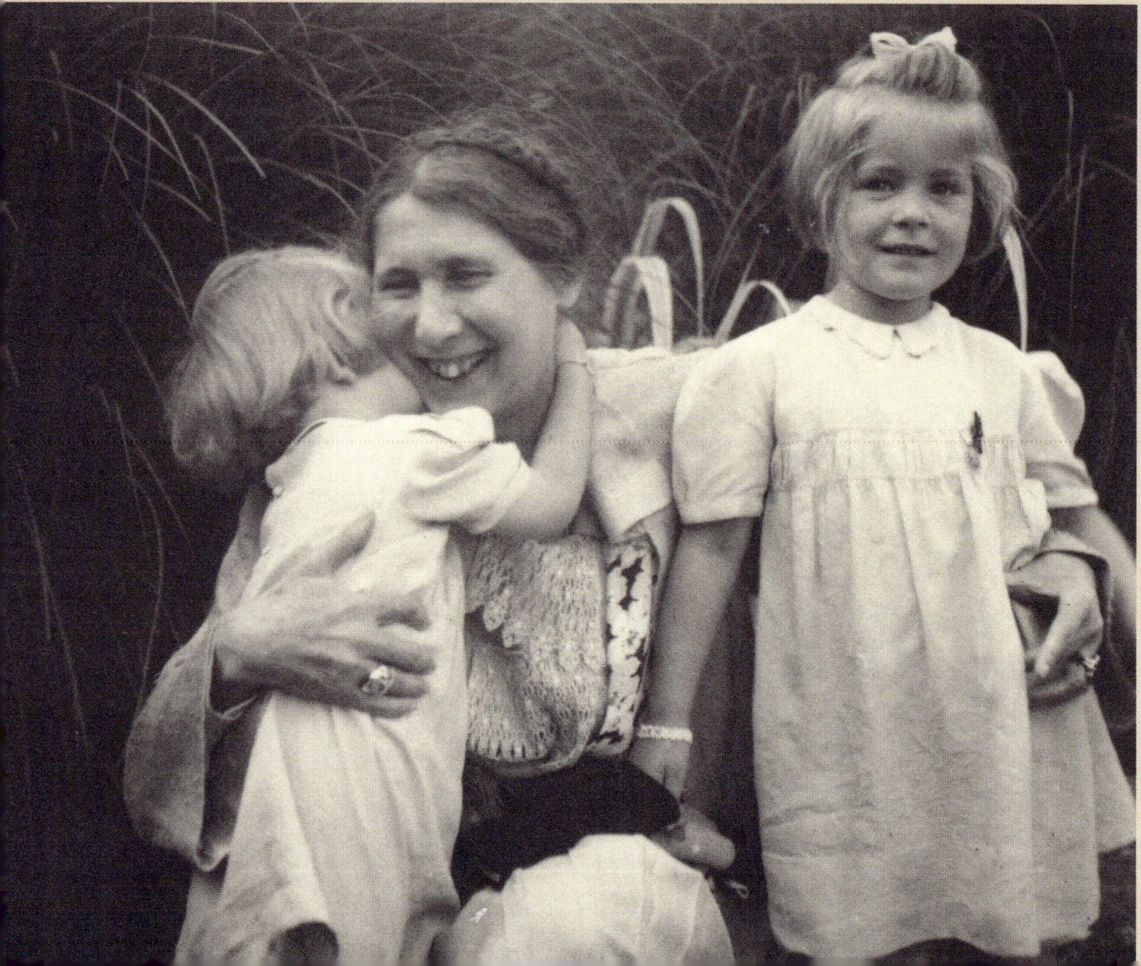

285–287
Ita Wegman mit Maria und Monica Muller, Villa Veralda. Ascona, 1942.
Ita Wegman with Maria and Monica Muller, Villa Veralda. Ascona, 1942.

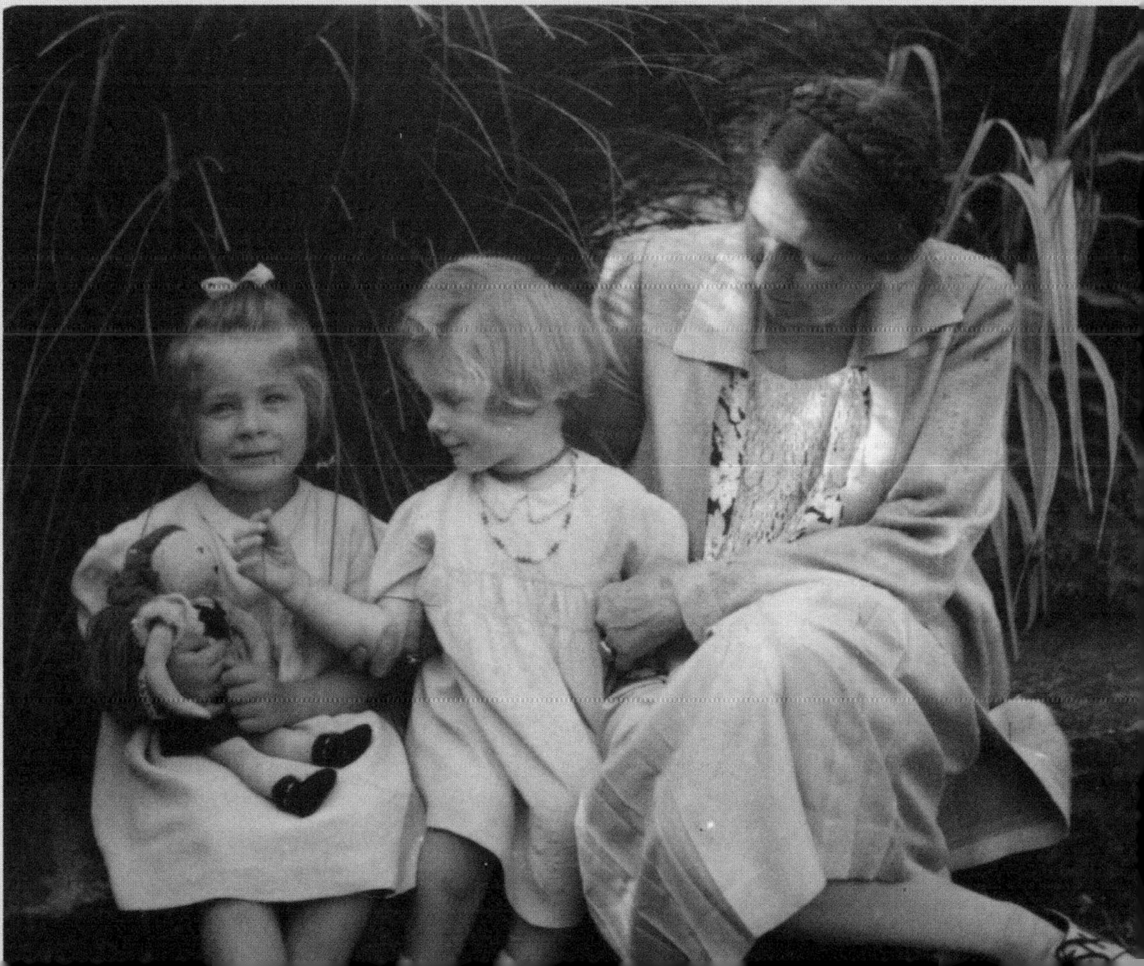

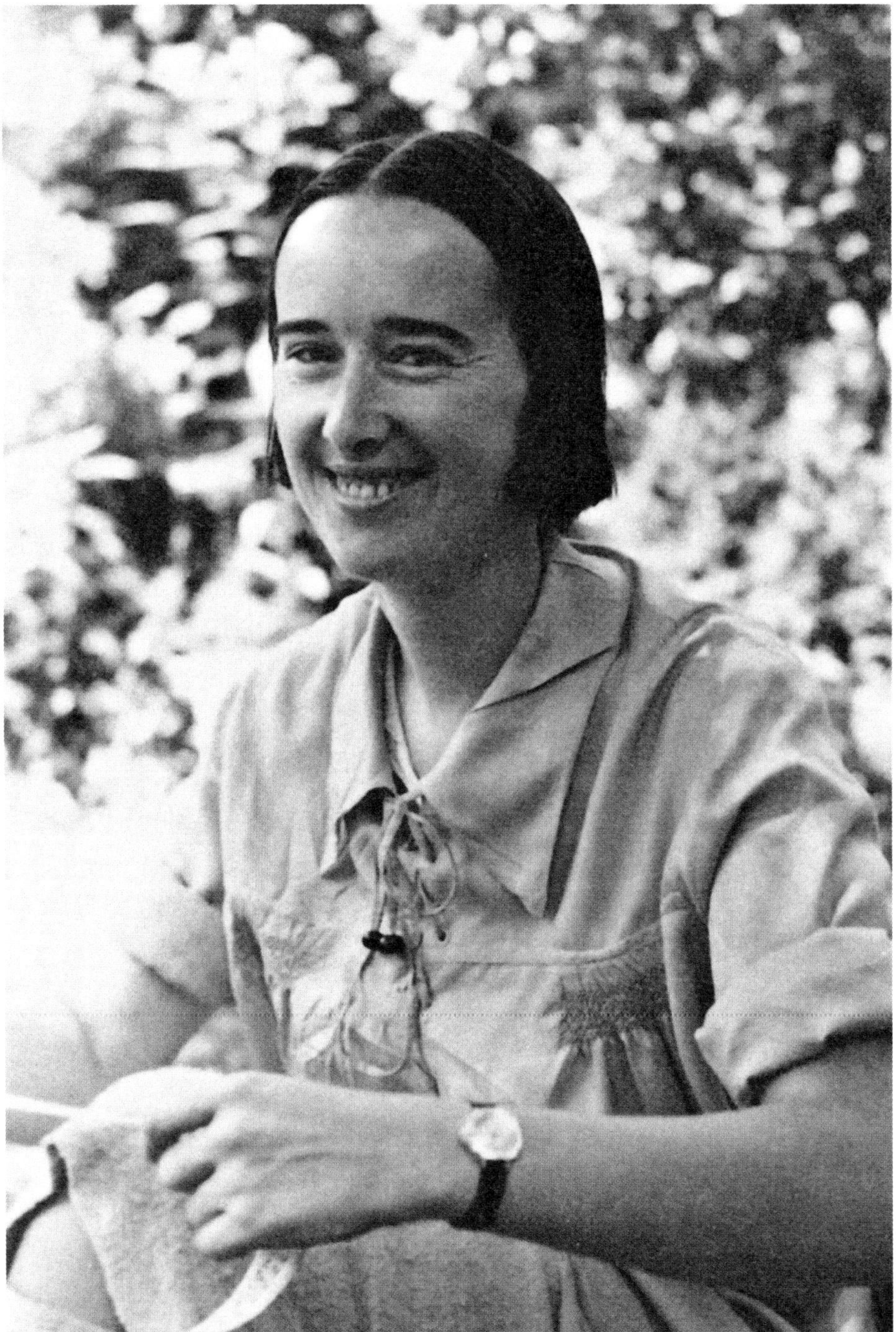

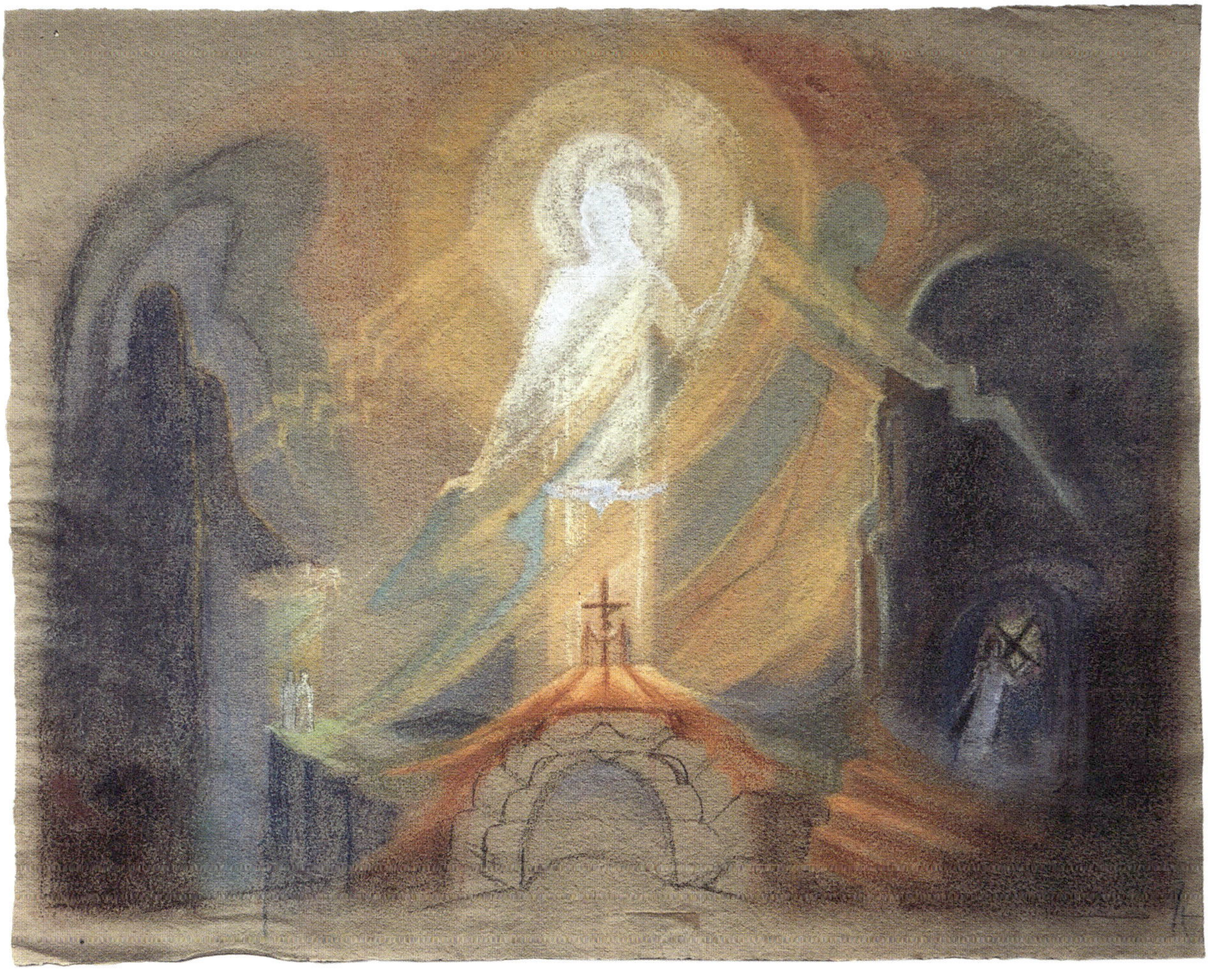

288
Liane Collot d'Herbois in Ascona, 1940.
Liane Collot d'Herbois in Ascona, 1940.

289
Liane Collot d'Herbois: Pastellskizze für das Fresco der Kapelle in Brissago, 1942.
Liane Collot d'Herbois: Pastel sketch for the fresco in the chapel at Brissago, 1942.

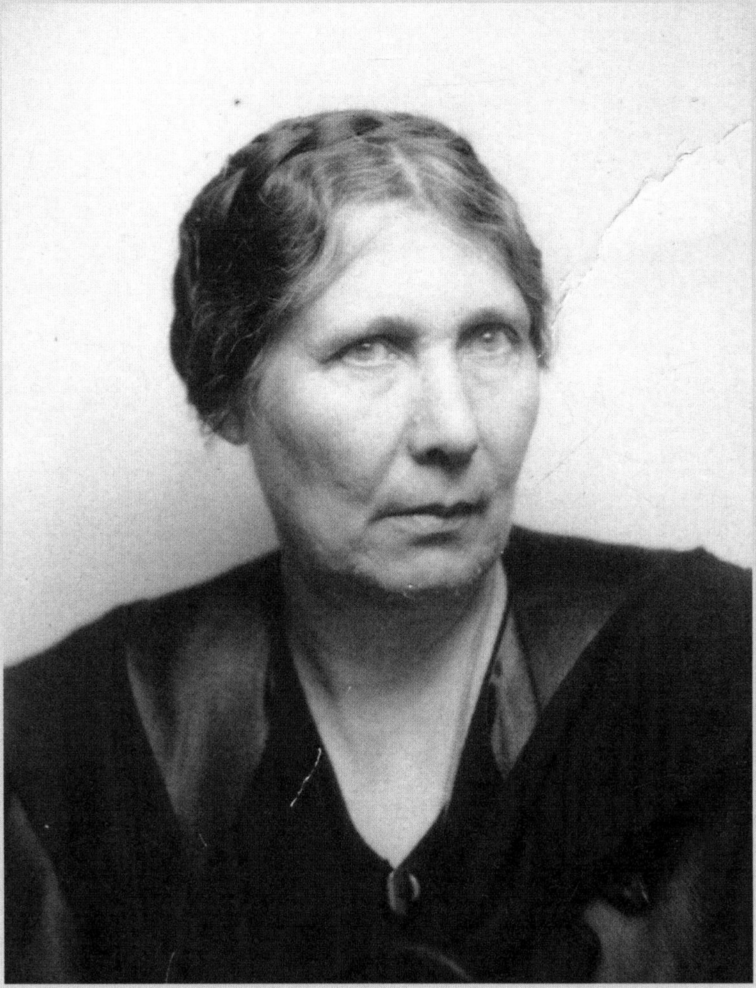

290
Ita Wegman, Ascona, ohne Datum.
Ita Wegman, Ascona, undated.

291–295 (Seiten/Pages 273–277)
Ita Wegman, Ascona, Frühjahr 1942.
Ita Wegman, Ascona, spring 1942.

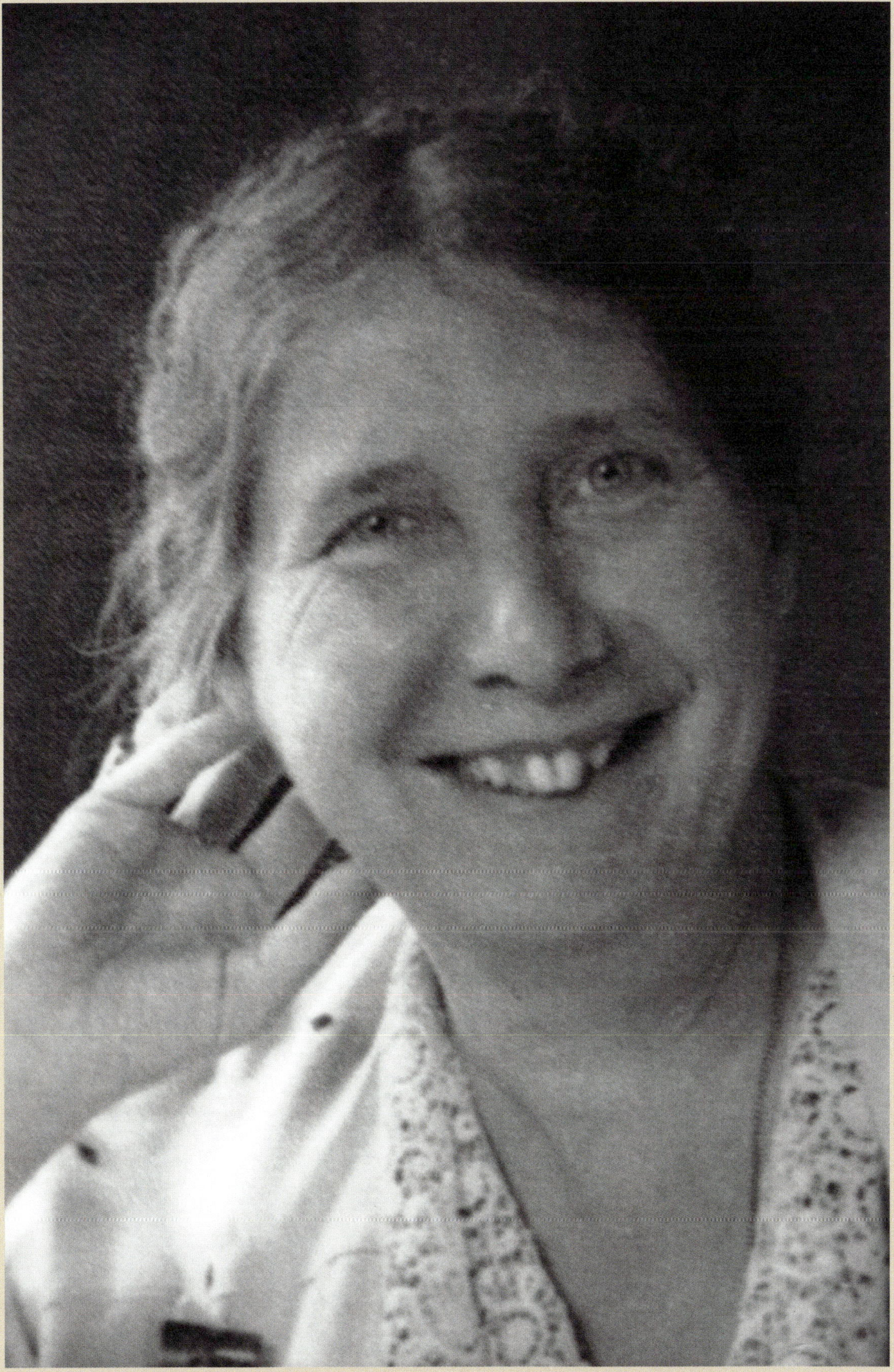

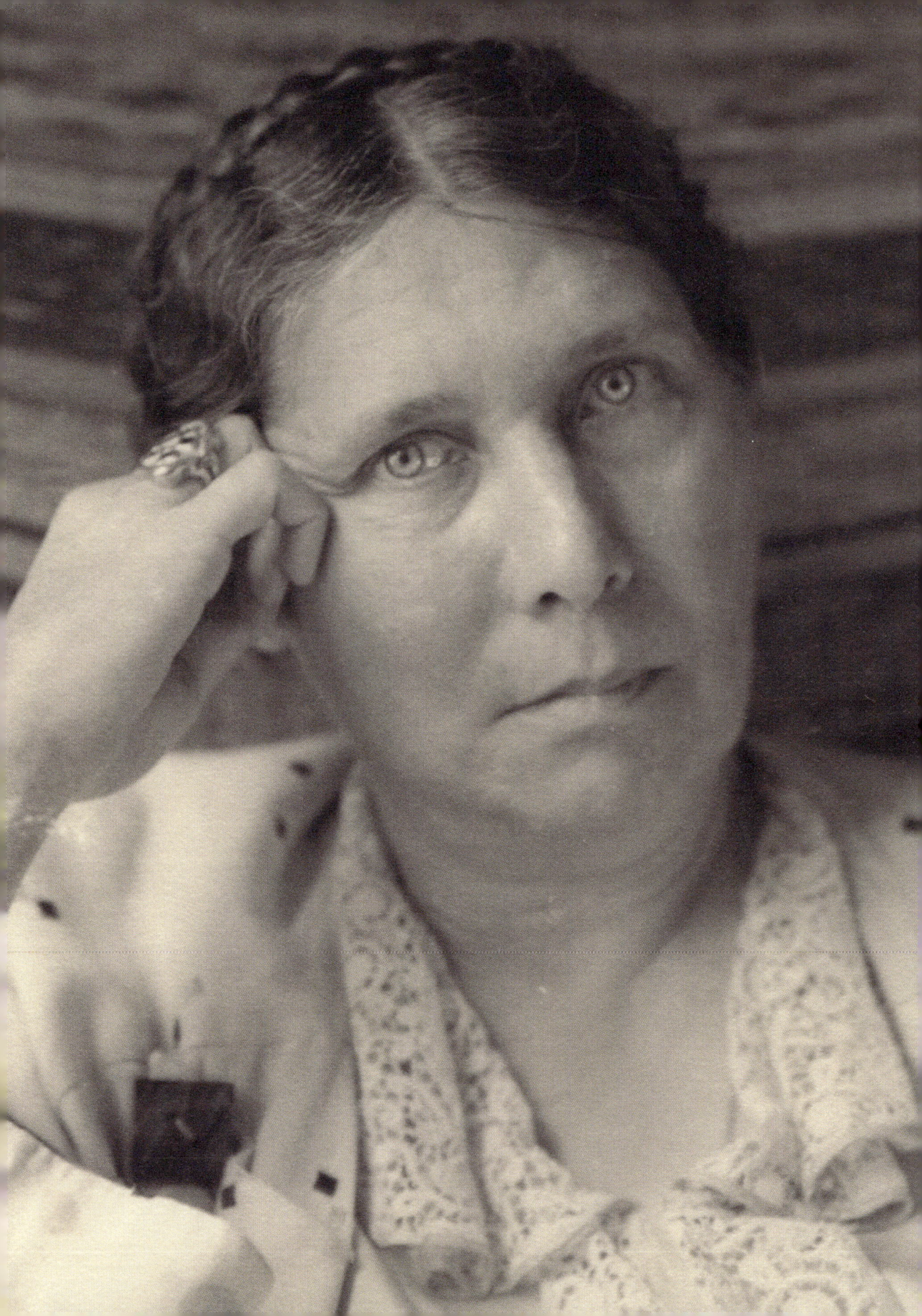

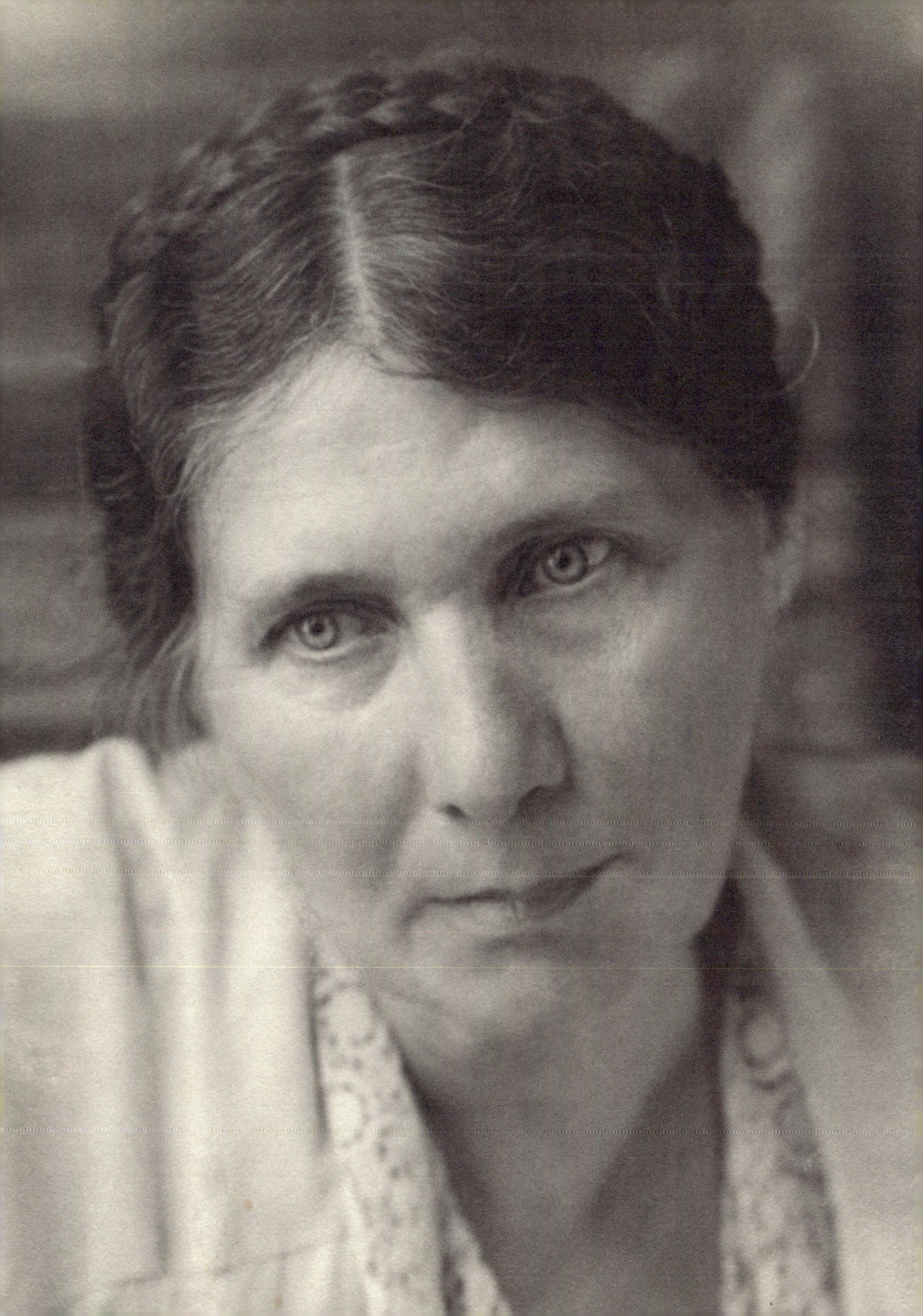

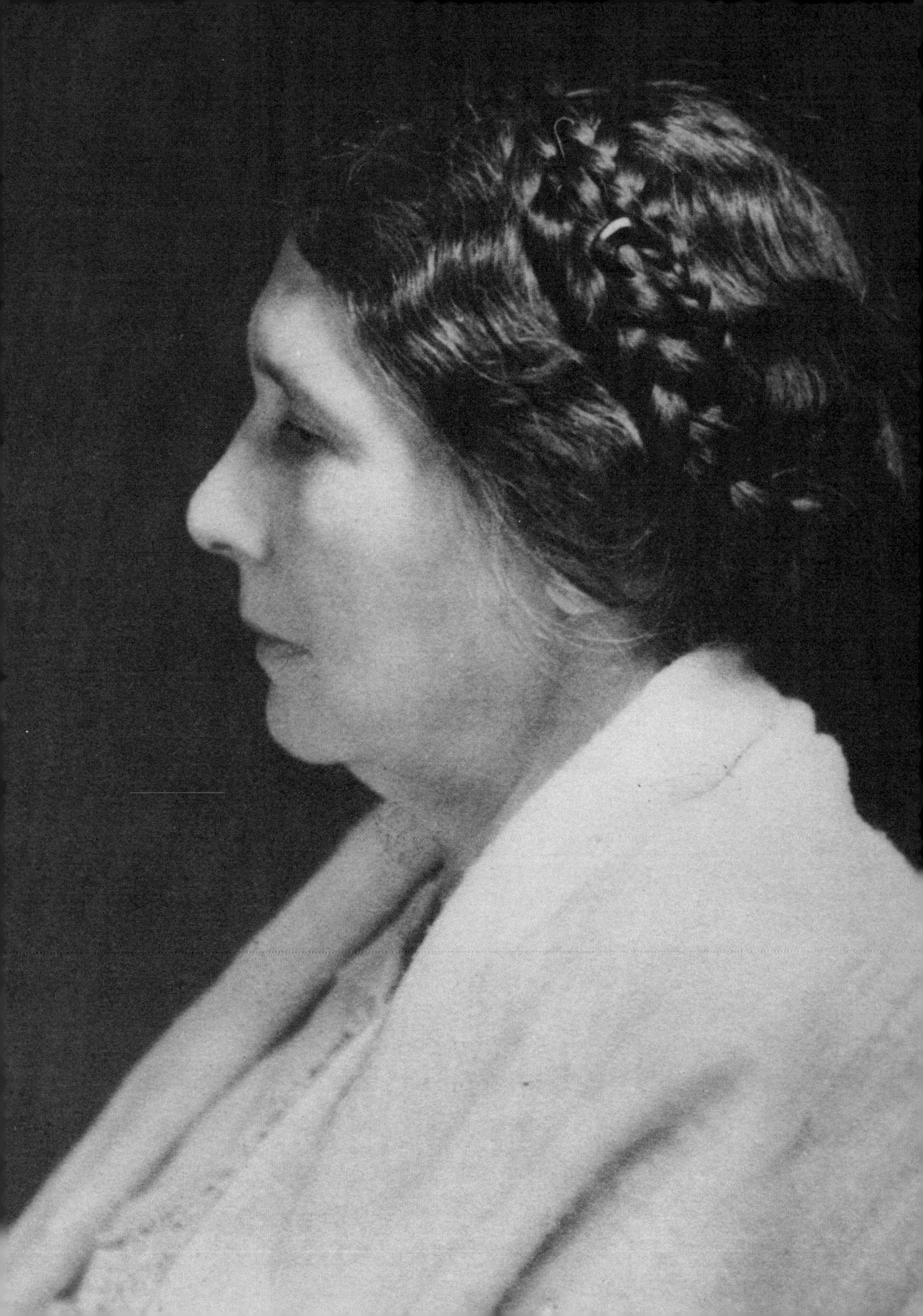

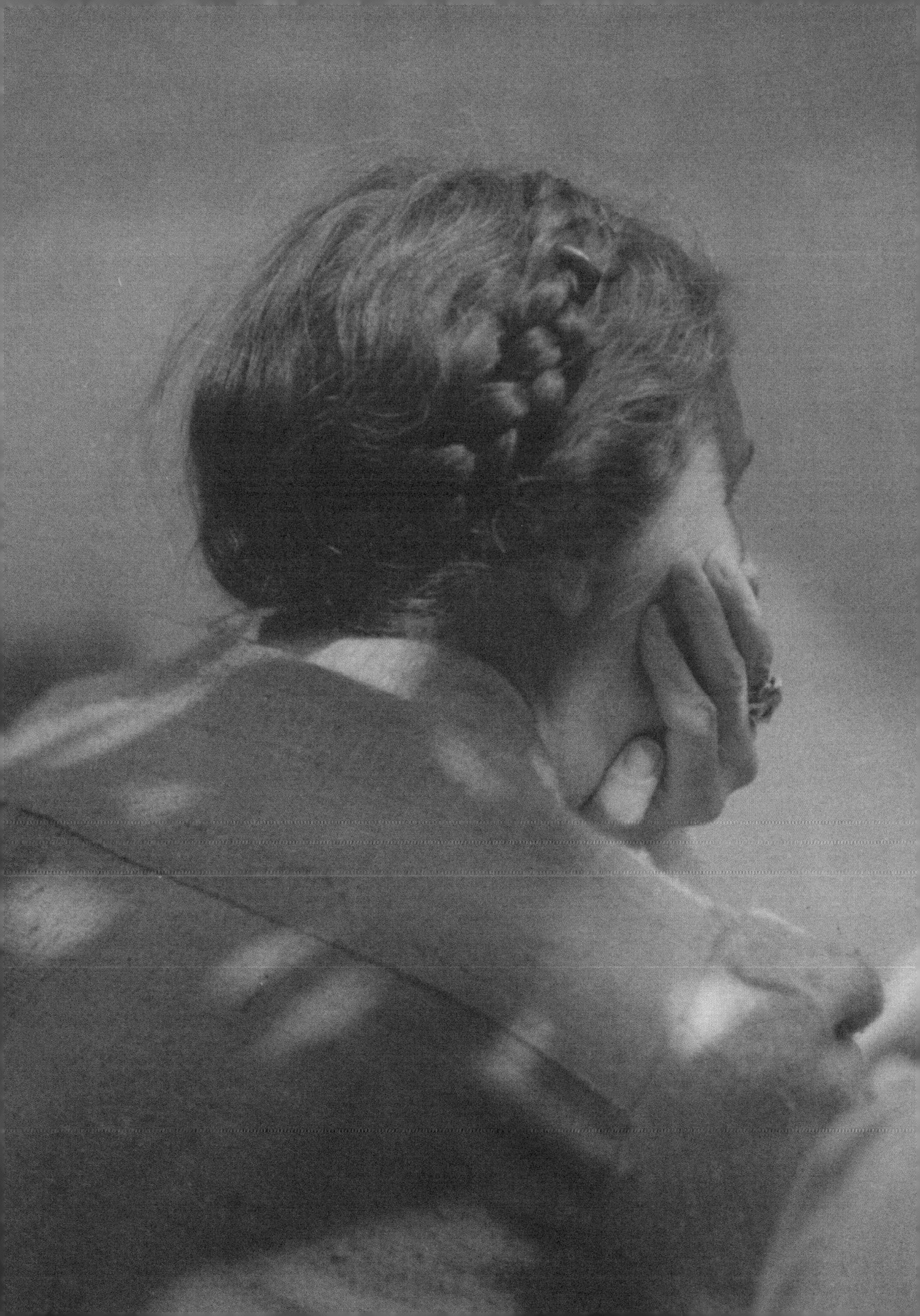

geb. 22 II 1876

Arlesheim, den 4. März 1943.

Wir müssen Ihnen die schmerzliche Mitteilung machen, dass die Begründerin und leitende Ärztin unserer Klinik und ihrer Zweiginstitute, unsere hochverehrte, liebe

Frau Dr. med. Ita Wegman

nach kurzer, schwerer Krankheit am Morgen des 4. März um 10 Uhr in die geistige Welt hinübergegangen ist.

Die Mitarbeiter von

Klinisch-Therapeutisches Institut
und Kinderheim „Sonnenhof", Arlesheim
Casa Andrea Cristoforo
und „La Motta", Ascona-Brissago

Die Kremation findet Montag, den 8. März, um 11 Uhr vormittags in Basel auf dem Hörnli statt.

296

Todesanzeige, aufgegeben durch Mitarbeiter des *Klinisch-therapeutischen Instituts*, Kinderheims *Sonnenhof*, Arlesheim und *Casa Andrea Cristoforo* und *La Motta*, Ascona-Brissago. Arlesheim, 4. März 1943.

Death notice, announced by the co-workers of the *Clinical-therapeutic Institute*, children's home *Sonnenhof*, Arlesheim, and *Casa Andrea Cristoforo* and *La Motta*, Ascona-Brissago. Arlesheim, 4 March 1943.

297

Nachruf, *Schweizerische National-Zeitung*. Basel, ohne Datum.

Obituary, *Schweizerische National-Zeitung*. Basel, undated.

National Zeitung

Baselland

Dr. Ita Wegman †

)(Am 4. d. M. starb im 68. Lebensjahre nach kurzer, schwerer Krankheit in Arlesheim in dem von ihr gegründeten und geleiteten klinisch-therapeutischen Institut Frau Dr. med. Ita Wegman, die aus den Jahren, in denen sie am Blumenrain in Basel ihre Praxis ausübte, vielen Baslern in dankbarer Erinnerung ist.

Mit der gleichen Energie, mit der Ita Wegman in jungen Jahren vom Beruf der Krankenpflegerin, als er ihrem Drang zu helfen nicht mehr genügte, sich dem Medizinstudium zuwandte, hat sie später auf dem Gebiete der praktischen medizinischen Erneuerungsbestrebungen Arbeit geleistet. Der entscheidende Impuls ihrer Arbeit war ihre Begegnung mit Dr. Rudolf Steiner, dem Begründer der Anthroposophie, dessen Hauptmitarbeiterin sie in den letzten Jahren seines Lebens auf dem medizinischen und anderen Gebieten war und mit dem zusammen sie die — als Einleitungsband zu einem grösseren Gesamtwerke gedachte — Schrift «Grundlegendes für eine Erweiterung der Heilkunst nach geisteswissenschaftlichen Erkenntnissen» verfasste. Seit zwanzig Jahren führte sie ihre Arbeit mehrmals jährlich nach Deutschland, Frankreich, Holland und England, bis der Ausbruch des zweiten Weltkrieges, zu ihrem Schmerze, die Zusammenarbeit mit den dort im gleichen Sinne tätigen Aerzten und Heilpädagogen weitgehend einschränkte.

Radio

Aus dem Programm für Sonntag, 7. März

Landessender

Beromünster. 8.45 Zürich: Ansage, Gr. 8.50 Vaduz: Trauungsfeier. 10.10 Bern: Protestantische Predigt. 10.50 Beethoven als Kammermusiker. 11.15 Gr. 11.30 Radio Berns Mikrophon auswärts. Langnau. 12.40 Das Berner Ländlerquartett fährt in die Skiferien nach Graubünden. 13.20 Gr. 13.40 Ein Delikatesse von Rossini. 14.00 Was den Bauern interessieren muss. 15.05 Zigeunerliebe. Operette 16.30 Kameradschaftsstunde von Vetter Hans. 16.5[illegible] Gr. 17.00 Sendung für unsere Soldaten. 17.5[illegible] Katholische Rundschau. 18.15 Konzert. 18.4[illegible] Vaduz: Hörbericht anlässlich der Trauung des Fürsten v. Liechtenstein. 19.45 Arosa: Schlussbericht über die Skimeisterschaften. 20.10 Bern: Tanzmusik für jedermann. 20.50 Berner Gwunderchratte.

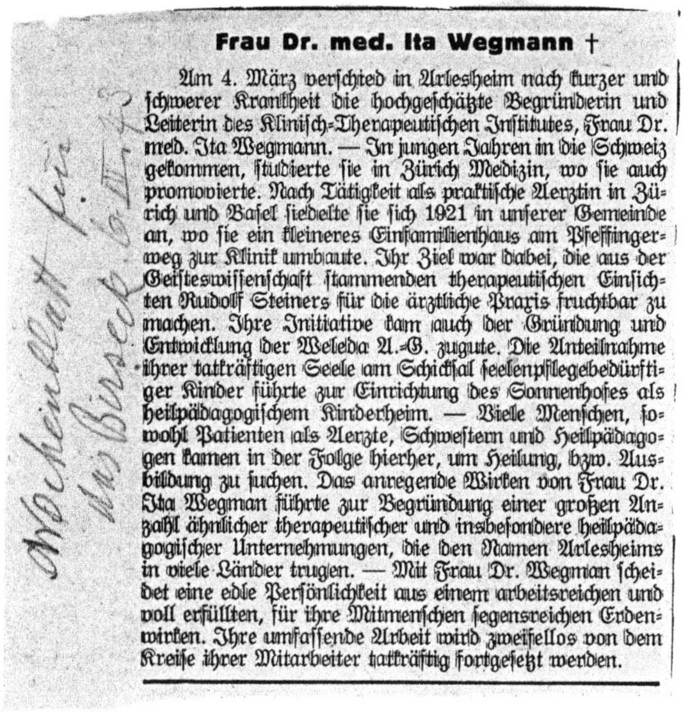

Frau Dr. med. Ita Wegmann †

Am 4. März verschied in Arlesheim nach kurzer und schwerer Krankheit die hochgeschätzte Begründerin und Leiterin des Klinisch-Therapeutischen Institutes, Frau Dr. med. Ita Wegmann. — In jungen Jahren in die Schweiz gekommen, studierte sie in Zürich Medizin, wo sie auch promovierte. Nach Tätigkeit als praktische Aerztin in Zürich und Basel siedelte sie sich 1921 in unserer Gemeinde an, wo sie ein kleineres Einfamilienhaus am Pfeffingerweg zur Klinik umbaute. Ihr Ziel war dabei, die aus der Geisteswissenschaft stammenden therapeutischen Einsichten Rudolf Steiners für die ärztliche Praxis fruchtbar zu machen. Ihre Initiative kam auch der Gründung und Entwicklung der Weleda A.-G. zugute. Die Anteilnahme ihrer tatkräftigen Seele am Schicksal seelenpflegebedürftiger Kinder führte zur Einrichtung des Sonnenhofes als heilpädagogischem Kinderheim. — Viele Menschen, sowohl Patienten als Aerzte, Schwestern und Heilpädagogen kamen in der Folge hierher, um Heilung, bzw. Ausbildung zu suchen. Das anregende Wirken von Frau Dr. Ita Wegman führte zur Begründung einer großen Anzahl ähnlicher therapeutischer und insbesondere heilpädagogischer Unternehmungen, die den Namen Arlesheims in viele Länder trugen. — Mit Frau Dr. Wegman scheidet eine edle Persönlichkeit aus einem arbeitsreichen und voll erfüllten, für ihre Mitmenschen segensreichen Erdenwirken. Ihre umfassende Arbeit wird zweifellos von dem Kreise ihrer Mitarbeiter tatkräftig fortgesetzt werden.

298
Nachruf, *Nachrichtenblatt für das Birseck*, 6. April 1943.
Obituary, *Nachrichtenblatt für das Birseck*, 6 April 1943.

«Am 4. März verschied in Arlesheim nach kurzer und schwerer Krankheit die hochgeschätzte Begründerin und Leiterin des Klinisch-Therapeutischen Instituts, Frau Dr. med. Ita Wegmann. - In jungen Jahren in die Schweiz gekommen, studierte sie in Zürich Medizin, wo sie auch promovierte. Nach Tätigkeit als praktische Ärztin in Zürich und Basel siedelte sie sich 1921 in unserer Gemeinde an, wo sie ein kleineres Einfamilienhaus am Pfeffingerweg zu Klinik umbaute. Ihr Ziel war dabei, die aus der Geisteswissenschaft stammenden therapeutischen Einsichten Rudolf Steiners für die ärztliche Praxis fruchtbar zu machen. Ihre Initiative kam auch der Gründung und Entwicklung der Weleda A.-G. zugute. Die Anteilnahme ihrer tatkräftigen Seele am Schicksal seelenpflegebedürftiger Kinder führte zur Einrichtung des Sonnenhofes als heilpädagogischem Kinderheim. - Viele Menschen, sowohl Patienten als Ärzte, Schwestern und Heilpädagogen kamen in der Folge hierher, um Heilung, bzw. Ausbildung zu suchen. Das anregende Wirken von Frau Doktor Ita Wegman führte zur Begründung einer grossen Anzahl ähnlicher therapeutischer und insbesondere heilpädagogischer Unternehmungen, die den Namen Arlesheim in viele Länder trugen. Mit Frau Dr. Wegman scheidet eine edle Persönlichkeit aus einem arbeitsreichen und voll erfüllten, für ihre mit Menschen segensreichen Erdenwirken. Ihre umfassende Arbeit wird zweifellos von dem Kreise ihrer Mitarbeiter der tatkräftig fortgesetzt werden.»

"On March 4 in Arlesheim, Frau Dr. med. Ita Wegmann, the highly-regarded founder and leader of the Clinical-Therapeutic Institute, passed away after a difficult and brief illness. - She came to Switzerland in her younger years, studying medicine in Zurich where she also graduated. After practicing as a general practitioner in Zurich and Basel, she moved to our municipality in 1921, where she converted a small, single-family house on the Pfeffingerweg into a clinic. Her goal was to make Rudolf Steiner's therapeutic insights stemming from spiritual science fruitful for the practice of medicine. Her initiative also resulted in the founding and development of Weleda A.-G. The empathy and compassion of her energetic soul for the destiny of children with special needs led to the establishment of the Sonnenhof as a curative education care home for children. - Many people, patients as well as doctors, nurses and curative educators, subsequently came here seeking healing or training. The inspiring work of Frau. Dr. Wegman led to the founding of a great many similar therapeutic and (especially) curative education enterprises that carried the name of Arlesheim out into many countries. With Frau Dr. Wegman's passing, a noble personality departs from a richly busy and fulfilled work that had been a long-standing blessing for her fellow human beings. Her comprehensive work will doubtless be energetically continued by her circle of co-workers."

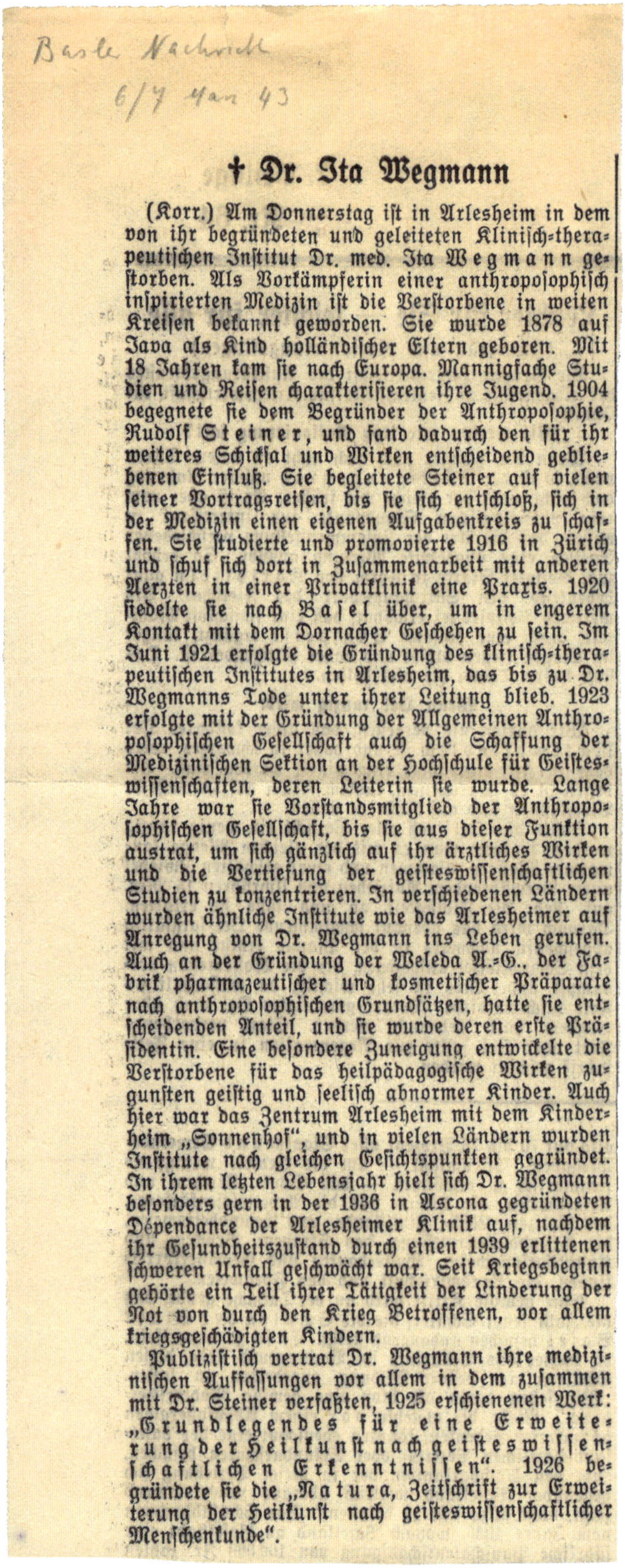

Basle Nachricht
6/7 Mar 43

† Dr. Ita Wegmann

(Korr.) Am Donnerstag ist in Arlesheim in dem von ihr begründeten und geleiteten Klinisch-therapeutischen Institut Dr. med. Ita Wegmann gestorben. Als Vorkämpferin einer anthroposophisch inspirierten Medizin ist die Verstorbene in weiten Kreisen bekannt geworden. Sie wurde 1878 auf Java als Kind holländischer Eltern geboren. Mit 18 Jahren kam sie nach Europa. Mannigfache Studien und Reisen charakterisieren ihre Jugend. 1904 begegnete sie dem Begründer der Anthroposophie, Rudolf Steiner, und fand dadurch den für ihr weiteres Schicksal und Wirken entscheidend gebliebenen Einfluß. Sie begleitete Steiner auf vielen seiner Vortragsreisen, bis sie sich entschloß, sich in der Medizin einen eigenen Aufgabenkreis zu schaffen. Sie studierte und promovierte 1916 in Zürich und schuf sich dort in Zusammenarbeit mit anderen Aerzten in einer Privatklinik eine Praxis. 1920 siedelte sie nach Basel über, um in engerem Kontakt mit dem Dornacher Geschehen zu sein. Im Juni 1921 erfolgte die Gründung des klinisch-therapeutischen Institutes in Arlesheim, das bis zu Dr. Wegmanns Tode unter ihrer Leitung blieb. 1923 erfolgte mit der Gründung der Allgemeinen Anthroposophischen Gesellschaft auch die Schaffung der Medizinischen Sektion an der Hochschule für Geisteswissenschaften, deren Leiterin sie wurde. Lange Jahre war sie Vorstandsmitglied der Anthroposophischen Gesellschaft, bis sie aus dieser Funktion austrat, um sich gänzlich auf ihr ärztliches Wirken und die Vertiefung der geisteswissenschaftlichen Studien zu konzentrieren. In verschiedenen Ländern wurden ähnliche Institute wie das Arlesheimer auf Anregung von Dr. Wegmann ins Leben gerufen. Auch an der Gründung der Weleda A.-G., der Fabrik pharmazeutischer und kosmetischer Präparate nach anthroposophischen Grundsätzen, hatte sie entscheidenden Anteil, und sie wurde deren erste Präsidentin. Eine besondere Zuneigung entwickelte die Verstorbene für das heilpädagogische Wirken zugunsten geistig und seelisch abnormer Kinder. Auch hier war das Zentrum Arlesheim mit dem Kinderheim „Sonnenhof", und in vielen Ländern wurden Institute nach gleichen Gesichtspunkten gegründet. In ihrem letzten Lebensjahr hielt sich Dr. Wegmann besonders gern in der 1936 in Ascona gegründeten Dépendance der Arlesheimer Klinik auf, nachdem ihr Gesundheitszustand durch einen 1939 erlittenen schweren Unfall geschwächt war. Seit Kriegsbeginn gehörte ein Teil ihrer Tätigkeit der Linderung der Not von durch den Krieg Betroffenen, vor allem kriegsgeschädigten Kindern.

Publizistisch vertrat Dr. Wegmann ihre medizinischen Auffassungen vor allem in dem zusammen mit Dr. Steiner verfaßten, 1925 erschienenen Werk: „Grundlegendes für eine Erweiterung der Heilkunst nach geisteswissenschaftlichen Erkenntnissen". 1926 begründete sie die „Natura, Zeitschrift zur Erweiterung der Heilkunst nach geisteswissenschaftlicher Menschenkunde".

299

Nachruf, *Basler Nachrichten aus der Schweiz und für die Schweiz*, 6./7. März 1943.

Obituary, *Basler Nachrichten aus der Schweiz and für die Schweiz*, 6/7 March 1943.

«† Dr. Ita Wegmann

(Korr.) Am Donnerstag ist in Arlesheim in dem von ihr begründeten und geleiteten Klinisch-therapeutischen Institut Dr. med. Ita *Wegmann* [...] gestorben. Als Vorkämpferin einer anthroposophisch inspirierten Medizin ist die Verstorbene in weiten Kreisen bekannt geworden. Sie wurde 1878 [sic] auf Java als Kind holländischer Eltern geboren. Mit 18 Jahren kam sie nach Europa. Mannigfache Studien und Reisen charakterisieren ihre Jugend. 1904 begegnete sie dem Begründer der Anthroposophie, Rudolf *Steiner*, und fand dadurch den für ihr weiteres Schicksal und Wirken entscheidend gebliebenen Einfluss. Sie begleitete Steiner auf vielen seine Vortragsreisen, bis sie sich entschloss, sich in der Medizin einen eigenen Aufgabenkreis zu schaffen. Sie studierte und promovierte 1916 in Zürich und schuf sich dort in Zusammenarbeit mit anderen Ärzten in eine Privatklinik einer Praxis. 1920 siedelte sie nach *Basel* über, um in engeren Kontakt mit dem Dornacher Geschehen zu sein. Im Juni 1921 erfolgte die Gründung des klinisch-therapeutischen Instituts in Arlesheim, das bis zu Dr. Wegmanns Tode unter ihrer Leitung blieb. 1923 erfolgte mit der Gründung der Allgemeinen Anthroposophische Gesellschaft auch die Erschaffung der Medizinischen Sektion an der Hochschule für Geisteswissenschaften, deren Leiterin sie wurde. Lange Jahre war sie Vorstandsmitglied der Anthroposophischen Gesellschaft, bis sie aus ihrer Funktion austrat, um sich gänzlich auf ihr ärztliches Wirken

und die Vertiefung der geisteswissenschaftlichen Studien zu konzentrieren. In verschiedenen Ländern wurden ähnliche Institute wie das Arlesheimer auf Anregung von Dr. Wegmann ins Leben gerufen. Auch an der Gründung der Weleda A.-G., der Fabrik pharmazeutischer und kosmetische Präparate nach anthroposophischen Grundsätzen, hatte sie entscheidenden Anteil, und sie wurde deren erste Präsidentin. Eine besondere Zuneigung entwickelte die Verstorbene für das heilpädagogische Wirken zugunsten geistig und seelisch abnormer Kinder. Auch hier war das Zentrum Arlesheim mit dem Kinderheim ‹Sonnenhof›, und in vielen Ländern wurden Institute nach gleichen Gesichtspunkten gegründet. In ihrem letzten Lebensjahr hielt sich Dr. Wegmann besonders gern in der 1936 in Ascona gegründeten Dépendance der Arlesheimer Klinik auf, nachdem ihr Gesundheitszustand durch einen 1939 erlittenen schweren Unfall geschwächt war. Seit Kriegsbeginn gehörte ein Teil ihre Tätigkeit der Linderung der Not von durch den Krieg Betroffenen, vor allem kriegsbeschädigten Kindern.

Publizistisch vertrat Dr. Wegmann ihre medizinischen Auffassungen vor allem in dem zusammen mit Doktor Steiner verfassten, 1925 erschienenen Werk: ‹*Grundlegendes für eine Erweiterung der Heilkunst nach geisteswissenschaftlichen Erkenntnissen*›. 1926 begründete sie die ‹*Natura*, Zeitschrift für Erweiterung der Heilkunst nach geisteswissenschaftlicher Menschenkunde›.»

"† Dr. Ita Wegmann
(Corr.) On Thursday in Arlesheim, Dr. med. Ita *Wegmann* died in the Clinical-Therapeutic Institute she founded and led. The deceased was widely known as a pioneer of anthroposophically inspired medicine. She was born in 1878 [sic] in Java, the child of Dutch parents. At the age of 18, she left for Europe. Her youth was characterized by diverse studies and travels. In 1904 she met Rudolf *Steiner,* the founder of anthroposophy, and thus discovered the decisive influence for her further destiny and work. She accompanied Steiner on many of his lecture trips until she decided to create her own area of activity in medicine. She studied and graduated in 1916 in Zurich and established a practice there in collaboration with other doctors in a private clinic. In 1920 she moved to *Basel* in order to be in closer contact with what was happening in Dornach. In June 1921 the Clinical-Therapeutic Institute in Arlesheim was founded; it remained under Dr. Wegmann's leadership until her death. In 1923, when the General Anthroposophical Society was founded, she became the leader of the Medical Section of the School for Spiritual Science, which was created at the same time. She was for many years a member of the Executive Council of the Anthroposophical Society until she left her position in order to concentrate fully on her medical activities and the deepening of her spiritual scientific studies. Institutes in various countries like the one in Arlesheim were brought into being through the impulse of Dr. Wegmann. She also played a decisive role in the founding of Weleda A.-G., the manufacturer of pharmaceutical and cosmetic preparations according to anthroposophical principles, and she became its first president. The deceased developed a special interest in pedagogical work that benefits children with soul and spirit abnormalities. The center for this was also in Arlesheim with the 'Sonnenhof', a care home for children, along with institutes founded on similar principles in many countries. During the last year of her life, Dr. Wegmann stayed in the dependency of the Arlesheim clinic that was founded in Ascona in 1936, especially after her health situation grew weaker as the result of a serious accident she suffered in 1939. Since the beginning of the war, a portion of her activity was involved with easing the suffering of those affected by the war, especially children damaged by war.

Dr. Wegmann presented her medical views in print, especially in the work she authored with Dr. Steiner, *'Foundations for an Extension of the Art of Healing based on Spiritual Scientific Knowledge'*, which appeared in 1925. In 1926, she founded '*Natura,* A Journal for the Extension of the Healing Arts Based on the Spiritual Scientific Understanding of the Human Being'."

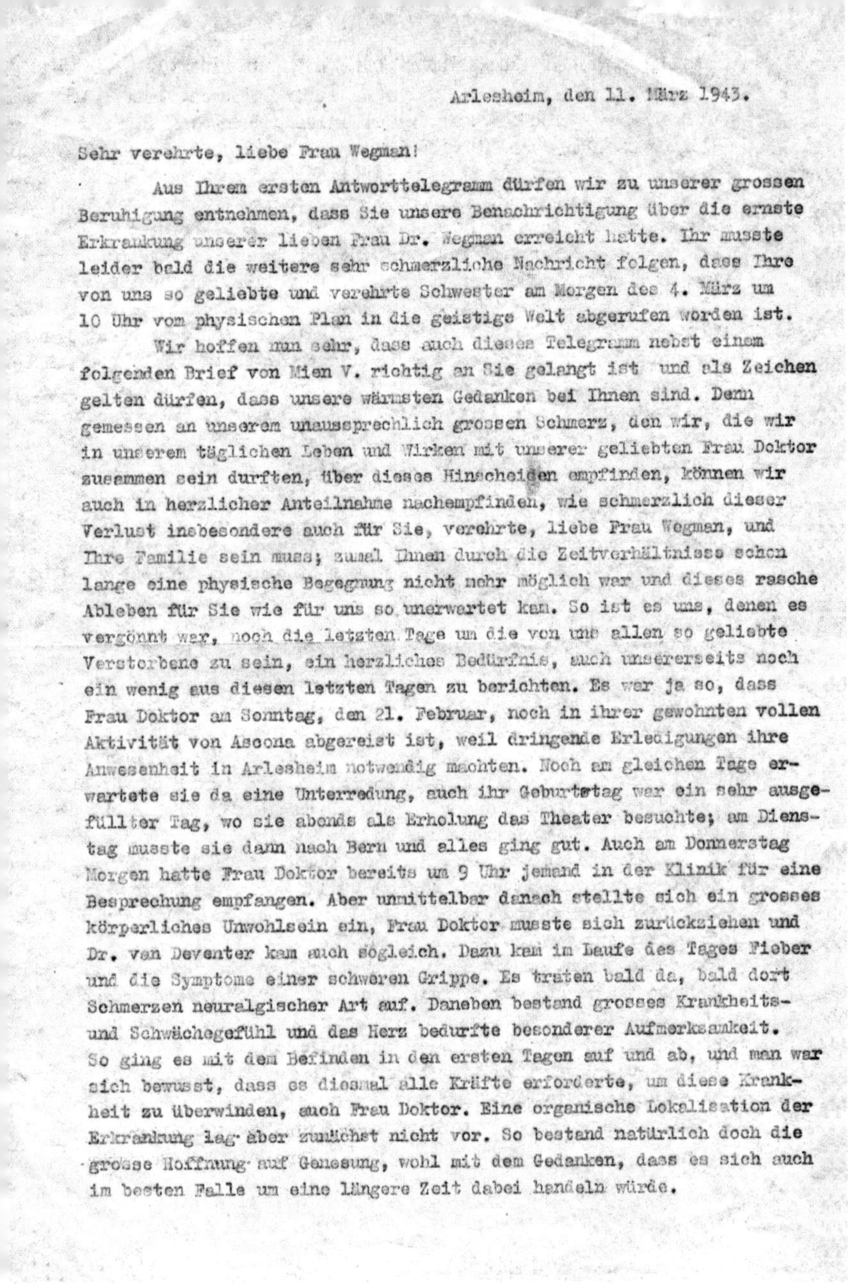

Arlesheim, den 11. März 1943.

Sehr verehrte, liebe Frau Wegman!

Aus Ihrem ersten Antworttelegramm dürfen wir zu unserer grossen Beruhigung entnehmen, dass Sie unsere Benachrichtigung über die ernste Erkrankung unserer lieben Frau Dr. Wegman erreicht hatte. Ihr musste leider bald die weitere sehr schmerzliche Nachricht folgen, dass Ihre von uns so geliebte und verehrte Schwester am Morgen des 4. März um 10 Uhr vom physischen Plan in die geistige Welt abgerufen worden ist.

Wir hoffen nun sehr, dass auch dieses Telegramm nebst einem folgenden Brief von Mien V. richtig an Sie gelangt ist und als Zeichen gelten dürfen, dass unsere wärmsten Gedanken bei Ihnen sind. Denn gemessen an unserem unaussprechlich grossen Schmerz, den wir, die wir in unserem täglichen Leben und Wirken mit unserer geliebten Frau Doktor zusammen sein durften, über dieses Hinscheiden empfinden, können wir auch in herzlicher Anteilnahme nachempfinden, wie schmerzlich dieser Verlust insbesondere auch für Sie, verehrte, liebe Frau Wegman, und Ihre Familie sein muss; zumal Ihnen durch die Zeitverhältnisse schon lange eine physische Begegnung nicht mehr möglich war und dieses rasche Ableben für Sie wie für uns so unerwartet kam. So ist es uns, denen es vergönnt war, noch die letzten Tage um die von uns allen so geliebte Verstorbene zu sein, ein herzliches Bedürfnis, auch unsererseits noch ein wenig aus diesen letzten Tagen zu berichten. Es war ja so, dass Frau Doktor am Sonntag, den 21. Februar, noch in ihrer gewohnten vollen Aktivität von Ascona abgereist ist, weil dringende Erledigungen ihre Anwesenheit in Arlesheim notwendig machten. Noch am gleichen Tage erwartete sie da eine Unterredung, auch ihr Geburtstag war ein sehr ausgefüllter Tag, wo sie abends als Erholung das Theater besuchte; am Dienstag musste sie dann nach Bern und alles ging gut. Auch am Donnerstag Morgen hatte Frau Doktor bereits um 9 Uhr jemand in der Klinik für eine Besprechung empfangen. Aber unmittelbar danach stellte sich ein grosses körperliches Unwohlsein ein, Frau Doktor musste sich zurückziehen und Dr. van Deventer kam auch sogleich. Dazu kam im Laufe des Tages Fieber und die Symptome einer schweren Grippe. Es traten bald da, bald dort Schmerzen neuralgischer Art auf. Daneben bestand grosses Krankheits- und Schwächegefühl und das Herz bedurfte besonderer Aufmerksamkeit. So ging es mit dem Befinden in den ersten Tagen auf und ab, und man war sich bewusst, dass es diesmal alle Kräfte erforderte, um diese Krankheit zu überwinden, auch Frau Doktor. Eine organische Lokalisation der Erkrankung lag aber zunächst nicht vor. So bestand natürlich doch die grosse Hoffnung auf Genesung, wohl mit dem Gedanken, dass es sich auch im besten Falle um eine längere Zeit dabei handeln würde.

300, 301

Brief von Hilma Walter und Madeleine van Deventer an Ita Wegmans Schwester Charlien Wegman. Arlesheim, den 11. März 1943, S. 1–2.

Letter from Hilma Walter and Madeleine van Deventer to Ita Wegman's sister Charlien Wegman. Arlesheim, 11 March 1943, pp. 1–2.

"Arlesheim, 11 March 1943
Dear, dear Mrs. Wegman!

From your initial telegram response, we can see to our great relief that the notification we sent about the serious illness of our dear Fr. Dr. Wegman has reached you. Unfortunately, it must be followed by the further, very painful news that your sister, so beloved and revered by us, was called from the physical plane back into the spiritual world on the morning of 4 March at 10 am.

We very much hope that this telegram along with a subsequent letter from Mien V. has actually reached you and can be considered a sign that our warmest thoughts are with you. For measured by our own great and unspeakable pain that we - who in our daily life and work were able to be together with our dear Fr. Dr. - experience from this passing, we can with sincere condolences sympathize with how painful this loss must also be for you in particular, dear Fr. Wegman, and for your family; especially since in the current situation it has not been possible to meet physically for quite some time and, for you as well as for us, this sudden death was so unexpected. Thus, for those of us who during the last days were privileged to still be around the beloved one who has died, there is a sincere need on our part to share something about those last days. It happened that on Sunday, 21 February, Fr. Dr. - still fully active in the usual way - left Ascona because pressing matters made necessary her presence in Arlesheim. On the same day, she was also expected for a conversation there, and her birthday was also a very full day during which she attended the theater in the evening as a respite; on Tuesday, she then had to go to Bern where everything went well. Early on Thursday morning around 9, Fr. Dr. received someone in the Clinic for a conversation. But directly after, a great physical discomfort set in, Fr. Dr. had to withdraw, and Dr. van Deventer came immediately. Then in the course of the day, a fever came on and the symptoms of a bad flu. Neuralgic pains appeared, sometimes here, sometimes there. Alongside this, a great feeling of illness and weakness was present and the heart required particular attention. This was the condition on and off during the first days, and one was conscious during this time that it would require all forces in order to overcome this illness, even by Fr. Dr. In the be-

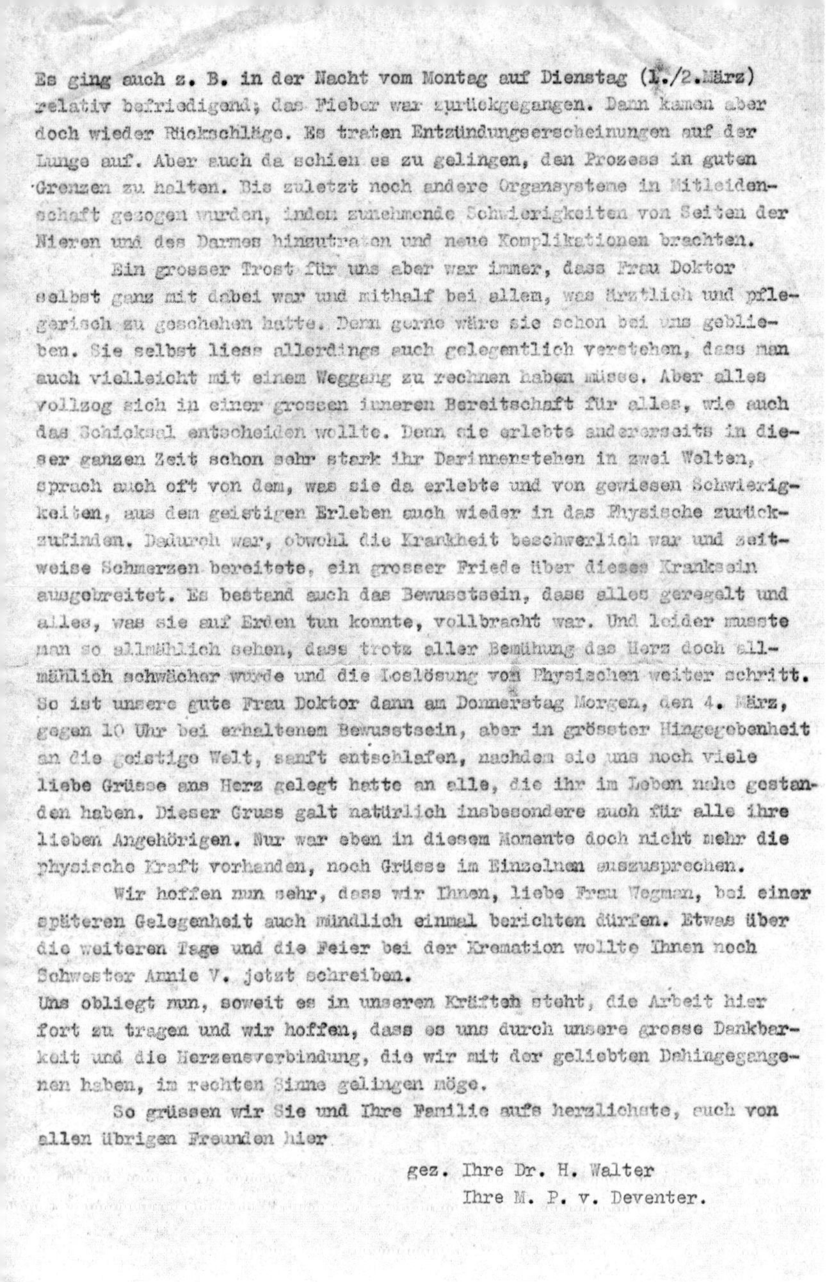

Es ging auch z. B. in der Nacht vom Montag auf Dienstag (1./2.März) relativ befriedigend; das Fieber war zurückgegangen. Dann kamen aber doch wieder Rückschläge. Es traten Entzündungserscheinungen auf der Lunge auf. Aber auch da schien es zu gelingen, den Prozess in guten Grenzen zu halten. Bis zuletzt noch andere Organsysteme in Mitleidenschaft gezogen wurden, indem zunehmende Schwierigkeiten von Seiten der Nieren und des Darmes hinzutraten und neue Komplikationen brachten.

Ein grosser Trost für uns aber war immer, dass Frau Doktor selbst ganz mit dabei war und mithalf bei allem, was ärztlich und pflegerisch zu geschehen hatte. Denn gerne wäre sie schon bei uns geblieben. Sie selbst liess allerdings auch gelegentlich verstehen, dass man auch vielleicht mit einem Weggang zu rechnen haben müsse. Aber alles vollzog sich in einer grossen inneren Bereitschaft für alles, wie auch das Schicksal entscheiden wollte. Denn sie erlebte andererseits in dieser ganzen Zeit schon sehr stark ihr Darinnenstehen in zwei Welten, sprach auch oft von dem, was sie da erlebte und von gewissen Schwierigkeiten, aus dem geistigen Erleben auch wieder in das Physische zurückzufinden. Dadurch war, obwohl die Krankheit beschwerlich war und zeitweise Schmerzen bereitete, ein grosser Friede über dieses Kranksein ausgebreitet. Es bestand auch das Bewusstsein, dass alles geregelt und alles, was sie auf Erden tun konnte, vollbracht war. Und leider musste man so allmählich sehen, dass trotz aller Bemühung das Herz doch allmählich schwächer wurde und die Loslösung vom Physischen weiter schritt. So ist unsere gute Frau Doktor dann am Donnerstag Morgen, den 4. März, gegen 10 Uhr bei erhaltenem Bewusstsein, aber in grösster Hingegebenheit an die geistige Welt, sanft entschlafen, nachdem sie uns noch viele liebe Grüsse ans Herz gelegt hatte an alle, die ihr im Leben nahe gestanden haben. Dieser Gruss galt natürlich insbesondere auch für alle ihre lieben Angehörigen. Nur war eben in diesem Momente doch nicht mehr die physische Kraft vorhanden, noch Grüsse im Einzelnen auszusprechen.

Wir hoffen nun sehr, dass wir Ihnen, liebe Frau Wegman, bei einer späteren Gelegenheit auch mündlich einmal berichten dürfen. Etwas über die weiteren Tage und die Feier bei der Kremation wollte Ihnen noch Schwester Annie V. jetzt schreiben.

Uns obliegt nun, soweit es in unseren Kräften steht, die Arbeit hier fort zu tragen und wir hoffen, dass es uns durch unsere grosse Dankbarkeit und die Herzensverbindung, die wir mit der geliebten Dahingegangenen haben, im rechten Sinne gelingen möge.

So grüssen wir Sie und Ihre Familie aufs herzlichste, auch von allen übrigen Freunden hier

gez. Ihre Dr. H. Walter
Ihre M. P. v. Deventer.

ginning organic reasons for the illness could not be identified. Thus, there was naturally the great hope for recovery, likely with the thought that in the best of cases it would be a matter of a longer time.

During the night from Monday into Tuesday (1/2 March), for example, things went relatively peacefully; the fever had gone down. Then there were setbacks again. Symptoms of inflammation appeared in the lungs. But even there, there seemed to be success in keeping the process under control. Until, in the end, other organ systems were affected, there was increasing difficulty with the kidneys and intestines, and this brought about new complications.

It was always a great comfort for us that Fr. Dr. was always fully present and helped with everything that had to be done by the doctors and caregivers. For she would have much preferred to remain with us. She herself certainly let it be understood on occasion that now perhaps a departure also had to be reckoned with. But everything culminated in a great inner preparedness for anything, no matter what destiny decided. For on the other hand, during this whole time, she very strongly experienced her existence in two worlds, spoke often as well about what she experienced there, and about certain difficulties in finding the way back into the physical from the spiritual experience. Although the illness was difficult and brought periodic pain, there was a great peace about this illness. The consciousness was also present that everything was seen to and everything she could do on earth was completed. And, unfortunately, one had to gradually see that despite every effort, the heart was nevertheless becoming ever weaker and the separation from the physical was advancing. Thus, on the morning of 4 March around 10 am, our good Frau Doctor gently passed into the spiritual world, with sustained consciousness but also with the greatest devotion, after she had commended her very dear greetings to all those who had stood by her during life. This greeting was, of course, especially applicable to all her dear family. Only in this moment, the physical strength was no longer present to express thanks to individuals.

We now dearly hope that there will be an occasion for us to share with you in person, dear Frau Wegman. Nurse Annie V. would like to write something to you now about the days that followed and the commemoration ceremony at the cremation.

It is incumbent upon us now, insofar as we have the strength for it, to carry the work here forward and we hope that through our enormous gratitude and the heart connection that we have with the dearly departed, we will be able to succeed in the right sense.

Thus, we greet you and your family most warmly – as do all of the other friends here

Signed Yours, Dr. H. Walter
Yours, M. P. v. Deventer."

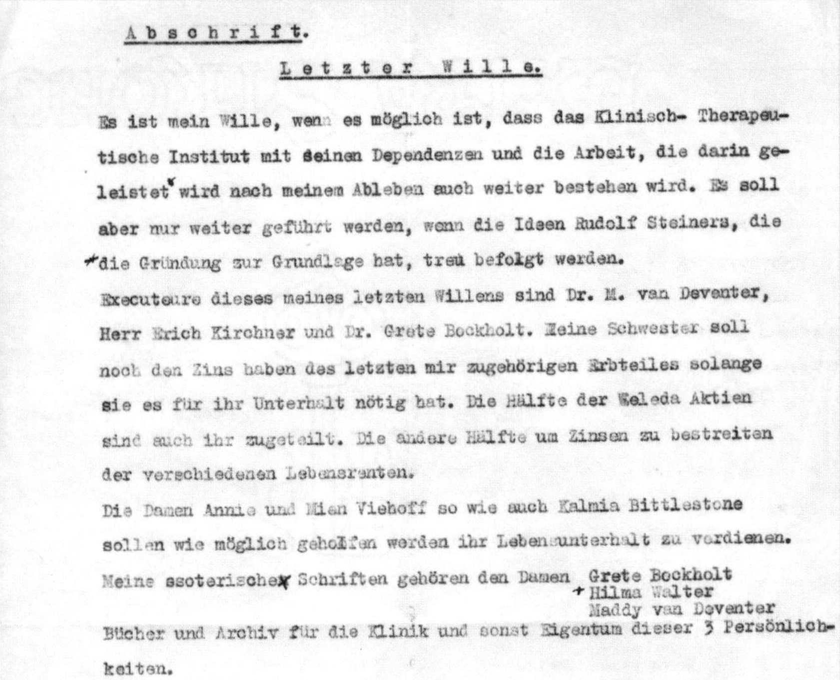

Abschrift.

Letzter Wille.

Es ist mein Wille, wenn es möglich ist, dass das Klinisch- Therapeutische Institut mit seinen Dependenzen und die Arbeit, die darin geleistet* wird nach meinem Ableben auch weiter bestehen wird. Es soll aber nur weiter geführt werden, wenn die Ideen Rudolf Steiners, die *die Gründung zur Grundlage hat, treu befolgt werden.

Executeure dieses meines letzten Willens sind Dr. M. van Deventer, Herr Erich Kirchner und Dr. Grete Bockholt. Meine Schwester soll noch den Zins haben des letzten mir zugehörigen Erbteiles solange sie es für ihr Unterhalt nötig hat. Die Hälfte der Weleda Aktien sind auch ihr zugeteilt. Die andere Hälfte um Zinsen zu bestreiten der verschiedenen Lebensrenten.

Die Damen Annie und Mien Viehoff so wie auch Kalmia Bittlestone sollen wie möglich geholfen werden ihr Lebensunterhalt zu verdienen.

Meine esoterischen* Schriften gehören den Damen Grete Bockholt
+Hilma Walter
Maddy van Deventer

Bücher und Archiv für die Klinik und sonst Eigentum dieser 3 Persönlichkeiten.

Kleider sollen verteilt werden an Annie und Mien Viehoff an Frau Koch. An letzte eine Brosche mit Diamant an Helma Walter meinen Ring, den Dr. Steiner mir gab. Mrs. Gilson das lila Kreuz. Die anderen Teile soll man verteilen, wie man es will (an Mien meine Golduhr).

Bei der Weleda ist noch ein Rest einer Summe Geldes , die sie mir zu zahlen hat, die nichts mit den Lizenzen zu machen hat, bis jetzt hat sie 25o.- fr. monatlich bezahlt, das sollte 2o Jahre laufen. Man sollte sorgen, dass das weitergeht oder ausbezahlt wird. Der Verfügungsfonds ist für diese schweren Zeiten zu gebrauchen. Das Holzhaus soll als Bibliothek und Aerztezimmer eingerichtet werden, wenigstens die Zimmer die ich bewohnt habe, damit darin noch eine Erinnerung an mich bewahrt wird.

gez. ITA WEGMAN
Dr. med.

x in Urschrift geleitet
+ " " Helma
* " " der oder des

302
Ita Wegman: «Letzter Wille». Abschrift (maschinenschriftlich). Unten links: Erich Kirchners Handschrift. 11. Mai 1940, vgl. Abb. 272, 273.
Ita Wegman: "Last Will and Testament." Copy (typed). Lower left: Erich Kirchner's handwriting. 11 May 1940, cf. illus. 272, 273.

"Copy
Last Will and Testament

It is my will, if it is possible, that the Clinical-Therapeutic Institute along with its dependencies and the work done× there will continue to exist after my passing. However, it should only be continued if Rudolf Steiner's ideas that form *the foundation for its founding are faithfully followed.

Executors of this my last will and testament are Dr. M. van Deventer, Herr Erich Kirchner, and Dr. Grete Bockholt. My sister should still receive the interest from what remains of the inheritance belonging to me as long as she still needs it for her support. Half of the Weleda shares are also left to her. The income from the other half to be used to defray the cost of various pensions.

The women Annie and Mien Viehoff as well as Kalmia Bittlestone [sic] should to the extent possible be helped to earn a living. My esoteric writings belong to the women: Grete Bockholt
+ Hilma Walter
Maddy van Deventer

Books and archive for the Clinic and otherwise the property of these 3 individuals.

Clothes should be distributed to Annie and Mien Viehoff, and Frau Koch.
To the latter a brooch with diamonds, to Hilma Walter my ring given to me by Dr. Steiner. Mrs. Gilson the purple cross. The other parts should be dispersed as one wishes. (To Mien my gold watch.)

With Weleda there is still a sum of money that they have to pay me that has nothing to do with the licenses, until now they have paid 250.- fr monthly that should run for 20 years. Care should be taken that this continues or is paid off. The discretionary fund is to be used for these difficult times. The Holzhaus [wooden house] should be arranged as a library and physician's room, at least the rooms I occupied so that a memory of me is preserved in it.

Signed ITA WEGMAN
Dr. Med.

× In the original led rather than done
+ " " Helma
* " " Kirchner questions the grammatical case of the noun"

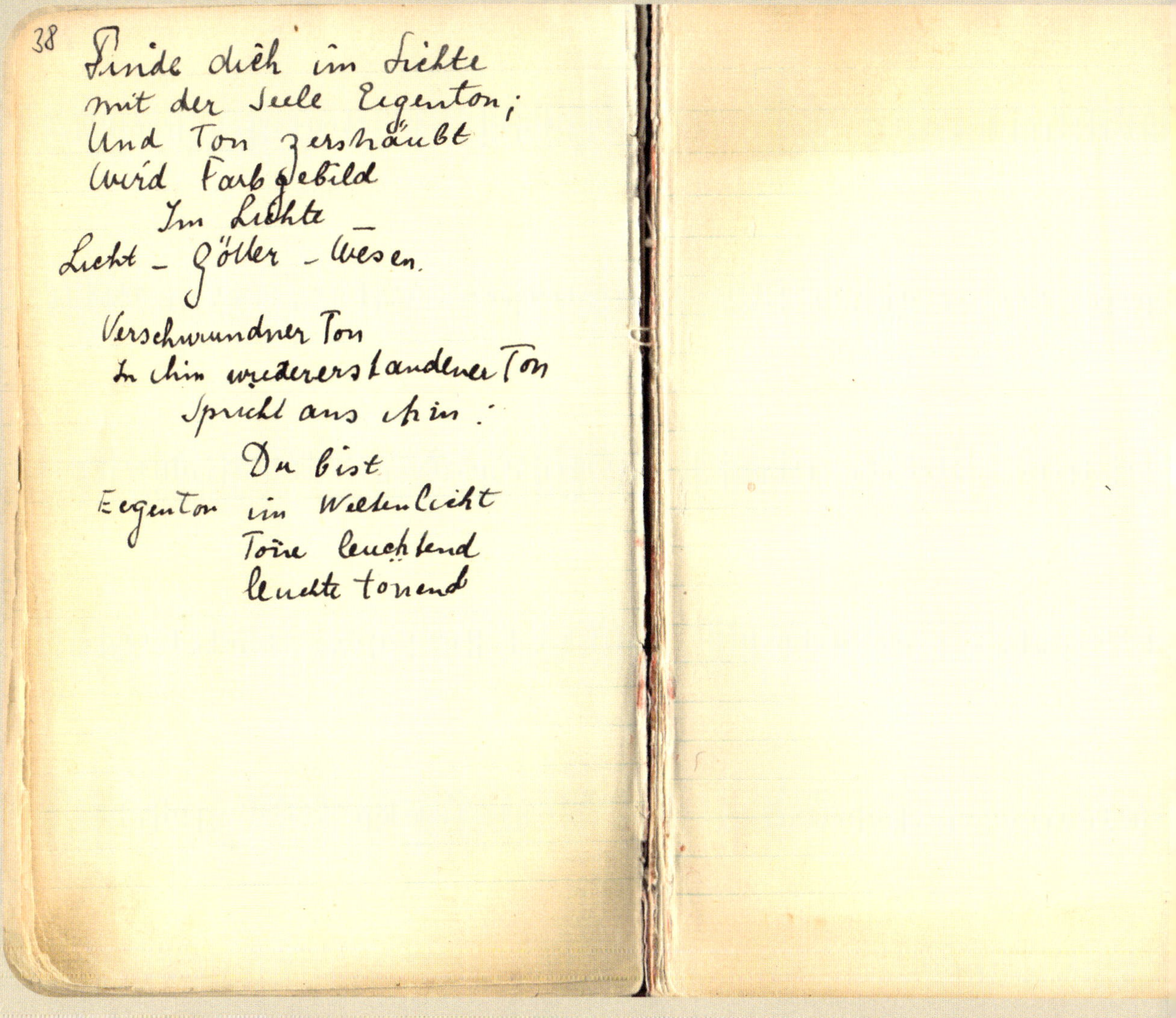

38
Finde dich im Lichte
mit der Seele Eigenton;
Und Ton zerstäubt
Wird Farbgebild
Im Lichte –
Licht – Götter – Wesen.

Verschwundner Ton
In ihm wiedererstandener Ton
Spricht aus ihm:
Du bist
Eigenton im Weltenlicht
Töne leuchtend
leuchte tönend

303
Rudolf Steiner: *Finde dich im Lichte*, ohne Datum. Handschrift Ita Wegmans. Mit diesem Spruch beendete Ita Wegman ihre allmorgendliche Studienarbeit mit den Krankenschwestern des KTI.
Rudolf Steiner: *Find yourself in the Light*, undated. Ita Wegman's handwriting. Ita Wegman ended her daily morning study with the nurses of the KTI with this verse.

«Finde Dich im Lichte
Mit der Seele Eigenton;
Und Ton zerstäubt
Wird Farbgebild
Im Lichte -
Licht-Götter-Wesen.

Verschwundener Ton
In ihm wiederentstandener Ton
Spricht aus ihm:
Du bist
Eigenton im Weltenlicht
Töne leuchtend
leuchte tönend»

"Find yourself in the light
With your soul's own sound;
And sound turns to fine dust
Becomes color form
In the light -
Light-Gods-Being.

Vanished sound
In it resurrected sound
Speaks out of it:
You are
Your own sound in cosmic light
Sound forth shining
Shine forth sounding"

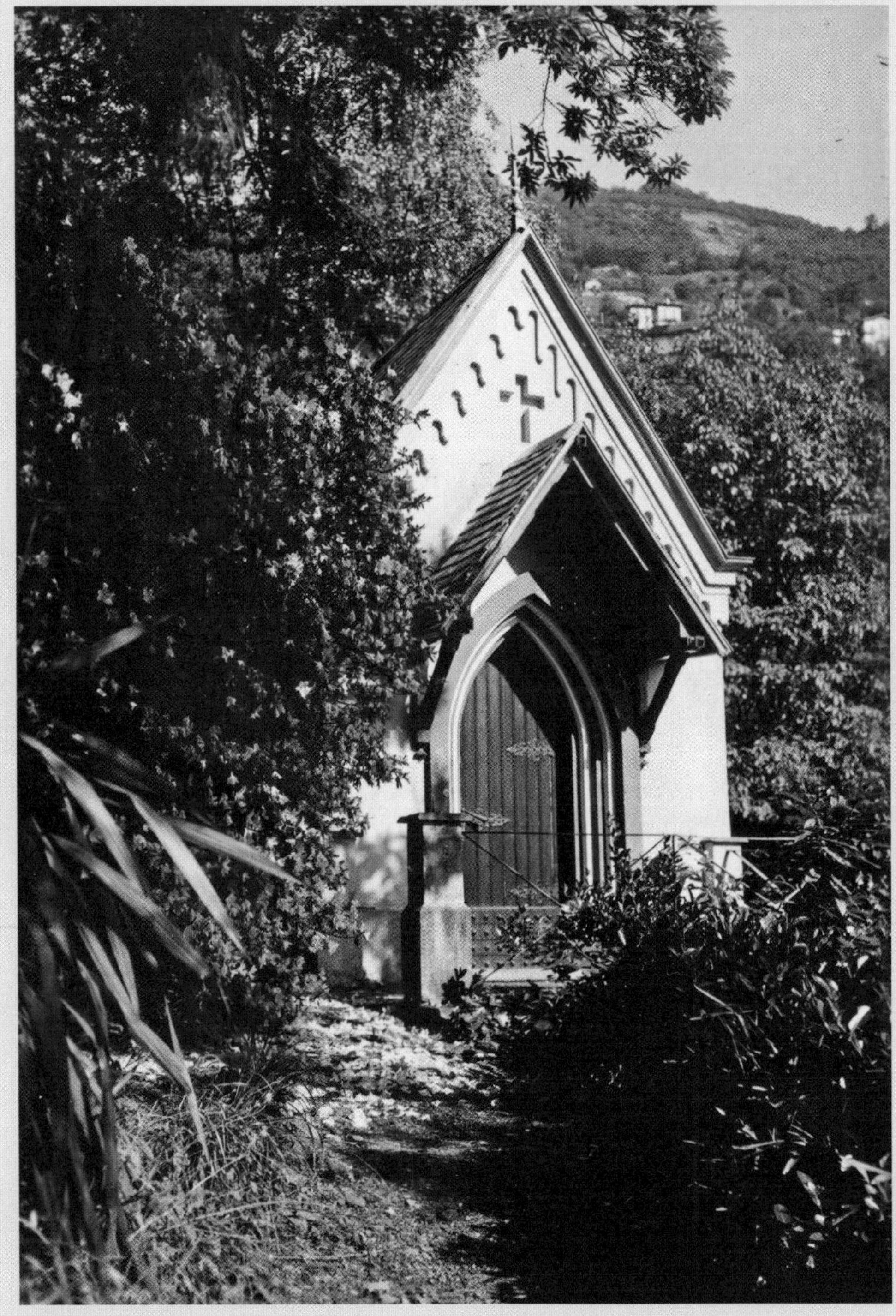

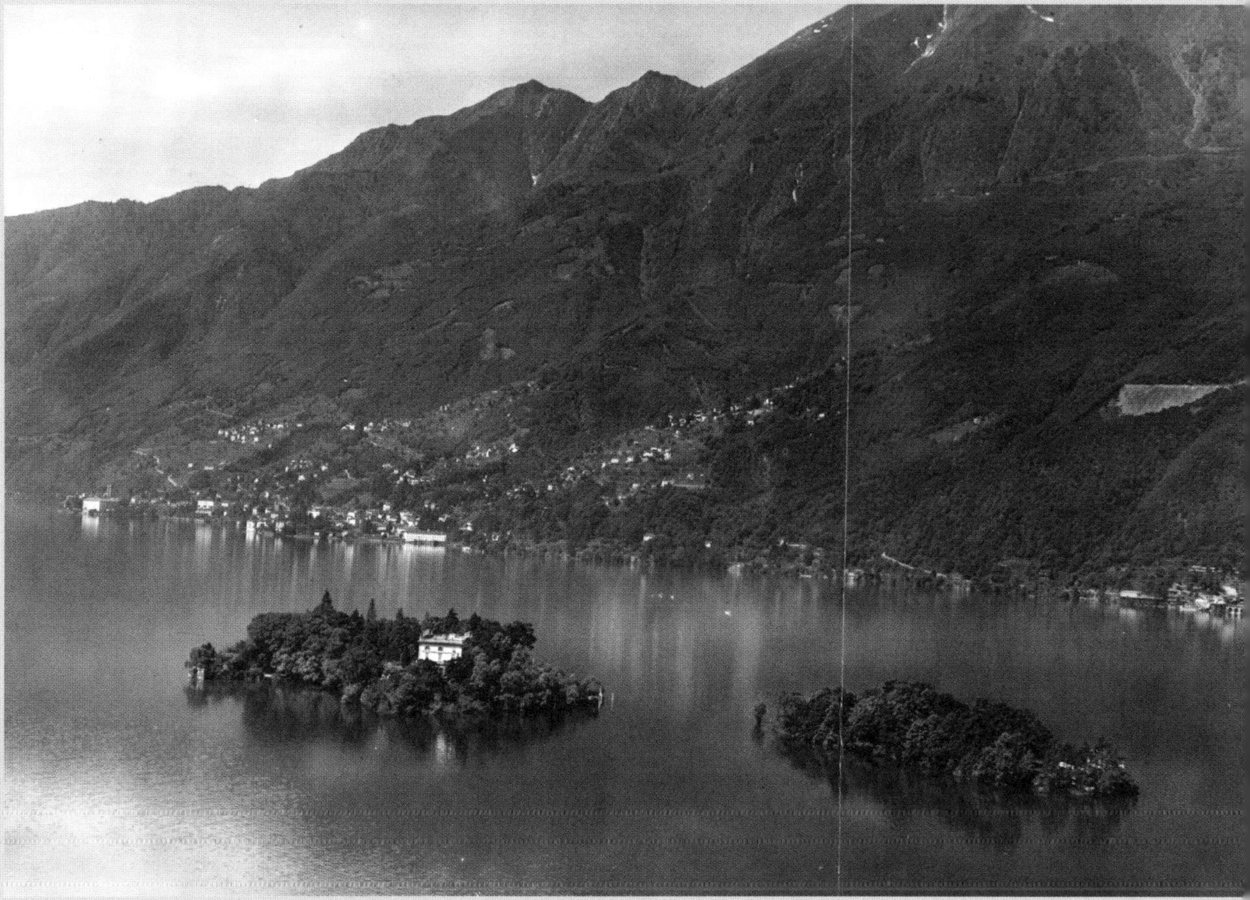

304
Die Kapelle von La Motta (Via Costa di Dentro) über Brissago, Ort der Urne und Urnenbeisetzung Ita Wegmans.
The Chapel of La Motta (Via Costa di Dentro) above Brissago, where the urn containing Ita Wegman's ashes is located.

305
Blick auf Brissago (links) und Ronco sopra Ascona (rechts), im Vordergrund die Isole di Brissago.
View to Brisssago (left) and Ronco sopra Ascona (right), in the foreground: Isole di Brissago.

Anhang
Appendix

Einleitung zu den Fotografien
Introduction to the Photographs

Der vorliegende Band umfasst Fotografien und Archivalien, die mit wenigen Ausnahmen aus dem Nachlass Ita Wegmans stammen und chronologisch geordnet sind. Die unterschiedlichen Kategorien sind folgende:

- Klassische fotografische Porträts, aufgenommen von professionellen Fotografen (zum Beispiel Abb. 13).[1]
- Spontane Porträtaufnahmen (zum Beispiel Abb. 248).
- Persönliche Dokumente (zum Beispiel Abb. 37).
- Aufnahmen, die Ita Wegmans Zusammenarbeit mit Rudolf Steiner dokumentieren: Abbildungen von Plänen (Abb. 122), Büchern (Abb. 131), Briefen (Abb. 16), Vortragsnotizen (Abb. 49).
- Aufnahmen von Ita Wegman und ihren Kollegen und Kolleginnen (zum Beispiel Abb. 40) und andere Gruppenaufnahmen (zum Beispiel Abb. 124).
- Gebäudeaufnahmen des Klinisch-therapeutischen Instituts Arlesheim, der dazugehörenden von Rudolf Steiner für Ita Wegman gebauten «Wohnbaracke» sowie der von Ita Wegman begründeten Einrichtungen: Syri-Hof, Arlesheim; Casa Andrea Cristoforo, Ascona; La Motta, Brissago (zum Beispiel Abb. 79).
- Manuskripte (zum Beispiel Abb. 225) .
- Wenige relevante Briefe an Freunde (zum Beispiel Abb. 224) und Berichte an Institutionen (zum Beispiel Abb. 256-259).
- Einige dieser Aufnahmen wurden als Postkarten gedruckt, teils im Selbstverlag (zum Beispiel Abb. 81), teils von Unternehmern wie zum Beispiel Photoglob. Wehrli A.-G., Zürich (Abb. 156).
- Aufnahmen vom ersten und zweiten Goetheanum (zum Beispiel Abb. 93), und der Schreinerei am Goetheanum (zum Beispiel Abb. 35).
- Einzelne Aufnahmen aus diversen Arbeitszusammenhängen (Abb. 158).
- Wenige Reisefotografien (Abb. 269).

Angesichts des unterschiedlichen Erhaltungszustands der Fotografien stellte sich die Frage der Darstellung auf. Die Entscheidung fiel auf die authentische, grafisch unveränderte Wiedergabe des momentanen Ist-Zustands. Die Fotografien sind in den unterschiedlichen Verfahren hergestellt worden. Die Verblasstheit mancher Aufnahmen, Unterschiede in den Farbtönen (bräunlich, rötlich), Stockflecken usw. haben ihre Ursachen in den späteren Erhaltungsbedingungen. Insofern gehören sie zum Objekt.

The present volume contains photographs and archival materials that with few exceptions come from the estate of Ita Wegman and are presented in chronological order. The categories are as follows:

- Formal photographic portraits of Ita Wegman taken by professional photographers (e.g., Illus. 13).[1]
- Spur-of-the-moment photographic portraits (e.g., Illus. 248) .
- Personal documents (e.g., Illus. 37).
- Photographs that document Ita Wegman's collaboration with Rudolf Steiner: Photographs of plats and blueprints (Illus. 122), books (Illus. 131), letters (Illus. 16), lecture notes (Illus. 49).
- Photographs of Ita Wegman and her colleagues (e.g., Illus. 40) and other group photographs (e.g., Illus. 124).
- Photographs of buildings: the Clinical-therapeutic Institute Arlesheim, the associated "residential barracks" built by Rudolf Steiner for Ita Wegman, as well as institutions founded by Ita Wegman (Syri-Hof, Arlesheim; Casa Andrea Cristoforo, Ascona; La Motta, Brissago) (e.g., Illus. 79).
- Manuscripts (e.g., Illus. 225) .
- A few relevant letters to friends (e.g., Illus. 224) and reports on institutions (e.g., Illus. 256–259).
- Some photographs were printed as postcards, partly self-published (e.g., Illus. 81), partly by entrepreneurs like Photoglob. Wehrli A. G., Zürich (Illus. 156).
- Photographs of the first and second Goetheanum (e.g., Illus. 93), and of the Carpentry Building at the Goetheanum (e.g., Illus. 35).
- Several photographs made in various work contexts (Illus. 158).
- A few travel photographs (Illus. 269).

Because of the various states of preservation in which the photographs were found, there was a question about how to present them. It was decided to use an authentic, graphically unaltered reproduction of their current state - as it is. The photographs were made by a variety of processes. The fading in many of the photographs, differences in the color tonality (brownish, reddish), mold stains etc. were caused by the conditions in which they were kept. To that extent, they are a part of the object.

The reproduced prints and negatives are not shown in their original size, but have been resized to meet the needs of a graphically unified layout.

Die Größe der abgebildeten Fotografien entspricht dagegen nicht der Originalgröße der Abzüge und Negative, sondern ist im Sinne eines grafisch einheitlichen Layouts verändert worden.

Bei Gruppenaufnahmen sind die Namen abgebildeter Personen angegeben. Die Reihenfolge ist in der Regel von links nach rechts. Die Bezeichnungen links und rechts verstehen sich vom Betrachter aus gesehen.

Das *Klinisch-therapeutische Institut* wird als KTI abgekürzt.

Das von Rudolf Steiner für Ita Wegman 1924 entworfene und gebaute Haus (s. Abb. 121, 122, 149-151, 161) wird als *Holzhaus* bezeichnet.

Auf Korrekturen abweichender Schreibweisen des Namens «Wegman» wurde in den Transkripten zur Wahrung historischer Authentizität verzichtet.

Die Bildunterschriften umfassen Informationen zu: Person/Objekt/Anlass, Datum (Datierung), und Ort. Vollständige Informationen zu den Fotografien befinden sich im Bildnachweis (S. 294ff.) in folgender Reihenfolge:

- Person/Objekt/Anlass
- Datum (Datierung)
- Ort
- Fotografisches Genre (Portrait, Reisefotografie, Gruppenaufnahme)
- Vorderseitige / rückseitige Beschriftung oder Aufdruck
- FotografIn
- Maße des Abzugs bzw. der Glasplatte, Postkarte oder des Plans, Höhe x Breite in cm. Bei späteren Abzügen ist die Größe mangels Relevanz nicht angegeben.
- Signatur.

Mirela Faldey

1 Interessant ist, dass während der Recherche zur vorliegenden Publikation eine originale Fotografie Ita Wegmans (s. Abb. 33) aus dem privaten Besitz von Christine Ruckstuhl dem Ita Wegman Archiv übergeben wurde. Sie wurde unmittelbar vor dem Druck fachgerecht konserviert.

In group photographs, the names of the individuals portrayed are indicated. As a rule, the sequence is left to right. The terms “left” and “right” refer to the viewer’s point of view.

The *Clinical-therapeutic Institute* is abbreviated KTI.

The house that was designed and built by Rudolf Steiner for Ita Wegman in 1924 (see illustrations 121, 122, 149-151, 161) is referred to as the *Holzhaus* or *Wooden House.*

Corrections to deviating spellings of the name “Wegman” have been omitted in the transcripts to maintain historical authenticity.

The picture captions contain the following information: person/object/occasion, date (dating), and place. Complete information for the photographs can be found in the photo documentation (p. 294 ff.) in the following order:

- Person/object/occasion
- Date (dating)
- Place
- Photographic genre (portrait, travel photograph, group photograph)
- Inscription on the front / back or imprint
- Photographer
- Size of the print or glass plate, postcard, or plat, height x width in cm. With later prints the size is irrelevant and therefore not indicated.
- Catalog number (abbreviated as Cat. no.)

Mirela Faldey

1 It is interesting that during the research for the present publication an original photograph of Ita Wegman privately held by Christine Ruckstuhl (see Illus. 33) was donated to the Ita Wegman Archive. Just prior to the printing of this volume it was professionally conserved

Bildnachweise
Picture credits

1 Wasserfall, Java, ohne Datum (ca. 1900). Fotoabzug Maße: 16,5 × 12 cm. Signatur: IWA.01.F.13.

2 Ita Wegmans Eltern: Henriëtte Charlotte Maria Offers und Hendrik Willem Wegman. Batavia, ohne Datum (nach 1893). Portraitfotografie. Vorderseitige Beschriftung: «H. G. RIMESTAD. THE SIDNEY & MELBOURNEbn *ART* STUDIO, SOURABAIA. 29 PRIZE MADALS & CERTIFICATES OF MERIT, THE QUEENSLAND SILVERCUP, BRONZE MEDAL SOERABAYA 1892.GOLD MEDAL. PASOROEAN 1893. SILVER MEDAL BATAVIA 1893.» Fotoabzug Maße: 13,2 × 9,6 cm. Signatur: IWA.01.F.1.

3 Ita Wegman, ohne Datum. Portraitfotografie. Späterer Fotoabzug. Signatur: IWA.01.F.5.

4 Ita Wegman mit ihrer Schwester Charlien. Probolinggo, 15. Mai 1890. Rückseitig handschriftliche Notiz: «Probolinggo 15. Mai 1890». Späterer Fotoabzug. Signatur: IWA.01.F.3.

5 Ita Wegman, ohne Datum. Portraitfotografie. Späterer Fotoabzug. Signatur: IWA.01.F.6.

6 Ita Wegman in Arnheim, 1892. Rückseitig handschriftliche Notiz: «In Arnheim NL. 1892». Fotoabzug Maße: 11,5 × 5,6 cm. Signatur: IWA.01.F.7.

7 Ita Wegman (rechts) und ihre Schwester Charlien im Garten von Geertruida Maria Wenting, Arnheim, März 1893. Späterer Fotoabzug. Signatur: IWA.01.F.8.

8 Fotografie aus dem Nachlass Ita Wegmans. Java, ohne Datum (ca. 1900). Gruppenfotografie. Ita Wegman (hinten, Erste von links). Im Hintergrund (rechts) steht Henny Steinbuch-Bastiaans. Rückseitig handschriftliche Notiz «Iet» (der Spitzname von Ita Wegman) und «1». Fotoabzug Maße: 12 × 17,4 cm. Signatur: IWA.01.F.11.

9 Ita Wegman (Erste von links). Java, vermutlich vor dem Haus Wegman oder vor dem Haus von Henny Steinbuch-Bastiaans, ohne Datum. Vorderseitige handschriftliche Notiz: «I. Wegman, Mocky, Henny, Caro Ramont». Fotoabzug Maße: 8 × 12,2 cm. Signatur: IWA.01.F.10.

10 Ita Wegman (Zweite von rechts). Berlin, ohne Datum (1902-1905). Vorderseitige Goldprägung auf dem kartonierten Fotoabzug: «Atelier Victoria. Inhaber Paul Gericke Berlin, S. W. Leipziger-Str. 47. vom 1. April 1899 ab Potsdamerstr. 34 Eingang Lützowstr. 912 (im Laden)». Rückseitiger Stempel: «Emanuel Zeylmans Memmingerstr. 18 D 7410 Reutlingen Tel. 07121/24323». Fotoabzug Maße: 12,8 × 19,3 cm. Signatur: IWA.01.F.26.

11 «Akte van Bekwaamheid voor Middelbaar Onderwijs [...] Schoolonderwijs in de Gymnastiek». Lehrdiplom Gymnastik für Schulen der Sekundarstufe für «Maria Hendrika Wegman». Utrecht, den 30. August 1902. Signatur: IWA.01.D.10.01.01.

12 Dr. med. Aimé Thure-Brandt, Zeugnis «Schwedische Heilgymnastik und Massage, einschliesslich Thure Brandt'schen Behandlungsmethode gegen Frauenleiden» für «Fräulein Agnes Wegman», vom 20. Dezember 1902. Signatur: IWA.01.D.10.01.02.

13 Ita Wegman. Berlin, ohne Datum (1902-1905). Porträtfotografie. Vorderseitige Beschriftung auf dem kartonierten Fotoabzug: «E. Biber K. HofPhotograph. Berlin und Hamburg». Rückseitige Beschriftung: «E. Biber Kgl. Hof-Photograph. Berlin Leipziger-Strasse 130. Hamburg Jungfernstieg 9. Die Platte bleibt für

1 Waterfall, Java, undated (ca. 1900). Print size: 16.5 × 12 cm. Cat. no.: IWA.01.F.13.

2 Ita Wegman's parents: Henriëtte Charlotte Maria Öffers and Hendrik Willem Wegman. Batavia, undated. Portrait photo. Inscription on the front: "H. G. RIMESTAD. THE SIDNEY & MELBOURNE ART STUDIO, SURABAYA. 29 PRIZE MEDALS & CERTIFICATES OF MERIT, THE QUEENSLAND SILVER CUP, BRONZE MEDAL SURABAYA 1892.GOLD MEDAL. PASURURAN 1893. SILVER MEDAL BATAVIA 1893." Print size: 13.2 × 9.6 cm. Cat. no.: IWA.01.F.1.

3 Ita Wegman. Undated. Portrait photo. Later print. Cat. no.: IWA.01.F.5.

4 Ita Wegman with her sister Charlien. Probolinggo, 15 May 1890. Handwritten inscription on the back: "Probolinggo 15 May 1890." Later print. Cat. no.: IWA.01.F.3.

5 Ita Wegman. Undated. Portrait photo. Later print. Cat. no.: IWA.01.F.6.

6 Ita Wegman in Arnheim (Netherlands), 1892. Handwritten inscription on the back: "In Arnheim NL. 1892." Print size: 11.5 × 5.6 cm. Cat. no.: IWA.01.F.7.

7 Ita Wegman (right) and her sister Charlien in the garden of Geertruida Maria Wenting. Arnheim, March 1893. Later print. Cat. no.: IWA.01.F.8.

8 Photograph from the estate of Ita Wegman. Java, undated (ca. 1900). Group photograph. Ita Wegman (rear, far left). In the background (right) stands Henny Steinbuch-Bastiaans. Handwritten inscription on the back "Iet" (Ita Wegman's nickname) and "1." Print size: 12 × 17.4 cm. Cat. no.: IWA.01.F.11.

9 Ita Wegman (far left). Java, possibly in front of the Wegman house or the house of Henny Steinbuch-Bastiaans, undated. Handwritten inscription on the front: "I. Wegman, Mocky, Henny, Caro Ramont." Print size: 8 × 12.2 cm. Cat. no.: IWA.01.F.10.

10 Ita Wegman (second from right). Berlin, undated (1902-1905). Printed on cardstock. On the front, gold embossing: "Atelier Victoria. Inhaber Paul Gericke Berlin. p. W. Leipziger-Str. 47. vom 1. April 1899 ab Potsdamerstr. 34 Eingang Lutzowstr. 912 (im Laden)." On the back, a stamp: "Emanuel Zeylmans Memmingerstr. 18 D 7410 Reutlingen Tel. 07121 / 24323." Print size: 12.8 × 19.3 cm. Cat. no.: IWA.01.F.26.

11 "Akte van Bekwaamheid voor Middelbaar Onderwijs ... Schoolonderwijs in de Gymnastiek". Diploma for teaching gymnastics in secondary schools for "Maria Hendrika Wegman". Utrecht, 30 August 1902. Cat. no.: IWA.01.D.10.01.01.

12 Dr. med. Aimé Thure-Brandt, Certificate: "Swedish curative gymnastics and massage, including the Thure-Brandt treatment method for women's ailments" for "Fräulein Agnes Wegman." 20 December 1902. Cat. no.: IWA.01.D.10.01.02.

13 Ita Wegman. Berlin, undated (1902-1905). Portrait photo. Printed on cardstock. Inscription on the front: "E. Biber K. HofPhotograph. Berlin and Hamburg." Inscription on the back: "E. Biber Kgl. Hof-Photograph. Berlin Leipziger-Strasse 130. Hamburg Jungfernstieg 9. Die Platte bleibt für Nachbestellungen u. Vergrößerungen aufbewahrt. Platte No 311." Print size: 19 × 10 cm. Cat. no.: IWA.01.F.27

14 Ita Wegman. Zurich, undated (1906 and 1911). Portrait photo. Watermark on the mat: "C.RUF NACHF. V. R. GANZ." Print size: 10.2 × 7cm. Cat. no.: IWA.01.F.28.

15 Ita Wegman: Notes for a memorial lecture held in London, 27 February 1933; among other things, reminders to speak about her first meeting with Rudolf Steiner in Berlin and discussion about studying medicine.

Nachbestellungen u. Vergrößerungen aufbewahrt. Platte No 311.» Fotoabzug Maße: 19 × 10 cm. Signatur: IWA.01.F.27.

14 Ita Wegman. Zürich, ohne Datum (1906-1911). Porträtfotografie. Wasserzeichen auf dem Passepartout: «C.RÜF NACHF. V. R. GANZ». Fotoabzug Maße: 10,2 × 7 cm. Signatur: IWA.01.F.28.

15 Ita Wegman: Notizen für einen Gedenkvortrag in London, 27. Februar 1933.; u. a. Stichworte zur ersten Begegnung mit Rudolf Steiner in Berlin und zur Unterredung über ein Medizinstudium.

16 Rudolf Steiner: Brief an Ita Wegman. Zürich, 11. September 1905. Signatur: IWA.01.D.10.11.

17 Ita Wegman: Erinnerungsnotiz, ohne Datum (1933). Notizbuch 42. Signatur: IWA.01.D.10.02.

18 Programmheft des «Kongresses der Föderation der europäischen Sektionen der Theosophischen Gesellschaft.» München, 18. Mai - 21. Mai 1907.

19 «Certificat de Nationalité. [Staatsangehörigkeitsbescheinigung] Le Consul des Pays-Bas à Zurich [Der Konsul der Niederlande in Zürich]» für «Maria Hendrika Wegman». Zürich, den 14. Juni 1905. Signatur: IWA.01.D.10.01.03.

20 Ita Wegman (links) und Ihre Schwester Charlien Hupkes (Mitte), rechts vermutlich eine Familienangehörige aus der Familie Hupkes, am Strand von Scheveningen, 12. August 1906. Rückseitig handschriftliche Notiz: «Scheveningen 12. Aug 06 J. M. Hupkes». Fotoabzug Maße: 7,2 × 10 cm. Signatur: IWA.01.F.9.

21 Ita Wegman. Zürich, ohne Datum (1906-1911). Porträtfotografie. Fotoabzug Maße: 9 × 6 cm. Signatur: IWA.01.F.29.

22 Ita Wegman. Zürich, ohne Datum (1906-1911). Porträtfotografie. Fotoabzug Maße: 7.3 × 5,2 cm. Signatur: IWA.01.F.30.

23 Ita Wegman. Zürich, ohne Datum (1906-1911). Porträtfotografie. Fotoabzug Maße: 5,2 × 7,6 cm. Signatur: IWA.01.F.34.

24 Ita Wegman. Zürich, ohne Datum (1906-1911). Porträtfotografie. Fotoabzug Maße: 5,2 × 7,6 cm. Signatur: IWA.01.F.35.

25 Ita Wegman (rechts) mit Kommilitonin Frieda Wulff. Zürich, ohne Datum (1906-1911). Fotoabzug Maße: 5 × 8 cm. Signatur: IWA.01.F.36.

26 Ita Wegman (rechts) und Frieda Wulff (links) mit einer Kommilitonin. Zürich, ohne Datum (1906-1911). Fotoabzug Maße: 6 × 8,2 cm. Signatur: IWA.01.F.38.

27 Ita Wegman im Hörsaal mit Kommilitonen und Professoren. Universität Zürich, ohne Datum (1906-1911). Rechts neben Ita Wegman steht Victor Müller. Gruppenaufnahme. Fotoabzug Maße: 20,5 × 28,5 cm. Signatur: IWA.01.F.31.

28 Ita Wegman (rechts) mit Kommilitonin Frieda Wulff. Zürich, ohne Datum (1906-1911). Fotoabzug Maße: 5 × 8,5 cm. Signatur: IWA.01.F.32.

29 Ita Wegman mit Kommilitoninnen und einer Patientin. Zürich, ohne Datum (1906-1911). Fotoabzug Maße: 10,5 × 7,3 cm. Signatur: IWA.01.F.33.

30 Das Arztdiplom: «Schweizerische Eidgenossenschaft. Diplom. Nachdem Fräulein Maria Wegmann aus Java (holländisch Indien) die regelmäßige Prüfung zur Ausübung der ärztlichen Praxis vor der Prüfungskommission zu Zürich bestanden hat, wird ihr hierdurch die Berechtigung erteilt, ihren Beruf als Arzt in allen Kantonen der Schweiz [...] in der Schweizerischen

16 Rudolf Steiner: letter to Ita Wegman, 11 September 1905. Cat. No: IWA.01.D.10.11.

17 Ita Wegman: Reminder note, undated (1933). Notebook 42. Cat. no: IWA.01.D.10.02.

18 Program booklet for the Congress of the Federation of European Sections of the Theosophical Society, Munich. 18 - 21 May 1907.

19 "Certificat de Nationalité [Certificate of nationality]. Le Consul des Pays-Bas à Zurich [The consul of the Netherlands in Zurich]" for "Maria Hendrika Wegman". Zurich, 14 June 1905. Cat. no.: IWA.01.D.10.01.03.

20 Ita Wegman (left) and her sister Charlien Hupkes (center), possibly a member of the Hupkes family (right). On the beach at Scheveningen (Netherlands), 12 August 1906. Handwritten inscription on the back: "Scheveningen 12 Aug 06 J. M. Hupkes." Print size: 7.2 × 10 cm. Cat. no.: IWA.01.F.9.

21 Ita Wegman. Zurich, undated (1906-1911). Portrait photo. Print size: 9 × 6 cm. Cat. no.: IWA.01.F.29.

22 Ita Wegman. Zurich, undated (1906-1911). Portrait photo. Print size: 7.3 × 5.2 cm. Cat. no.: IWA.01.F.30.

23 Ita Wegman. Zurich, undated (1906-1911). Portrait photo. Print size: 5.2 × 7.6 cm. Cat. no.: IWA.01.F.34.

24 Ita Wegman. Zurich, undated (1906-1911). Portrait photo. Print size: 5.2 × 7.6 cm. Cat. no.: IWA.01.F.35.

25 Ita Wegman (right) with classmate Frieda Wulff. Zurich, undated (1906-1911). Print size: 5 × 8 cm. Cat. no.: IWA.01.F.36.

26 Ita Wegman (right) and Frieda Wulff (left) with a classmate. Zurich, undated (1906-1911). Print size: 10.5 × 7.3 cm. Cat. no.: IWA.01.F.38.

27 Ita Wegman in a lecture hall with classmates and professors. University of Zurich, undated (1906-1911). Victor Müller stands on the right next to Ita Wegman. Group photo. Print size: 20.5 × 28.5 cm. Cat. no.: IWA.01.F.31.

28 Ita Wegman (right) with classmate Frieda Wulff. Zurich, undated (1906 1911). Print size: 10.5 × 7.3 cm. Cat. no.: IWA.01.F.32

29 Ita Wegman (right) and Frieda Wulff (left) and a patient. Zurich, undated (1906-1911). Print size: 10.5 × 7.3 cm. Cat. no : IWA.01.F.32

30 Medical diploma: Swiss confederation. "Following the successful completion by Miss Maria Wegmann from Java (Dutch East Indies) of the examinations for the practice of medicine given by the examination commission in Zurich, she is hereby granted the license to practice her profession as a doctor in all of the cantons of Switzerland ... in the Swiss Confederation." Bern, 11 July 1911 Cat. no.: IWA.01.D.10.01.06.

31 *Towards an Understanding of Cases Caused by Scarlet Fever Patients Returning Home.* Inaugural dissertation for the doctoral degree awarded by the medical faculty of the University of Zurich. Submitted by Maria Ita Wegman, general practice physician from Java (Dutch East Indies). Approved by Dr. E. Feer. 1912 Zurich. Dissert. press Gebr. Leemann & Co. Stockerstr. 64. Cat. no.: IWA.01.D.10.01.05.

32 Ita Wegman (fourth from left) with nurses at a nursing course. Winterthur, 13 May 1912. Group photo. Handwritten inscription on the back: "Dr. I. Wegman

Eidgenossenschaft auszuüben. Bern, den 11. Juli 1911. [...]». Signatur: IWA.01.D.10.01.06.

31 *Zur Kenntnis der Heimkehrfälle bei Scharlach.* Inaugural-Dissertation zur Erlangung der Doktorwürde der Hohen Medizinischen Fakultät der Universität Zürich. Vorgelegt von Maria Ita Wegman prakt. Ärztin aus Java (Holländisch Indien). Genehmigt auf Antrag von Herrn Prof. Dr. E. Feer. Zürich 1912 Dissert.-Druckerei Gebr. Leemann & Co. Stockerstr. 64. Vorsatztitel. Signatur: IWA.01.D.10.01.05.

32 Ita Wegman (Vierte von links) mit Krankenschwestern eines Schwesternkurses. Winterthur, 13. Mai 1912. Gruppenfotografie. Rückseitig handschriftliche Notiz: «Dr. I. Wegman in Winterthur 1912 mit Schwesternkurs». Aufgeklebte handschriftliche Notiz: «Ab. Winterthur 13. Mai 1912.». Fotoabzug Maße: 10,3 × 16,4 cm. Signatur: IWA.01.F.41.

33 Ita Wegman. Zürich, ohne Datum (1912). Porträtfotografie. Fotografie aus dem Nachlass von Victor Müller. Fotografie Metalbumin Abzug. In der Ecke unten links der Name des Fotografen eingeprägt. Die Prägung lautet: «C. Ruff Zürich». Es handelt sich um die Fotografin Camille Ruf, vgl. Abb. 14 (S. 31) und. Abb. 39 (S. 54). Die Fotografie ist stark verblichen. Aufgrund der Retuschen (im Bereich der Augen) ist davon auszugehen, dass die Fotografie ursprünglich schwarz-weiß war. 2020 wurde diese Fotografie durch Frau Christine Ruckstuhl dem Ita Wegman Archiv übergeben und konnte 2021 fachgerecht konserviert werden. Fotoabzug Maße: 140 × 110 cm. Signatur: IWA.01.F.40.

34 Ita Wegman. Zürich, ohne Datum (1912). Porträtfotografie. Postkarte. Rückseitige Beschriftung: «Stempel Agfa.» Aufgrund der identischen Bekleidung Ita Wegmans kann angenommen werden, dass es ich ebenfalls um eine Aufnahme der Fotografin «C. Ruff Zürich» handelt, vgl. Abb. 33 (S. 48). Fotoabzug Maße: 9,7 × 7 cm. Signatur: IWA.01.F.39.

35 Rudolf Steiner beim Vortrag am Rednerpult. Schreinereisaal Goetheanum Dornach, 7. Juni 1914. Fotograf: Max Benzinger. Rudolf Steiner Archiv, Dornach. Fotoabzug Maße: 10 × 7,6 cm. Signatur: IWA.01.F.48.

36 Ita Wegman neben Assja Turgenieff und Andrej Belyj (rechtes Fenster) beim Vortrag Rudolf Steiners. Schreinereisaal Goetheanum Dornach, 7. Juni 1914. Fotograf: Max Benzinger. Rudolf Steiner Archiv, Dornach. Fotoabzug Maße: 9 × 7,5 cm. Signatur: IWA.01.F.47.

37 Pass, signiert «Dr. med. Ita Wegman». Haag, den 14. Januar 1915. Signatur: IWA.01.D.10.01.04.

38 Ita Wegman. Pass, signiert «Dr. med. Ita Wegman». Haag, den 29. Dezember 1915. Signatur: IWA.01.D.10.01.04.

39 Ita Wegman. Passfotografie. Zürich, ohne Datum (ca. 1915). Fotoabzug Maße: 9,4 × 6,2 cm. Signatur: IWA.01.F.46.

40 Ita Wegman mit Kollegen (Dymont, Eschler, Victor Müller) im Garten der Universitätsfrauenklinik Zürich, ohne Datum (1915/1916). Rückseitig handschriftliche Notiz: «Ita Wegman Im Garten der Univers - Klinik mit Kollegen Dr. Dymont, Dr. Eschler und Dr. Victor Müller. 1916.» Fotoabzug Maße: 17 × 11,4 cm. Signatur: IWA.01.F.49.

in Winterthur 1912 with the nurses' course." Handwritten label: "Photo. Winterthur 13 May 1912." Print size: 10.3 × 16.4 cm. Cat. no.: IWA.01.F.41.

33 Ita Wegman. Zurich, undated (1912). Portrait photo. Photograph from the estate of Victor Müller. Albumen print. The name of the photographer is embossed in the lower left corner: "C. Ruff Zurich." This is the photographer Camille Ruf, cf. illus. 14 (p. 31) and illus. 39 (p. 54). The photograph is quite faded. Based on the retouching (in the area around the eyes) it would appear that the photograph was originally black and white. In 2020 this photograph was given to the Ita Wegman Archive by Frau Christine Ruckstuhl, and in 2021 it was possible to have it professionally conserved. Print size: 140 × 110 cm. Cat. no.: IWA.01.F.40.

34 Ita Wegman. Zurich, undated (1912). Portrait photo. Postcard. Inscription on the back: "Stempel Agfa." Based on Ita Wegman's identical clothing it can be assumed that the photo is also by "C. Ruff Zurich," cf. illus. 33 (p. 48). Print size: 9.7 × 7 cm. Cat. no.: IWA.01.F.39.

35 Rudolf Steiner standing at the lectern during a lecture. Carpentry Building Hall, Goetheanum, Dornach, 7 June 1914. Photographer: Max Benzinger. Rudolf Steiner Archive, Dornach. Print size: 10 × 7.6 cm. Cat. no.: IWA.01.F.48.

36 Ita Wegman next to Assja Turgenieff and Andrej Belyj (right window) at the lecture by Rudolf Steiner. Carpentry Building Hall, Goetheanum, Dornach, 7 June 1914. Photographer: Max Benzinger. Rudolf Steiner Archive, Dornach. Print size: 9 × 7.5 cm. Cat. no.: IWA.01.F.47.

37 Passport, signed "Dr. med Ita Wegman." The Hague, 14 January 1915. Cat. no.: IWA.01.D.10.01.04.

38 Ita Wegman. Passport, signed "Dr. med. Ita Wegman." The Haque, 29 December 1915. Cat. no.: IWA.01.D.10.01.04.

39 Ita Wegman. Passport photograph. Zurich, undated (ca. 1915). Print size: 9.4 × 6.2 cm. Cat. no.: IWA.01.F.46.

40 Ita Wegman with colleagues (Dymont, Eschler, Victor Müller) in the garden at the women's clinic of the University of Zurich, undated (1915/1916). Handwritten inscription on the back: "Ita Wegman in the garden of the Univers - Clinic with colleagues Dr. Dymont, Dr. Eschler und Dr. Victor Müller. 1916." Print size: 17 × 11.4 cm. Cat. no.: IWA.01.F.49.

41 Ita Wegman with colleagues (Dymont, Eschler, Victor Müller) in the garden at the women's clinic at the University of Zurich. 1915/1916. Later print. Cat. no.: IWA.01.F.50.

42 "Authorization to practice medicine in the canton of Zurich" for "Dr. Maria Wegmann from Java, Dutch East Indies." Issued on 17 April 1917 by the department of health for the canton of Zurich. Cat. no.: IWA.01.D.10.01.07.

43 Announcement: "Dr. Ita Wegmann ... has established her general practice with a specialty in gynecology at Gemeindestrasse 25." Neue Züricher Zeitung, 3rd Newsletter, Monday, 2 July 1917.

44 First medical office: Zurich, Gemeindestrasse 25, undated (1917/1918). Later print. Cat. no.: IWA.01.F.55.

45 Adolf Hauser's pharmacy. Location of Ita Wegman's first mistletoe preparation. Zurich, Gemeindestrasse 7, ca. 1918. Later print. Cat. no.: IWA.01.F.54.

41 Ita Wegman mit Kollegen (Dymont, Eschler, Victor Müller) im Garten der Universitätsfrauenklinik Zürich. 1915/1916. Späterer Fotoabzug. Signatur: IWA.01.F.50.

42 «Die gesetzliche Berechtigung zur Ausübung der «ärztlichen Praxis» im Kanton Zürich» für «Fräulein Dr. med. Maria Wegmann aus Java, holländisch Indien», erstellt am 17. April 1917 durch «Die Direktion des Gesundheitswesens Kantons Zürich». Signatur: IWA.01.D.10.01.07.

43 Anzeige «Dr. med. Ita Wegmann ... hat sich in der Gemeindestrasse 25 als prakt. Aerztin und Frauenärztin niedergelassen.» *Neue Züricher Zeitung*, 3. Mitteilungsblatt vom Montag, den 2. Juli 1917.

44 Die erste Praxis: Zürich, Gemeindestrasse 25, ohne Datum (1917/1918). Späterer Fotoabzug. Signatur: IWA.01.F.55.

45 Apotheke A. Hauser Pharmacie. Herstellung der ersten injizierbaren Mistelpräparats. Zürich, Gemeindestrasse 7, ca. 1918. Späterer Fotoabzug. Signatur: IWA.01.F.54.

46 Anzeige «Dr. med. Ita Wegmann. Spezialärztin für innere Krankheiten und Frauenleiden. Privatklinik und Sanatorium. Holderstrasse 9, Zürich 7.» *Neue Züricher Zeitung*, Abendblatt vom Montag, den 7. Juli 1919.

47 Die Belegklinik Ita Wegmans und Anna Baltischwilers. Zürich, Holderstrasse 9, ohne Datum (ca. 1919). Am Eingangsschild in der ersten Zeile unter Vergrößerung lesbar: [Dr.] Med. Ita Wegman. Fotoabzug Maße (ein Fragment): 7,8 × 10,8 cm. Signatur: IWA.01.F.58.

48 Adolf Hauser: Rezeptbuch. Zürich, ohne Datum. Ita Wegman Archiv.

49 Rudolf Steiner: Notizen zum Vortrag Ita Wegmans am 8. April 1920 während des ersten Dornacher Ärztekurses. Signatur: RSA I A NB 582.

50 Ita Wegman in der Zürcher Praxis, ohne Datum (ca. 1920). Ein Indiz für den Aufnahmestandort an der Holderstrasse 9 ist die übereinstimmende optische Erscheinung der originalen Fotografie, Maße (ein Fragment): 8 × 10,5 cm, mit der Fotografie Abb. 47 (S. 59). Späterer Fotoabzug. Signatur: IWA.01.F.57.

51 Ita Wegman: Brief an Oskar Schmiedel, 11. Mai 1920, Holderstrasse 9, Zürich, S. 1-2. Rudolf Steiner Archiv, Dornach, Signatur: RSA I B Von Wegman.I 1920-05-11.

52 Apfelbaum in Blüte. Pfeffingerweg 1, Arlesheim, ca. 1920. «Ein kleines Haus in einem wilden, dicht bewachsenen Garten mit einem grossen Apfelbaum am Eingang - das war die äußere Umrahmung, in der die Geschichte des Klinisch - therapeutischen Instituts ihren Anfang nahm.» Fotoabzug Maße: 6,4 × 8,7 cm. Signatur: IWA.01.F.360.
(Deventer, M. P. (1951): Aus der Geschichte des Klinisch - Therapeutischen Instituts in Arlesheim. In: *Hefte des Ita Wegman Fonds*. Arlesheim. 1951.)

53 Ita Wegman in Grindelwald, Juli 1920. Fotoabzug Maße: 7 × 8,5 cm. Signatur: IWA.01.F.60.

54 Ita Wegman in Grindelwald, Juli 1920. Rückseitig handschriftliche Notiz: «Grindelwald Juli 1920», Handschrift von Mien Viehoff. Fotoabzug Maße: 10,3 × 7,6 cm. Signatur: IWA.01.F.61.

55 Ita Wegman: Brief an Rudolf Steiner, 30. September 1920, S. 1. Rudolf Steiner Archiv, Dornach, Signatur: RSA I B Von Wegman.I 1920-09-30.

46 Inpatient clinic of Ita Wegman and Anna Baltischwiler. Zurich, Holderstrasse 9, undated (ca. 1919). With magnification, the first line of the sign at the entrance reads "[Dr.] Med. Ita Wegman." Print size (cropped): 7.8 × 10.8 cm. Cat. no.: IWA.01.F.58.

47 Announcement: "Dr. med. Ita Wegman. Specialist for internal illnesses and women's ailments. Private clinic and sanitarium. Holderstrasse 9, Zurich 7." Neue Züricher Zeitung, evening edition of Monday, 7 July 1919.

48 Adolf Hauser: Remedy compounding notebook, Zurich, undated. Ita Wegman Archive.

49 Rudolf Steiner: Notes for Ita Wegman's lecture in Dornach on 8 April 1920 during the first course for doctors. RSA I A NB 582.

50 Ita Wegman in her Zurich practice, undated (ca. 1920). The similarity of the format and appearance of the original photograph (cropped size 8 × 10.5 cm) to photograph illus. 47 p. 59 indicates that the location is Holderstrasse 9. Later print. Cat. no.: IWA.01.F.57.

51 Ita Wegman: Letter to Oskar Schmiedel, 11 May 1920, Holderstrasse 9, Zurich, p. 1. Rudolf Steiner Archive, Dornach. Cat. no.: RSA I B Von Wegman.I 1920-05-11.

52 Apple tree in blossom. Pfeffingerweg 1, Arlesheim, ca. 1920. "A small house in a wild, lush garden with a big apple tree at the entrance - that was the outer framework in which the history of the Clinical-Therapeutic Institute began." Print size: 6.4 × 8.7 cm. Cat. no.: IWA.01.F.360.
(Deventer, M. P. [1951]: "Aus der Geschichte des Klinisch - Therapeutischen Instituts in Arlesheim" in Hefte des Ita Wegman Fonds. Arlesheim. 1951.)

53 Ita Wegman in Grindelwald, July 1920. Print size: 7 × 8.5 cm. Cat. no.: IWA.01.F.60.

54 Ita Wegman in Grindelwald, July 1920. Handwritten inscription on the back: "Grindelwald July 1920", Mien Viehoff's handwriting. Print size: 10.3 × 7.6 cm. Cat. no.: IWA.01.F.61.

55 Ita Wegman: Letter to Rudolf Steiner, 30 September 1920, p. 1. Rudolf Steiner Archive, Dornach, Cat. no.: RSA I B Von Wegman.I 1920-09-30.

56, 57 Rudolf Steiner: The Human Being is a Bridge, 24December 1920. Cat.no. IWA.01.D.10.10.10.

58 Rudolf Steiner: Meditation for the Nurses of the Clinical-therapeutic Institute, undated. Cat.no.: IWA.01.D.02.84.

59 The house in Arlesheim (Pfeffingerweg 1) acquired by Ita Wegman, southwest view before the remodeling (1920). The two women in the foreground cannot be identified. Print size: 3.8 × 6.1 cm. Cat. no.: IWA.01.F.401.

60 The house in Arlesheim (Pfeffingerweg 1) acquired by Ita Wegman, southwest view, during the remodeling (1920 / 1921) Print size: 3.8 × 6.2 cm. Cat. no.: IWA.01.F.402.

61 "Basel-Stadt Health Department. Excerpt from the January 1921 report, Authorization for "Fräulein Dr. med. Ita Wegman ... to practice medicine in canton Baselstadt." Cat. no.: IWA.01.D.10.01.08.

62 "Basel-Stadt Health Department. Basel, 29 January 1921. Fräulein Dr. med. Ita Wegman, Blumenrain 1, Basel." Letter accompanying the delivery of the "standard legal provisions." Cat. no. IWA.01.D.10.01.09.

56, 57 Rudolf Steiner: *Eine Brücke ist der Mensch*, 24. Dezember 1920. Signatur: IWA.01.D.10.10.10.
58 Rudolf Steiner: Meditation für die Krankenschwestern des KTI. Ohne Datum. Signatur: IWA.01.D.02.84.
59 Das von Ita Wegman erworbene Haus am Pfeffingerweg 1 in Arlesheim, Südwestansicht, vor dem Umbau (1920). Die zwei Damen im Vordergrund konnten nicht identifiziert werden. Fotoabzug Maße: 3,8 × 6,1 cm. Signatur: IWA.01.F.401.
60 Das von Ita Wegman erworbene Haus am Pfeffingerweg 1 in Arlesheim, Südwestansicht, während des Umbaus 1920/1921. Fotoabzug Maße: 3,8 × 6,2 cm. Signatur: IWA.01.F.402.
61 «Sanitätsdepartment Basel-Stadt. Auszug aus dem Protokoll vom 29. Januar 1921», Bewilligung für «Fräulein Dr. med. Ita Wegmann zur Ausübung der ärztlichen Praxis im Kanton Baselstadt». Signatur: IWA.01.D.10.01.08.
62 «Sanitäts-Department des Kantons Basel-Stadt. Basel, den 29. Januar 1921. Fräulein Dr. med. Ita Wegmann, Blumenrain 1, Basel.» Begleitschreiben beiliegend der Übermittlung der «massgebenden gesetzlichen Bestimmungen». Signatur: IWA.01.D.10.01.09.
63 «Polizei-Direktion des Kanton Basellandschaft. Liestal. Den 9. Juni 1921. Frl. Dr. med. J. Wegmann Basel Blumenrain 1.» Mitteilung, dass der «beabsichtigten Einrichtung eines klinisch-therapeutischen Instituts in Arlesheim nichts entgegensteht.» Signatur: IWA.01.D.10.01.10.
64 Anzeige «Klinisch-therapeutisches Institut in Arlesheim (Schweiz). [...] Eröffnung 15. Juni 1921. Ärztliche Leitung: Dr. med. Ita Wegman.» Wochenzeitung *Dreigliederung des sozialen Organismus.*
65 Rudolf Steiner: Signet für das KTI, ohne Datum (ca. Juni 1921). Das Signet wurde als Briefkopf des KTI und der Medizinischen Sektion verwendet. Blatt Maße: 26, 5 × 22 cm. Signatur: IWA.02.K.01.01.
66-68 Prospekt «Das Klinisch-therapeutische Institut in Arlesheim», ohne Datum (1921), S. 1-3.
69 «Das eidgenössische Department des Innern bezeugt [...] dass» für «Fräulein Maria Wegmann [...] nach bestandener Prüfung zu Zürich am 11. Juli 1911 ein eidgenössisches Diplom als Arzt ausgestellt worden ist. Bern, den 29. November 1921.» Signatur: IWA.01.D.10.01.11.
70 «Polizei-Direktion des Kanton Basellandschaft. Liestal, den 27. Jan. 1922. Dr. med. Ita Wegmann, Aerztin, Arlesheim.» Bewilligung «zur Ausübung der ärztlichen Praxis im Kt. Baselland». Signatur: IWA.01.D.10.01.12.
71 Teilnehmer am zweiten medizinischen Kurs im *Glashaus*. Ita Wegman (letzte Reihe, Dritte von links), Rudolf Steiner (vorne, in der Mitte). Dornach, 18. April 1921. Fotoabzug Maße: 12 × 16,7 cm. Signatur: IWA.01.F.67.
72 KTI, Westansicht, ohne Datum (1921-1926). Fotoabzug Maße: 7,5 × 10 cm. Signatur: IWA.01.F.408.
73 KTI, Südwestansicht, ohne Datum (1921-1926). Postkarte. Rückseitige Beschriftung: «Klinisch-Therapeutische Institut Arlesheim. Selbstverlag No 2.». Rückseitig handschriftliche Notiz: «1924». Maße: 13 × 8 cm. Signatur: IWA.01.F.414.

63 Canton Basellandschaft Police Department. Liestal. 9 June 1921. Frl. Dr. med. J. Wegman Basel Blumenrain 1. Notification that "nothing stands in the way of your proposed establishment of a clinical-therapeutic institute in Arlesheim." Cat. no.: IWA.01.D.10.01.10.

64 Announcement in the weekly publication *Dreigliederung des sozialen Organismus* [Threefolding of the social organism]: "Clinical-Therapeutic Institute in Arlesheim (Switzerland) ... Opening 15 June 1921. Medical director: Dr. med. Ita Wegman."

65 Rudolf Steiner: signet design for the KTI, undated (ca. June 1921). The design was used as the letterhead for the KTI and the Medical Section. Page size: 26.5 × 22 cm. Cat. no.: IWA.02.K.01.01.

66–68 Prospectus "Clinical-Therapeutic Institute in Arlesheim", undated (1921), pp. 1-3.

69 "The Department of the Interior of the Swiss Confederation" confirms ... that "after successful completion of an examination in Zurich on 11 July 1911 Fräulein Maria Wegmann ... has been awarded a Swiss Confederation diploma as a physician. Bern, 29 November 1921." Cat. no.: IWA.01.D.10.01.11.

70 "Canton Basellandschaft police department. Liestal, 27 Jan. 1922. Dr. med. Ita Wegman, Physician, Arlesheim." Authorization "to practice medicine in Ct. Baselland." Cat. no.: IWA.01.D.10.01.12.

71 Participants in the second medical course in the *Glass House*. Dornach, 18 April 1921. Ita Wegman (last row, third from left). Rudolf Steiner (front, center) Print size: 12 × 16.7 cm. Cat. no.: IWA.01.F.67.

72 KTI, west view, undated (between 1921 and 1926). Print size: 7.5 × 10 cm. Cat. no.: IWA.01.F.408.

73 KTI, southwest view, undated (between 1921 and 1926). Postcard. Inscription on the back: "Klinisch-Therapeutische Institut Arlesheim. Selbstverlag No 2." On the back handwritten inscription: "1924." Size: 13 × 8 cm. Cat. no.: IWA.01.F.414.

74 Ita Wegman's first nurse Käthe Krebs in front of the KTI (southwest view), undated (between 1921 and 1926). Print size (cropped): 5.2 × 7.6 cm. Cat. no.: IWA.01.F.83.

75 KTI, southwest view, undated (between 1921 and 1926). One of Ita Wegman's co-workers (possibly medical assistant Martha Staub or nurse Mien Viehoff) stands on the lawn in front of the fir tree. Print size (cropped): 8 × 10 cm. Cat. no.: IWA.01.F.82.

76 Hilma Walter and Ita Wegman (right), KTI, 1920 / 1921. Handwritten inscription on the back: "Clinic 1920/21" Print size: 7.1 × 5.4 cm. Cat. no.: IWA.01.F.74.

77 Ita Wegman (far left), Paul Baumgartner (on the fence). Street in front of the south entrance to the KTI, undated (between August 1921 and September 1923). A sign on the post reads "Clinical-Therapeutic Institute." Print size: 6.7 × 9 cm. Cat. no.: IWA.01.F.72.

78 KTI, southeast view, undated (between 1921 and 1926). Postcard. Inscription on the front: "Arlesheim. Anthroposophical Clinic." Inscription on the back: "Photoglob Zurich. (Fabrication Suisse)." Print size of the cropped image: 8.2 × 11 cm. Cat. no.: IWA.01.F.413.

79 KTI with apple tree, south view, undated (between 1921 and 1926). Print size: 8 × 10.6 cm. Cat. no.: IWA.01.F.417.

74 Ita Wegmans erste Krankenschwester Käthe Krebs vor dem KTI (Südwestansicht), ohne Datum (1921-1926). Fotoabzug (ein Fragment) Maße: 5,2 × 7,6 cm. Signatur: IWA.01.F.83.

75 KTI, Südwestansicht, ohne Datum (1921-1926). Auf der Wiese vor dem Tannenbaum steht eine Mitarbeiterin Ita Wegmans, möglicherweise die Praxishelferin Martha Staub oder die Krankenschwester Mien Viehoff. Fotoabzug (ein Fragment) Maße: 8 × 10 cm. Signatur: IWA.01.F.82.

76 Hilma Walter und Ita Wegman (rechts), KTI, 1920/1921. Rückseitig handschriftliche Notiz: «Klinik 1920/21». Fotoabzug Maße: 7,1 × 5,4 cm. Signatur: IWA.01.F.74.

77 Ita Wegman (Erste von links), Paul Baumgartner (auf dem Zaun). Straße vor dem Südeingang des KTI, ohne Datum (August 1921-September 1923). Auf dem Pfosten befindet sich eine Schrifttafel mit der Aufschrift «Klinisch-therapeutisches Institut». Fotoabzug Maße: 6,7 × 9 cm. Signatur: IWA.01.F.72.

78 KTI, Südostansicht, ohne Datum (1921-1926). Postkarte. Vorderseitige Beschriftung: «Arlesheim. Anthroposophische Klinik». Rückseitige Beschriftung: «Photoglob Zürich. (Fabrication Suisse)». Fotoabzug Maße des Fragments: 8,2 × 11 cm. Signatur: IWA.01.F.413.

79 KTI mit Apfelbaum, Südansicht, ohne Datum (1921-1926). Fotoabzug Maße: 8 × 10,6 cm. Signatur: IWA.01.F.417.

80 KTI, Südansicht, ohne Datum (1921-1926). Rückseitige Beschriftung: «Arlesheim Klinik. Alter Eingang links Zimmer Dr. Wegman». Fotoabzug Maße: 7,8 × 10,2 cm. Signatur: IWA.01.F.418.

81 KTI, Südansicht, ohne Datum (1921-1926). Rückseitige Beschriftung: «Klinisch-Therapeutisches Institut in Arlesheim. Mittagessen unter dem Apfelbaum. Selbstverlag Nr. 3.» Fotoabzug Maße: 8 × 13 cm. Signatur: IWA.01.F.415.

82 Ita Wegman (rechts) mit ihren Mitarbeiterinnen unter dem Apfelbaum. KTI, Südansicht, ohne Datum (1921-1926). Fotoabzug (ein Fragment) Maße: 8 × 10,3 cm. Signatur: IWA.01.F.85.

83 Ita Wegman (am Kopfende) mit ihren Mitarbeiterinnen unter dem Apfelbaum. Rechts: Norbert und Maria Glas. Links in der Mitte: Käthe Krebs. Fotoabzug (ein Fragment) Maße: 10,6 × 7,8 cm. Signatur: IWA.01.F.84.

84 Ita Wegman mit einer Mitarbeiterin im Garten des KTI, ohne Datum. Fotoabzug Maße: 5,9 × 3,9 cm. Signatur: IWA.01.F.70.

85 Sury-Hof Arlesheim (später: Kinderheim *Sonnenhof*) mit Eingang, ohne Datum (1922). Rückseitige gedruckte Beschriftung: «Sury-Hof. Erholungsheim und Dépandence des Klinisch-therapeutischen Instituts. Arlesheim (Baselland). Selbstverlag No 4.» Rückseitig handschriftliche Notiz: «Sury-Hof, gekauft 5. April 1922 (anfangs Erholungsheim und Dépendance des Klin. Therap. Instit. Arlesh.)». Fotoabzug (ein Fragment) Maße: 8 × 13 cm. Signatur: IWA.01.F.423.

86 Ita Wegman mit einer Mitarbeiterin am Eingang des Sury-Hofs vgl. Abb. 85 (S. 88), ohne Datum (1922). Rückseitig handschriftliche Notiz: «1922 Suryhof». Fotoabzug Maße: 6 × 3,9 cm. Signatur: IWA.01.F.88.

87 *Sonnenhof.* Erholungsheim und heilpädagogische Institut des KTI, ohne Datum (1922). Vorderseitige Beschriftung: «Klinisch-Therapeutisches Institut Sonnenhof in Arlesheim». Rückseitige Beschriftung: «13796 J. Gaberell

80 KTI, south view, undated (between1921 and 1926). Inscription on the back: "Arlesheim clinic. Old entrance, left room Dr. Wegman." Print size: 7.8 × 10.2 cm. Cat. no.: IWA.01.F.418.

81 KTI, south view, undated (between1921 and 1926). Inscription on the back: "Clinical-Therapeutic Institute in Arlesheim. Lunch under the apple tree. Self-published No. 3." Print size: 8 × 13 cm. Cat. no.: IWA.01.F.415.

82 Ita Wegman (right) with her co-workers under the apple tree. KTI, south view, undated (between1921 and 1926). Print size (cropped): 8 × 10.3 cm. Cat. no.: IWA.01.F.85.

83 Ita Wegman (head of table) with her co-workers under the apple tree. Right: Norbert and Maria Glas. Left, in the center: Käthe Krebs. Print size (cropped): 10.6 × 7.8 cm. Cat. no.: IWA.01.F.84.

84 Ita Wegman with a co-worker in the garden at the KTI, undated. Print size: 5.9 × 3.9 cm. Cat. no.: IWA.01.F.70.

85 Sury-Hof Arlesheim (later: Sonnenhof children's home) with entrance, undated (1922). On the back printed inscription: "Sury-Hof. Convalescent home and dependency of the Clinical-Therapeutic Institute. Arlesheim (Baselland). Self-published No. 4." Handwritten inscription on the back: "Sury-Hof, purchased 5 April 1922 (originally convalescent home and dependency of the Clin.-Therap. Instit. Arlesh.)." Print size (cropped): 8 × 13 cm. Cat. no.: IWA.01.F.423.

86 Ita Wegman with a co-worker at the entrance to the Sury-Hof, c.f. illus. 85 (p. 88), undated (1922). Handwritten inscription on the back: "1922 Suryhof." Print size: 6 × 3.9 cm. Cat. no.: IWA.01.F.88.

87 Sonnenhof. Convalescent home and curative education institute of the KTI, undated (1922). Inscription on the front: "Clinical-Therapeutic Institute Sonnenhof in Arlesheim." Inscription on the back: "13796 J. Gaberell Photograph. Anstallt Tallwil. Fabrication Suisse." Postcard size: 8.2 × 13.2 cm. Cat. no.: IWA.01.F.425.

88 Ita Wegman in the first clinic motorcar (probably a Ford Model T center doors, sedan), undated (1922). On the right, nurse Käthe Krebs. The doctor in the white coat is probably Sigfried Knauer. In front of the protestant church in Arlesheim, Stollenrain 20. On the license plate: "4 90 AB." Print size: 11 × 8 cm. Cat. no.: IWA.01.F.86.

89 The first clinic motorcar in the KTI garage, undated. Print size: 7.5 × 10.8 cm. Cat. no.: IWA.01.F.87.

90 Ita Wegman (right) and a co-worker at a reception. KTI, undated. Print size: 8 × 10.5 cm. Cat. no.: IWA.01.F.71.

91 Ita Wegman (left) at the Jungfraujoch, 1922. Print size: 3.7 × 6 cm. Cat. no.: IWA.01.F.94.

92 Ita Wegman (left) at the Schynige Platte. Eiger and Mönch in the background (southeast view). The dark mountain in between is the Männlichen, 1922. Print size: 5.7 × 3.6 cm. Cat. no.: IWA.01.F.95.

93 The First Goetheanum, north view. Postcard. Inscription on the front: "Dornach-Arlesheim: Goetheanum." Inscription on the back: "G. Metz Basel, 5112." Postcard size: 8.6 × 14 cm. Cat. no.: IWA.01.F.448.

94, 95 The Goetheanum, ablaze during the night of New Year's Eve 1922/23.

Photograph. Anstallt Tallwil. Fabrication Suisse». Postkarte Maße: 8,2 × 13,2 cm. Signatur: IWA.01.F.425.

88 Ita Wegman im ersten Klinik-Auto (vermutlich Ford Model T Centre Doors, Sedan), ohne Datum (1922). Rechts Krankenschwester Käthe Krebs. Der Arzt im weißen Kittel ist vermutlich Sigfried Knauer. Vor der Reformierten Kirche Arlesheim, Stollenrain 20. Fotoabzug Maße: 11 × 8 cm. Signatur: IWA.01.F.86.

89 Das erste Klinik-Auto in der Garage des KTI, ohne Datum. Fotoabzug Maße: 7,5 × 10,8 cm. Signatur: IWA.01.F.87.

90 Ita Wegman (rechts) und eine Mitarbeiterin bei einer Begrüßung. KTI, ohne Datum. Fotoabzug Maße: 8 × 10,5 cm. Signatur: IWA.01.F.71.

91 Ita Wegman (links) am Jungfraujoch, 1922. Fotoabzug Maße: 3,7 × 6 cm. Signatur: IWA.01.F.94.

92 Ita Wegman (links) auf der Schynige Platte. Im Hintergrund Eiger und Mönch (Südostansicht). 1922. Fotoabzug Maße: 5,7 × 3,6 cm. Signatur: IWA.01.F.95.

93 Das erste Goetheanum, Nordansicht, Postkarte. Vorderseitige Beschriftung: «Dornach-Arlesheim: Goetheanum.» Rückseitige Beschriftung: «G. Metz Basel, 5112.» Postkarte Maße: 8,6 × 14 cm. Signatur: IWA.01.F.448.

94, 95 Das brennende Goetheanum, Silvesternacht 1922/1923.

96 Die Sprengung der Ruine des ersten Goetheanum nach der Brandzerstörung 31. Dezember 1922/1. Januar 1923. Fotografie aus dem Nachlass Ita Wegmans. Fotograf: vermutlich Max Benzinger (Rudolf Steiner Archiv, Dornach).

97 Rudolf Steiner: plastisches Modell des zweiten Goetheanum (M 1 : 100), Nordwestansicht. Entstanden im Beisein Ita Wegmans (13.–15. März 1924). Fotografie aufgenommen im *Glashaus*, Goetheanum Dornach, ohne Datum. Negativ aus der Ita Wegmans fotografischen «Ascona-Sammlung». Foto: Otto Rietmann Nr. 143 (Goetheanum Archiv).

98 Ita Wegman (links) mit Alice Sauerwein in Paris, Mai, 1923. Postkarte. Rückseitig Beschriftung in der Druckschrift: «Post Card. Carte Postale. Communication-Correspondance. Address. Adresse.» Rückseitig handschriftliche Notiz: «Paris 1923». Postkarte Maße: 10,6 × 7,6 cm. Signatur: IWA.01.F.145.

99 Ita Wegman in Paris, 1923. Auf der linken Säule im Sockelbereich steht geschrieben: «Musée Grevin» (ein Wachsfigurenkabinett). Rückseitige handschriftliche Notiz: «Paris 1923». Fotoabzug Maße: 4 × 6,5 cm. Signatur: IWA.01.F.154.

100 Fotografie aus dem Nachlass Ita Wegmans. Megalith-Steinkreis, Penmaenmawr, ohne Datum (August 1923). Signatur: IWA.01.F.130.

101 Ita Wegman (links) in Penmaenmawr (Wales), August 1923. Rückseitige Notiz in der Druckschrift: «Post Card. Carte Postale. Communication-Correspondance. Address. Adresse.» Fotoabzug Maße: 12,6 × 7,8 cm. Signatur: IWA.01.F.139.

102 Ita Wegman: «Über die Internationale Summer-School in Schottland» (Gareloch, Dumbartonshire). Nachrichtenblatt der Wochenschrift *Das Goetheanum*, 26. Juni 1927, S. 102.

103 Rudolf Steiner: Penmaenmawr, 28. August 1923. Typoskript, S. 1. Signatur: IWA.01.D.05.04.

104, 105 Ita Wegman: Zwei Fragen an Rudolf Steiner, England, nach Penmaemawr (August 1923). Ita Wegmans Notizbuch 57. Signatur: IWA.01.D.10.02.

96 Blasting and demolition of the ruins of the First Goetheanum after its destruction by fire (31 Dec. 1922 / 1 Jan. 1923). Photograph from the estate of Ita Wegman. Photographer: probably Max Benzinger. Rudolf Steiner Archive, Dornach.

97 Rudolf Steiner: sculpted model of the second Goetheanum (scale 1:100), northwest view. Created with Ita Wegman present. (10-12 March 1923). Photographed in the *Glass House*, Goetheanum, Dornach, undated. Negative from Ita Wegman's "Ascona Collection" of photographs. Photo: Otto Rietmann No. 143, Goetheanum Archive.

98 Ita Wegman (left) with Alice Sauerwein in Paris, May 1924. Postcard. Printed inscription on the back: "Post Card. Carte Postale. Communication-Correspondance. Address. Adresse." Handwritten inscription on the back: "Paris 1923." Postcard size: 10.6 × 7.6 cm. Cat. no.: IWA.01.F.145.

99 Ita Wegman in Paris, 1923. Written at the base of the left column: "Musée Grevin" (a wax museum). Handwritten inscription on the back: "Paris 1923." Print size: 4 × 6.5 cm. Cat. no.: IWA.01.F.154.

100 Photograph from the estate of Ita Wegman. Megalithic henge, Penmaenmawr, undated (August 1923). Cat. no.: IWA.01.F.130.

101 Ita Wegman (left) in Penmaenmawr (Wales), August 1923. Printed inscription on the back: "Post Card. Carte Postale. Communication-Correspondance. Address. Adresse." Print size: 12.6 × 7.8 cm. Cat. no.: IWA.01.F.139.

102 Ita Wegman: "On the International Summer School in Scotland" (Gareloch, Dumbartonshire). News-sheet of the weekly, *Das Goetheanum*, 26 June 1927, p. 102.

103 Rudolf Steiner: Penmaenmawr, 28 August 1923. Typescript, p. 1. Cat. no: IWA.01.D.05.04.

104, 105 Ita Wegman: Two questions addressed to Rudolf Steiner, England, after Penmaenmawr (August 1923). Ita Wegman's notebook 57. Cat. no.: IWA.01.D.10.02.

106 Rudolf Steiner: Meditation for patient Irene Althea Bergsma. 26 November 1923. Cat. no.: IWA.02.D.01.

107 Rudolf Steiner: Curative eurythmy indication for Irene Althea Bergsma. Cat. no.: IWA.02.D.01.

108 Rudolf Steiner: Last strophe of the Foundation Stone Meditation. Manuscript. Rudolf Steiner Archive, Dornach. Cat. no. RSA I A NZ 3328.

109 Rudolf Steiner: Rhythm of the Foundation Stone Meditation. Blackboard drawing on 30 December 1923, mid-morning. Rudolf Steiner Archive, Dornach, Cat. no.: RSA I K 58.260.07.

110, 111 Rudolf Steiner: Statutes of the General Anthroposophical Society, 28 December 1923. Manuscript, p. 1. Goetheanum Archive, Cat. no.: E.01.001.
Steiner, R. (1966): *Die Konstitution der Allgemeinen Anthroposophischen Gesellschaft and der freien Hochschule für Geisteswissenschaft. Der Wiederaufbau des Goetheanum 1924-1925* [The constitution of the General Anthroposophical Society and of the School for Spiritual Science. The reconstruction of the Goetheanum 1924-1925] (Verlag der Rudolf Steiner-Nachlassverwaltung: Dornach/Switzerland), GA 260a, p. 27 ff. Rudolf Steiner's communications to the members, published in the newsletter 13 Jan. 1924. The statutes are part of the text and printed without a title.

106 Rudolf Steiner: Patientenmeditation für Irene Althea Bergsma. 26. November 1923. Signatur: IWA.02.D.01.

107 Rudolf Steiner: Heileurythmie-Angabe für Irene Althea Bergsma. Niederschrift von Margarete Bockholt. Signatur: IWA.02.D.01.

108 Rudolf Steiner: letzte Strophe der *Grundstein-Meditation,* Manuskript. Rudolf Steiner Archiv, Dornach, Signatur: RSA I A NZ 3328.

109 Rudolf Steiner: Rhythmus der *Grundsteinmeditation*. Wandtafelzeichnung vom 30. Dezember 1923, Vormittag. Rudolf Steiner Archiv, Dornach, Signatur: RSA I K 58.260.07.

110, 111 Rudolf Steiner: Statuten der Allgemeinen Anthroposophischen Gesellschaft, 28. Dezember 1923. Manuskript, S. 1-2. Goetheanum Archiv, Signatur: E.01.001. Steiner, R (1966): *Die Konstitution der Allgemeinen Anthroposophischen Gesellschaft und der freien Hochschule für Geisteswissenschaft. Der Wiederaufbau des Goetheanum 1924-1925* (GA 260a), S. 27 ff. Verlag der Rudolf Steiner-Nachlassverwaltung Dornach/Schweiz. Mitteilungen Rudolf Steiners an die Mitglieder, Abdruck im Nachrichtenblatt 13.01.1924. Die Statuten sind Teil des Textes und ohne einen Titel abgedruckt.

112, 113 Rudolf Steiner: Brief an Ita Wegman, Prag-Smichow, 29. März 1924, S. 1-2. Signatur: IWA.01.D.10.11.4.

114-116 Norbert Glas: Brief an Ita Wegman, ohne Datum (Ostern 1924), S. 1-3. Signatur: IWA.01.D.02.07.

117 Franz Kafka (1883-1924), Fotografie, 1923/1924.

118 Rudolf Steiner / Ita Wegman: Bescheinigung für Ilse Kändler, 2. Juni 1924.

119 Rudolf Steiner: Wandtafelzeichnung vom 3. Juli 1924, Heilpädagogischer Kurs. Signatur: IWA.02.K.01.02.

120 Rudolf Steiner: Wandtafelzeichnung vom 5. Juli 1924. «In mir ist Gott / Ich bin in Gott». Rudolf Steiner Archiv, Dornach, Signatur: RSA I K 58.317.12.

121 «Gemeinde Arlesheim Plan 12 Baugesuch Frau Dr. Ita Wegmann [...] Planauszug durch H. Moser, Grundbuchgeometer 15. Juli 1924.» Plan Maße: 30 × 22,5 cm. Goetheanum Planarchiv.

122 «Klinisch Therapeutisches Institut, Arlesheim. Korrekturplan. Arlesheim, August 1924. Der Bauherr: Dr. Rudolf Steiner Dr. Ita Wegman als Vorsitzender u. Schriftführer der anthroposophischen Gesellschaft. Massstab 1 : 100.»
Der Korrekturplan bezieht sich auf den Plan: «Klinisch Therapeutisches Institut Arlesheim Plan zum Neubau einer Wohnbaracke Arlesheim, den 22. Juli 1924 Der Bauherr: Dr. Rudolf Steiner Dr. I. Wegman als Vorsitzender und Schriftführer de Anthroposophischen Gesellschaft Dornach, den 22. Juli 1924 gefertigt Baubetrieb des Goetheanum Ernst Aisenpreis.» Plan Maße: 30 × 22,5 cm. Goetheanum Planarchiv.

123 Architektonischer Plan: «Schreinerei am Goetheanum. Übersichtsplan, M 1:200. Dornach, am 20. Dezember 1927», Goetheanum Planarchiv.
*Arztzimmer während des Krankenlagers.
**Atelier Rudolf Steiners.

124 Teilnehmer der Arnheimer Anthroposophisch-pädagogischen Tagung, 17.-24. Juli 1924. Bildmitte: Ita Wegman, Rudolf Steiner, Marie Steiner, Elisabeth Vreede. Fotoabzug Maße: 16,9 × 23 cm. Signatur: IWA.01.F.158.

112, 113 Rudolf Steiner: Letter to Ita Wegman, Prague-Smichov, 29 March 1924, pp. 1-2. Cat. no.: IWA.01.D.10.11.4.

114-116 Norbert Glas: Letter to Ita Wegman, undated (Easter 1924), pp. 1-3. Cat. no.: IWA.01.D.02.07.

117 Franz Kafka (1883-1924). Photograph, 1923/1924.

118 Rudolf Steiner / Ita Wegman: Certificate for Ilse Kändler, 2 June 1924.

119 Rudolf Steiner: Blackboard drawing on 3 July 1924, curative education course. Cat. no.: IWA.02.K.01.02.

120 Rudolf Steiner: Blackboard drawing on 5 July 1924. "In me is God / I am in God." Rudolf Steiner Archive, Dornach, Cat. no.: RSA I K 58.317.12.

121 "Village of Arlesheim Plat 12. Application by Frau Dr. Ita Wegman for a building permit ... Detail of plat by H. Moser, Registry of Deeds surveyor, 15 July 1924." Plat size: 30 × 22.5 cm. Goetheanum Planarchiv.

122 "Clinical-Therapeutic Institute, Arlesheim. Corrected plat, Arlesheim, August 1924. Builder: Dr. Rudolf Steiner Dr. Ita Wegman as chair and secretary of the Anthroposophical Society. Scale 1:100."

The corrected plat refers to the plat: "Clinical-Therapeutic Institute Arlesheim plat, Arlesheim, August 1924 for building a new "residential barracks," Arlesheim, 22 July 1924 Builder: Dr. Rudolf Steiner Dr. Ita Wegman as chair and secretary of the Anthroposophical Society. Dornach, submitted 22 July 1924, Architectural department of the Goetheanum Ernst Aisenpreis." Plat size: 30 × 22.5 cm. Goetheanum Planarchiv.

123 Blueprint: "Carpentry Building at the Goetheanum. Overview, Scale 1:200. Dornach, 20 December 1927." Goetheanum Plan Archive.
* Doctor's room during Rudolf Steiner's extended illness.
** Rudolf Steiner's Atelier.

124 Participants in the Arnheim anthroposophical - pedagogical conference, 17-24 July 1924. Center: Ita Wegman, Rudolf Steiner, Marie Steiner, Elisabeth Vreede. Print size: 16.9 × 23 cm. Cat. no.: IWA.01.F.158.

124a Left to right: Ita Wegman, Rudolf Steiner, Marie Steiner, Elisabeth Vreede. Participants in the Arnheim anthroposophical - pedagogical conference, 17 - 24 July 1924. Detail from Illus. 124 (p. 118). Cat. no.: IWA.01.F.158.

125 Rudolf Steiner and Ita Wegman (right). Arnheim, July 1924. Print size: 3.7 × 6 cm. Cat. no.: IWA.01.F.157.

126 Ita Wegman: Letter to Helene Finckh, 7 March 1925. Cat.no. RSA I B Von Wegman.I 1925-03-07.

127 Ita Wegman: Letter to Helene Finckh, 8 March 1925. Cat.no. RSA I B Von Wegman.I 1925-03-08.

128 Rudolf Steiner: *Grundlegendes für eine Erweiterung der Heilkunst nach geisteswissenschaftlichen Erkenntnissen* [Foundations for an extension of the art of healing based on spiritual scientific knowledge]. Manuscript, p. 1. Rudolf Steiner Archive, Dornach.

129 Ita Wegman: *Grundlegendes für eine Erweiterung der geisteswissenschaftlichen Erkenntnissen* [Foundations for an extension of the art of healing based on spiritual scientific knowledge]. Draft of a preface, p. 1. Cat. no.: IWA.01.D.10.01.

124a V. l. n. r.: Ita Wegman, Rudolf Steiner, Marie Steiner, Elisabeth Vreede. Teilnehmer der Arnheimer Anthroposophisch-pädagogischen Tagung, 17.-24. Juli 1924. Bildausschnitt aus der Abb. 124 (S. 118). Signatur: IWA.01.F.158.

125 Rudolf Steiner und Ita Wegman (rechts). Arnheim, Juli 1924. Fotoabzug Maße: 3,7 × 6 cm. Signatur: IWA.01.F.157.

126 Ita Wegman: Brief an Helene Finckh, 7. März 1925. Signatur: RSA I B Von Wegman.I 1925-03-07.

127 Ita Wegman: Brief an Helene Finckh, 8. März 1925 (mit Unterschrift von Rudolf Steiner). Signatur: RSA I B Von Wegman.I 1925-03-08.

128 Rudolf Steiner: *Grundlegendes für eine Erweiterung der Heilkunst nach geisteswissenschaftlichen Erkenntnissen*, Manuskript, S. 1. Rudolf Steiner Archiv, Dornach.

129 Ita Wegman: *Grundlegendes für eine Erweiterung der Heilkunst nach geisteswissenschaftlichen Erkenntnissen*, Entwurf einer Vorrede, S. 1. Signatur: IWA.01.D.10.01.

130 Druckfahne des Buches *Grundlegendes für eine Erweiterung der Heilkunst nach geisteswissenschaftlichen Erkenntnissen* mit handschriftlichen Korrekturen Rudolf Steiners. Signatur: IWA.01.D.10.01.

131 Rudolf Steiner und Ita Wegman: *Grundlegendes für eine Erweiterung der Heilkunst nach geisteswissenschaftlichen Erkenntnissen*. Philosophisch-Anthroposophischer Verlag am Goetheanum. Herbst 1925. Vorsatztitel. Signatur: IWA.01. B.1.

132-135 Ita Wegman in der Zeit der Krankenpflege Rudolf Steiners. Schreinerei am Goetheanum, ohne Datum (1924/1925). Fotografien aus einem Album von Mien Viehoff. Rückseitig handschriftliche Notiz auf den Fotoabzügen: «Atelier Winter 1924/25» (Handschrift von Hilma Walter). Auf einer Hülle, in der die Negative aufbewahrt sind, ist handschriftlich vermerkt: «20. III [19]25 Dornach.»
Abb. 132: Fotoabzug Maße: 11 × 7,7 cm, Signatur: IWA.01.F.163;
Abb. 133: Fotoabzug Maße: 10,3 × 8 cm, Signatur: IWA.01.F.164;
Abb. 134: Fotoabzug Maße: 8 × 8,6 cm, Signatur: IWA.01.F.160;
Abb. 135: Fotoabzug Maße: 7,5 × 10,5 cm, Signatur: IWA.01.F.161.

136 Rudolf Steiner: *In meiner Aura*. Ohne Datum.

137 Ita Wegman. KTI, 1925. Porträtfotografie. Der mittlere Teil dieser Aufnahme wurde als Bild für den Pass vom 13. Juni 1933 verwendet (dort Fotoabzug mit den Maßen: 5,5 × 4,7 cm.) Rückseitig handschriftliche Notiz: «Nach dem Tode von Dr. Steiner etwa schon 1925 bald nach der Rückkehr in der Klinik», Handschrift von Hilma Walter. Fotoabzug Maße: 7,7 × 10,7 cm. Signatur: IWA.01.F.166.

138 Ita Wegman: Das Krankenlager, die letzten Tage und Stunden Dr. Steiners. Nachrichtenblatt der Wochenschrift *Das Goetheanum*, 19. April 1925, S. 62.

139 Ita Wegman: «An die Mitglieder!» Nachrichtenblatt der Wochenschrift *Das Goetheanum*. 16. August 1925, S. 129.

140 Ita Wegman (rechts) mit Elisabeth Vreede (links). Essen. Fotoabzug Maße: 11 × 7,5 cm. Signatur: IWA.01.F.184.

141 Ita Wegman (links) mit Lili Kollisko. Strand von Den Haag-Scheveningen, Sommer 1925. Fotoabzug Maße: 6 × 4 cm. Signatur: IWA.01.F.168.

142 Ita Wegman am Strand von Den Haag-Scheveningen. Sommer 1925. Fotoabzug Maße: 6 × 4 cm. Signatur: IWA.01.F.170.

130 Page proof for *Grundlegendes für eine Erweiterung der Heilkunst nach geisteswissenschaftlichen Erkenntnissen* [Foundations for an extension of the art of healing based on spiritual scientific knowledge] with handwritten corrections by Rudolf Steiner. Cat. no.: IWA.01.D.10.01.

131 Rudolf Steiner and Ita Wegman: *Grundlegendes für eine Erweiterung der Heilkunst nach geisteswissenschaftlichen Erkenntnissen* [Foundations for an extension of the art of healing based on spiritual scientific knowledge]. Philosophisch-Anthroposophischer Verlag am Goetheanum. Fall 1925. Title page. Cat. no.: IWA.01.B.1.

132–135 Ita Wegman during the time she is providing medical care to Rudolf Steiner. Carpentry Building at the Goetheanum. Photographs from an album belonging to Mien Viehoff. Handwritten inscription on the back of the prints: "Atelier Winter 1924/25" (Hilma Walter's handwriting). On a sleeve for the negatives there is a handwritten note: "20 III [19]25 Dornach."

132 (p. 126) Print size: 11 × 7.7 cm. Cat. no.: IWA.01.F.163;

133 (p. 126) Print size: 10.3 × 8 cm. Cat. no.: IWA.01.F.164;

134 (p. 127) Print size: 8 × 8.6 cm. Cat. no.: IWA.01.F.160;

135 (p. 127) Print size: 7.5 × 10.5 cm. Cat. no.: IWA.01.F.161.

136 Rudolf Steiner: *In my aura.* Undated.

137 Ita Wegman. KTI, 1925. Portrait photo. The central part of this photograph was used for her 13 June 1933 passport (as a 5.5 × 4.7 cm print). Handwritten inscription on the back: "After Dr. Steiner's death, perhaps already 1925, soon after her return to the clinic." Handwriting of Hilma Walter. Print size: 7.7 × 10.7 cm. Cat. no.: IWA.01.F.166.

138 Ita Wegman: Das Krankenlager, die letzten Tage und Stunden Dr. Steiners. [The extended illness, and the last days and hours of Dr. Steiner]. News-sheet of the weekly *Das Goetheanum*, 19 April 1925. p. 62.

139 Ita Wegman. "To the Members!" News-sheet of the weekly Das Goetheanum. 16 August 1925, p. 129.

140 Ita Wegman (right) with Elisabeth Vreede (left). Essen. Print size: 11 × 7.5 cm. Cat. no.: IWA.01.F.184.

141 Ita Wegman (left) with Lili Kolisko. Beach at The Hague-Scheveningen, summer 1925. Print size: 6 × 4 cm. Cat. no.: IWA.01.F.168.

142 Ita Wegman on the beach at The Hague-Scheveningen, summer 1925. Print size: 6 × 4 cm. Cat. no.: IWA.01.F.170.

143 Ita Wegman on the beach at The Hague-Scheveningen, summer 1925. Print size: 4 × 6 cm. Cat. no.: IWA.01.F.171.

144 Map of Arlesheim. Scale: 1:5000. 1926 edition. Dornach. The Goetheanum and the KTI are visible. Published by the Arlesheim Verkehrs- und Verschönerungs-Verein. Published by the Goetheanum, 1928 edition. Detail. Map size: 36 × 78 cm.

145, 146 "Clinical-Therapeutic Institute, Arlesheim clinic, convalescent and children's home. Department of the Gen. Anthropos. Society ... Arlesheim, 3 May 26. To the Executive Council of the General Anthroposophical Society." Project proposal and financing, Expansion of the KTI. pp. 1–2. Cat. no.: IWA.01.D.05.05.10.

143 Ita Wegman am Strand von Den Haag-Scheveningen. Sommer 1925. Fotoabzug Maße: 4 × 6 cm. Signatur: IWA.01.F.171.

144 Plan von Arlesheim. Maßstab 1:5000. Ausgabe 1926. Dornach. Sichtbar sind das Goetheanum und das KTI. Herausgegeben vom Verkehrs- und Verschönerungs-Verein Arlesheim. Herausgegeben vom Goetheanum, Ausgabe 1928. Ausschnitt. Plan Maße: 36 × 78 cm.

145, 146 «Klinisch-Therapeutisches Institut, Arlesheim Klinik, Erholungs- und Kinderheim. Abteilung der Allgem. Anthropos. Gesellschaft. ... Arlesheim, d. 3. Mai 26. An den Vorstand der Allgemeinen Anthroposophischen Gesellschaft» Projektbegründung und Finanzierung, Anbau des KTI, S. 1-2. Signatur: IWA.01.D.05.05.10.

147 Ita Wegman (Vierte von links) bei der Translokation des «Bürohauses» des KTI, ohne Datum (1926/1927). Praxishelferin Martha Staub (Zweite von links). Fotoabzug Maße: 4 × 6 cm. Signatur: IWA.01.F.433.

148 Krankenschwester Wilma Kunz im «Bürohaus» des KTI, ohne Datum. Rückseitig handschriftliche Notiz: «Wilma Kunze in Klinik - in E's Stubli Bürohaus Erdgeschoss. Zimmer von E. Estermann von 1926-1930.» Fotoabzug Maße: 8 × 10 cm. Signatur: IWA.01.F.432.

149 KTI, Westansicht, zur Zeit der Bauerweiterung unter der Leitung des Architekten Stöcklin aus Arlesheim, 1926/1927. Das «Bürohaus» ist noch im Originalzustand, nach der Translokation (links). Fotoabzug Maße: 7,8 × 10,5 cm. Signatur: IWA.01.F.436.

150 KTI, Westansicht, nach der Bauerweiterung (nach 1927). Fotoabzug (ein Fragment) Maße: 6 × 10,7 cm. Signatur: IWA.01.F.438.

151 KTI, Westansicht, nach der Bauerweiterung und nach der Erweiterung des «Bürohauses» (nach 1927). Fotoabzug Maße: 15 × 24,5 cm. Signatur: IWA.01.F.439.

152, 153 KTI, Südansicht, nach 1927. Postkarte, Vorderseite und Rückseite. Vorderseitige Beschriftung: «6489 Klinik Arlesheim (Gesamtansicht)». Rückseitige Beschriftung: «KLINISCH - THERAPEUTUSCHES INSTITUT ARLESHEIM gegr. 1921 von Dr. Ita Wegman zur Aufnahme und Behandlung von Patienten nach Methoden Rudolf Steiner. El-Bromsilber Reproduktion verboten Kunstverlag Frobenius A.G. Basel 12 - Nr. 1459 BRB 3. 10 1939 -». Es handelt es sich um den Zustand nach dem zweiten Anbau des KTI vom 1926/1927. Postkarte Maße: 8,5 × 13,5 cm. Signatur: IWA.01.F.419.

154 KTI, Südansicht, nach 1927. Fotoabzug Maße: 8,7 × 13 cm. Signatur: IWA.01.F.443.

155 KTI mit dem Eingangstor, Südansicht, nach 1927. Signatur: IWA.01.F.441.

156 KTI, Westansicht, ohne Datum. Fotoabzug Maße: 8,2 × 5,5 cm. Signatur: IWA.01.F.447.

157 KTI, Gesamtansicht von Süden, nach 1927. Postkarte. Rückseitige Beschriftung: «Klinisch-Therapeutisches Institut Arlesheim 1619 Edition Photoglob. Zürich. Fabrication Suisse». Postkarte Maße: 8 × 13 cm. Signatur: IWA.01.F.446.

158 Richtfest des zweiten Goetheanum, 29. September 1926. Ita Wegman (Sechste von links) zwischen Elisabeth Vreede und dem Architekten Ernst Aisenpreis. Foto: Otto Rietmann, Nr. 158. Goetheanum Archiv.

159 Richtfest des zweiten Goetheanum, 29. September 1926. Ita Wegman (Erste von rechts unter dem Richtfestbaum) in der Vorstandsgruppe. Foto: Otto Rietmann Nr. 156. Goetheanum Archiv.

147 Ita Wegman (fourth from left) during the relocation of the "office building" of the KTI, undated (1926 / 1927). Physician's assistant Martha Staub (second from left). Print size: 4 × 6 cm. Cat. no.: IWA.01.F.433.

148 Nurse Wilma Kunz in the "office building" of the KTI, undated. Handwritten inscription on the back: "Wilma Kunze in the clinic - in E's little room in the office building, ground floor. E. Estermann's room 1926-1930." Print size: 8 × 10 cm. Cat. no.: IWA.01.F.432.

149 KTI, west view, during the building expansion led by architect Stöcklin from Arlesheim, 1926 / 1927. After the relocation, the "office building" is still in its original state (left). Print size: 7.8 × 10.5 cm. Cat. no.: IWA.01.F.436.

150 KTI, west view, after the building expansion (after 1927). Print size (cropped): 6 × 10.7 cm. Cat. no.: IWA.01.F.438.

151 KTI, west view, after the building expansion and the expansion of the "office building" (after 1927). Print size (cropped): 15 × 24.5 cm. Cat. no.: IWA.01.F.439.

152, 153 KTI, southwest view, after 1927. Postcard. Front and back. Inscription on front: "6489 Clinic Arlesheim (full view)."
Inscription on back: "ES INSTITUT ARLESHEIM founded 1921 by Dr. Ita Wegman for accepting and treating patients according to Rudolf Steiner's methods. Silver bromide print; reproduction prohibited. Kunstverlag Frobenius A.G. Basel 12 - No. 1459 BRB 3. 10 1939 -." This is the state after the second expansion of the KTI in 1926 / 1927. Postcard size: 8.5 × 13.5 cm. Cat. no.: IWA.01.F.419.

154 KTI, south view, after 1927. Print size: 8.7 × 13 cm. Cat. no.: IWA.01.F.443.

155 KTI with the entry gate, south view, after 1927. Cat. no.: IWA.01.F.441.

156 KTI, west view, undated. Print size: 8.2 × 5.5 cm. Cat. no.: IWA.01.F. 447.

157 KTI, full view from the south, after 1927. Postcard. Inscription on the back: "Klinisch-Therapeutisches Institut Arlesheim 1619 Edition Photoglob. Zurich. Fabrication Suisse." Postcard size: 8 × 13 cm. Cat. no.: IWA.01.F.446.

158 Topping out ceremony at the second Goetheanum, 29 September 1926. Ita Wegman (sixth from left) between Elisabeth Vreede and architect Ernst Aisenpreis. Photo: Otto Rietmann, No. 158. Goetheanum Archive.

159 Topping out ceremony at the second Goetheanum, 29 September 1926. Ita Wegman (first from the right under the topping out tree) in the Executive Council group. Photo: Otto Rietmann, No. 156. Goetheanum Archive.

160 Ita Wegman (front, first from the right). Topping out ceremony at the second Goetheanum, 29 September 1926. Concrete terrace in front of the southwest window of the second Goetheanum. Print size: 6 × 3.7 cm. Cat. no.: IWA.01.F.192.

161 Ita Wegman at the main entrance of the Holzhaus [wooden house], 29 September 1926. Print size: 6.1 × 3.7 cm. Cat. no.: IWA.01.F.197.

162 Ita Wegman (center), with co-workers in the garden of the KTI. From left to right: Madeleine van Deventer, Hilma Walter, Martha Staub, Ita Wegman, probably Sigfried Knauer, Eberhard Schickler, Margarete Bockholt. Bottom left: Oskar Schmiedel. 29 September 1926. Handwritten inscription on the back: "29 September 1926." Print size: 4 × 6 cm. Cat. no.: IWA.01.F.196.

163 Ita Wegman (center), with co-workers in the garden of the KTI. From left to right: Madeleine van Deventer, Hilma Walter, Ita Wegman, Eberhard Schickler,

160 Ita Wegman (vorne, Erste von rechts). Richtfestfeier des zweiten Goetheanum, 29. September 1926. Betonterrasse vor dem Südwestfenster des zweiten Goetheanum. Fotoabzug Maße: 6 × 3,7 cm. Signatur: IWA.01.F.192.

161 Ita Wegman am Haupteingang des *Holzhauses*, 29. September 1926. Fotoabzug Maße: 6,1 × 3,7 cm. Signatur: IWA.01.F.197.

162 Ita Wegman (Mitte), mit Mitarbeiterinnen im Garten des KTI. V. l. n. r.: Madeleine van Deventer, Hilma Walter, Martha Staub, Ita Wegman, vermutlich Sigfried Knauer, Eberhard Schickler, Margarete Bockholt. Unten links: Oskar Schmiedel. 29. September 1926. Rückseitig handschriftliche Notiz: «29. September 1926». Fotoabzug Maße: 4 × 6 cm. Signatur: IWA.01.F.196.

163 Ita Wegman (Mitte), mit Mitarbeiterinnen im Garten des KTI. V. l. n. r.: Madeleine van Deventer, Hilma Walter, Ita Wegman, Eberhard Schickler, Margarete Bockholt. 29. September 1926. Fotoabzug Maße: 4 × 6,2 cm. Signatur: IWA.01.F.195.

164 Ita Wegman (links) mit Margarete Bockholt und Oskar Schmiedel im Garten des KTI, 29. September 1926. Rückseitig handschriftliche Notiz: «29. September 1926», «Schmiedel». Fotoabzug Maße: 4 × 6 cm. Signatur: IWA.01.F.194.

165 Ita Wegman mit einer unbekannten Dame und Margarete Bockholt, ohne Datum (1928). Rückseitig handschriftliche Notiz: «1928». Fotoabzug Maße: 4 × 6,5 cm. Signatur: IWA.01.F.188.

166 Ita Wegman (Achte von links), KTI, ohne Datum. Fotoabzug Maße: 3,7 × 5,9 cm. Signatur: IWA.01.F.208.

167 Ita Wegman (Achte von links), KTI, ohne Datum. Fotoabzug Maße: 3,7 × 5,9 cm. Signatur: IWA.01.F.209.

168 Ita Wegman (zweite Reihe, Vierte von links) beim Schwesternkurs im *Sonnenhof*. Herbst 1926. Rückseitig handschriftliche Notiz: «Schwesternkurs Herbst 1926». Fotoabzug Maße: 8 × 11 cm. Signatur: IWA.01.F.198.

169 Ita Wegman (erste Reihe, Vierte von links) mit einem Kind und Mitarbeitern, *Sonnenhof*, 9. September 1927. Rückseitig handschriftliche Notiz: «9. Sept 1927 mit Ärzten, Heilpädagogen». Fotoabzug Maße: 7,5 × 10 cm. Signatur: IWA.01.F.204.

170 Ita Wegman (erste Reihe, Vierte von links), *Sonnenhof*, 9. September 1927. Fotoabzug Maße: 7,5 × 10 cm. Signatur: IWA.01.F.202.

171 Niederländische Tageszeitung *De Telegraaf*, Sonntag, 31. Oktober 1926, Artikel zu dem «Internationaal Paedagogisch Congres» in *Pulchri Studio Gravenhage*, Den Haag, Niederlanden. Ita Wegman in der Mitte zwischen Frederik Willem Zeylmans van Emmichoven und Elisabeth Vreede.

172 Ita Wegman: «Klinisch-Therapeutisches Institut, Arlesheim Klinik, Erholungs- und Kinderheim. Abteilung der Allgem. Anthropos. Gesellschaft. [...]». Vorhaben zur Herausgabe einer Monatszeitschrift innerhalb der medizinischen Sektion, ohne Adressat, ohne Datum (1926). Signatur: IWA.01.D.05.05.09.

173 Titelseite der von Ita Wegman herausgegebener Zeitschrift *NATURA Eine Zeitschrift für Erweiterung der Heilkunst nach geisteswissenschaftlicher Menschenkunde*. Oktober/November 1926. Heft 4/5.

174 Ita Wegman: *NATURA Eine Zeitschrift zur Erweiterung der Heilkunst nach geisteswissenschaftlicher Menschenkunde*. 1. Jahrgang 1926/27. Doppelseite. 344/345.

Margarete Bockholt. 29 September 1926. Print size: 4 × 6.2 cm. Cat. no.: IWA.01.F.195.

164 Ita Wegman (left) with Margarete Bockholt and Oskar Schmiedel in the garden of the KTI, 29 September 1926. Handwritten inscription on the back: "29 September 1926," "Schmiedel." Print size: 4 × 6 cm. Cat. no.: IWA.01.F.194.

165 Ita Wegman with an unknown woman and Margarete Bockholt, undated (1928). Handwritten inscription on the back: "1928." Print size: 4 × 6.5 cm. Cat. no.: IWA.01.F.188.

166 Ita Wegman (eighth from left), KTI, undated. Print size: 3.7 × 5.9 cm. Cat. no.: IWA.01.F.208.

167 Ita Wegman (eighth from left), KTI, undated. Print size: 3.7 × 5.9 cm. Cat. no.: IWA.01.F.209.

168 Ita Wegman (second row, fourth from left) at the course for nurses in the *Sonnenhof*. Fall 1926. Handwritten inscription on the back: "Course for nurses fall 1926." Print size: 8 × 11 cm. Cat. no.: IWA.01.F.198.

169 Ita Wegman (first row, fourth from left) with a child and co-workers, *Sonnenhof*, 9 September 1927. Handwritten inscription on the back: "9 Sept 1927 with doctors, curative educators." Print size: 7.5 × 10 cm. Cat. no.: IWA.01.F.204.

170 Ita Wegman (first row, fourth from left), *Sonnenhof*, 9 September 1927. Print size: 7.5 × 10 cm. Cat. no.: IWA.01.F.202.

171 Dutch daily paper *De Telegraaf*, Sunday, 31 October 1926, article on the "International Pedagogical Congress" in Pulchri Studio Gravenhage, The Hague, the Netherlands. Ita Wegman in the center between Frederik Willem Zeylmans van Emmichoven and Elisabeth Vreede.

172 Ita Wegman: "Clinical-Therapeutic Institute, Arlesheim clinic, Convalescent and children's home. Department of the Gen. Anthropos. Society ..." Proposal for the publication of a monthly journal within the Medical Section, no addressee, undated (1926). Cat. no.: IWA.01.D.05.05.09.

173 Title page of the journal edited by Ita Wegman, *Natura. Eine Zeitschrift für Erweiterung der Heilkunst nach geisteswissenschaftlicher Menschenkunde* [Natura. A journal for the extension of the healing arts based on the spiritual scientific understanding of the human being]. October/November 1926. Volume 4/5.

174 Ita Wegman: *Natura. Eine Zeitschrift für Erweiterung der Heilkunst nach geisteswissenschaftlicher Menschenkunde* [Natura. A journal for the extension of the healing arts based on the spiritual scientific understanding of the human being]. Volume 1, 1926/27. Two page spread 344/345.

175 Ita Wegman at the rear entrance to the *Holzhaus* [wooden house], undated (1927). Print size: 10.4 × 5.6 cm. Cat. no.: IWA.01.F.187.

176 Ita Wegman at the main entrance to the *Holzhaus* [wooden house], undated (1927). Handwritten inscription on the back: "The Holzhaus 1927." Print size: 6 × 3.8 cm. Cat. no.: IWA.01.F.201.

177 Ita Wegman (center) at the laying of the foundation stone for the *Rudolf Steiner Clinic* in The Hague, 13 November 1927. On the left next to her: Frederik Willem Zeylmans van Emmichoven. Between them: Karl König. Print size: 17 × 22.5 cm. Cat. no.: IWA.01.F.205.

175 Ita Wegman am Hintereingang des *Holzhauses*, ohne Datum (1927). Fotoabzug Maße: 10,4 × 5,6 cm. Signatur: IWA.01.F.187.
176 Ita Wegman am Haupteingang des *Holzhauses*, ohne Datum (1927). Rückseitig handschriftliche Notiz: «Das Holzhaus 1927». Fotoabzug Maße: 6 × 3,8 cm. Signatur: IWA.01.F.201.
177 Ita Wegman (Mitte) bei der Grundsteinlegung der *Rudolf Steiner Kliniek* in Den Haag, 13. November 1927. Links neben ihr: Frederik Willem Zeylmans van Emmichoven. Zwischen den beiden: Karl König. Fotoabzug Maße: 17 × 22,5 cm. Signatur: IWA.01.F.205.
178 «Verbindung der Schweizer Aerzte [...] Mitgliedkarte [...] für Frl. Dr. Ita Wegmann [...] Bern, den 16. Febr. 1928». Signatur: IWA.01.D.10.01.13.
179 Titelseite Prospekt «Weltkonferenz über die Wohlfahrt der Menschheit (Unsektiererisch. Unpolitisch) Abzuhalten in London Juli 1928. Vorläufige Ankündigung und Programm», ohne Datum (Herbst 1926).
180 Titelseite Prospekt «Medical Section of the World Conference on Spiritual Science July 20th-August I st. 1928 Friends' House, Euston Road, London N.W.I», ohne Datum (1928).
181 Ita Wegman mit KursteilnehmerInnen an der Treppe zum Esszimmer des KTI, ohne Datum (1928). Fotoabzug Maße: 7,8 × 18 cm. Signatur: IWA.01.F.206.
182 Ita Wegman mit KursteilnehmerInnen an der Treppe zum Esszimmer des KTI, ohne Datum (1928). Fotoabzug Maße: 10,6 × 8,2 cm. Signatur: IWA.01.F.207.
183 Ita Wegman (Erste von rechts) in Konnersreuth, ohne Datum (1927/1928). Fotoabzug Maße: 4,5 × 6 cm. Signatur: IWA.01.F.213.
Über ihre Eindrücke von Therese Neumann vgl. ihren Aufsatz «Wie bewertet geisteswissenschaftlich orientierte Medizin Erscheinungen wie die in Konnersreuth». In: *NATURA Eine Zeitschrift zur Erweiterung der Heilkunst nach geisteswissenschaftlicher Menschenkunde*, Sammelband II, 1927/28, S. 94.
184 Ita Wegman (Erste von links) auf der Reise zum Mont St. Michel (Frankreich), August 1928. Rechts von Ita Wegman v. l. n. r.: Margarete Bockholt, Mien Viehoff, Nora Stein (geb. von Baditz), Walter Johannes Stein, Georg Moritz, Erbprinz von Sachsen-Altenburg. Fotoabzug Maße: 6 × 10 cm. Signatur: IWA.01.F.215. (Für die Unterstützung bei der Personenidentifikation sei Péter Barna herzlich gedankt.)
185 Ita Wegman (Zweite von links) auf der Reise zum Mont St. Michel. August 1928. Rechts von Ita Wegman v. l. n. r.: Georg Moritz Erbprinz von Sachsen-Altenburg, Nora Stein (geb. von Baditz), Walter Johannes Stein. Fotoabzug Maße: 7,5 × 10,5 cm. Signatur: IWA.01.F.229.
186 Ita Wegman (Mitte) mit Margarethe Bockholt (rechts), Mont St. Michel, 4. August 1928. Fotoabzug Maße: 6 × 10 cm. Signatur: IWA.01.F.216.
187 Ita Wegman (Erste von rechts) auf dem Mont St. Michel, August 1928. Fotoabzug Maße: 2,7 × 6,5 cm. Signatur: IWA.01.F.230.
188 Ita Wegman (Im Vordergrund), Reise zum Mont St. Michel, August 1928. Fotoabzug Maße: 6,5 × 4 cm. Signatur: IWA.01.F.218.
189 Ita Wegman in Breslau, ohne Datum (1928). Porträtaufnahme. Rückseitig Stempel «Magdalene Becker, Breslau. Malerin und Kunstfotografie». Fotoabzug Maße: 10,7 × 7 cm. Signatur: IWA.01.F.249.

178 "Federation of Swiss Physicians ... membership card ... for Frl. Dr. Ita Wegmann ... Bern, 16 Feb. 1928." Cat. no.: IWA.01.D.10.01.13.
179 Title page of brochure "World Conference on the Welfare of Humanity (nonsectarian. nonpolitical) to be held in London July 1928. Provisional announcement and program," undated (Fall 1926).
180 Title page of brochure "Medical Section of the World Conference on Spiritual Science July 20th-August 1st 1928 Friends' House, Euston Road, London N.W.1," undated (1928).
181 Ita Wegman with course participants at the stairs to the KTI dining room, undated (1928). Print size: 7.8 × 18 cm. Cat. no.: IWA.01.F.206.
182 Ita Wegman with course participants at the stairs to the KTI dining room, undated (1928). Print size: 10.6 × 8.2 cm. Cat. no.: IWA.01.F.207.
183 Ita Wegman (far right) in Konnersreuth, undated (1927/1928). Print size: 4.5 × 6 cm. Cat. no.: IWA.01.F.213.
On her impressions of Therese Neumann cf. her essay "Wie bewertet geisteswissenschaftlich orientierte Medizin Erscheinungen wie die in Konnersreuth" [How spiritual scientifically oriented medicine evaluates phenomena like those in Konnersreuth]. In: *Natura, eine Zeitschrift zur Erweiterung der Heilkunst nach geisteswissenschaftlicher Menschenkunde*
[Natura. A journal for the extension of the healing arts based on the spiritual scientific understanding of the human being], Collected volume II, 1927/28. p. 94.
184 Ita Wegman (far left) on the trip to Mont St. Michel (France), August 1928. To Ita Wegman's right (from left to right): Margarete Bockholt, Mien Viehoff, Nora Stein (née von Baditz), Walter Johannes Stein, Georg Moritz, crown prince of Sachsen-Altenburg. Print size: 6 × 10 cm. Cat. no.: IWA.01.F.215. (We are grateful to Péter Barna for his help in identifying these individuals.)
185 Ita Wegman (second from left) on the trip to Mont St. Michel, August 1928. To Ita Wegman's right (from left to right): Georg Moritz, crown prince of Sachsen-Altenburg, Nora Stein (née von Baditz), Walter Johannes Stein. Print size: 7.5 × 10.5 cm. Cat. no.: IWA.01.F.229.
186 Ita Wegman (center) with Margarethe Bockholt (right), Mont St. Michel, 4 August 1928. Print size: 6 × 10 cm. Cat. no.: IWA.01.F.216.
187 Ita Wegman (far right) on Mont St. Michel, August 1928. Print size: 2.7 × 6.5 cm. Cat. no.: IWA.01.F.230.
188 Ita Wegman (foreground), trip to Mont St. Michel, August 1928. Print size: 6.5 × 4 cm. Cat. no.: IWA.01.F.218.
189 Ita Wegman in Breslau, undated (1928/1929). Portrait photograph. Stamp on back "Magdalene Becker, Breslau. Malerin und Kunstfotografie [painter and artistic photography]." Print size: 10.7 × 7 cm. Cat. no.: IWA.01.F.249.
190 Ita Wegman in Breslau, undated (1928/1929). Portrait photograph. Stamp on back "Magdalene Becker, Breslau. Malerin und Kunstfotografie [painter and artistic photography]." Print size: 21 × 16 cm. Cat. no.: IWA.01.F.247.
191, 192 Letter from the photographer Magdalene Becker to Ita Wegman, Breslau, 25 November 1928. Cat. no. IWA. 01.D.02.114.

190 Ita Wegman in Breslau, ohne Datum (1928). Porträtaufnahme. Rückseitig Stempel «Magdalene Becker, Breslau. Malerin und Kunstfotografie». Fotoabzug Maße: 21 × 16 cm. Signatur: IWA.01.F.247.

191, 192 Brief der Fotografin Magdalene Becker an Ita Wegman, Breslau, 25. November 1928. Signatur: IWA.01.D.02.114.

193 Ita Wegman und Marie Steiner, ohne Datum. Rückseitig handschriftliche Notiz Madeleine van Deventers: «Historisches Foto! Frau Dr. Steiner und Frau Dr. Wegman». Fotoabzug Maße: 7,5 × 10,5 cm. Signatur: IWA.01.F.165.

194 Ita Wegman (rechts) mit zwei unbekannten Personen vor dem Denkmal des Dichters Johann Peter Uz, dem Ort des Attentats auf Kaspar Hauser. Ansbach, 2. Juli 1929. Rückseitig handschriftliche Notiz: «Grab Kasp. Hauser 2 - VII - [19]29». Fotoabzug Maße: 6,5 × 4 cm. Signatur: IWA.01.F.256.

195 Ita Wegman am Eingang zum heilpädagogischen Institut *Schloss Gerswalde* mit Kindern und Mitarbeitern. Gerswalde, ohne Datum (1929). Fotoabzug Maße: 6 × 4 cm. Signatur: IWA.01.F.280.

196 Ita Wegman (links) mit Florence Simpson am *Sonnenhof*, Arlesheim, ohne Datum. Fotoabzug Maße: 3,6 × 4,5 cm. Signatur: IWA.01.F.260.

197 Ita Wegman (links) mit Florence Simpson am *Sonnenhof*, Arlesheim, ohne Datum. Fotoabzug Maße: 3,6 × 5 cm. Signatur: IWA.01.F.259.

198 Ita Wegman (erste Reihe, Zweite von rechts) bei einem Fest im *Sonnenhof*, Arlesheim, ohne Datum. Fotoabzug Maße: 7,5 × 10,2 cm. Signatur: IWA.01.F.258.

199 Ita Wegman mit Florence Simpson. England-Reise in einem Morris Cowley. Mai 1929. Maße: 4 × 5,6 cm. Signatur: IWA.01.F.249.

200 Ita Wegman, England-Reise in einem Morris Cowley, Mai 1929. Fotoabzug Maße: 8 × 13 cm. Signatur: IWA.01.F.248.

201 Ita Wegman bei der *Forth Bridge* in Edinburgh (Schottland), Mai 1929. Fotoabzug Maße: 3,8 × 5,9 cm. Signatur: IWA.01.F.253.

202 Ita Wegman bei der *Forth Bridge* in Edinburgh (Schottland), Mai 1929. Fotoabzug Maße: 3,8 × 5,9 cm. Signatur: IWA.01.F.254.

203 *Aus Michaels Wirken. Eine Legenden- und Bildersammlung von Nora Stein. Eine Betrachtung über Michaels Wirken im Lichte der anthroposophischen Geisteswissenschaft von Ita Wegman.* 1929. Orient-Occident Verlag. Stuttgart - Den Haag - London.

204 Erzengel Michael. Elfenbein Relief byzantinisch, 12. Jahrhundert. Berlin - Kaiser Friedrich-Museum. Abbildung in: *Aus Michaels Wirken,* S. 45.

205 Ita Wegman (rechts), ohne Datum. Fotoabzug Maße: 3,8 × 5,9 cm. Signatur: IWA.01.F.255.

206 Ita Wegman in Hafelekar, nördlich von Innsbruck, 3. September 1929. Postkarte Maße: 13,5 x 9. cm. Signatur: IWA.01.F.264.

207 Ita Wegman vor der *Goetheanum-Bücherstube* in Jena. Rechts: Franz Löffler. In Berlin, Jena und Stuttgart wurden auf Anregung Wegmans ab 1929 *Goetheanum-Bücherstuben* eingerichtet. Ohne Datum. Fotoabzug Maße: 13 × 8 cm. Signatur: IWA.01.F.155.

208 Ita Wegman zu Besuch bei Karl Schubert in Stuttgart, ohne Datum. Fotoabzug Maße: 13 × 8 cm. Signatur: IWA.01.F.127.

209 Ita Wegman (dritte Reihe, Zweite von links) und Karl König (dritte Reihe, Erster von links) bei einem Krankenpflege-, Massage und Heileurythmiekurs am KTI, September 1930. Signatur: IWA.01.F.231.

193 Ita Wegman and Marie Steiner, undated. Handwritten inscription on the back by Madeleine van Deventer: "Historic photo! Frau Dr. Steiner and Frau Dr. Wegman." Print size: 7.5 × 10.5 cm. Cat. no.: IWA.01.F.165.
194 Ita Wegman (right) with two unknown individuals in front of the monument to poet Johann Peter Uz, the place where Kaspar Hauser was assassinated. Ansbach (Germany), 2 July 1929. Handwritten inscription on the back: "Grave of Kasp. Hauser 2 - VII - [19]29." Print size: 6.5 × 4 cm. Cat. no.: IWA.01.F.256.
195 Ita Wegman at the entrance to the curative education institute *Schloss Gerswalde* with children and co-workers. Gerswalde (Germany), undated (1929). Print size: 6 × 4 cm. Cat. no.: IWA.01.F.280.
196 Ita Wegman (left) with Florence Simpson at the *Sonnenhof*, Arlesheim, undated. Print size: 3.6 × 4.5 cm. Cat. no.: IWA.01.F.260.
197 Ita Wegman (left) with Florence Simpson at the *Sonnenhof*, Arlesheim, undated. Print size: 3.6 × 5 cm. Cat. no.: IWA.01.F.259.
198 Ita Wegman (first row, second from right) at a festival in the *Sonnenhof*, Arlesheim, undated. Print size: 7.5 × 10.2 cm. Cat. no.: IWA.01.F.258.
199 Ita Wegman with Florence Simpson. Trip in England in a Morris Cowley, May 1929. Size: 4 × 5.6 cm. Cat. no.: IWA.01.F.249.
200 Ita Wegman, trip to England in a Morris Cowley, May 1929. Print size: 8 × 13 cm. Cat. no.: IWA.01.F.248.
201 Ita Wegman at the *Forth Bridge* in Edinburgh (Scotland), May 1929. Print size: 3.8 × 5.9 cm. Cat. no.: IWA.01.F.253.
202 Ita Wegman at the *Forth Bridge* in Edinburgh (Scotland), May 1929. Print size: 3.8 × 5.9 cm. Cat. no.: IWA.01.F.254.
203 Aus Michaels Wirken. Eine Legenden- und Bildersammlung [From Michael's activity. A collection of legends and images, by Nora Stein. A consideration of Michael's activity in light of anthroposophical spiritual science by Ita Wegman.] 1929. Orient-Occident Verlag. Stuttgart -The Hague - London
204 Archangel Michael. Ivory relief - Byzantine. 12th century. Berlin, Kaiser Friedrich Museum. Image in Aus Michaels Wirken [From Michael's activity], p. 45.
205 Ita Wegman (right), undated. Print size: 3.8 × 5.9 cm. Cat. no.: IWA.01.F.255.
206 Ita Wegman in Hafelekar, north of Innsbruck, 3 September 1929. Postcard size: 13.5 × 9 cm. Cat. no.: IWA.01.F.264.
207 Ita Wegman in front of the *Goetheanum Bookshop* in Jena. On the right: Franz Löffler. Starting in 1929, *Goetheanum Bookshops* were established in Berlin, Jena, and Stuttgart at Ita Wegman's suggestion. Undated. Print size: 13 × 8 cm. Cat. no.: IWA.01.F.155.
208 Ita Wegman visiting Karl Schubert in Stuttgart, undated. Print size: 13 × 8 cm. Cat. no.: IWA.01.F.127.
209 Ita Wegman (third row, second from left) and Karl König (third row, far left) during a caregiving, massage, and curative eurythmy course at the KTI, September 1930. Cat. no.: IWA.01.F.231.
210 Ita Wegman (first row, second from left) at a natural science meeting in Amsterdam, November 1929. Left of Ita Wegman: Frederik Willem Zeylmans van Emmichoven. To her right: Guenther Wachsmuth, Elisabeth Vreede, Lili Kolisko. Print size: 11.7 × 16 cm. Cat. no.: IWA.01.F.278.

210 Ita Wegman (erste Reihe, Zweite von links) bei einer naturwissenschaftlichen Tagung in Amsterdam, November 1929. Links von Ita Wegman: Frederik Willem Zeylmans van Emmichoven. Rechts von ihr: Guenther Wachsmuth, Elisabeth Vreede, Lili Kolisko. Fotoabzug Maße: 11,7 × 16 cm. Signatur: IWA.01.F.278.

211 Ita Wegman (Dritte von links) mit Florence Simpson (Zweite von links), *Kamp de Staakenberg*, August 1930. Fotoabzug Maße: 5,6 × 4 cm. Signatur: IWA.01.F.285.

212 Ita Wegman und Florence Simpson, *Kamp de Staakenberg*, August 1930. Fotoabzug Maße: 3,9 × 6 cm. Signatur: IWA.01.F.283.

213 Ita Wegman: *NATURA Eine Zeitschrift zur Erweiterung der Heilkunst nach geisteswissenschaftlicher Menschenkunde.* 4. Jahrgang 1929/30. Doppelseite 142/143.

214 Ita Wegman (links neben dem Fenster) bei einem Kurs für «junge Mediziner» an der Treppe zum Esszimmer des KTI, ohne Datum. Fotoabzug Maße: 5,5 × 9 cm. Signatur: IWA.01.F.296.

215 Ita Wegman (erste Reihe, Dritte von rechts) in Kent Terrace, London, 1931. Späterer Fotoabzug. Signatur: IWA.01.F.295.

216 Ita Wegman (rechts) und Ilse Knauer (links). Bacchus Tempel, Athen, April/Mai 1932. Als Postkarte gedruckt und von Ita Wegman an Mien Viehoff gesandt. Postkarte. Maße: 13,5 × 8,2 cm. Signatur: IWA.01.F.299.

217 Ita Wegman (links) und Ilse Knauer (rechts) auf einer Griechenlandreise, April/Mai 1932. Bacchus Tempel, Athen. Postkarte. Maße: 8,2 × 13,5 cm. Signatur: IWA.01.F.300.

218 Ita Wegman (links) mit Ilse Knauer und Erich Kirchner (rechts). Bacchus Tempel, Athen, April/Mai 1932. Postkarte. Maße: 8,2 × 13,5 cm. Signatur: IWA.01.F.301.

219 Ita Wegman mit Werner Pache, Franz Löffler, Sigfried Pickert und Albrecht Strohschein (v. l. n. r.) im heilpädagogischen Institut Lauenstein-Altefeld, 1. September 1932. Späterer Fotoabzug. Signatur: IWA.01.F.304.

220–222 Ita Wegman: Brief an Daniel Nicol Dunlop, 17. April 1933, S. 1–3. Signatur: IWA.01.D.02.39.123.

223 Pass, signiert «Dr. med. I. Wegman». Basel, den 14. Juli 1933. Signatur: IWA.01.D.10.01.14.

224 Die Stellungnahme der Arlesheimer Ärztinnen und Ärzte Kaelin, Bockholt, van Deventer, Suchantke, Knauer, Walter, Bort, Berthold und Leroi vom 25. März 1934 an den Vorstand der Allgemeinen Anthroposophischen Gesellschaft, Abschrift. Signatur: IWA.01.D.02.129.168.

225 Ita Wegman: Manuskript *Gegenantrag,* S. 1, ohne Datum (Ende Februar/März 1934). Er bezieht sich auf einen Antrag auf Veränderung der Statuten. Ita Wegman Archiv.

226 Ita Wegman: Brief an Sophie Bauer, 14. April 1935 (während der Generalversammlung der Anthroposophischen Gesellschaft), S. 1. Signatur: IWA.01.D.02.130.25.

227 Ita Wegman auf dem Krankenlager in Hondrich, Mai/Juni 1934. Fotoabzug Maße: 6 × 4 cm. Signatur: IWA.01.F.305.

228 Ita Wegman am Rhone Gletscher, 29. August 1934. Fotoabzug (Ausschnitt) Maße: 14 × 7 cm. Signatur: IWA.01.F.306.

229 Ita Wegman mit Kalmia Bittleston in Venedig, auf der Reise nach Palästina. September 1934. Fotoabzug Maße: 13,6 × 9,4 cm. Signatur: IWA.01.F.312.

211 Ita Wegman (third from left) with Florence Simpson (second from left), Camp de Staakenberg (Holland), August 1930. Print size: 5.6 × 4 cm. Cat. no.: IWA.01.F.285.

212 Ita Wegman and Florence Simpson, Camp de Staakenberg (Holland), August 1930. Print size: 3.9 × 6 cm. Cat. no.: IWA.01.F.283.

213 Ita Wegman: NATURA, Eine Zeitschrift zur Erweiterung der Heilkunst nach geisteswissenschaftlicher Menschenkunde. [NATURA, A journal for the extension of the healing arts based on the spiritual scientific understanding of the human being], Volume 4, 1929/30. Two page spread 142/143.

214 Ita Wegman (left, next to the window) at a course for "young doctors/medical students" at the stairs to the KTI dining room, undated. Print size: 5.5 × 9 cm. Cat. no.: IWA.01.F.296.

215 Ita Wegman (first row, third from right) in Kent Terrace, London (England), 1931. Later print. Cat. no.: IWA.01.F.295.

216 Ita Wegman (right) and Ilse Knauer (left). Temple of Bacchus, Athens, April / May 1932. Printed as a postcard and written by Ita Wegman to Mien Viehoff. Postcard size: 13.5 × 8.2 cm. Cat. no.: IWA.01.F.299.

217 Ita Wegman (left) and Ilse Knauer (right) on a trip to Greece, April / May 1932. Temple of Bacchus, Athens (Greece). Postcard size: 8.2 × 13.5 cm. Cat. no.: IWA.01.F.300.

218 Ita Wegman (left) with Ilse Knauer and a tour guide (right). Temple of Bacchus, Athens, April / May 1932. Postcard size: 8.2 × 13.5 cm. Cat. no.: IWA.01.F.301.

219 Ita Wegman with (from left to right) Werner Pache, Franz Löffler, Sigfried Pickert, and Albrecht Strohschein at the Lauenstein-Altefeld curative education institute, 1 September 1932. Later print. Cat. no.: IWA.01.F.304.

220–222 Ita Wegman: Letter to Daniel Nicol Dunlop, 17 April 1933, pages 1 to 3. Cat. no.: IWA.01.D.02.39.123.

223 Passport, signed "Dr. med. I. Wegman." Basel, 14 July 1933. Cat. no.: IWA.01.D.10.01.14.

224 Statement by anthroposophical physicians Kaelin, Bockholt, van Deventer, Suchantke, Knauer, Walter, Bort, Berthold, and Leroi on 25 March 1934 to the Executive Council of the General Anthroposophical Society. Copy. Cat. no.: IWA.01.D.02.129.168.

225 Ita Wegman: Manuscript of Countermotion, p. 1, undated (end of February/March 1934). It concerns a motion to change the bylaws. Ita Wegman Archiv.

226 Ita Wegman: Letter to Sophie Bauer, 14 April 1935 (during the Annual General Meeting of the Anthroposophical Society). p. 1. Cat. no.: IWA.01.D.02.130.25.

227 Ita Wegman in her sickbed in Hondrich (Berner Oberland), May / June 1934. Print size: 6 × 4 cm. Cat. no.: IWA.01.F.305.

228 Ita Wegman at the Rhone glacier, 29 August 1934. Print size (detail): 14 × 7 cm. Cat. no.: IWA.01.F.306.

229 Ita Wegman with Kalmia Bittleston in Venice (Italy), during the trip to Palestine. September 1934. Print size: 13.6 × 9.4 cm. Cat. no.: IWA.01.F.312.

230 Ita Wegman with Kalmia Bittleston on board the *Vienna* during the trip to Palestine. Handwritten inscription on the back: "At the stern of the Vienna on the

230 Ita Wegman mit Kalmia Bittleston an Bord der *Vienna* auf der Reise nach Palästina. Rückseitig handschriftliche Notiz: «Am Heck der *Vienna* auf der Fahrt nach Griechenland.» Beginn der Schifffahrt am 20. September. Fotoabzug gedruckt als Postkarte. Maße: 8 × 12,9 cm. Signatur: IWA.01.F.318.

231 Ita Wegman (Erste von rechts) in Safed, in Galiläa, 9. Oktober 1935. Rückseitig handschriftliche Notiz: «höchster Berg in Palästina (Weihrauchduft). Hinter Saphet. (Blick von dort g.[egen] See Genezareth und auf d.[er] anderen Seite zum Meer nach Haifa u. Akkon)». Postkarte. Maße: 8 × 12,8 cm. Signatur: IWA.01.F.323.

232 Ita Wegman auf Capri, Oktober/November 1934. Rückseitig handschriftliche Notiz: «auf Ana capri Wegm. Miliora (Quellwasser aus den geliehenen Gläsern eines deutschen Künstlerphilosophen.)» Fotoabzug Maße: 8,5 × 6,5 cm. Signatur: IWA.01.F.325.

233, 234 Jordan-Taufstelle, Palästina. Rückseitig handschriftliche Notiz: «Der Jordan Taufstelle Eine Erinnerung an Palästina Mit Weihnachtsgruss Ita Wegman Weihnachten 1934». Postkarte. Maße: 12,5 × 17,5 cm. Signatur: IWA.01.F.327.

235 Ita Wegman mit Daniel Nicol Dunlop und Pieter de Haan in Amsterdam, 1935. Fotoabzug Maße: 9 × 7 cm. Signatur: IWA.01.F.330.

236 Ita Wegman (hintere Reihe, in der Mitte) im *Sonnenhof*, Ostern 1935. Rückseitig handschriftliche Notiz: «Ostern 1935». Fotoabzug Maße: 10,5 × 14,5 cm. Signatur: IWA.01.F.338.

237 Ita Wegman, KTI, 1935. Rückseitig handschriftliche Notiz: «1935». Fotoabzug Maße: 14 x 9,5. Signatur: IWA.01.F.346.

238 Ita Wegman im heilpädagogischen Institut von Clent, Pfingsten 1935. Rückseitig handschriftliche Notiz: «Clent Grove. Pfingsten 1935». Fotoabzug Maße: 8,2 × 5,2 cm. Signatur: IWA.01.F.303.

239 Ita Wegman in Clent, Pfingsten 1935. Fotoabzug Maße: 13 × 8,2 cm. Signatur: IWA.01.F.335.

240 Ita Wegman (hinten, in der Mitte) in Clent, Pfingsten 1935 (9./10. Juni 1935). Fotoabzug Maße: 8,2 × 13 cm. Signatur: IWA.01.F.336.

241 Ita Wegman (erste Reihe, Dritte von Links) in Clent, Pfingsten 1935. Rechts neben ihr M. Bockholt. Fotoabzug Maße: 8,2 × 12 cm. Signatur: IWA.01.F.334.

242 Ita Wegman und die *Sonnenhof*-Gemeinschaft, Passwang, 1935. Fotoabzug Maße: 8 × 10 cm. Signatur: IWA.01.F.340.

243 Ita Wegman (hinten in der Mitte) bei einem *Sonnenhof*-Fest, ohne Datum (1935). Ita Wegman hält ein Kind in den Armen, vermutlich den ca. dreijährigen Knaben Karli Scharff. Margarethe Bockholt (Erste von Links), Hanna Lissau (vermutlich in der Mitte). Rückseitig handschriftliche Notiz: «Frl. Fuchs, Dr. Bockholt, Dr. Wegman, John Werk, Frl. Lissau, Schr. Clara [von Woedtke], Karli Scharff, Elma». Fotoabzug Maße: 7,9 × 5,6 cm. Signatur: IWA.01.F.339.

244 Ita Wegman vor einem Morris Cowley, Passwang, 1935. Fotoabzug Maße: 8, 5 × 13 cm. Signatur: IWA.01.F.342.

245, 246 Ita Wegman: «*Die Heilkunst im Lichte Anthroposophische[r] Geisteswissenschaft*», Manuskript Notizbuch 38, S. 1-3, 1935. Ita Wegmans Notizbuch Nr. 38. Signatur: IWA.01.D.10.02.
Es handelt es sich um Notizen für den Vortrag Ita Wegmans auf der Weltkonferenz in London am 24. Juli 1928. *NATURA Eine Zeitschrift zur Erweiterung der*

passage to Greece." Start of the cruise on 20 September. Photo printed as postcard. Size: 8 × 12.9 cm. Cat. no.: IWA.01.F.318.

231 Ita Wegman (far right) in Safed in Galilee (Palestine), 9 October 1935. Handwritten inscription on the back: "Highest mountain in Palestine (scent of incense). Behind Saphet. (View from there t.[oward] Lake Genezareth and on the other side to the sea toward Haifa and Acre)." Handwritten inscription on the back. Postcard size: 8 × 12.8 cm. Cat. no.: IWA.01.F.323.

232 Ita Wegman on Capri. October / November 1934. Handwritten inscription on the back: "On Ana capri Wegm. Miliora (spring water from glasses lent by a German artist-philosopher.)" Print size: 8.5 × 6.5 cm. Cat. no.: IWA.01.F.325.

233, 234 Place of the baptism in the Jordan, Palestine. Inscription on the back: "Place of the baptism in the Jordan. A memento of Palestine with a Christmas greeting Ita Wegman Christmas 1934." Postcard size: 12.5 × 17.5 cm. Cat. no.: IWA.01.F.327.

235 Ita Wegman with Daniel Nicol Dunlop and Pieter de Haan in Amsterdam, 1935. Print size: 9 × 7 cm. Cat. no.: IWA.01.F.330.

236 Ita Wegman (back row, center) in the *Sonnenhof*, Easter 1935. Handwritten inscription on the back: "Easter 1935." Print size: 10.5 × 14.5 cm. Cat. no.: IWA.01.F.338.

237 Ita Wegman, KTI, 1935. Handwritten note on the back "1935." Print size: 14 × 9.5. Cat. no.: IWA.01.F.346.

238 Ita Wegman in the curative education institute at Clent. Whitsun 1935. Handwritten inscription on the back: "Clent Grove. Whitsun 1935." Print size: 8.2 × 5.2 cm. Cat. no.: IWA.01.F.303.

239 Ita Wegman in Clent. Whitsun 1935. Print size: 13 × 8.2 cm. Cat. no.: IWA.01.F.335.

240 Ita Wegman (rear, center) in Clent. Whitsun 1935 (9/10 June 1935). Print size: 8.2 × 13 cm. Cat. no.: IWA.01.F.336.

241 Ita Wegman (first row, third from left) in Clent. Whitsun 1935. On the right next to her M. Bockholt. Print size: 8.2 × 12 cm. Cat. no.: IWA.01.F.334.

242 Ita Wegman and the *Sonnenhof* community, Passwang, 1935.. Print size: 8 × 10 cm. Cat. no.: IWA.01.F.340.

243 Ita Wegman (rear, center) at a *Sonnenhof* festival, undated (1935). Ita Wegman holds a child in her arms, possibly the approximately three-year-old boy Karli Scharff. Margarethe Bockholt (far left), Hanna Lissau (probably, center). Handwritten inscription on the back: "Frl. Fuchs, Dr. Bockholt, Dr. Wegman, John Werk, Frl. Lissau, Schr. Clara [von Woedtke], Karli Scharff, Elma." Print size: 7.9 × 5.6 cm. Cat. no.: IWA.01.F.339.

244 Ita Wegman in front of a Morris Cowley, Passwang, 1935. Print size: 8.5 × 13 cm. Cat. no.: IWA.01.F.342.

245, 246 Ita Wegman: "Die Heilkunst im Lichte anthroposophische[r] Geisteswissenschaft" [The art of healing in the light of anthroposophical spiritual science]. Manuscript notebook 38, pp. 1–3. 1935. Ita Wegman's notebook 38. Cat. no.: IWA.01.D.10.02. These are notes for Ita Wegman's lecture at the World Conference in London on 24 July 1928. *Natura, eine Zeitschrift zur Erweiterung der Heilkunst nach geisteswissenschaftlicher Menschenkunde* [Natura. A journal for the extension of the

Heilkunst nach geisteswissenschaftlicher Menschenkunde, Sammelband III, 1928/29, S. 3.

247 Ita Wegman mit Benediktus Kaelin, KTI, 1935. Rückseitig handschriftliche Notiz «1935 Mit Kaelin». Fotoabzug Maße: 11,5 × 7 cm. Signatur: IWA.01.F.345.

248 Ita Wegman, ohne Datum. Fotografie aus dem Album von Katja Brühl. Fotoabzug Maße: 8,3 × 11,2 cm. Signatur: IWA.01.F.316.

249 Prospekt Kent Terrace, London.

250, 251 Ita Wegman: Brief an Ludwig Engel, Arlesheim, 10. Januar 1936. Signatur: IWA.01.D.02.12.

252 Ita Wegman in Arlesheim, nach 1935. Fotoabzug Maße: 15 x 10, 5 cm. Signatur: IWA.01.F.337.

253 Artikel in *Daily Sketsch*, Thursday, July 16, 1936, S. 14.

254 Ita Wegman (Mitte) auf Island, beim Besuch des heilpädagogischen Kinderheims *Sólheimer,* bei der Ankunft am 23. August 1936. Fotoabzug Maße: 6,3 × 10,2 cm. Signatur: IWA.01.F.347.

255 Ita Wegman in *Sólheimer*. Rechts neben ihr: Kalmia Bittelston. August 1936. Fotoabzug Maße: 8 × 10,5 cm. Signatur: IWA.01.F.349.

256-259 Ita Wegman: «Kurzes Exposé über die Tätigkeit des Klinisch-Therapeutischen Instituts Arlesheim zu Händen des Sanitäts-Departements des Kantons Baselland.», ohne Datum. Staatsarchiv Basel-Landschaft, Signatur: StABL NA 2175 D 04.01.

260 *Casa Andrea Cristoforo* in Ascona-Collina vor dem Umbau, 1936. Postkarte. Rückseitige Aufschrift: «Kur- und Erholungsheim Casa Andrea Cristoforo, Ascona-Collina, Tessin». 1936 gegründet; Zustand vor dem Umbau von 1937.

261 *Casa Andrea Cristoforo* in Ascona-Collina, 1936. Postkarte. Rückseitige Aufschrift: «Kur- und Erholungsheim Casa Andrea Cristofero Ascona. Edizione E. Steinemann. Photohouse Locarno». Fotoabzug Maße: 8,2 × 13 cm. Signatur: IWA.01.F.458.

262 *Casa Andrea Cristoforo*. Ascona-Collina, nach dem Umbau 1937. Postkarte. Rückseitige Aufschrift: «Flugaufnahme Kur- und Erholungsheim Casa Andrea Cristoforo, Ascona-Collina.» Signatur: IWA.01.F.456.

263 *Casa Andrea Cristoforo*. Ascona-Collina, nach dem Umbau 1937. Postkarte. Rückseitige Aufschrift: «Kur- und Erholungsheim Casa Andrea Cristoforo, Ascona-Collina, Tessin». Signatur: IWA.01.F.457.

264 Erholungsstätte *Motta* Brissago (Laggo Maggiore), Dépendance des Klinisch-therapeutischen Instituts und Kinderheims *Sonnenhof*, Arlesheim, heute das heilpädagogische Institut La Motta, 1937. Rückseitige Aufschrift: «BRISSAGO (Lago Maggiore) La Motta, Casa di Cura per bambini. Foto Kueider, Brissago. Fabrication suisse». Postkarte. Maße: 9,6 × 14,2 cm. Signatur: IWA.01.F.463.

265 Erholungsstätte *Motta* Brissago (Laggo Maggiore), Dépendance des Klinisch-therapeutisch Instituts und Kinderheims *Sonnenhof*, Arlesheim, heute *Casa Maria* des heilpädagogischen Institutes, ohne Datum. Rückseitige Aufschrift: «Agfa». Postkarte. Maße: 9,4 × 13,9 cm. Signatur: IWA.01.F.460.

266 V. l. n. r.: Georg Moritz Erbprinz von Sachsen-Altenburg, Mien Viehoff, Lot Déking Dura, Erich Kirchner, Ita Wegman, Herr v. Goudoevar, Frau v. Tienhoven. Oktober/November 1937. Rückseitiger Stempel: Mien Viehoff Buchbinderin 4143 Dornach. Rückseitig handschriftliche Notiz, Handschrift von Mien Viehoff: «Nov.

healing arts based on the spiritual scientific understanding of the human being], Collected volume III, 1928/29, p. 3.

247 Ita Wegman with Benediktus Kaelin, KTI, 1935. Handwritten note on the back: "1935 with Kaelin." Print size: 11.5 × 7 cm. Cat. no.: IWA.01.F.345.

248 Ita Wegman, undated photograph from Katja Brühl's album. Print size: 8.3 × 11.2 cm. Cat. no.: IWA.01.F.316.

249 Prospectus for Kent Terrace, London.

250, 251 Ita Wegman: Letter to Ludwig Engel, Arlesheim, 10 January 1936. Cat. no.: IWA.01.D.02.12.

252 Ita Wegman in Arlesheim, after 1935. Print size: 15 × 10. 5 cm. Cat. no.: IWA.01.F.337.

253 Article in the *Daily Sketch*, Thursday,16 July 1936. p. 14.

254 Ita Wegman (center) in Iceland during a visit to the curative educational children's home Sólheimer, on her arrival on 23 August 1936. Print size: 6.3 × 10.2 cm. Cat. no.: IWA.01.F.347.

255 Ita Wegman in Sólheimer. On the right, next to her: Kalmia Bittelston. August 1936. Print size: 8 × 10.5 cm. Cat. no.: IWA.01.F.349.

256-259 Ita Wegman: "Brief report of the activity of the Clinical-Therapeutic Institute in Arlesheim, for the health department of canton Baselland," undated. Basel-Landschaft State Archive. Cat. no.: StABL NA 2175 D 04.01.

260 *Casa Andrea Cristoforo* in Ascona-Collina before the remodeling, 1936. Postcard. Inscription on the back: "Treatment and convalescent home Casa Andrea Cristoforo, Ascona-Collina, Tessin." Founded 1936; condition before the remodeling in 1937.

261 *Casa Andrea Cristoforo* in Ascona-Collina, 1936. Postcard. Inscription on the back: "Treatment and convalescent home Casa Andrea Cristofero Ascona. Edizione E. Steinemann. Photohouse Locarno." Print size: 8.2 × 13 cm. Cat. no.: IWA.01.F.458.

262 *Casa Andrea Cristoforo.* Ascona-Collina, after the 1937 remodeling. Postcard. Inscription on the back: "Aerial photo of treatment and convalescent home Casa Andrea Cristoforo, Ascona-Collina." Cat. no.: IWA.01.F.456.

263 *Casa Andrea Cristoforo.* Ascona-Collina, after the 1937 remodeling. Postcard. Inscription on the back: "Treatment and convalescent home Casa Andrea Cristoforo, Ascona-Collina, Tessin." Cat. no.: IWA.01.F.457.

264 Convalescent home *Motta,* Brissago (Lake Maggiore), dependancy of the Clinical-therapeutic Institute and children's home *Sonnenhof,* Arlesheim, today the curative education institute *La Motta,* 1937. Postcard. Inscription on the back: "BRISSAGO (Lago Maggiore) 'La Motta,' Casa di Cura per bambini. Photo Kueider, Brissago. Fabrication Suisse." Postcard size: 9.6 × 14.2 cm. Cat. no.: IWA.01.F.463.

265 Convalescent home Motta, Brissago (Lake Maggiore), dependancy of the Clinical-therapeutic Institute and children's home Sonnenhof, Arlesheim, today Casa Maria of the curative education institute, undated. Inscription on the back: "Agfa." Postcard size: 9.4 × 13.9 cm. Cat. no.: IWA.01.F.460.

266 From left to right: Georg Moritz, crown prince of Sachsen-Altenburg, Mien Viehoff, Lot Déking Dura, Erich Kirchner, Ita Wegman, Herr v. Goudoevar, Frau v. Tienhoven. October / November 1937. Stamp on the back: Mien Viehoff

1937. Von Links: Erbprinz. M. Viehoff, Lot Dekin Dura, Kirchner, Dr. Wegman, v. Goudover, Frau v. Tienhoven.» KTI, vor dem *Holzhaus* (West-Fassade). Fotoabzug Maße: 11,6 × 16,5 cm. Signatur: IWA.01.F.350.

267 Ita Wegman (Dritte von links), in Agrigent, *Juno Tempel*. März 1938. Rechts neben ihr: Georg Moritz Erbprinz von Sachsen-Altenburg. Rückseitig handschriftliche Notiz: «Agrigent März 1938 Altar vor Juna Tempel.» Fotoabzug Maße: 11,6 × 16,5 cm. Signatur: IWA.01.F.341.

268 Margarete Bockholt / Ita Wegman: Heil-Eurythmie Diplom für Jbolya Mancza, 12. April 1938. Signatur: IWA.01.D.02.136.

269 Ita Wegman auf der Schiffsreise nach Bulgarien, Juni 1939. Rückseitig handschriftliche Notiz: «Ita Wegman. 1939». Fotoabzug (Fragment) Maße: 6 × 4 cm. Signatur: IWA.01.F.357.

270 Ita Wegman am Garteneingang des KTI, August 1939. Rückseitig handschriftliche Notiz: «Arlesheim Frau Dr. Ita Wegman August 39». Fotoabzug Maße: 9 × 8,3 cm. Signatur: IWA.01.F.354.

271 Ita Wegman. August 1939. KTI, Garten. Fotoabzug Maße: 7,2 × 5 cm. Signatur: IWA.01.F.364.

272, 273 Ita Wegman: «Letzter Wille». Manuskript des Testamentes vom 11. Mai 1940, S. 1-2, vgl. Abschrift «Letzter Wille», Abb. 302 (S. 282). Staatsarchiv Liestal.

274 Ita Wegman an der Gartenmauer der Casa Andrea Cristoforo. 1940. Rückseitig handschriftliche Notiz: «Ascona Frühjahr 1940». Fotoabzug Maße: 9,5 × 13,5 cm. Signatur: IWA.01.F.370.

275 Ita Wegman im Gespräch mit einem unbekannten Herrn, an der Gartenmauer der *Casa Andrea Cristoforo*, 1940/1941. Fotoabzug Maße: 9,5 × 13,5 cm. Signatur: IWA.01.F.371.

276 Ita Wegman mit Margarete Link, Ascona, 1940/1941. Fotoabzug (Fragment) Maße: 9 × 12 cm. Signatur: IWA.01.F.372.

277, 278 Ita Wegman: Brief an ihre MitarbeiterInnen am KTI aus *Casa Andrea Cristoforo*, Ascona, den 22. Dezember 1940, S. 1-2.

279 Ita Wegman in der *Casa Andrea Cristoforo*, 1940. Fotoabzug Maße: 7,5 × 5 cm. Signatur: IWA.01.F.369.

280 Ita Wegman: Brief an Schwester Katja Brühl, 6. August 1941, S. 1. Signatur: IWA.01.D.02.141.86.

281 Ita Wegman: Initiative für die Unterstützung der kriegsgeschädigten Kinder. Arlesheim, März 1942. Signatur: IWA.01.D.02.144.160.

282 Ita Wegman: Gesuch um pädagogische Maßnahmen, medizinische Behandlung und Devisengenehmigung für das Kind Heinz Oliver Walther aus Darmstadt, an die Ärztekammer Berlin. Brissago, den 19. August 1942. Signatur: IWA.01.D.02.145.268.

283 Ita Wegman: Bitte an das Eidgenössische Justiz- und Polizeidepartment Bern, um Revision der Einreiseverweigerung der polnischen Jüdin und Patientin des KTI Chaja Berlinerblau, wohnhaft in Paris. Ohne Datum (ca. 1941). Signatur: IWA.01.D.02.141.

284 Ita Wegman: Ärztliches Zeugnis über Notwendigkeit der Weiterbetreuung des seelenpflegebedürftigen Kindes Georgette Etheimer in *Motta*, Brissago, 10. Februar 1942. Signatur: IWA.01.D.02.143.

bookbinder 4143 Dornach. On the back an inscription in Mien Viehoff's handwriting: "Nov. 1937. From left: Crown prince, M. Viehoff, Lot Dekin Dura, Kirchner, Dr. Wegman, v. Goudover, Frau v. Tienhoven." KTI, in front of the west facade of the Holzhaus [wooden house]. Print size: 11.6 × 16.5 cm. Cat. no.: IWA.01.F.350.

267 Ita Wegman (third from left) in Agrigento, Temple of Hera, March 1938. On the right, next to her, Georg Moritz, crown prince of Sachsen-Altenburg. Handwritten inscription on the back: "Agrigento March 1938 Altar in front of Temple of Hera." Print size: 11.6 × 16.5 cm. Cat. no.: IWA.01.F.341.

268 Margarete Bockholt/ Ita Wegman: Curative education diploma for Jbolya Mancza. 12. April 1938 Cat.no.: IWA.01.D.02.136.

269 Ita Wegman on the voyage to Bulgaria, June 1939. Handwritten inscription on the back: "Ita Wegman. 1939." Print size (cropped): 6 × 4 cm. Cat. no.: IWA.01.F.357.

270 Ita Wegman at the KTI's garden entrance, August 1939. Handwritten inscription on the back: "Arlesheim Frau Dr. Ita Wegman August 39." Print size: 9 × 8.3 cm. Cat. no.: IWA.01.F.354.

271 Ita Wegman. August 1939. KTI, garden. Print size: 7.2 × 5 cm. Cat. no.: IWA.01.F.364.

272, 273 Ita Wegman: "Last will and testament." Manuscript of the 11 May 1940 will, pp. 1-2. Cf. copy of "Last will and testament," illus. 302 (p. 282). Liestal State Archive.

274 Ita Wegman by the garden wall at *Casa Andrea Cristoforo,* 1940. Handwritten note on the back: "Ascona spring 1940." Print size: 9.5 × 13.5 cm. Cat. no.: IWA.01.F.370.

275 Ita Wegman in conversation with an unknown gentleman, at the garden wall of *Casa Andrea Cristoforo,* 1940/1941. Print size: 9.5 × 13.5 cm. Cat. no.: IWA.01.F.371.

276 Ita Wegman with Margarete Link, Ascona, 1940/1941. Print size (cropped): 9 × 12 cm. Cat. no.: IWA.01.F.372.

277, 278 Ita Wegman: Letter from *Casa Andrea Cristoforo,* Ascona, to her co-workers in the KTI, 22 December 1940, pp. 1 2.

279 Ita Wegman in the Casa Andrea Cristoforo, 1940. Print size: 7.5 × 5 cm. Cat. no.: IWA.01.F.369.

280 Ita Wegman: Letter to nurse Katja Brühl, 6 August 1941, p. 1. Cat. no.: IWA.01.D.02.141.86.

281 Ita Wegman: Initiative for the support of children harmed by war. Arlesheim, March 1942. Cat. no.: IWA.01.D.02.144.160.

282 Ita Wegman: Appeal for educational measures and medical treatment, and an exchange permit for the child Heinz Oliver Walther from Darmstadt, to the Physicians' Council in Berlin. Brissago, 19 August 1942. Cat. no.: IWA.01.D.02.145.268.

283 Ita Wegman: Request to the confederational Justice and Police Department in Bern seeking a revision of the refusal of entry of Chaja Berlinerblau, a Polish woman of Jewish descent and patient of the KTI residing in Paris. Undated (ca. 1941). Cat. no. IWA. 01.D.02.141.

284 Ita Wegman: Medical certification concerning the necessity of further care for Georgette Etheimer, a child in Motta with special needs requiring care. Brissago, 10 February 1942. Cat. no. IWA.01.D.02.143.

285 Ita Wegman mit Maria und Monica (mit Halskette) Müller, Villa Veralda, Ascona. 1942. Fotoabzug Maße: 16,5 × 19 cm. Signatur: IWA.01.F.366.
286 Ita Wegman mit Maria und Monica Müller, Villa Veralda, Ascona. 1942. Fotoabzug Maße: 13 × 16 cm. Signatur: IWA.01.F.367.
287 Ita Wegman mit Maria und Monica Müller, Villa Veralda, Ascona. 1942. Fotoabzug Maße: 17 × 22 cm. Signatur: IWA.01.F.368.
288 Liane Collot d'Herbois in Ascona, 1940.
289 Liane Collot d'Herbois: Pastellskizze für das Fresco der Kapelle in Brissago, 1942.
290 Ita Wegman, Ascona, ohne Datum. Porträtfotografie. Fotoabzug Maße: 5 × 3,5 cm. Signatur: IWA.01.F.388.
291 Ita Wegman, Ascona, Frühjahr 1942. Foto: M. Fellerer. Späterer Fotoabzug. Originalfotografie verschollen. Signatur: IWA.01.F.378.
292 Ita Wegman, Ascona, Frühjahr 1942. Fotoabzug Maße: 20 × 14 cm. Signatur: IWA.01.F.384.
293 Ita Wegman, Ascona, Frühjahr 1942. Foto: M. Fellerer. Fotoabzug Maße: 17 × 12,5 cm. Signatur: IWA.01.F.386.
294 Ita Wegman, Ascona, Frühjahr 1942. Foto: M. Fellerer. Postkarte. Maße: 13, 5 × 9,5 cm. Rückseitige Beschriftung «Tellko». Rückseitig handschriftliche Notiz: «Dr. Wegman». Fotoabzug Maße: 13,7 × 9,7 cm. Signatur: IWA.01.F.385.
295 Ita Wegman, Ascona, Frühjahr 1942. Foto: M. Fellerer. Fotoabzug Maße: 17 × 12,5 cm. Signatur: IWA.01.F.387.
296 Todesanzeige, aufgegeben durch Mitarbeiter des *Klinisch-therapeutischen Instituts* und Kinderheims *Sonnenhof*, Arlesheim, *Casa Andrea Cristoforo* und *La Motta*, Ascona-Brissago. Arlesheim, 4. März 1943. Signatur: IWA.01.D.10.01.15.
297 Nachruf, *Schweizerische National-Zeitung*, Basel, ohne Datum.
298 Nachruf, *Nachrichtenblatt für das Birseck*, 6. April 1943.
299 Nachruf, *Nachrichtenblatt aus der Schweiz und für die Schweiz*, 6./7. März 1943.
300, 301 Brief von Hilma Walter und Madelene van Deventer an Ita Wegmans Schwester Charlien Wegman, Arlesheim, den 11. März 1943, S. 1-2. Signatur: IWA.01.D.05.05.99.
302 Ita Wegman: Letzter Wille. Abschrift (maschinenschriftlich). Unten links: Erich Kirchners Handschrift. 11. Mai 1940. Vgl. Abb. 272, 273. Staatsarchiv Liestal.
303 Rudolf Steiner: *Finde dich im Lichte*, ohne Datum. Handschrift Ita Wegmans. Mit diesem Spruch beendete Ita Wegman ihre allmorgendliche Studienarbeit mit den Krankenschwestern des KTI. Ita Wegmans Notizbuch B, S. 38. Signatur: IWA.01.D.10.02.
304 Die Kapelle von La Motta (Via Costa di Dentro) über Brissago, Ort der Urne und Urnenbeisetzung Ita Wegmans. Postkarte. Rückseitige Beschriftung: «Brissago, Mottafarm, capeille im Park. Foto Pancaldi, Brissago. Cartolina postale.» Postkarte Maße: 13,7 × 9,3 cm. Signatur: IWA.01.F.392.
305 Blick auf Brissago (links) und Ronco sopra Ascona (rechts), im Vordergrund die Isole di Brissago. Postkarte. Verlag: O. Wyrsch, Bern. 5183 Aerofoto. Maße: 10 × 14 cm. Signatur: IWA.01.F.454.

285 Ita Wegman with Maria and Monica (with necklace) Müller, Villa Veralda, Ascona. 1942. Print size: 16.5 × 19 cm. Cat. no.: IWA.01.F.366.
286 Ita Wegman with Maria and Monica Müller, Villa Veralda, Ascona. 1942. Print size: 13 × 16 cm. Cat. no.: IWA.01.F.367.
287 Ita Wegman with Maria and Monica Müller, Villa Veralda, Ascona. 1942. Print size: 17 × 22 cm. Cat. no.: IWA.01.F.368.
288 Liane Collot d'Herbois in Ascona, 1940.
289 Liane Collot d'Herbois: Pastel sketch for the fresco in the chapel at Brissago, 1942.
290 Ita Wegman, Ascona, undated. Portrait photo. Print size: 5 × 3.5 cm. Cat. no.: IWA.01.F.388.
291 Ita Wegman, Ascona, spring 1942. Photo: M. Fellerer. Later print. Original photo has disappeared. Cat. no.: IWA.01.F.378.
292 Ita Wegman, Ascona, spring 1942. Print size: cm 20 x14 cm. Cat. no.: IWA.01.F.384.
293 Ita Wegman, Ascona, spring 1942. Photo: M. Fellerer. Print size: 17 × 12.5 cm. Cat. no.: IWA.01.F.386.
294 Ita Wegman, Ascona, spring 1942. Photo: M. Fellerer. Print size: 13.5 × 9.5 cm. Postcard. Inscription on the back: "Tellko." Handwritten note on the back: "Dr. Wegman." Print size: 13.7 × 9.7 cm. Cat. no.: IWA.01.F.385.
295 Ita Wegman, Ascona, spring 1942. Photo: M. Fellerer. Print size: 17 × 12.5 cm. Cat. no.: IWA.01.F.387.
296 Death notice, announced by the co-workers of the Clinical-therapeutic Institute, and children's home Sonnenhof, Arlesheim, and Casa Andrea Cristoforo, and La Motta, Ascona-Brissago. Arlesheim, 4 March 1943. Cat. no.: IWA.01.D.10.01.15.
297 Obituary, Schweizerische National-Zeitung, Basel, undated.
298 Obituary, Nachrichtenblatt für das Birseck, 6 April 1943.
299 Obituary Nachrichtenblatt aus der Schweiz and für die Schweiz, 6 /7 March 1943.
300, 301 Letter from Hilma Walter and Madeleine van Deventer to Ita Wegman's sister Charlien Wegman, Arlesheim, 11 March 1943, pp. 1–2. Cat. no.: IWA.01.D.05.05.99.
302 Ita Wegman: Last will and testament. Copy (typed). Lower left: Erich Kirchner's handwriting. 11 May 1940. Cf. illus. 272, 273. Liestal state archive.
303 Rudolf Steiner: Find yourself in the light, undated. Ita Wegman's handwriting. Ita Wegman ended her daily morning study with the nurses of the KTI with this verse. Ita Wegman's Notebook B, S. 38. Cat. no.: IWA.01.D.10.02.
304 The Ita Wegman Chapel (Via Costa di Dentro) above Brissago, where the urn containing Ita Wegman's ashes is located. Postcard. Inscription on the back: "Brissago, Mottafarm, capeille im Park. Photo Pancaldi, Brissago. Cartolina postale." Postcard size: 13.7 × 9.3 cm. Cat. no.: IWA.01.F.392.
305 View to Brissago (left) and Ronco sopra Ascona (right), in the foreground: Isole di Brissago. Postcard. Publisher: O. Wyrsch, Bern. 5183 Aerophoto. Size: 10 × 14 cm. Cat. no.: IWA.01.F.454.

Bibliografie
Bibliography

Schriften von Ita Wegman (Auswahl)

Wegman, I. (2009): *Erinnerung an Rudolf Steiner*. Selg, P. [Hg.]. Arlesheim: Verlag des Ita-Wegman-Instituts.

Wegman, I. (2007): *Medizinisch-Therapeutische Korrespondenzen*. Selg, P. [Hg.]. Dornach: Verlag am Goetheanum.

Wegman, I. (1974): *Im Anbruch des Wirkens für eine Erweiterung der Heilkunst nach geisteswissenschaftlicher Menschenkunde von Ita Wegman*. Walter, H. [Hg.] Arlesheim: Verlag des Ita-Wegman-Instituts.

Wegman, I. (1960): *An die Freunde: Aufsätze und Berichte aus den Jahren 1925–27*. Arlesheim: Natura Verlag.

Wegman, I. (1929): *Aus Michaels Wirken* - Eine Legenden- und Bildersammlung von Nora Stein - Eine Betrachtung über Michaels Wirken im Lichte der Anthroposophischen Wissenschaft von Ita Wegman. Stuttgart - Den Haag - London: Orient-Occident-Verlag.

Steiner, R./Wegman, I. (1925): *Grundlegendes für eine Erweiterung der Heilkunst nach geisteswissenschaftlichen Erkenntnissen*. Erster Teil. Dornach: Philosophisch-Anthroposophischer Verlag.

Wegman, I. (1912): *Zur Kenntnis der Heimkehrfälle bei Scharlach*. Inauguraldissertation zur Erlangung der Doktorwürde der hohen medizinischen Fakultät der Universität Zürich. Zürich.

Wegman, I. *Das Mysterium der Erde*, in P. Selg (2020): *Das Mysterium der Erde, Auf*sätze zur Corona Zeit. Arlesheim: Verlag des Ita Wegman Instituts.

Erinnerungen an Ita Wegman (Auswahl)

I. Wegman-Fonds [Hg.] (1976): *Ita Wegmans Erdenwirken aus heutiger Sicht. Eine Festschrift zu ihrem 100. Geburtstage*. Dornach: Verlag am Goetheanum.

Walter, H. [Hg.] (1945): *Erinnerungen an Ita Wegman*. Beiträge von H. Walter, Ch. E. Schickler, N. Glas, M. Bockholt, A. Leroi, E. Kirchner, G. Adams, N. v. Baditz und M. P. van Deventer, mit Lichtbildern. Dornach: Verlag am Goetheanum.

Studien zur Biografie Ita Wegmans (Auswahl)

Kirchner-Bockholt, E. / Kirchner-Bockholt, M. (1976): *Die Menschheitsaufgabe Rudolf Steiners und Ita Wegman*. Dornach: Philosophisch-Anthroposophischer Verlag.

Selg, P. (2018): *Ita Wegman und Kaspar Hauser*. Arlesheim: Verlag des Ita Wegman Instituts.

Selg, P. (2008): *Liane Collot d'Herbois und Ita Wegman*. Dornach: Verlag am Goetheanum.

Selg, P. (2007): *Ich bleibe bei Ihnen. Rudolf Steiner und Ita Wegman. München, Pfingsten 1907. Dornach, 1923–1925*. Stuttgart: Verlag Freies Geistesleben.

Selg, P. (2007): *Ita Wegman und Karl König: Eine biografische Dokumentation*. Dornach: Verlag am Goetheanum.

Selg, P. (2005): *Geistiger Widerstand und Überwindung. Ita Wegman 1933–1935. Dornach*: Verlag am Goetheanum.

Selected Writings by Ita Wegman

Steiner, R. / Wegman, I. (1925): *Fundamentals of Therapy. An Extension of the Art of Healing through Spiritual-Scientific Knowledge.* [Trans.: George Adams]. London: Anthroposophical Publishing Company.

Wegman, I. "The Mystery oft the Earth," in P. Selg *(2021): The Mystery of the Earth: Essays in the Time of Coronavirus*. NY: SteinerBooks.

Wegman, I. (2016) *The Mysteries.* E. Sussex: Temple Lodge Publishing.

Studies on the Biography of Ita Wegman (A Selection)

Kirchner-Bockholt, E. / Kirchner-Bockholt, M. (2016): *Rudolf Steiner's Mission and Ita Wegman*. Forest Row: Rudolf Steiner Press.

Selg, P. (2009): *Ita Wegman and Karl König: Letters and Documents.* Edinburgh: Floris Books.

Selg, P. (2014) *Spiritual Resistance: Ita Wegman 1933-1935*. Great Barrington, MA: SteinerBooks.

Selg, P, (2014): *The Last Three Years. Ita Wegman in Ascona 1940-1943*. Great Barrington, MA: SteinerBooks.

Selg, P, (2012): *I Am for Going Ahead. Ita Wegman's Work for the Social Ideals of Anthroposophy.* Great Barrington, MA: SteinerBooks.

Zeylmans van Emmichoven, J. E. (1995): *Who Was Ita Wegman. A Documentation. Vol. 1.* Spring Valley, NY: Mercury Press.

Zeylmans van Emmichoven, J. E. (2005): *Who Was Ita Wegman. A Documentation. 1924 until 1943. Vol. 2.* Spring Valley, NY. Mercury Press.

Zeylmans van Emmichoven, J. E. (2005): *Who Was Ita Wegman. A Documentation. Vol. 3. Struggles and Conflicts.* Spring Valley, NY: Mercury Press.

Zeylmans van Emmichoven, J. E. (1990): *Who Was Ita Wegman. A Documentation. Vol. 4.* Strengthening the Heart. Spring Valley, NY: Mercury Press.

Studies on Ita Wegman's Medical Work

Selg, P. (2009): Ita Wegman and Karl König: Letters and Documents. Edinburgh: Floris Books.

Selg, P. (2016): The "Warmth Meditation:" A Path to the Good in the Service of Healing. Hudson, NY: SteinerBooks.

Studien zu Ita Wegmans Beziehung zum Goetheanum (Auswahl) nicht übersetzt

Selg, P. (2016): *The Michael School and the School for Spiritual Science*. Hudson, NY: SteinerBooks.

Selg, P. (2004): *Die letzten drei Jahre. Ita Wegman in Ascona 1940-1943.* Dornach: Verlag am Goetheanum.

Selg, P. (2002): *Ich bin für Fortschreiten. Ita Wegman und die Medizinische Sektion.* Dornach: Verlag am Goetheanum.

Selg, P. (2000): *Anfänge Anthroposophischer Heilkunst: Ita Wegman, Friedrich Husemann, Eugen Kolisko, F. W. Zeylmans van Emmichoven, Karl König, Gerhard Kienle (Pioniere der Anthroposophie).* Dornach: Verlag am Goetheanum.

Zeylmans van Emmichoven, Johannes Emanuel (1990): *Wer war Ita Wegman. Eine Dokumentation. 1876 bis 1925.* Band 1. Edition Georgenberg. Dornach: Verlag am Goetheanum.

Zeylmans van Emmichoven, Johannes Emanuel (1992): *Wer war Ita Wegman. Eine Dokumentation. 1925 bis 1943.* Band 2. Dornach: Verlag am Goetheanum.

Zeylmans van Emmichoven, Johannes Emanuel (1992): *Wer war Ita Wegman. Eine Dokumentation. 1924 bis 1943.* Band 3. Dornach: Verlag am Goetheanum.

Zeylmans van Emmichoven, Johannes Emanuel (2009): *Die Erkraftung des Herzens. Eine Mysterienschulung der Gegenwart. Rudolf Steiners Zusammenarbeit mit Ita Wegman.* Arlesheim: Verlag des Ita Wegman Instituts.

Studien zum medizinischen Werk Ita Wegmans (Auswahl)

Daems, W. F. (1986): *Ita Wegman. Zürcher Zeit 1906-1920. Erste ärztliche Krebsbehandlung mit der Mistel. Mit einem Aufsatz von Ita Wegman.* Dornach: Verlag am Goetheanum.

Selg, P. (2019): *Patienten-Meditationen von Rudolf Steiner.* Arlesheim: Verlag des Ita Wegman Instituts.

Selg, P. (2018): *Ita Wegman und Kaspar Hauser.* Arlesheim: Verlag des Ita Wegman Instituts.

Selg, P. (2018): *Der Kampf um die Heileurythmie: im Spannungsfeld von therapeutischer Gemeinschaft, Anthroposophischer Gesellschaft und Hochschule.* Arlesheim: Verlag des Ita Wegman Instituts.

Selg, P. (2017): *Der Mut des Heilens: Über Ita Wegman.* Arlesheim: Verlag des Ita Wegman Instituts.

Selg, P. (Hg.) 2016: *Mensch und Mistel. Die Begründung der onkologischen Viscum-Behandlung durch Rudolf Steiner und Ita Wegman. Band 1: 1917-1925.* Berlin: Salumed-Verlag.

Selg, P. (2008): *Liane Collot d'Herbois und Ita Wegman.* Dornach: Verlag am Goetheanum.

Selg, P. (2007): *Ita Wegman und Karl König: Eine biografische Dokumentation.* Dornach: Verlag am Goetheanum.

Selg, P. [Hg.] (2007): «Und in der Tat, dies wirkte». *Die Krankengeschichten des Buches «Grundlegendes für eine Erweiterung der Heilkunst nach geisteswissenschaftlichen Erkenntnissen» von Rudolf Steiner und Ita Wegman. Eine Dokumentation.* Dornach: Verlag am Goetheanum.

Selg, P. (2006): *Die Medizin muss Ernst machen mit dem geistigen Leben. Rudolf Steiners Hochschulkurse für die «jungen Mediziner».* Dornach: Verlag am Goetheanum.

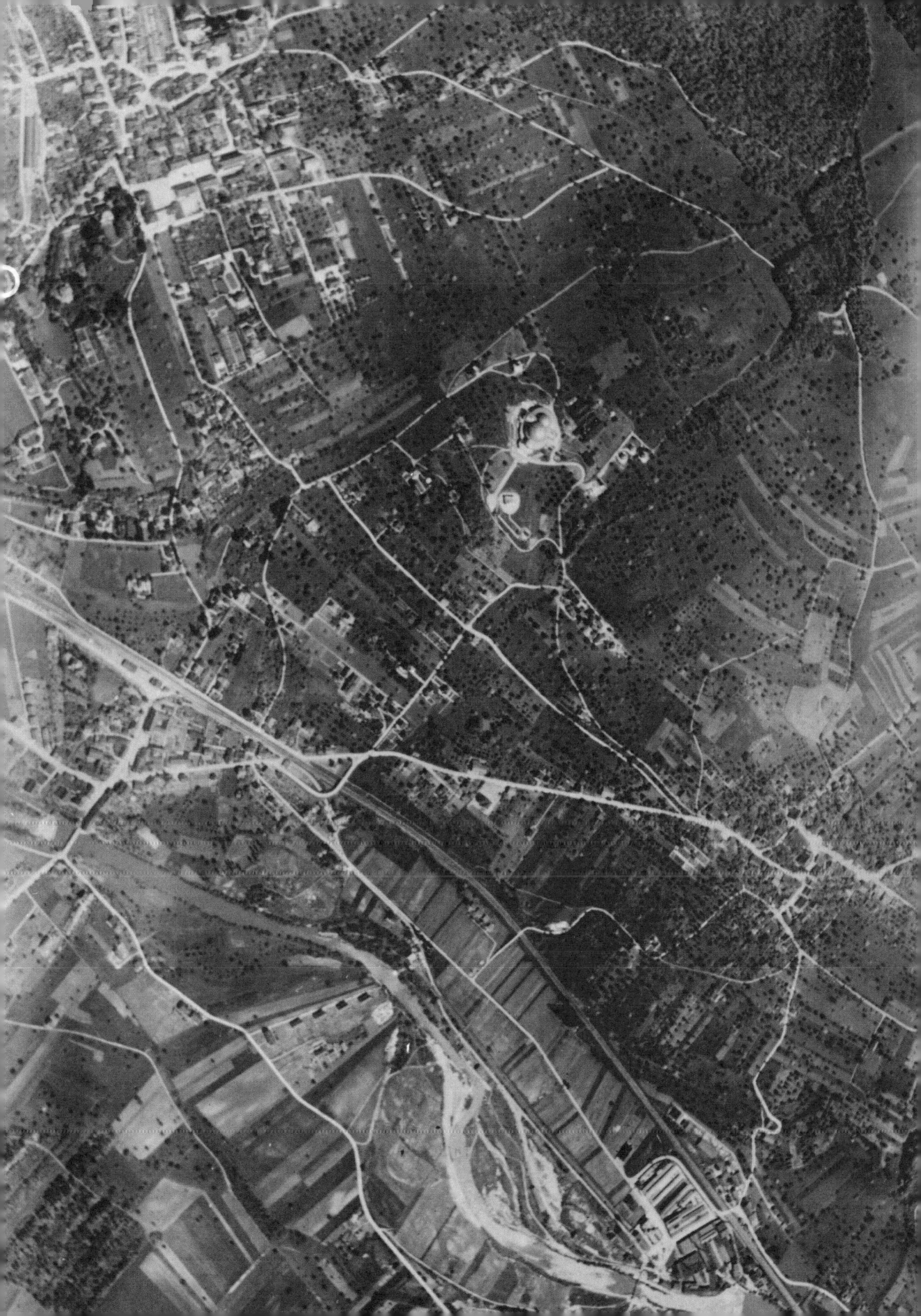

Selg, P. (2006): *Wilfried Immanuel Kunert. Zur Lebens- und Therapiegeschichte eines Kindes aus dem «Heilpädagogischen Kurs»*. Dornach: Verlag am Goetheanum.
Selg, P. (2005): *Die «Wärme-Meditation». Geschichtlicher Hintergrund und ideelle Beziehungen*. Dornach: Verlag am Goetheanum.
Selg, P. (2005): *Sterben, Tod und geistiges Leben - Die Kondolenzbriefe Ita Wegmans und das Todesverständnis der anthroposophischen Geisteswissenschaft*. Schriftenreihe des Ita-Wegman-Archivs, Bd. 5. Dornach: Natura-Verlag im Verlag am Goetheanum.
Selg, P. (2004): *Der Engel über dem Lauenstein - Siegfried Pickert, Ita Wegman und die Heilpädagogik*. Dornach: Natura-Verlag im Verlag am Goetheanum.

Studien zu Ita Wegmans Beziehung zum Goetheanum (Auswahl)

Selg, P. (2019): *Die Intentionen Ita Wegmans 1925-1943. Zur Rehabilitierung Ita Wegmans*. Band 2. Arlesheim: Verlag des Ita Wegman Instituts.
Selg, P. (2018): *Ita Wegman und die Heilkraft des Goetheanum*. Arlesheim: Verlag des Ita Wegman Instituts.
Selg, P. (2018): Rehabilitierungsschrift *Rudolf Steiner. Briefe und Meditationen für Ita Wegman. Zur Rehabilitierung Ita Wegmans*. Band 1. Arlesheim: Verlag des Ita Wegman Instituts.
Selg, P. (2014): *Die freie Hochschule für Geisteswissenschaft und die Michael-Schule*. Arlesheim: Verlag des Ita Wegman Instituts.

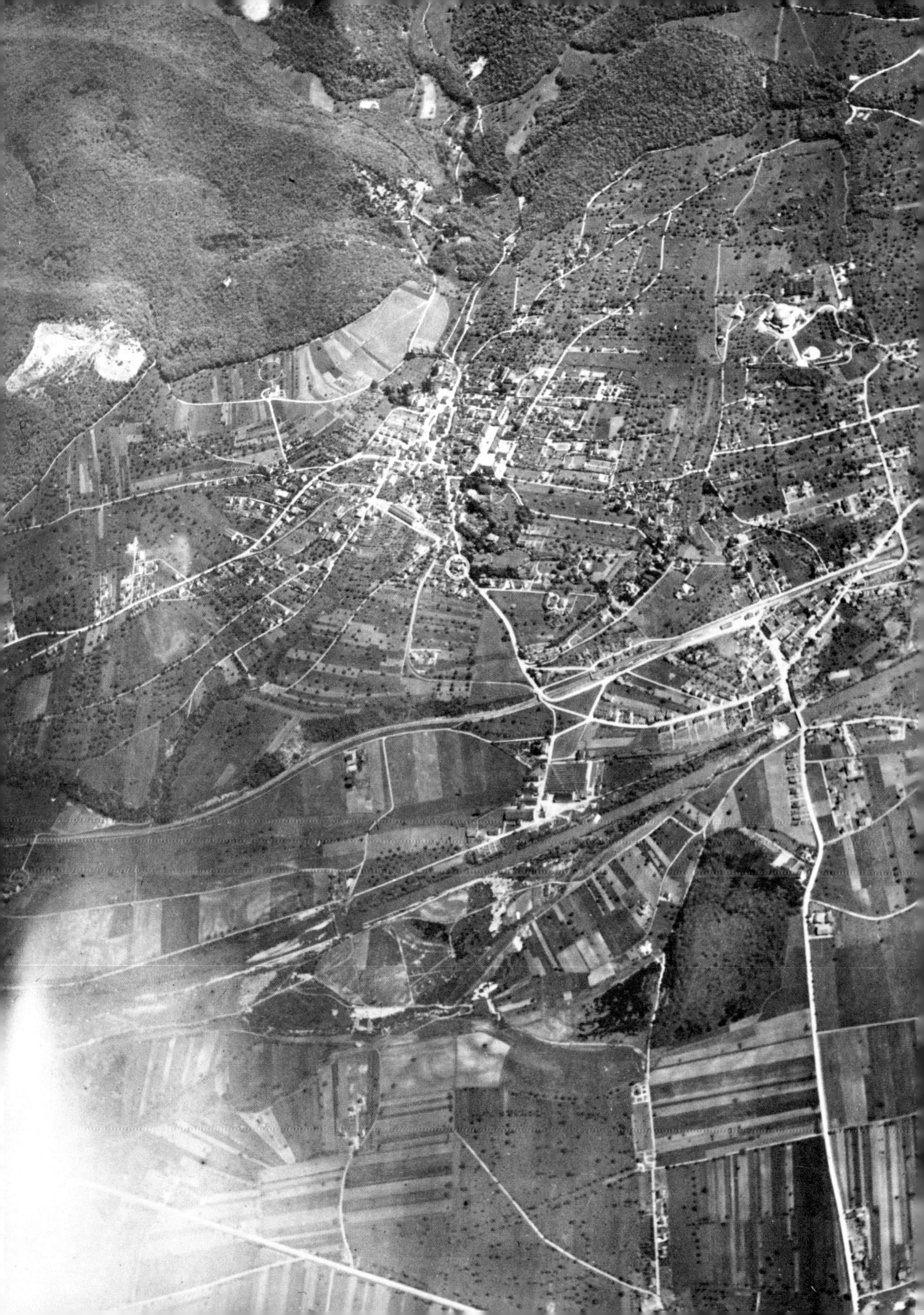

S. 333: «Arlesheim, Goetheanum, Reinach, Dornach aus 3000 m.» Flugaufnahme, Arlesheim 1922. Mittelholzer Walter. Fotoabzug Maße: 18 × 13 cm. ETH-Bibliothek Zürich, Bildarchiv/Stiftung Luftbild Schweiz. Signatur: LBS_MH01-003162.
P. 333: *"Arlesheim, Goetheanum, Reinach, Dornach from 3000 meters. Aerial photo. Arlesheim 1922. Mittelholzer Walter. Print size: 18 × 13 cm. ETH-Bibliothek Zürich, Photo archive/foundation Luftbild Schweiz. Cat. no.: LBS_MH01-003162.*

S. 335: «Dornach, Arlesheim v. N. aus 3000 m.» Flugaufnahme, Arlesheim 1922. Mittelholzer Walter. Fotoabzug Maße: 13 × 18 cm. ETH-Bibliothek Zürich, Bildarchiv/ Stiftung Luftbild Schweiz. Signatur: LBS_MH01-003296.
P. 335: *"Dornach, Arlesheim, view from the north at 3000 meters." Aerial photo, Arlesheim 1922. Mittelholzer Walter. Print size: 13 × 18 cm. ETH-Bibliothek Zürich, Photo archive/ foundation Luftbild Schweiz. Cat. no.: LBS_MH01-003296.*